Kohlhammer *Krankenhaus*

D1722552

Angaben zu den Autoren

Ministerialrat Karl Heinz Tuschen, Referatsleiter im Bundesministerium für Gesundheit, Bonn

Dr. Michael Philippi, Regionaldirektor Nordrhein-Westfalen, Sana
Kliniken-Gesellschaft

Tuschen / Philippi

Leistungs- und Kalkulationsaufstellung im Entgeltsystem der Krankenhäuser

Grundlagen, Berechnungsbeispiele und Know-how

2., überarbeitete und erweiterte Auflage

Verlag W. Kohlhammer

Die Deutsche Bibliothek – CIP-Einheitsaufnahme

Tuschen, Karl Heinz:
Leistungs- und Kalkulationsaufstellung im Entgeltsystem der
Krankenhäuser: Grundlagen, Berechnungsbeispiele und Know-how /
von Karl Heinz Tuschen und Michael Philippi. – 2., überarb. Aufl. –
Stuttgart ; Berlin ; Köln : Kohlhammer, 2000
  (Kohlhammer Krankenhaus)
  ISBN 3-17-015522-9

Alle Rechte vorbehalten
© 2000 Verlag W. Kohlhammer GmbH
Stuttgart Berlin Köln
Verlagsort Stuttgart
Umschlag: Data Images GmbH
Gesamtherstellung W. Kohlhammer GmbH
Druckerei GmbH + Co. Stuttgart
Printed in Germany

VORWORT

Mit dem Gesundheitsstrukturgesetz vom 21. Dezember 1992 wurden weitreichende Entscheidungen zur Veränderung der wirtschaftlichen Rahmenbedingungen der Krankenhäuser getroffen. Schwerpunkte dieser Veränderungen sind die Aufhebung des bisherigen prospektiven Selbstkostendeckungsprinzips, eine weitgehende Umstellung des Entgeltsystems der Krankenhäuser sowie neue Verhandlungsgrundlagen und -ziele. Mit der Vereinbarung „medizinisch leistungsgerechter" Entgelte sollen Gewinnchancen eröffnet, aber auch Verlustrisiken zugelassen werden. Darüber hinaus sollen die Krankenhäuser nun Patienten vor- und nachstationär behandeln oder sie ambulant operieren.

Für die Vereinbarung von Budgets und Pflegesätzen hat die Leistungs- und Kalkulationsaufstellung (LKA) nach § 17 Abs. 4 der Bundespflegesatzverordnung (BPflV) eine zentrale Stellung. Sie ist gleichzeitig Verhandlungsunterlage und Grundlage für Krankenhausvergleiche sowie im Rahmen der BPflV bindende Kalkulationsvorschrift. Sie enthält Informationen über das Budget und die Pflegesätze, eine Diagnose- und eine Operationsstatistik, Kalkulationsblätter für die Ermittlung des Basispflegesatzes und der Abteilungspflegesätze sowie Übersichten für die Erlös- oder Kostenausgliederung der Sonderentgelte und Fallpauschalen.

Der Kommentar erläutert eingehend Aufgaben, Konzeption und Systematik der LKA und stellt deren Zusammenhänge dar. Anhand von Beispielen wird die Ermittlung der benötigten Daten dargestellt. Eine vollständige Beispielrechnung für ein Musterkrankenhaus erlaubt einen Gesamtüberblick.

Die Erstellung der LKA kann jedoch nicht nur als rechentechnische Aufgabe gesehen werden. Die LKA ist als zentrale Kalkulations-, Informations- und Verhandlungsunterlage in ihrer Stellung innerhalb des Entgeltsystems zu sehen. Der Kommentar geht deshalb auch auf das neue Entgeltsystem sowie die Grundlagen der Entgeltbemessung und der Pflegesatzverhandlungen ein. Da die LKA nur noch die Kosten/Beträge für den pflegesatzfähigen Bereich der voll- und teilstationären Leistungen des Krankenhauses enthält (Nettoprinzip), wird auch die Ableitung dieser Zahlen aus der Buchführung und deren Bereinigung um nicht-pflegesatzfähige Bereiche oder Kosten (Ausgliederung) beschrieben.

Da das neue Entgeltsystem hohe Anforderungen an das Rechnungswesen der Krankenhäuser stellt, die von den meisten Krankenhäusern noch nicht erfüllt werden können, wird in Kapitel II auf die entsprechenden Anforderungen an die Kostenarten-, Kostenstellen- und Kostenträgerrechnung, die innerbetriebliche Leistungsverrechnung und die Leistungsplanung eingegangen.

Die zweite Auflage des Kommentars berücksichtigt die zahlreichen Änderungen durch die 3. bis 5. Verordnung zur Änderung der Bundespflegesatzverordnung, das 2. GKV-Neuordnungsgesetz und das GKV-Solidaritätsstärkungsgesetz vom 19. 12. 1998. Wir hoffen, daß die Broschüre insbesondere bei der Vorbereitung der Pflegesatzverhandlungen, aber auch bei der Einarbeitung in das Verhandlungs- und Entgeltsystem nach der Bundespflegesatzverordnung eine nützliche Hilfe ist.

Bonn/Köln, im November 1999   Die Verfasser

V

INHALTSVERZEICHNIS

Inhaltsverzeichnis

Inhaltsverzeichnis

ABKÜRZUNGSVERZEICHNIS

a.a.O.	=	am angegebenen Ort
Abb.	=	Abbildung
AbgrV	=	Verordnung über die Abgrenzung der im Pflegesatz nicht zu berücksichtigenden Investitionskosten von den pflegesatzfähigen Kosten der Krankenhäuser (Abgrenzungsverordnung)
Abs.	=	Absatz
a. F.	=	alte Fassung
AHB	=	Anschlußheilbehandlung
Amtl. Begr.	=	amtliche Begründung
ÄndV	=	Änderungsverordnung
Anm.	=	Anmerkung
Art.	=	Artikel
Aufl.	=	Auflage
BGBl.	=	Bundesgesetzblatt
BGH	=	Bundesgerichtshof
BMA	=	Bundesministerium für Arbeit und Sozialordnung
BMG	=	Bundesministerium für Gesundheit
BPflV	=	Verordnung zur Regelung der Krankenhauspflegesätze (Bundespflegesatzverordnung)
BR	=	Bundesrat
BR-Drucks.	=	Bundesrats-Drucksache
BT	=	Berechnungstage
BVerwG	=	Bundesverwaltungsgericht
bzw.	=	beziehungsweise
d. h.	=	das heißt
DKG	=	Deutsche Krankenhausgesellschaft
DKG-NT	=	Tarif der Deutschen Krankenhausgesellschaft
DM	=	Deutsche Mark
EDV	=	Elektronische Datenverarbeitung
EEG	=	Elektroenzephalogramm
EMG	=	Elektromyographie
evtl.	=	eventuell
f.	=	folgende
ff.	=	und folgende
ggf.	=	gegebenenfalls
GKV	=	Gesetzliche Krankenversicherung
GKV-SolG	=	Gesetz zur Stärkung der Solidarität in der gesetzlichen Krankenversicherung (GKV-Solidaritätsstärkungsgesetz – GKV-SolG) vom 19. Dezember 1998 (BGBl. I S. 3853)
GOÄ	=	Gebührenordnung für Ärzte
GSG	=	Gesundheitsstrukturgesetz
ICD	=	Internationale Klassifikation der Krankheiten, Verletzungen und Todesursachen
ICPM	=	Internationale Klassifikation der Prozeduren in der Medizin

ILV	= Innerbetriebliche Leistungsverrechnung
KGr.	= Kontengruppe
KHBV	= Verordnung über die Rechnungslegungs- und Buchführungspflichten von Krankenhäusern (Krankenhaus-Buchführungsverordnung)
KHG	= Gesetz zur wirtschaftlichen Sicherung der Krankenhäuser und zur Regelung der Krankenhauspflegesätze (Krankenhausfinanzierungsgesetz)
KLN	= Kosten- und Leistungsnachweis nach der BPflV 1986
KUGr.	= Kontenuntergruppe
lfd. Nr.	= laufende Nummer
LKA	= Leistungs- und Kalkulationsaufstellung nach der BPflV 1995
Mio.	= Millionen
ND	= Nutzungsdauer
n. F.	= neue Fassung
NOG	= Gesetz zur Neuordnung von Selbstverwaltung und Eigenverantwortung in der gesetzlichen Krankenversicherung; insbesondere 2. GKV-Neuverordnungsgesetz – 2. GKV-NOG – vom 23. Juni 1997 (BGBl. I S. 1520)
Nr.	= Nummer
Nrn.	= Nummern
OP	= Operationssaal
p. a.	= pro anno
Pfls.	= Pflegesatz
PPR	= Pflege-Personalregelung
rd.	= rund
SachBezV	= Verordnung über den Wert der Sachbezüge in der Sozialversicherung (Sachbezugsverordnung)
S.	= Seite
SGB	= Sozialgesetzbuch
SKBL	= Selbstkostenblatt nach der BPflV 1973
sog.	= sogenannte
Sp.	= Spalte
u. a.	= und andere
u. ä.	= und ähnliche
Urt.	= Urteil
usw.	= und so weiter
VGH	= Verwaltungsgerichtshof
vgl.	= vergleiche
v. H.	= vom Hundert
z. B.	= zum Beispiel

ABBILDUNGSVERZEICHNIS

ÜBERSICHTEN

LITERATURVERZEICHNIS

Brandecker/Dietz/Bofinger
Krankenhausfinanzierungsgesetz, Bundespflegesatzverordnung und Folgerecht, Kommentare, Loseblatt

Bundesministerium für Arbeit und Sozialordnung (Hrsg.) – (jetzt Hrsg.: BMG)
DKI e. V.: Abgrenzung der Kosten für Forschung und Lehre von den Selbstkosten des Krankenhauses nach Bundespflegesatzverordnung, 1987

Bundesministerium für Arbeit und Sozialordnung (Hrsg.) – (jetzt Hrsg.: BMG)
Klar, Rüdiger/Graubner, Bernd/Ehlers, Carl-Theo: Leitfaden zur Erstellung der Diagnosenstatistik nach § 16 Bundespflegesatzverordnung (BPflV), 2. verbesserte Auflage, 1988

Bundesministerium für Gesundheit (Hrsg.)
Arbeitsgemeinschaft Diagnosenstatistik, I&D: Diagnosenstatistik – Einsatz im Krankenhaus und für Pflegesatzverhandlungen, Band 4, 1992

Bundesministerium für Gesundheit (Hrsg.)
DKI-GmbH/GEBERA/GSbG/IFG: Kalkulation von Fallpauschalen und Sonderentgelten für die Bundespflegesatzverordnung 1995, Bericht zu den Forschungsprojekten, Band 45, 1995

Bundesministerium für Gesundheit (Hrsg.)
DKI-GmbH/GEBERA/IFG: Leitfaden zur Einführung von Fallpauschalen und Sonderentgelten gemäß Bundespflegesatzverordnung 1995; Band 44, 1995

Grünenwald, Klaus/Kehr, Helmut/Tuschen, Karl Heinz
Kommentar Kosten- und Leistungsnachweis der Krankenhäuser, Bad Homburg, 1987

Philippi, Michael/Schmitz, Isabell
Fallpauschalen und Sonderentgelte, Mehr als nur ein Einstieg, in: f & w 1993, Nr. 6, S. 481 ff.

Quaas, Michael
Leistungsbudgetierung und Leistungsverweigerung: zur Behandlungspflicht des Krankenhauses, in: Das Krankenhaus 1993, S. 59 ff.

Quaas, Michael
Chefarztvertrag und GSG, in: f & w 1994, Nr. 1, S. 65 ff.

Quaas, Michael
Der Versorgungsauftrag des Krankenhauses – Inhalt und Grenzen der gesetzlichen und vertraglichen Leistungsverpflichtung, in: MedR 1995, S. 1 ff.

Rippel, Walter/Rippel, Frank
Die Ambulanz im Krankenhaus, Loseblattsammlung, Kulmbach 1995

Schmidt, Karl-Josef/Pfaffenberger, Peter/Schwind, Mechthild
Leistungsplanung nach der BPflV 1995, in: f & w 1995, Nr. 1, S. 14 ff.

Schmitz, Ralf-Michael
Ist der neue Intensiv-Abteilungspflegesatz unberechenbar?, in: f & w 1994, Nr. 5, S. 370 ff.

Literaturverzeichnis

Tuschen, Karl Heinz
Budgetierung der Benutzerkosten, in: Krankenhaus-Umschau 1984, S. 373 ff.

Tuschen, Karl Heinz
Kosten- und Leistungsnachweis der Krankenhäuser, in: Die Betriebskrankenkasse 1985, S. 347 ff. und 390 ff.

Tuschen, Karl Heinz/Quaas, Michael
Bundespflegesatzverordnung, Kommentar mit umfassender Einführung in das Recht der Krankenhausfinanzierung, 2. Auflage, Stuttgart, Berlin, Köln, 1995

Winkler, Hans Jürgen
Anwendung des Nettoprinzips nach der BPflV 1995 – Lösung der Überleitungsprobleme am praktischen Beispiel, in: Das Krankenhaus 1994, S. 389 ff. und 450 ff.

I. Das neue Entgeltsystem der Krankenhäuser

Die Vergütung der Krankenhausleistungen wird in verschiedenen Rechtskreisen und Gesetzen geregelt. Die Leistungen werden mit unterschiedlichen Entgeltformen abgerechnet. Einen Überblick gibt Abbildung 1. Nach dem Krankenhausfinanzierungsgesetz (KHG) und der Bundespflegesatzverordnung (BPflV), die Gegenstand dieses Buches sind, werden nur die voll- und teilstationären Leistungen des Krankenhauses vergütet.

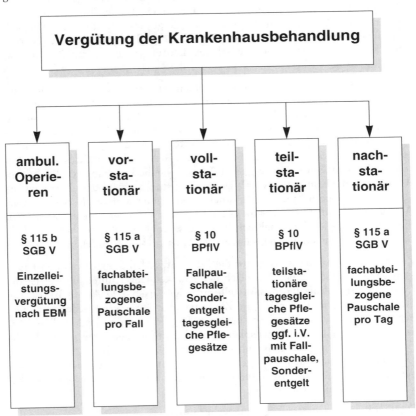

Abb. 1: *Vergütung der Krankenhausbehandlung*

Mit der Bundespflegesatzverordnung (BPflV) vom 26. 9. 1994 (BGBI. I S. 2750) sind die detaillierten Vorgaben des Gesundheitsstrukturgesetzes (GSG) vom 21. Dezember 1992 (BGBI. I S. 2266) umgesetzt worden. Die Verordnung konkretisiert die neuen wirtschaftlichen Rahmenbedingungen für die Krankenhäuser. Sie ist zum 1. Januar 1995 in Kraft getreten. Zu diesem Zeitpunkt sind 73 Krankenhäuser freiwillig in das neue Entgeltsystem eingestiegen. Für alle anderen Krankenhäuser wurden die neuen Regelungen zum 1. Januar 1996 verbindlich.

Schwerpunkte der Veränderungen sind die bereits zum 1. Januar 1993 in Kraft getretene Aufhebung des Selbstkostendeckungsprinzips, eine weitgehende Umstellung des Entgeltsystems der Krankenhäuser sowie neue Verhandlungsgrundlagen und Ziele. Mit der Vereinbarung „medizinisch leistungsgerechter" Entgelte sollen Gewinnchancen eröffnet, aber auch Verlustrisiken zugelassen werden. Die BPflV regelt insbesondere die Vergütung der „pflegesatzfähigen" allgemeinen Krankenhausleistungen (§ 2 Abs. 2 BPflV) und stellt die Abgrenzung zu anderen, nicht pflegesatzfähigen Leistungen und deren Kosten klar (§§ 1,2 und 7 bis 9 BPflV).

Die Veränderungen sind im Zusammenhang zu sehen mit den bereits zum 1. Januar 1993 eingeführten Entgelten nach § 115 a und b des SGB V für die vor- und nachstationäre Behandlung und das ambulante Operieren im Krankenhaus. Darüber hinaus hat das Krankenhaus verschiedene andere Unternehmensbereiche, in denen es Vergütungen nach anderen Regeln erhält und Gewinne erzielen oder Verluste erleiden kann. Hierzu gehören z. B. Ambulanzen, Kioske und Personalwohnheime sowie Leistungen an Dritte, wie die Lieferung von Speisen an Altenheime, die Erbringung von Wäscherei-Leistungen für andere Krankenhäuser oder die Übernahme der Apothekenversorgung anderer Krankenhäuser. Aufgabe des Krankenhauses wird es künftig mehr als in der Vergangenheit sein, diese verschiedenen Unternehmensbereiche sowohl einzeln zu planen und zu beobachten als auch in ihren gegenseitigen Abhängigkeiten zu sehen.

Zentrale Informationsunterlage für die Pflegesatzverhandlungen mit den Krankenkassen sowie für einen Vergleich der Krankenhäuser untereinander ist die **Leistungs- und Kalkulationsaufstellung (LKA)** nach § 17 Abs. 4 BPflV. Bei ihrer Erstellung sind ebenfalls die Zusammenhänge der verschiedenen Unternehmens- und Entgeltbereiche zu beachten. Die Erstellung sollte deshalb in Verbindung mit der Unternehmensplanung und dem internen Controlling durchgeführt werden, um das Krankenhaus vor Schaden zu bewahren. Aufgrund der Differenziertheit des neuen Entgeltsystems ist eine möglichst genaue Kenntnis der Leistungs- und Kostenstrukturen des Krankenhauses und deren voraussichtlicher Entwicklung erforderlich.

Darüber hinaus ist auch eine genaue Kenntnis des neuen Entgeltsystems und der Vorschriften der BPflV notwendig, um die LKA richtig zu erstellen. Nähere Erläuterungen zu den Regelungen der BPflV und deren Zusammenhänge gibt der Kommentar Tuschen/Quaas „Bundespflegesatzverordnung", a.a.O. Im folgenden wird ein Überblick über das neue Entgeltsystem gegeben.

1. Elemente des neuen Entgeltsystems

Nach § 17 Abs. 2 a des Krankenhausfinanzierungsgesetzes (KHG) sind Fallpauschalen und pauschalierte Sonderentgelte zu bestimmen, deren Höhe letztlich auf der Landesebene vereinbart wird. Die Entgeltkataloge werden schrittweise entwickelt und eingeführt. Zur Vergütung der Leistungen des Krankenhauses, die nicht durch Fallpauschalen und Sonderentgelte vergütet werden, ist ein krankenhausindividuelles Budget zu vereinbaren. Dieses Budget ist den Patienten oder ihrer Krankenversicherung mit Abteilungspflegesätzen und einem für das Krankenhaus einheitlichen Basispflegesatz in Rechnung zu stellen (vgl. Abbildung 2 und § 10 BPflV). Das Entgeltsystem wird somit in einer längeren Übergangszeit ein Mischsystem mit unterschiedlichen Entgeltformen und Verhandlungsebenen sein.

1.1 Pauschalierte Entgelte

Bereits zum 1. Januar 1996 wurden mit der Bundespflegesatzverordnung 73 Fallpauschalen und 147 Sonderentgelte vorgegeben. Bei der Bewertung dieser Zahlen muß berücksichtigt werden, daß es in der Regel zu jeder Fallpauschale ein entsprechendes Sonderentgelt gibt, so daß die Gesamtzahl der durch die neuen Entgelte erfaßten Leistungen entsprechend geringer ist. Schätzungsweise werden von diesen Entgelten im Bereich Augen durchschnittlich rd. 60 % (Katarakt), in chirurgischen Abteilungen etwa 30 bis 50 % und bezogen auf das gesamte Krankenhaus etwa 20 bis 25 % des Erlösvolumens erfaßt. **Übersicht 1** gibt einen Überblick über die Bereiche, für die bisher Fallpauschalen und Sonderentgelte vorgegeben wurden. Zum 1. Januar 1998 sind die Entgeltkataloge aus der BPflV herausgenommen und in die **Verantwortung der Selbstverwaltung** auf der Bundesebene übertragen worden (§ 17 Abs. 2 a KHG, § 15 Abs. 1 BPflV).

Auf der Landesebene können ohne besondere Voraussetzungen für weitere Leistungen Entgelte vereinbart werden (§ 17 Abs. 2 a KHG, § 16 Abs. 2 BPflV). Für das einzelne Krankenhaus können außerdem zeitlich begrenzte **Modellvorhaben** zur Entwicklung neuer pauschalierter Entgelte vereinbart werden (vgl. § 26 BPflV). Das System kann somit flexibel weiterentwickelt und an den medizinisch-technischen Fortschritt angepaßt werden.

Die **Höhe der Fallpauschalen und Sonderentgelte** wird letztlich auf der Landesebene festgelegt, also nicht krankenhausindividuell. Dabei werden in den Entgeltkatalogen die Relationen der Entgelte zueinander (Bewertungsrelationen) und damit die Entgeltstruktur vorgegeben. Dies geschieht mit Hilfe von **Punktzahlen.** Das Gesamtniveau aller Entgelte wird von den Verbänden der Krankenhäuser und Krankenkassen auf der Landesebene mit Hilfe von Punktwerten festgelegt. Die Punktwerte gelten einheitlich für alle Leistungen, können jedoch für Personal und Sachkosten unterschiedlich vereinbart werden. Die Höhe der Fallpauschalen und Sonderentgelte ergibt sich aus der Multiplikation

Das neue Entgeltsystem der Krankenhäuser

Gruppen Nr.	Gruppen Bezeichnung	Anzahl der Entgelte	
		Fallpauschalen	Sonderentgelte
I	*Operationen*		
1	OP am Nervensystem		1
2	OP an den endokrinen Drüsen	2	4
3	OP an den Augen	2	2
4	OP an den Ohren		2
5	OP an Nase u. Nasennebenhöhlen	1	1
6	OP in der Mundhöhle		1
7	OP an Gaumen, Pharynx, Larynx u.Trachea	1	1
8	OP an Lunge und Bronchien		16
9	OP am Herzen	15	27
10	OP an den Blutgefäßen	1	17
11	OP am hämat. u. Lymphgefäßsystem	6	1
12	OP am Verdauungstrakt	11	24
13	OP an den Harnorganen	1	9
14	OP an den männl. Geschlechtsorganen	3	6
15	OP an den weibl. Geschlechtsorganen	2	5
16	Geburten und geburtshilfl. Operationen	11	3
17	OP an den Bewegungsorganen	14	19
18	OP an der Mamma	3	4
19	OP an Haut und Subcutis		
II	*Sonstige therapeutische Maßnahmen*		
20	Maßnahmen für den Blutkreislauf		2
III	*Diagnostische Maßnahmen*		
21	Untersuchungen der Körpersysteme		2
Insgesamt:		**73**	**147**

Übersicht 1: Fallpauschalen und Sonderentgelte nach Entgeltgruppen zum 1. 1. 1996

4

von Punktzahl und Punktwert. In eng begrenzten Ausnahmefällen können für einzelne Krankenhäuser **Zu- oder Abschläge** zu den landesweiten Entgelten vereinbart werden (§ 11 Abs. 3 BPflV, vgl. unten).

Die **Sonderentgelte** enthalten die im Operationssaal entstandenen Kosten einschließlich der Kosten von Implantaten und Transplantaten, der Kosten während der Operation angeforderter Funktionsleistungen und der Medikamentenkosten, soweit diese für die jeweilige Leistung typisch sind. Die übrigen Behandlungskosten für den Patienten werden über die tagesgleichen Pflegesätze entgolten, die wie bisher neben den Sonderentgelten zu zahlen sind. Um eine Doppelberechnung von Operationskosten, die auch in den Abteilungspflegesätzen enthalten sind, zu vermeiden, werden bei Berechnung eines Sonderentgelts die Abteilungspflegesätze für höchstens 12 Berechnungstage pauschal um 20 Prozent ermäßigt (§ 14 Abs. 2 Satz 3 BPflV).

Die **Fallpauschalen** umfassen dagegen sämtliche pflegesatzfähigen Kostenarten einschließlich Unterkunft und Verpflegung. Mit den Fallpauschalen werden die gesamten Leistungen des Krankenhauses für die Behandlung eines Patienten vergütet, grundsätzlich unabhängig von der Behandlungsdauer (§ 17 Abs. 2 a KHG). Für sog. **„Ausreißer"-Patienten**, die wesentlich länger behandelt werden müssen, als in der Fallpauschale berücksichtigt, ermöglicht § 14 Abs. 7 BPflV oberhalb einer sog. **Grenzverweildauer** (vgl. Anlage 1) die zusätzliche Abrechnung von tagesgleichen Pflegesätzen. Diese werden auf das Budget angerechnet (§ 12 BPflV). Um verweildauerverlängernde Anreize zu vermeiden, wurde die Grenzverweildauer so gewählt, daß vor Einsetzen der „Ausreißer-Regelung" einige Verweildauertage unbezahlt bleiben. Dies betrifft jedoch nur die Tage zwischen dem oberen Wert der bei der Fallpauschalen-Kalkulation berücksichtigten Verweildauer-Bandbreite und der Grenzverweildauer. Die zusätzlich zur Fallpauschale abgerechneten tagesgleichen Pflegesätze werden als gesonderte Positionen in der Rechnung des Krankenhauses an den Patienten oder die Krankenkassen sichtbar. Somit kann im Einzelfall geprüft werden, ob die längere Verweildauer gerechtfertigt ist.

Die Fallpauschalen können nach § 14 Abs. 4 BPflV nicht bei Patienten abgerechnet werden, die noch nicht das **14. Lebensjahr** vollendet haben. Diese Patienten konnten bei der Entgeltkalkulation durch die Forschungsinstitute nicht einbezogen werden. Davon ausgenommen ist die Fallpauschale 7.01 „Chronische Tonsillitis, elektiv", die ungeachtet des Alters des Patienten abzurechnen ist.

Sind mehrere Krankenhäuser im Rahmen einer „Zusammenarbeit" an der Behandlung eines Fallpauschalen-Patienten beteiligt, wird z. B. der Patient nach einer Operation in ein anderes nachsorgendes Krankenhaus verlegt, so müssen sich diese beiden Krankenhäuser die Fallpauschale teilen, wenn die Zusammenarbeit „auf Dauer angelegt" ist. Nach § 14 Abs. 5 Satz 2 in Verbindung mit Abs. 11 BPflV wird die Fallpauschale von dem Krankenhaus berechnet, das die für die Fallpauschale maßgebende Behandlung (z. B. die Operation) erbracht

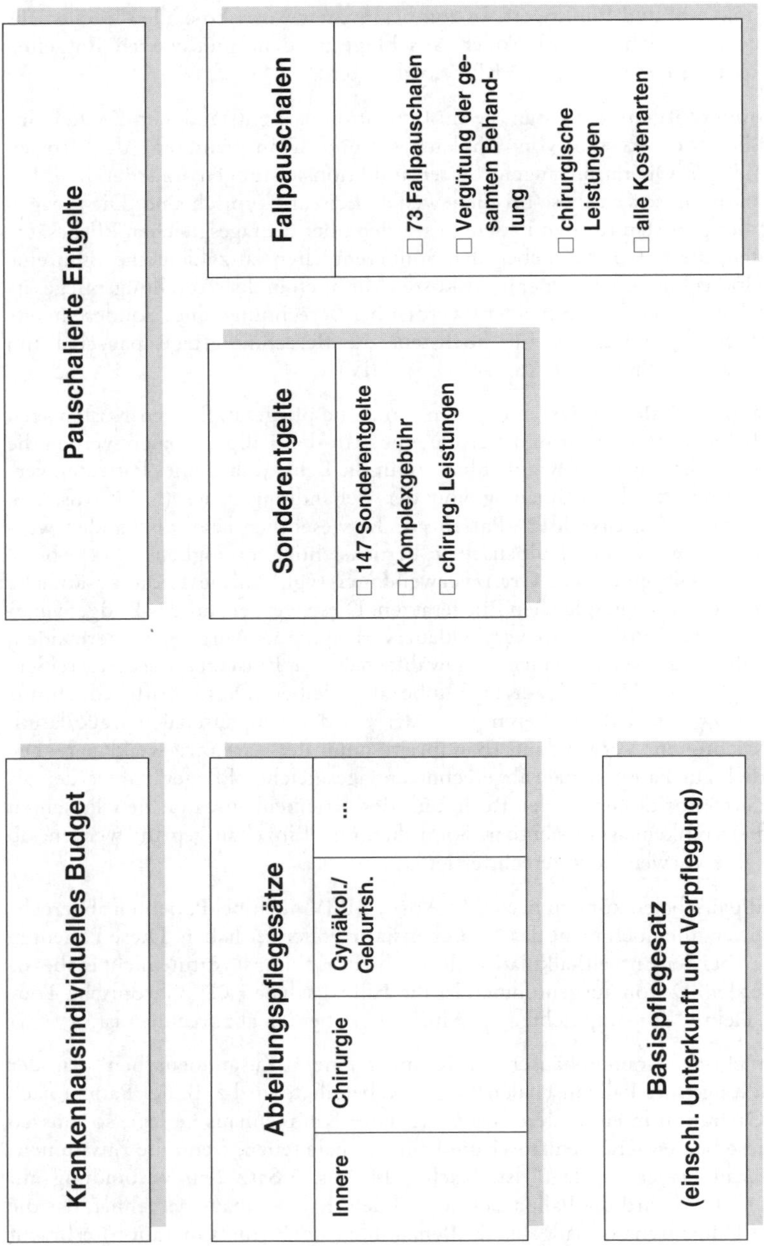

Das neue Entgeltsystem der Krankenhäuser

Pauschalierte Entgelte

Fallpauschalen
- □ 73 Fallpauschalen
- □ Vergütung der gesamten Behandlung
- □ chirurgische Leistungen
- □ alle Kostenarten

Sonderentgelte
- □ 147 Sonderentgelte
- □ Komplexgebühr
- □ chirurg. Leistungen

Krankenhausindividuelles Budget

Abteilungspflegesätze

| Innere | Chirurgie | Gynäkol./Geburtsh. | ... |

Basispflegesatz
(einschl. Unterkunft und Verpflegung)

Abb. 2: Entgeltsystem der BPflV zum 1. 1. 1996

hat. Die Krankenhäuser müssen die Aufteilung der Fallpauschale untereinander vereinbaren. Diese Regelung war erforderlich, um zu verhindern, daß die neuen Fallpauschalen durch Verlegung von Patienten unterlaufen werden. Weil die Regelung zum Teil nicht angewendet wurde und weil sie bei Frühverlegungen in Rehabilitationseinrichtungen nach § 111 SGB V nicht greift, wurden mit der 5. Änderungsverordnung zur BPflV etliche Fallpauschalen in der Orthopädie und der Herzchirurgie geteilt in eine sog. A-Pauschale (Operation bis Wundheilung) und eine sog. B-Pauschale (Weiterbehandlung bis zur Rehabilitationsfähigkeit oder Entlassung aus dem Krankenhaus). Wird der Patient bereits nach der Wundheilung entlassen (nach Hause oder in eine Rehabilitationseinrichtung) oder zur Weiterbehandlung in ein anderes Krankenhaus verlegt, so rechnet das operierende Krankenhaus nur die A-Pauschale ab. Die B-Pauschale wird von dem Krankenhaus abgerechnet, das die Weiterbehandlung durchführt. Aufgrund dieser Teilung der Fallpauschalen entfällt in den meisten Fällen die Anwendung der Zusammenarbeits-Regelung; sie gilt jedoch weiterhin, wenn innerhalb der A- oder B-Phase zusammengearbeitet wird.

1.2 Flexibles Budget

Die nicht mit Fallpauschalen und Sonderentgelten vergüteten Leistungen werden über ein „Rest"-Budget vergütet. Krankenhäuser, die ihre Leistungen vollständig mit Fallpauschalen berechnen, haben kein Budget mehr.

Die flexible Budgetierung wurde 1986 eingeführt, um die verweildauerverlängernden Anreize der tagesbezogenen Pflegesätze zu mildern. Sie sollte grundsätzlich für den Pflegesatzzeitraum – in der Regel das folgende Kalenderjahr – die Finanzierung der vereinbarten Vorhaltung des Krankenhauses sichern und entsprechend die kurzfristig nicht veränderbaren Kosten (Fixkosten) decken, soweit diese in das vereinbarte Budget eingegangen sind. Andererseits sollte sie verhindern, daß Mehrerlöse aufgrund einer höheren Belegung in vollem Umfang beim Krankenhaus verbleiben, obwohl die Fixkosten bereits mit der vereinbarten Belegung grundsätzlich gedeckt sind. Gewinne aus einer Fixkostenüberdeckung oder Verluste aus einer Fixkostenüberdeckung, die aufgrund von Belegungsabweichungen gegenüber der Pflegesatzvereinbarung entstehen, sollten möglichst vermieden werden. Vgl. Tuschen/Quaas, Bundespflegesatzverordnung, a.a.O., Punkt 4 der Einführung.

Das Budget ist ein flexibles Budget, wie es grundsätzlich bereits für die Jahre 1986 bis 1992 gegolten hat. Es wird von den Vertragsparteien auf der örtlichen Ebene für das einzelne Krankenhaus prospektiv für den folgenden Pflegesatzzeitraum vereinbart. Aufgrund unseres gegliederten Krankenversicherungssystems und der selbstzahlenden Patienten kann der vereinbarte Budgetbetrag jedoch nicht in einer Summe oder in monatlichen Teilbeträgen überwiesen werden. Er muß über die tagesbezogenen Pflegesätze aufgebracht werden. Diese haben somit die Funktion einer Abschlagszahlung auf das vereinbarte Budget.

Werden mehr oder weniger Berechnungstage (§ 14 Abs. 2 BPflV) abgerechnet als vorauskalkuliert und vereinbart wurde, so erhält das Krankenhaus über die Pflegesätze **Abschlagszahlungen**, die niedriger oder höher als das vereinbarte Budget sind. Die dadurch entstehenden Mehr- oder Mindererlöse werden nach § 12 Abs. 4 BPflV mit den dort vorgegebenen Prozentsätzen zum Teil ausgeglichen. Dadurch wird das prospektiv vereinbarte Budget entsprechend der Belegungsabweichung nach oben oder unten angepaßt (flexible Budgetierung). Diese Budgetanpassung ist eine reine **Erlösrechnung**. Die tatsächlichen Kosten des Krankenhauses und ihre Deckung spielen dabei keine Rolle. Zur grundsätzlichen Funktionsweise der flexiblen Budgetierung siehe auch Tuschen/Quaas, a.a.O., Einführung, 4.2.

Mit dem **2. GKV-Neuordnungsgesetz** wurden zum 1. Januar 1997 die in § 12 Abs. 4 vorgegebenen Ausgleichssätze für die Mehr- oder Mindererlöse und damit auch die Anreizwirkungen der flexiblen Budgetierung geändert. **Mindererlöse** werden nicht mehr zu 75 %, sondern nur noch zu 50 % ausgeglichen, d. h. von den Krankenkassen im nächsten Jahr nachgezahlt. Die Krankenhäuser müssen bei rückläufiger Belegung also mit geringeren Mitteln auskommen und flexibler reagieren. Der Gesetzgeber begründet dies mit der „inzwischen größeren Anpassungsmöglichkeit der Krankenhäuser an eine rückläufige Belegung" (vgl. amtl. Begründung). **Mehrerlöse** sind nicht mehr zu 75 %, sondern zu 85 % auszugleichen (zurückzuzahlen), wenn sie den Umfang von 5 % vom vereinbarten Budget nicht überschreiten. Höhere Mehrerlöse, die die Grenze von 5 % des vereinbarten Budgets überschreiten, sind zu 90 % zurückzuzahlen. Mit diesen neuen Vorgaben ist der Gesetzgeber von dem bisherigen, rein betriebswirtschaftlich begründeten Budgetierungsansatz (Veränderung entsprechend der variablen Kosten, Deckung der Fixkosten) abgerückt. **Neue Zielsetzung** ist es, Überschreitungen des prospektiv vereinbarten Budgets stärker zu begrenzen. Zusätzliche Leistungen (Tage, insbesondere als Folge von Fällen) des Krankenhauses werden damit über den Mechanismus der flexiblen Budgetierung ggf. nicht mehr vollständig finanziert. **Abbildung 3** zeigt den veränderten Mechanismus der flexiblen Budgetierung.

Die **veränderten Steuerungswirkungen** des modifizierten Ansatzes werden deutlich, wenn die neue Budgetkurve mit der durchschnittlichen Kostenkurve der Krankenhäuser verglichen wird. Diese „Plan-Gesamtkosten" wurden in der BPflV- 1986 mit einem Anteil von 75 % Fixkosten und 25 % variablen Kosten angenommen. Die Budgetgerade wurde deshalb 1986 auf diese Plan-Gesamtkostenkurve gelegt. Bei Belegungsabweichungen sollten grundsätzlich keine Abweichungen zwischen theoretischer Kostenentwicklung und Budgetentwicklung auftreten. Abweichungen im Einzelfall wurden grundsätzlich auf Besonderheiten des einzelnen Krankenhauses zurückgeführt und waren von ihm zu tragen. Demgegenüber sind bei der modifizierten flexiblen Budgetierung ab 1997 die Kostenkurve und die Budgetkurve grundsätzlich nicht mehr deckungsgleich, wie **Abbildung 4** zeigt. Bei Belegungsabweichungen entstehen Kostenunter-

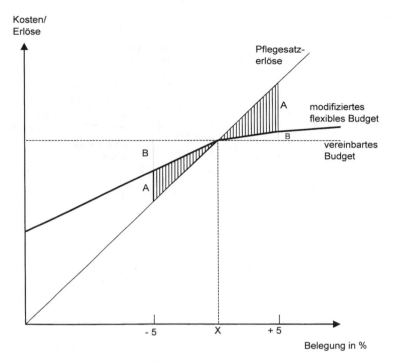

Abb. 3: Flexible Budgetierung ab 1997

B = Budgetanpassung (flexibles Budget)
A = Ausgleichszahlung nach § 12 Abs. 4 BPflV- 1997 (Erlösausgleich)
X = vorauskalkulierte Belegung

deckungen, wenn das Krankenhaus seine Kosten nicht dieser neuen Kurve anpassen kann. Bei rückgehender Belegung müßte das Krankenhaus in der Lage sein, variable Kosten in Höhe von 50 % der Erlösminderung abzubauen. Da könnte mancher versucht sein, die Verweildauer nicht weiter abzusenken oder gar zu verlängern. Bei der Behandlung zusätzlicher Fälle dürften verbleibende Mehrerlöse in Höhe von 15 bzw. 10 % sehr knapp bemessen sein. Unterdeckungen sind deshalb nicht auszuschließen.

Die veränderten Ausgleichsregelungen zwingen die Krankenhäuser, geplante Mehrleistungen stärker als vorher bereits bei den prospektiven Pflegesatzverhandlungen durchzusetzen sowie die Belegung im Budgetbereich vorsichtig anzusetzen, d. h. nicht mehr haltbare Auslastungsgrade von sich aus aufzugeben. Während des Jahres ist es unter Kostengesichtspunkten am besten, eine „Punkt-

9

Das neue Entgeltsystem der Krankenhäuser

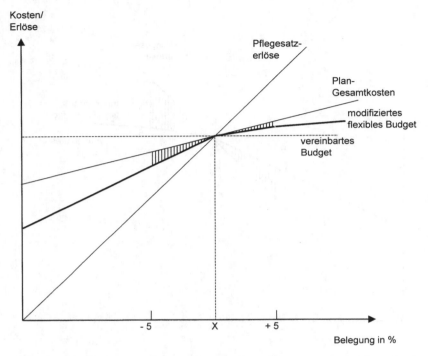

Abb. 4: Kostendeckungsgrad bei Belegungsabweichungen im Budgetbereich ab 1997

Schraffierung: Kostenunterdeckung bei 75 % Fixkosten und 25 % variablen Kosten

landung" auf der prospektiv vereinbarten Belegung anzusteuern. Allerdings werden strategische Unternehmensentscheidungen und Konkurrenzgesichtspunkte dazu führen, daß Krankenhäuser Mehrleistungen trotz einer kurzfristigen Unterdeckung erbringen werden, wenn das Krankenhaus damit seine Situation in der Region oder bei den nächsten Pflegesatzverhandlungen verbessern kann. Außerdem beinhaltet der Versuch einer Steuerung der Belegung auch das Risiko von Fehlsteuerungen.

Die vorgegebenen Ausgleichssätze sind die Regelvorgabe für „normale Belegungsschwankungen". **Außergewöhnliche Belegungsschwankungen** auf Grund besonderer Vorkommnisse können in ihren Auswirkungen auf das Krankenhaus nicht mehr mit dem vorgegebenen Budgetmechanismus aufgefangen werden. Sie können zu einer Neuvereinbarung des Budgets führen (§ 12 Abs. 7 BPflV).

Die Vertragsparteien können im voraus andere Prozentsätze vereinbaren, wenn dies der Struktur oder der angenommenen Entwicklung von Leistungen und Kosten des Krankenhauses besser entspricht. Die Vertragsparteien können ergänzend oder anstelle des dargestellten Ausgleichs einen Ausgleich vereinbaren, bei dem Veränderungen der Fallzahl und der Verweildauer berücksichtigt werden (§ 12 Abs. 4 BPflV).

Die Vertragsparteien müssen grundsätzlich das Budget bereits im Herbst für das folgende Jahr verhandeln. Sie können zu diesem Zeitpunkt noch nicht voraussehen, welche Lohn- und Gehaltserhöhungen die Tarifparteien im nächsten Frühjahr vereinbaren werden. Bei einem Personalkostenanteil in Höhe von rd. 67 % ist dieser Kalkulationsfaktor wesentliche Grundlage für die Budgetvereinbarung. Deshalb wurde seit 1986 bei abweichenden Tarifergebnissen eine entsprechende Korrektur des vereinbarten Budgets vorgenommen. Dies wurde mit dem 2. GKV-Neuordnungsgesetz grundlegend geändert. Niedrigere Tarifabschlüsse wirken sich auf die Budgetvereinbarung nicht mehr aus. Höhere Tarifabschlüsse **(BAT-Erhöhungen)** werden nur noch zur Hälfte berücksichtigt, das Budget wird entsprechend berichtigt (§ 6 Abs. 3 Satz 3 BPflV). Damit müssen die Krankenhäuser das Risiko höherer Tarifabschlüsse zur Hälfte tragen.

1.3 Abteilungspflegesätze und Basispflegesatz

Das Budget wird den Patienten oder ihren Krankenkassen über Abteilungspflegesätze und einen für das ganze Krankenhaus einheitlichen Basispflegesatz berechnet (§ 13 BPflV). Diese tagesgleichen Pflegesätze haben somit die Funktion einer Abschlagzahlung auf das Budget.

Abteilungspflegesätze sind das Entgelt für „medizinische" Leistungen, insbesondere für ärztliche und pflegerische Leistungen. Sie sind für jede bettenführende Abteilung zu vereinbaren. Dies gilt auch für die Intensivmedizin, wenn die in § 13 Abs. 2 Satz 1 genannten Kriterien erfüllt sind. Wird ein solcher **Intensivpflegesatz** nicht vereinbart, gehen die Kosten der Intensivmedizin in den Abteilungspflegesatz der Abteilung ein, deren organisatorischer Bestandteil die Intensiveinheit ist. Ist dies z. B. die Abteilung „Chirurgie", so wird auch für Intensivpatienten der Chirurgiepflegesatz abgerechnet. Bei Fallpauschalen ist die Intensivbehandlung Bestandteil der Pauschale.

Abteilungspflegesätze sind auch für die Behandlung von **Belegpatienten** zu bilden. Sie sind außerdem für **besondere Einrichtungen** des Krankenhauses zu vereinbaren, die ausschließlich oder überwiegend der Behandlung von Querschnittgelähmten, Schwerst-Schädel-Hirn-Verletzten, Schwerbrandverletzten, AIDS-Patienten, mucoviszidosekranken Patienten, onkologisch zu behandelnden Patienten, Dialysepatienten oder der neonatologischen Intensivbehandlung von Säuglingen dienen.

Der **Basispflegesatz** ist das Entgelt für „nichtmedizinische" Leistungen, d. h. für nicht durch ärztliche oder pflegerische Tätigkeit veranlaßte Leistungen. Zur näheren Abgrenzung vgl. Abschnitt K 1 der LKA (Anlage 3 der BPflV). Durch die gesonderte Abrechnung dieses Basispflegesatzes wird die Kostenstruktur der Krankenhäuser insbesondere für die Patienten transparenter. Außerdem wird eine zusätzliche innerbetriebliche Umlagenverrechnung auf die einzelnen Abteilungen vermieden.

Für **teilstationäre Pflegesätze** sind entsprechende Pflegesätze zu vereinbaren.

1.4 Zuordnung der Kosten

Das neue, differenzierte Entgeltsystem der Krankenhäuser erfordert grundsätzlich ein differenzierteres innerbetriebliches Rechnungswesen, als es viele Krankenhäuser bei Beschluß und Einführung des neuen Entgeltsystems hatten. Für die Ermittlung der verschiedenen Entgelte mußten deshalb möglichst einfache **Kalkulationsschemata** entwickelt werden, die es grundsätzlich allen Krankenhäusern ermöglichen, kurzfristig die entsprechenden Entgelte zu kalkulieren. Gleichzeitig muß ein solches Kalkulationsschema so übersichtlich sein, daß den Krankenkassen eine Beurteilung der geforderten Entgelte nicht unnötig erschwert wird. Die **Grundkonzeption** für das neue Entgeltsystem sieht deshalb vor, daß möglichst ganze Kostenarten bestimmten Entgelten zugeordnet werden. Dies gilt insbesondere für die Ermittlung des Basispflegesatzes und der Abteilungspflegesätze. Lediglich einige wenige Kostenarten werden verschiedenen Entgelten zugeordnet. Die Grundkonzeption wurde von der „Arbeitsgruppe Entgeltsystem" beim Bundesministerium für Gesundheit entwickelt und im Februar 1993 den Ländern und Verbänden vorgestellt. Vergleiche die nachfolgende **Übersicht** „Zuordnung der Kosten zu den Entgeltformen".

Im **Budgetbereich** gehen die „nicht-medizinischen" Kosten grundsätzlich in den Basispflegesatz des Krankenhauses ein, mit dem sie gesondert in Rechnung gestellt werden (§ 14 Abs. 2 BPflV). Sie werden somit nicht auf die „Medizinischen Institutionen" (Kostenstellengruppe 92; z. B. Labor, Röntgen) weiterverrechnet. Eine **Umlagenverrechnung** für Gemeinkosten ist deshalb für die LKA-Erstellung nicht erforderlich. Für die Medizinischen Institutionen wird also ein reduzierter Kostenumfang im Sinne einer Teilkostenrechnung ermittelt. Diese Kosten werden im Rahmen der sog. **Innerbetrieblichen Leistungsverrechnung** verursachungsgerecht den anfordernden bettenführenden Fachabteilungen zugeordnet (Sekundärkosten). Den Abteilungspflegesätzen dieser Abteilungen werden die „medizinischen" einschl. der pflegerischen Kosten als sog. Primärkosten zugeordnet; hinzu kommen die auf die Abteilungen verrechneten Sekundärkosten der innerbetrieblichen Leistungsverrechnung. Auf die entsprechenden Kalkulationsvorgaben in den Abschnitten „K 1" bis „K 3" der LKA sei verwiesen. Die innerbetriebliche Leistungsverrechnung auf die Abteilungen wird den Krankenhäusern Schwierigkeiten bereiten. Allerdings sind die Krankenhäuser bereits seit 1980 grundsätzlich zu einer solchen Leistungsverrechnung verpflichtet. Krankenhäuser mit bis zu 250 Betten konnten sich jedoch unter bestimmten Voraussetzungen davon befreien lassen (§ 9 KHBV).

Das relativ einfache Kalkulationsschema konnte auch für die Ermittlung der **Fallpauschalen und Sonderentgelte** zugrunde gelegt werden, auch wenn dies gewisse Pauschalierungen bei der Kostenzuordnung zur Folge hat. Die Fallpauschale wird grundsätzlich modular aufgebaut. Der Basispflegesatz (BP) wird entsprechend der zugrunde gelegten Verweildauer eingerechnet. Dazu wird ein bundeseinheitlicher Basispflegesatz verwendet. Das Sonderentgelt für die Operation ist gleichzeitig Baustein für die Fallpauschale. Die differenzierten Kalkulationsvorgaben zu den landesweit gültigen Fallpauschalen und Sonderentgelten können einem „Forschungsbericht" und einem als Hilfe für die Krankenhäuser erstellten „Leitfaden" entnommen werden, die beide vom Bundesministerium für Gesundheit (BMG) herausgegeben werden; siehe dazu auch Kapitel I.6.

Das neue Entgeltsystem der Krankenhäuser

Ifd. Nr.	KOSTENARTEN (1)	Basis-pflegesatz (2)	Innerbetriebl. Leistungsverrechn. – OP/Anästhesie (3)	Innerbetriebl. Leistungsverrechn. (4)	Innerbetriebl. Leistungsverrechn. – Medizin. Institut. (5)	Abteilungs-pflegesätze (7)	Fallpauschalen – Normal-station (8)	Fallpauschalen – Intensiv-station (9)	Fallpauschalen – OP/Anästh. (10)	Fallpauschalen – Medizin. Institutionen (11)	Basis-pflege-satz (12)	Sonder-entgelt (13)
1	Ärztlicher Dienst			1	1		1	1	1	1		1
2	Pflegedienst		2 ***	2		2	2	2				2 ***
3	Med.-technischer Dienst				3	3 **			3	3		3
4	Funktionsdienst		4		4	3 **			4	4		4
5	Klinisches Hauspersonal	5									5	
6	Wirtschafts- und Versorgungsdienst	6									6	
7	Technischer Dienst	7	7 *	7 *	7 *	7 *	7 *	7 *	7 *	7 *	7	
8	Verwaltungsdienst	8									8	
9	Sonderdienste	9									9	
10	Sonst. Personal	10									10	
11	Nicht zurechenbare Personalkosten	11									11	
12	Personalkosten insgesamt											
13	Lebensmittel	13									13	
14	Medizinischer Bedarf		14	14	14	14	14	14	14	14		14
15	Wasser, Energie, Brennstoffe	15									15	
16	Wirtschaftsbedarf	16									16	
17	Verwaltungsbedarf	17									17	
18	Zentrale Verwaltungsdienste	18									18	
19	Zentrale Gemeinschaftsdienste	19									19	
20	Steuern, Abgaben, Versicherungen	20									20	
21	Instandhaltung	21	21 *	21 *	21 *	21 *	21 *	21 *	21 *	21 *	21	
22	Gebrauchsgüter	22	22 *	22 *	22 *	22 *	22 *	22 *	22 *	22 *	22	
23	Sonstiges	23									23	
24	Sachkosten insgesamt											
25	Zinsen für Betriebsmittelkredite	25										
26	Krankenhaus insgesamt											
	Innerbetriebliche Leistungsverrechnung											
27	OP und Anästhesie		abzüglich	abzüglich		zuzüglich						
28	Intensivabteilung					zuzüglich						
29	Untersuchungs- und Behandlungsbereiche (Kostenstellengruppe 92)				abzüglich	zuzüglich						
30	Kosten der Ausbildungsstätten					30						
31	Gesamtkosten											
32	Abzüge	32			32	32					32	

* anteil. Zurechn. f. Medizintechnik
** zentrale und dezentrale Untersuchungs- und Behandlungsbereiche werden unter ILV ausgewiesen
*** in Ausnahmefällen

Übersicht 2: Zuordnung der Kosten zu den Entgeltformen

2. Trennung der Entgeltbereiche

Die Verordnung schreibt nach einem Übergangszeitraum eine Trennung des Bereichs der pauschalierten Entgelte und des Budgetbereichs vor, um die volle „marktwirtschaftliche" Wirkung der neuen Fallpauschalen und Sonderentgelte zu erzielen. Diese Trennung der Entgeltbereiche war ursprünglich zum 1. 1. 1998 vorgesehen, wurde dann jedoch mit der 5. ÄndV BPflV und dem GKV-SolG um jeweils 2 Jahre verlängert. Nach dem aktuellen Stand der BPflV müßte die Trennung zum 1. 1. 2002 durchgeführt werden. Es ist allerdings zu erwarten, daß bei der Vorbereitung der bereits zum 1. 1. 2000 angekündigten Strukturreform über diese Trennung und ihre Bedingungen nochmals diskutiert wird.

Eine Trennung der Entgeltbereiche setzt eine Trennung der entsprechenden Kosten voraus. Da diese jedoch nur als Gesamtkosten in der Buchführung enthalten sind, muß eine gesonderte Trennung durchgeführt werden. Als alternative Verfahren stehen der „Erlösabzug" und die „Kostenausgliederung" zur Verfügung.

Die Krankenhäuser verfügen in der Regel noch nicht über ein ausgebautes Rechnungswesen, das eine unmittelbare Ableitung der Kosten für Fallpauschalen und Sonderentgelt-Leistungen zuläßt. § 12 Abs. 2 BPflV sieht deshalb in einem Übergangszeitraum von 1995 bis nun 2001 vor, die Fallpauschalen und Sonderentgelt-Leistungen bei der Berechnung des Budgets grundsätzlich mit dem Verfahren des **Erlösabzugs** auszugliedern; vgl. die **Abbildung 5**. Dabei sind die Entgelte mit der Menge der Leistungen zu multiplizieren. Die sich ergebende Erlössumme (Umsatzanteil) ist von den Gesamtkosten abzuziehen. Die Restkosten bilden die Grundlage für die Verhandlung des Budgets. Der Erlösabzug ist einfach zu handhaben, hat jedoch den Nachteil, daß bei Krankenhäusern mit niedrigeren Kosten mögliche Gewinne aus Fallpauschalen und Sonderentgelten mit dem Budgetbereich saldiert werden und damit voraussichtlich verlorengehen. Andererseits können bei Krankenhäusern mit höheren Kosten mögliche Verluste unerkannt bleiben und über den Budgetbereich ausgeglichen werden. Das Erlösabzugs-Verfahren schränkt die Wirkung der Fallpauschalen und Sonderentgelte somit ein. Es mildert aber andererseits den Übergang in das neue Entgeltsystem und die dabei entstehenden Umstellungsprobleme.

Der Erlösabzug setzt voraus, daß die Vertragsparteien sich über die voraussichtliche Art und die Anzahl der auszugliedernden Entgelte einigen. Entsprechende Angaben sind in den Abschnitten V 2 und V 3 der neuen LKA zu machen. In der Übergangszeit von 1995 bis 2001, in der noch Erfahrungen mit der Voraussschätzung der voraussichtlichen Menge der Fallpauschalen und Sonderentgelte gesammelt werden können, werden die Risiken und Chancen durch einen **Erlösausgleich** für diese Entgelte begrenzt (§ 11 Abs. 8 BPflV). Mehrerlöse sind zu 75 % zurückzuzahlen, wenn die Vertragsparteien auf Bundesebene nicht einen niedrigeren Ausgleichssatz zwischen 50 und 75 % vereinbaren. Mindererlöse

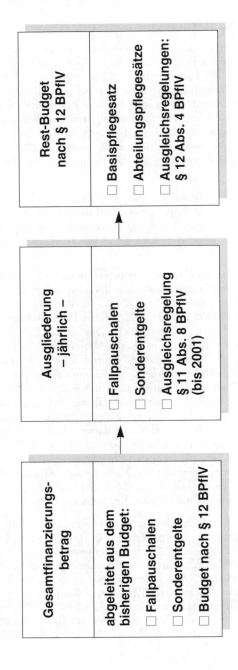

Abb. 5: Trennung der Entgeltbereiche 1995–2001

Fallpauschalen und Sonderentgelte

☐ grundsätzlich keine Pflegesatzverhandlungen

☐ keine Ausgleichsregelungen

☐ keine Mengenbegrenzung für das Krankenhaus

☐ ggf. Verhandlung von Zu-/Abschlägen nach § 11 Abs. 3 bis 7 BPflV

Budget-Bereich nach § 12 BPflV

☐ Basispflegesatz

☐ Abteilungspflegesätze

☐ Entgeltbemessung:

• medizinisch leistungsgerecht
• Krankenhausvergleich
• Beachtung des Grundsatzes der Beitragssatzstabilität

☐ Ausgleichsregelung nach § 12 Abs. 4 und 5 BPflV

Abb. 6: Getrennte Entgeltbereiche ab 2002

werden zu 50 % ausgeglichen. Die Vertragsparteien auf der örtlichen Ebene können abweichende Sätze für den Ausgleich von Mehr- oder Mindererlösen vereinbaren; vgl. § 11 Abs. 8. Da die Vertragsparteien auf der Bundesebene sich über niedrigere Ausgleichssätze nicht einigen konnten, hat am 8. Oktober 1998 die Bundesschiedsstelle nach § 18 a Abs. 6 KHG die Prozentsätze festgesetzt (vgl. auch K 5 Nr. 18). Der Ausgleich bezieht sich nicht auf das einzelne Entgelt, sondern grundsätzlich auf die Entgeltsumme insgesamt (s. Abb. 3, auf S. 9). Da von der Bundesschiedsstelle jedoch unterschiedliche Ausgleichs-Prozentsätze festgesetzt worden sind, muß die Ausgleichsberechnung künftig differenzierter durchgeführt werden.

Das Krankenhaus kann im Übergangszeitraum einseitig verlangen, daß anstelle des Erlösabzugs die Kosten ausgegliedert werden (**Kostenausgliederung**). Für das Jahr 2002 sind bei allen Krankenhäusern die Kosten der Fallpauschalen und Sonderentgelte einmalig oder letztmalig aus dem Budget auszugliedern. Die Kostenausgliederung erfordert eine krankenhausindividuelle Kalkulation für jede Fallpauschale und jedes Sonderentgelt. Dabei sind die Kalkulationsschemata anzuwenden, die Grundlage der Kalkulation für die Bewertungsrelationen nach Anlage 1 und 2 der Verordnung waren. Die Kalkulationsergebnisse sind nach einem stark vereinfachten Verfahren den Krankenkassen vorzulegen. Nach Abschnitt K 8 der LKA ist für jedes Entgelt nur eine Zeile nachzuweisen. Die Krankenkassen können jedoch die Vorlage weiterer Auskünfte und Unterlagen verlangen, wenn die Kalkulationsergebnisse nicht plausibel sind.

Nach derzeitigem Rechtsstand werden also die Entgelte zum 1. Januar 2002 von dem Budgetbereich abgetrennt; vgl. **Abbildung 6**. Ab dem Jahr 2003 würde dann über Art und Menge der Fallpauschalen und Sonderentgelte nicht mehr mit den Krankenkassen verhandelt werden. Eine Mengenbegrenzung für das einzelne Krankenhaus ist nicht vorgesehen. Es entsteht ein eigenständiger Unternehmensbereich, der sich frei entwickeln kann. Die Höhe der Kostenausgliederung im Jahr 2002 hat somit eine entscheidende Bedeutung für die finanzielle Situation des Krankenhauses in der Folgezeit.

Krankenhäuser, die im Rahmen einer Zusammenarbeit bei der Behandlung von Patienten nach § 14 Abs. 5 Satz 2 und 3 BPflV eine Fallpauschale untereinander aufteilen müssen, gliedern entsprechend nur ihren Anteil aus ihrem Budgetbereich aus.

3. Veränderte Nutzung von Kapazitäten

Für das Krankenhaus gibt es somit zwei verschiedene Entgeltbereiche mit unterschiedlichen Anreizmechanismen: mit differenzierten, leistungsbezogenen und pauschalierten Entgelten einerseits und einem krankenhausindividuell vereinbarten Budget andererseits. Dieses **Mischsystem** darf die einheitliche Nutzung der Kapazitäten des Krankenhauses durch die verschiedenen Entgeltbereiche möglichst nicht behindern. Der bisherige Budgetausgleich (75 %iger Erlösausgleich; § 12 Abs. 4 BPflV) wirkt in dem neuen Mischsystem jedoch falsch. Er führt in den Fällen, in denen einer der Bereiche die Kapazitäten (Betten/Tage) des anderen Bereichs mitnutzt, zur Doppelfinanzierung von Fixkosten oder zur Nichtfinanzierung von Fixkosten, d. h. zu einer nur teilweisen Vergütung von Leistungen. § 12 Abs. 5 BPflV sieht deshalb für diese Fälle ein **partielles Aussetzen der flexiblen Budgetierung** vor. Der Ausgleich nach Abs. 4 wird für diese Fälle nicht angewendet. Näheres dazu vereinbaren die Vertragsparteien der Pflegesatzvereinbarung. Sie können anstelle der Nichtanwendung auch eine Berichtigung des Ausgleichs nach Abs. 4 oder eine umsatzorientierte Regelung vereinbaren. Der Bereich der Fallpauschalen bleibt von dieser Regelung unberührt. Siehe dazu die Erläuterungen zu K 5 Nr. 14 der LKA in Teil V.

4. Grundlagen der Entgeltbemessung

In den §§ 3 bis 6 BPflV werden die Vorgaben des § 17 Abs. 1 KHG umgesetzt. Das Budget und die Pflegesätze müssen nicht mehr die Selbstkosten eines bestimmten Krankenhauses decken, sondern „**medizinisch leistungsgerecht**" sein und einem Krankenhaus bei wirtschaftlicher Betriebsführung ermöglichen, den Versorgungsauftrag zu erfüllen. Der Grundsatz der Beitragssatzstabilität ist zu beachten. Die Pflegesätze und Leistungen vergleichbarer Krankenhäuser sind zu berücksichtigen. § 3 BPflV ist die zentrale Vorschrift für die Rangfolge der verschiedenen Vorgaben, die bei den Pflegesatzverhandlungen zu beachten sind. Den Zusammenhang der verschiedenen Vorschriften zeigt die **nachfolgende Übersicht**.

4.1 Versorgungsauftrag

Der Versorgungsauftrag des Krankenhauses wird durch die Landesplanung, die ergänzenden Vereinbarungen auf der Landesebene nach § 109 Abs. 1 Satz 4 und 5 SGB V und ggf. Festlegungen über den Standort eines medizinisch-technischen Großgeräts bestimmt (vgl. § 4). Die von der Bundesregierung vorgesehene Möglichkeit, daß Krankenkassen und Krankenhaus ergänzende Vereinbarungen über die Leistungsstrukturen des Krankenhauses und deren Entwicklung treffen können, fand nicht die erforderliche Zustimmung des Bundesrats. Im Rahmen des Versorgungsauftrags ist das Krankenhaus somit frei in der Gestaltung seines Leistungsangebots.

4.2 Leistungsgerechte Pflegesätze

§ 3 BPflV enthält die übergeordneten Grundlagen der Entgeltbemessung. Er hält sich strikt an die Vorgaben des § 17 Abs. 1 KHG. Danach „müssen" das Budget und die tagesgleichen Pflegesätze bezogen auf „ein" Krankenhaus medizinisch leistungsgerecht sein. Der Grundsatz der Beitragssatzstabilität ist „zu beachten".

„Die **medizinische Leistungsgerechtigkeit** ist unter Einbeziehung der Budgets und Pflegesätze vergleichbarer Krankenhäuser bzw. Abteilungen zu ermitteln. Das einzelne Krankenhaus erhält damit keinen Anspruch auf die volle Berücksichtigung seiner individuellen Kostensituation. Es hat jedoch Anspruch auf ein individuell zu verhandelndes Budget, bei dem Unterschiede in Leistungsstruktur und -umfang gegenüber anderen Krankenhäusern berücksichtigt werden. Gleiche Leistungen sollten zu gleichen Budgets, unterschiedliche Leistungen zu unterschiedlichen Budgets führen." „Medizinisch" leistungsgerecht sind ein Budget und ein entsprechender Pflegesatz, wenn nicht nur rein ökonomische Vergleichskriterien herangezogen werden, sondern auch Erfordernisse und notwendige Unterschiede der medizinischen Behandlung und Pflege angemessen berücksichtigt werden" (amtl. Begründung zu § 3 Abs. 1 BPflV- 1995). Erläuterungen zur Begrenzung auch des leistungsgerechten Budgets durch die Vorga-

Inhalte	Vorschriften
1. Grundsätzlicher Anspruch auf medizinisch leistungs- gerechte Vergütung	– § 17 Abs. 1 Satz 3 KHG; § 3 Abs. 1 BPflV
– Grundlage sind die allgemeinen Krankenhausleistun- gen im Rahmen des **Versorgungsauftrags** (§ 4), z. B. auch notwendige Vorhalteleistungen.	– § 3 Abs. 1 i.V.mit § 2 Abs. 2
– Angemessene Berücksichtigung von „Orientierungs- maßstäben" aus dem **Krankenhausvergleich** nach § 5 BPflV.	– § 3 Abs. 2 BPflV
– Berücksichtigung von Unterschieden der Kranken- häuser in Art und Anzahl der Leistungen sowie der medizinischen Besonderheiten bei der Behandlung der Patienten.	– § 3 Abs. 2 BPflV
2. Begrenzung von Budgeterhöhungen durch den Grundsatz der Beitragssatzstabilität	– § 6 Abs. 3 BPflV
– Die Veränderungsrate nach § 6 Abs. 1 ist **Obergrenze** für Budgeterhöhungen, die durch „allgemeine Kosten- entwicklungen" begründet sind.	
– Ausnahmen für leistungsorientierte Veränderungen	
3. Wirkung der Begrenzung nach § 6 Abs. 3	
– Wird die Obergrenze nach § 6 Abs. 3 bei allen Kran- kenhäusern bereits durch allgemeine Kostensteige- rungen ausgeschöpft, sind keine zusätzlichen Erhöhungen zur Angleichung besonders niedriger Budgets an die Budgets „vergleichbarer Kranken- häuser" möglich.	
– Vergleichbare Budgets und damit „Gerechtigkeit" unter den Krankenhäusern ist somit nur zu erreichen, wenn höhere Budgets aufgrund von Krankenhaus- vergleichen nach § 5 BPflV abgesenkt werden.	

Übersicht 3: Grundlagen der Entgeltbemessung im Budgetbereich

ben des § 6 Abs. 3 BPflV zur Beitragssatzstabilität werden unter Punkt 4.4 gegeben.

Es werden **zwei Verhandlungswege** eröffnet. Im Regelfall ist leistungsorientiert zu verhandeln (leistungsgerechtes Budget und Pflegesätze). Das Budget kann nach § 3 Abs. 2 Satz 4 BPflV jedoch auch pauschal mit der Veränderungsrate der beitragspflichtigen Einnahmen der Mitglieder aller Krankenkassen je Mitglied (§ 270 SGB V, sog. **Grundlohnentwicklung**) fortgeschrieben weden.

4.3 Krankenhausvergleich

Bei der Vereinbarung von medizinisch leistungsgerechten Budgets und Pflegesätzen sollen auch die Leistungen und Pflegesätze vergleichbarer Krankenhäuser zur Beurteilung herangezogen werden (§ 17 Abs. 1 Satz 4 KHG). Der Krankenhausvergleich ist bei einem leistungsorientierten Entgeltsystem, bei dem kein Selbstkostendeckungsanspruch mehr besteht und bei dem keine Selbstkosten mehr offengelegt werden, zentrale Grundlage für die Entgeltbemessung. Nur durch den Vergleich mit anderen Krankenhäusern kann die Angemessenheit der Höhe von Budget und Pflegesätzen beurteilt werden. Ohne einen Krankenhausvergleich könnte es voraussichtlich auch keine Angleichung der heute unterschiedlichen Budgets geben. Hierdurch würden gerade die wirtschaftlich arbeitenden Krankenhäuser benachteiligt, die aufgrund des bisherigen Selbstkostendeckungsprinzips bereits heute niedrigere Budgets haben. Wenn künftig wegen fehlender Vergleichsmöglichkeiten lediglich bestehende Budgets fortgeschrieben würden, würden sog. wirtschaftliche Krankenhäuser ggf. benachteiligt und sog. unwirtschaftliche Krankenhäuser würden ggf. vergleichsweise zu hohe Budgets erhalten.

Bei dem Anspruch auf leistungsgerechte Vergütungen können „**vergleichbare Krankenhäuser**" nicht mehr lediglich nach Abteilungszahl, Abteilungsart und Bettenzahlen ausgewählt werden. Es müssen vielmehr vergleichbare Leistungsstrukturen gefunden werden. Dies wird voraussichtlich nur über Auswertungen von Diagnose- und Operationsstatistiken möglich sein. Künftige Krankenhausvergleiche werden somit sehr differenziert und damit in der Durchführung schwierig sein. Der tagesgleiche Pflegesatz, in den auch periodenfremde Ausgleiche und Berichtigungen eingehen, ist schon aufgrund der Divisionskalkulation keine ausreichend aussagefähige Vergleichsgröße. Z. B. ergibt sich bei Krankenhäusern mit einer erwünschten kürzeren Verweildauer ein höherer Pflegesatz (vgl. Tuschen/Quaas, a.a.O., zu § 5 Abs. 2 BPflV).

Für die künftigen Pflegesatzverhandlungen sind somit neue Krankenhausvergleiche zu entwickeln. § 5 BPflV sieht deshalb vor, daß durch die Deutsche Krankenhausgesellschaft und die Spitzenverbände der Krankenkassen ein **gemeinsamer Vergleich** vereinbart und organisatorisch durchgeführt wird. Ein gemeinsamer Vergleich ist erforderlich, um einerseits den Aufwand zu minimieren und andererseits Vergleichsdaten zu erhalten, die von beiden Seiten akzeptiert werden. Weder Struktur noch Auswertungstiefe des Vergleichs sind in der Verordnung vorgegeben. Der Vergleich soll das notwendige Maß nicht überschreiten. Er kann auf eine sachgerechte Auswahl von Krankenhäusern begrenzt werden.

§ 5 Abs. 1 Satz 1 BPflV gibt vor, daß der Vergleich die Vertragsparteien auf der örtlichen Ebene unterstützen soll bei der Ermittlung vergleichbarer Krankenhäuser und der Bemessung von medizinisch leistungsgerechten Budgets. Satz 2 bestimmt, daß die Krankenhäuser **länderbezogen verglichen** werden sollen, soweit dies ausreichend ist, um die in Satz 1 genannten Zwecke zu erreichen. Erst wenn im jeweiligen Bundesland keine ausreichende Zahl vergleichbarer Krankenhäuser vorhanden ist, sind länderübergreifende Vergleiche durchzuführen.

Der neue Krankenhausvergleich war einer der am heftigsten umstrittenen Punkte der neuen Verordnung. Der **Bundesrat** hatte erhebliche Zweifel, „ob Aufwand und Ertrag des Krankenhausvergleichs in einem vernünftigen Verhältnis stehen", und befürchtete Verwaltungsmehraufwand in den Krankenhäusern. Er hat deshalb verlangt, daß die Vorschrift des **§ 5 BPflV erst zum 1. 1. 1998 in Kraft** tritt (vgl. Artikel 10 Abs. 1 a der Verordnung zur Neuordnung des Pflegesatzrechts vom 26. 9. 1994, BGBl. I S. 2750). Die Bundesregierung hat diese Änderung akzeptiert, um die erforderliche Zustimmung des Bundesrates zu der Verordnung insgesamt zu erhalten. Somit fehlt in den ersten Jahren eine wesentliche Voraussetzung für die Verhandlung leistungsgerechter Budgets und Pflegesätze. Die Verpflichtung zur Berücksichtigung der Pflegesätze und Leistungen vergleichbarer Krankenhäuser besteht jedoch auch unabhängig von § 5 BPflV aufgrund der übergeordneten Vorschrift des § 17 Abs. 1 Satz 4 KHG. Die Krankenkassen können bei Fehlen eines gemeinsamen Vergleichs einseitige Vergleiche auf der Basis der Leistungs- und Kalkulationsaufstellung durchführen.

4.4 Beitragssatzstabilität

Der Grundsatz der Beitragssatzstabilität nach § 141 Abs. 2 SGB V, der für andere Leistungsbereiche schon länger gilt, ist aufgrund der Vorgabe in § 17 Abs. 1 Satz 4 KHG nun auch für Krankenhäuser anzuwenden. Beitragssatzerhöhungen der Krankenkassen aufgrund von Pflegesatzerhöhungen sollen vermieden werden.

§ 6 BPflV setzt die Vorgaben des KHG im Hinblick auf die Besonderheiten des Krankenhausbereichs um. Aufgrund der schlechten finanziellen Lage der gesetzlichen Krankenversicherung wurden mit dem 2. GKV-Neuordnungsgesetz die konkreten Vorgaben zur Beachtung des Grundsatzes der Beitragssatzstabilität enger gefaßt. Absatz 1 bestimmt die geschätzte **Veränderungsrate** der beitragspflichtigen Einnahmen nach § 267 Abs. 1 Nr. 2 SGB V zum „Maßstab", mit dem zu messen ist, ob der Grundsatz beachtet wird. Diese Veränderungsrate wird seit dem Jahr 1998 von der sog. Selbstverwaltung auf der Bundesebene – d. h. der Deutschen Krankenhausgesellschaft, den Spitzenverbänden der Krankenkassen und dem Verband der privaten Krankenversicherung – prospektiv für das folgende Kalenderjahr vereinbart (§ 15 Abs. 1 Satz 1 Nr. 2 BPflV- 1997). Die Vertragsparteien können vereinbaren, daß Fehlschätzungen der Veränderungsrate in folgenden Jahren ausgeglichen werden.

Über diese Veränderungsrate hinausgehende Erhöhungen des **Krankenhausbudgets** sind nur möglich, soweit sie medizinisch begründet sind. Veränderungen der **medizinischen Leistungsstruktur** oder der Fallzahlen sowie zusätzliche Kapazitäten für medizinische Leistungen auf Grund der Krankenhausplanung des Landes können zusätzlich berücksichtigt werden, soweit eine leistungsgerechte Finanzierung innerhalb der nach § 6 Abs. 1 vereinbarten Veränderungsrate nicht möglich ist (vgl. § 6 Abs. 3 BPflV- 1997). Gleiches gilt für Rationalisierungsinvestitionen nach § 18 b KHG.

Dagegen werden Budgeterhöhungen, die mit **„allgemeinen Kostensteigerungen"** begründet werden, durch die Veränderungsrate nach § 6 Abs. 1 begrenzt (gesetzlich vorgegebene Obergrenze). Dies bedeutet, daß Kostensteigerungen (z. B. Löhne und Gehälter, Lohnnebenkosten, Einkaufspreise, Steuer und Gebühren) nur noch bis zur Veränderungsrate über die Budgets finanziert werden dürfen. Einen beispielhaften Überblick über die mögliche Entwicklung dieser **Budgetobergrenze** gibt **Abbildung 7**. Eine Ausnahmeregelung zur anteiligen Finanzierung höherer linearer BAT-Tarifvereinbarungen enthält § 6 Abs. 3 BPflV- 1997. Bezogen auf „allgemeine Kostenentwicklungen" werden die Krankenhausbudgets also auch künftig begrenzt. Der Unterschied zur sog. Deckelung im Zeitraum von 1993 bis 1996 besteht darin, daß Veränderungen der medizinischen Leistungsstruktur und -menge zusätzlich finanziert werden, der „Budgetdeckel" insoweit also geöffnet ist. Für 1999 hat das GKV-SolG allerdings diese Möglichkeit erheblich eingeschränkt.

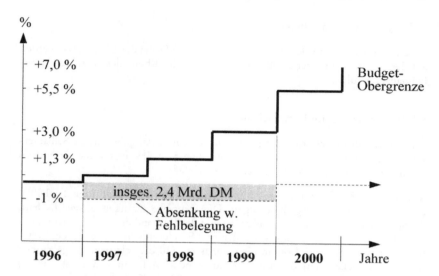

Hinweis: Für das Jahr 1998 wurde von den Vertragsparteien nach § 15 Abs. 1 BPflV eine Veränderungsrate für die alten Bundesländer in Höhe von 1%, für die neuen Bundesländer in Höhe von 0,8% (einschl. 0,5% für BAT-Angleichung Ost-West) vereinbart. Ab dem Jahr 1999 wurde die Veränderungsrate nach § 6 Abs. 1 in Höhe von jährlich 1,5% angenommen. Höhere Budgetvereinbarungen sind aufgrund der leistungsbezogenen Ausnahmen nach § 6 Abs. 3 möglich.

Abb. 7: Entwicklung der Budgetobergrenze (alte Bundesländer)

Bei der Vereinbarung der Höhe der Fallpauschalen und Sonderentgelte (Vereinbarung der Punktwerte) auf der Landesebene darf die Veränderungsrate nicht überschritten werden (§ 6 Abs. 2 BPflV). Ausnahmeregelungen sind nicht vorgesehen. Damit sind Erhöhungen des gesamten „Preisniveaus" bei den pauschalierten Entgelten streng begrenzt. Dies ist durchaus sachgerecht, weil diese Entgelte ohnehin eine Verbesserung der Wirtschaftlichkeit der Krankenhäuser bewirken werden. Eine stärkere Erhöhung einzelner Entgelte ist durch die Vereinbarung höherer Punktzahlen in den Entgeltkatalogen jederzeit möglich, z.B. um medizinisch-technische Entwicklungen zu berücksichtigen. Auf der Ebene des einzelnen Krankenhauses wird die Abrechnung der Entgelte durch den Grundsatz der Beitragssatzstabilität nicht begrenzt. Das Krankenhaus kann also zusätzliche oder andere Leistungen erbringen und abrechnen. Diese Regelung entspricht der Öffnung für medizinische Leistungsentwicklungen, die für den Budgetbereich mit den Ausnahmeregelungen in § 6 Abs. 3 Satz 1 Nr. 1 und 2 vorgegeben wurden.

5. Pflegesatzverhandlungen

Vereinbarungen zum Pflegesatzverfahren und zur Höhe der Pflegesätze werden auf der Bundesebene, der Landesebene und auf der Ebene des einzelnen Krankenhauses geführt.

5.1 Vereinbarung auf Bundesebene

Mit dem 2. GKV-Neuordnungsgesetz wurden einige Aufgaben an die Selbstverwaltung auf der Bundesebene übertragen. Die 5. ÄndV BPflV hat deshalb in einem neuen § 15 diese Aufgaben zusammengefaßt.

Mit dem 2. GKV-Neuordnungsgesetz wurden die **Entgelt-Kataloge** der BPflV **an die Selbstverwaltung übertragen.** Die Deutsche Krankenhausgesellschaft, die Spitzenverbände der Krankenkassen und der Verband der privaten Krankenversicherung sollen neue Fallpauschalen und Sonderentgelte vereinbaren, bestehende Entgelte an neue Erkenntnisse anpassen und die relativen Entgelthöhen (**Bewertungsrelationen** der Entgelte zueinander in Form von Punktzahlen) festlegen. Damit sind zum 1. Januar 1998 etwa 20 bis 25 % der Krankenhausfinanzierung – etwa 20 Milliarden DM – unmittelbar in die Verantwortung der Selbstverwaltung übertragen worden. Der Staat verzichtet in diesem Umfang auf Regelungen; vgl. § 15 Abs. 1 Satz 1 Nr. 1 und Abs. 3).

Darüber hinaus sollen die Vertragsparteien die **Veränderungsrate** vereinbaren, die für die Beachtung des Grundsatzes der Beitragssatzstabilität maßgeblich ist; vgl. § 15 Abs. 1 Satz 1 Nr. 2 BPflV und § 6 Abs. 1 BPflV. Sie können auch Ausgleichssätze für den **Erlösausgleich** nach § 11 Abs. 8 BPflV vereinbaren.

Die Spitzenverbände der Krankenkassen und die Deutsche Krankenhausgesellschaft sollen darüber hinaus für Zwecke der Pflegesatzverhandlungen Vereinbarungen zum elektronischen **Datenaustausch** treffen. Sie sollen für die Leistungs- und Kalkulationsaufstellung nach Anlage 3 der Verordnung den einheitlichen Aufbau der Datensätze sowie Grundsätze für die Datenübermittlung vereinbaren (§ 15 Abs. 2).

5.2 Vereinbarung auf Landesebene

Die Festlegung der Höhe der landesweit gültigen Fallpauschalen und Sonderentgelte und damit die Einigung der Vertragsparteien auf Landesebene ist Voraussetzung für den Erlösabzug von Fallpauschalen und Sonderentgelten beim einzelnen Krankenhaus. Um sicherzustellen, daß auf der örtlichen Ebene rechtzeitig für das folgende Kalenderjahr verhandelt werden kann, gibt § 16 Abs. 5 BPflV vor, bis zu welchen Terminen die Vereinbarungen auf der Landesebene zu schließen sind.

Die Vertragsparteien vereinbaren jeweils einen **Punktwert** für den Personalkosten- und den Sachkostenanteil der Entgelte (vgl. Entgeltkataloge). Da die in den Entgeltkatalogen vorgegebenen Punktzahlen nicht ständig an allgemeine Kostenänderungen angepaßt werden können, ist es Aufgabe der Vertragsparteien, das Entgeltniveau insgesamt fortzuschreiben.

Die Vertragsparteien auf Landesebene können darüber hinaus **weitere Fallpauschalen und Sonderentgelte** mit Wirkung für die Krankenhäuser vereinbaren (§ 16 Abs. 2 BPflV). Sie können damit wesentlich zur schnelleren Weiterentwicklung des neuen Entgeltsystems beitragen. Insbesondere für die Behandlung von Blutern mit Blutgerinnungsfaktoren sollte ein Sonderentgelt vereinbart werden, damit die entsprechenden Regelungen der BPflV zu diesem Bereich angewendet werden können (§ 12 Abs. 2 Satz 2 sowie § 14 Abs. 3 und Abs. 6 Nr. 1 Buchstabe d BPflV). Ebenso sollten für die Leistungen Sonderentgelte oder Fallpauschalen vereinbart werden, für die es in den einzelnen Bundesländern bereits nach der BPflV- 1986 Vereinbarungen gegeben hat, wenn diese Leistungen nicht in den Entgeltkatalogen der BPflV enthalten sind. Die Übergangsvorschrift des § 28 Abs. 2 BPflV für diese Entgelte wurde bereits mehrfach verlängert und gilt nur bis Ende 1998. Ohne eine entsprechende landesweite Vereinbarung entfallen diese bisherigen krankenhausindividuell vereinbarten Entgelte zum Jahresende 1998 und die Leistungen müssen ab 1999 im Rahmen des Budgets mit tagesgleichen Pflegesätzen berechnet werden.

Die Vertragsparteien haben die Vereinbarung eines landeseinheitlichen pauschalierten Entgelts für **Unterkunft und Verpflegung** anzustreben (§ 16 Abs. 3 BPflV).

Bei wesentlichen Änderungen der Annahmen, die der Vereinbarung der Punktwerte zugrunde gelegt wurden (z. B. BAT-Steigerungen), ist auf Verlangen einer Vertragspartei der jeweilige Punktwert neu zu vereinbaren. Dies bedeutet jedoch nicht, daß Veränderungen rechentechnisch nachzuvollziehen sind. Es besteht lediglich die Verpflichtung zur **Neuverhandlung**. Kommt eine Einigung innerhalb von sechs Wochen nicht zustande, setzt die Schiedsstelle den Punktwert auf Antrag fest.

Ausgleiche und Berichtigungen – wie im Budgetbereich – gibt es bei Fallpauschalen und Sonderengelten nicht. Notwendige Verrechnungen sind in den neuen Punktwert einzurechnen.

5.3 Vereinbarung für das einzelne Krankenhaus

Nach § 17 BPflV verhandeln die Vertragsparteien das Budget und die Pflegesätze unter Berücksichtigung des Erlösabzugs oder der Kostenausgliederung für Fallpauschalen und Sonderentgelte. Sie verhandeln auch den Budgetausgleich und eine vollständige oder teilweise Neuvereinbarung des Budgets (§ 12 BPflV).

Das neue Entgeltsystem der Krankenhäuser

Seit Inkrafttreten der BPflV- 1986 sind die Pflegesatzvereinbarungen streng prospektiv für einen „zukünftigen Zeitraum **(Pflegesatzzeitraum)**" zu treffen (§ 3 Abs. 1 Satz 1 BPflV i. V. mit § 18 Abs. 3 Satz 1 KHG). Nach § 17 Abs. 2 BPflV beträgt der Pflegesatzzeitraum ein Kalenderjahr. Ein mehrjähriger Pflegesatzzeitraum kann vereinbart werden. Verschiedene Vorschriften der BPflV zielen darauf ab, das gesetzlich vorgegebene prospektive **Verhandlungsprinzip** umzusetzen und zu fördern; vgl. § 16 Abs. 5 Satz 1, § 17 Abs. 3 und Abs. 6, § 18, § 19 Abs. 2, § 21 Abs. 1 Satz 1 und Abs. 2 Satz 4 BPflV.

Das frühere „Bruttoprinzip", bei dem die Kosten der Buchhaltung im Verhandlungswege zu bereinigen waren um die nicht pflegesatzfähigen Kosten für z. B. Ambulanzen, Personalunterkunft und -verpflegung sowie Leistungen an Dritte, wird durch das **„Nettoprinzip"** ersetzt. Verhandlungsgegenstand sind künftig nur noch die voll- und teilstationären Leistungen des Krankenhauses und eng damit verbundene Leistungen. Hierdurch werden die Pflegesatzverhandlungen vereinfacht. Die Krankenkassen schauen nicht mehr in andere Unternehmensbereiche des Krankenhauses hinein. Nähere Erläuterungen zum Nettoprinzip sind in Kapitel III.4 zu finden. Die Vorgehensweise bei der Ermittlung und Verhandlung des Budgets stellt die **nachfolgende Übersicht** dar.

Vorgehensweise	Vorschriften
krankenhausinterne Vorbereitung:	
Daten der Buchführung nach der KHBV	– § 17 Abs. 2 Satz 2 KHG
./. Ausgliederung nicht pflegesatzfähiger Kosten	– § 17 Abs. 3 bis 5 KHG

– Investitionskosten
   – Ambulanzen
   – ambulantes Operieren
   – Leistungen an Dritte (z. B. Essen, Wohnungen)
   – Forschung und Lehre
   – Ausländische Patienten nach § 3 Abs. 4 BPflV
   – Sonstiges	

= grundsätzlich pflegesatzfähige Kosten (vgl. „Nettoprinzip")	– § 17 Abs. 4 BPflV
Vorlage der Leistungs- und Kalkulationsaufstellung (LKA) für die Pflegesatzverhandlung:	– § 17 Abs. 4 BPflV
Grundsätzlich pflegesatzfähige Kosten (vgl. oben) bzw. entsprechende Forderungen des Krankenhauses	– Anlage 3 der BPflV, K 5

./. Abzüge nach § 7 Abs. 2 BPflV (nicht pflegesatzfähige stationäre Kosten)
 	
   – vor- und nachstationäre Behandlung
   – belegärztliche Leistungen
   – wahlärztliche Leistungen
   – sonstige ärztliche Leistungen
   – gesondert berechenbare Unterkunft
   – sonstige nichtärztliche Wahlleistungen
	– § 7 Abs. 2 BPflV

= pflegesatzfähige Kosten / Forderungen für allgemeine Krankenhausleistungen (Budgetbereich, FP und SE)	
./. Fallpauschalen (Erlösabzug oder	– § 12 Abs. 2 BPflV
./. Sonderentgelte (Kostenausgliederung)	– § 12 Abs. 2 BPflV
= pflegesatzfähige Kosten / Forderungen für den Budgetbereich	
./. Abzug für Fehlbelegungen	– § 17 a Abs. 3 KHG
+ Instandhaltungspauschale	– § 17 Abs. 4 b KHG
+/– periodenfremde Verrechnungen, Investitionskosten	– K 5, Nr. 14 bis 20; § 18 b KHG, § 8 BPflV
= Kosten / Forderungen für das Budget **=> Ableitung der tagesgleichen Pflegesätze**	

Übersicht 4: Ermittlung des Budgets nach § 12 BPflV

Ausgangsbasis der Verhandlungen ist künftig das letzte Vereinbarungsergebnis für den laufenden Pflegesatzzeitraum. Die **Ist-Kosten** des Krankenhauses sind **nicht mehr nachzuweisen.** Damit wird es möglich, Gewinne aus den Pflegesätzen nicht mehr offenzulegen. Dies ist Voraussetzung dafür, daß sie dem Krankenhaus verbleiben. Die Vereinbarungsergebnisse sollen auch Grundlage für den Krankenhausvergleich sein (vgl. § 5 Abs. 2 BPflV). Es ist zu erwarten, daß die Krankenhäuser künftig häufiger die Schiedsstelle anrufen werden, weil ein schlechtes Verhandlungsergebnis auch eine schlechte Ausgangsbasis für die Verhandlungen in den folgenden Jahren ist. Insbesondere nachdem in § 6 Abs. 3 BPflV eine Obergrenze für die Berücksichtigung von allgemeinen Kostenänderungen vorgegeben worden ist, können zulässige, aber nicht durchgesetzte Erhöhungen kaum noch in späteren Jahren nachgeholt werden.

Die Vertragsparteien verhandeln in einigen eng begrenzten Fällen auch über krankenhausindividuelle Zu- und Abschläge zu Fallpauschalen und Sonderentgelten (§ 11 Abs. 3 bis 7 BPflV).

Der Pflegesatzverhandlung sind als **Verhandlungsunterlagen** insbesondere die Daten zugrunde zu legen, die nach § 5 Abs. 1 BPflV für den Krankenhausvergleich zu übermitteln sind. Diese Regelung ist aufgrund einer Änderung des Bundesrates jedoch erst zeitgleich mit § 5 BPflV zum 1. 1. 1998 in Kraft getreten. Aufgrund der Vorgabe des § 18 Abs. 3 Satz 2 KHG ist die Leistungs- und Kalkulationsaufstellung (LKA) nach § 17 Abs. 4 BPflV nur auf Verlangen der Krankenkassen vorzulegen. Diese dürften allerdings ein Interesse an der Vorlage der LKA haben, da sie die wichtigste Datenbasis für einen Vergleich der Krankenhäuser und für die Vereinbarung leistungsgerechter Budgets und Pflegesätze ist. Die LKA umfaßt insbesondere eine Diagnosestatistik nach dem vierstelligen ICD-Schlüssel und eine anonymisierte Operationsstatistik nach dem ICPM (vgl. auch § 301 SGB V). Diese Statistiken sind auf maschinellen Datenträgern vorzulegen. Sie werden voraussichtlich auch den Schwerpunkt des Krankenhausvergleichs nach § 5 BPflV bilden. Die bisherige Statistik der Einzelleistungen nach „L 2" des KLN ist entfallen.

5.4 Zu- und Abschläge zu den pauschalierten Entgelten

In eng begrenzten Fällen vereinbaren die Vertragsparteien auf der örtlichen Ebene für das einzelne Krankenhaus Zu- oder Abschläge zu den Fallpauschalen und Sonderentgelten. Bei den **Zuschlägen** ist zu unterscheiden zwischen

– Zuschlägen, die erforderlich sind zur Finanzierung bestimmter Tatbestände, die nicht bei allen Krankenhäusern vorliegen und die deshalb nicht einheitlich in den Entgelten berücksichtigt werden können. Hierzu gehören die Zuschläge für besondere „bauliche Gegebenheiten" in den neuen Bundesländern, für die Teilnahme an Maßnahmen zur Qualitätssicherung, die Finanzierung von Ausbildungsstätten und die Finanzierung der Investitionskosten bei nicht öffentlich geförderten Krankenhäusern (vgl. § 11 Abs. 3 Nr. 2 bis Abs. 5 und Abs. 7 BPflV);

– Zuschlägen, die die bedarfsgerechte Versorgung der Bevölkerung sicherstellen sollen, wenn ein Krankenhaus die Leistungen zu den landesweit vorgegebenen Fallpauschalen und Sonderentgelten nur mit Verlust erbringen kann (§ 11 Abs. 3 Nr. 1 BPflV).

Im Verlauf des Verordnungsverfahrens war insbesondere die Frage, ob und unter welchen Voraussetzungen ein Zuschlag zur Sicherstellung der **bedarfsgerechten Versorgung der Bevölkerung** gezahlt werden soll, heftig umstritten. Dabei ging es auch darum, inwieweit den Patienten in ländlichen Regionen die Versorgung in anderen Krankenhäusern zugemutet werden kann. Die Krankenkassen lehnten jeden Zuschlag ab, da er ein Rückfall in das Selbstkostendeckungsprinzip sei. Die Krankenhäuser forderten erleichterte Voraussetzungen für den Zuschlag. Nach dem Regierungsbeschluß sollte ein Zuschlag für einzelne Leistungen gezahlt werden, wenn das Krankenhaus diese Leistung ohne Verlust nicht erbringen kann und die Leistung auch nicht von einem anderen Krankenhaus zu dem auf Landesebene vereinbarten Entgelt übernommen werden kann. Die Krankenkassen sollten im Interesse ihrer Versicherten entscheiden, ob ein anderes Krankenhaus in zumutbarer Entfernung diese Leistung übernehmen kann. Im Rahmen eines Kompromisses mit den Bundesländern (Bundesrat) wurde die Regelung dahingehend geändert, daß die Entscheidung der Krankenkassen über die Versorgung durch ein anderes Krankenhaus gestrichen wurde. Voraussetzung für einen Zuschlag nach § 11 Abs. 3 Satz 2 Nr. 1 BPflV ist nun, daß das Krankenhaus „die mit Fallpauschalen und Sonderentgelten abzurechnenden Leistungen bei wirtschaftlicher Betriebsführung **insgesamt** ohne Verlust nicht erbringen kann". Dies bedeutet, daß ein Krankenhaus einen Zuschlag nur dann erhält, wenn für den gesamten Leistungsbereich der neuen pauschalierten Entgelte ein Verlust entsteht. Zuvor müssen also Verluste bei einzelnen Leistungen mit den Gewinnen aus anderen Leistungen gedeckt werden. Dieser Kompromiß verhindert einerseits, daß ein Krankenhaus eine Strategie der sog. Rosinenpickerei verfolgt und möglichst nur gewinnträchtige Leistungen anbietet oder solche, für die die Krankenkassen Zuschläge zahlen. Andererseits muß allerdings auch gesehen werden, daß ein Krankenhaus bei dieser Regelung notwendige Vorhalteleistungen für die Versorgung der Bevölkerung ggf. aus seinen in anderen Abteilungen erwirtschafteten Gewinnen subventionieren muß. Dies ist z. B. der Fall, wenn eine auch nach Auffassung der Krankenkassen notwendige Abteilung „Geburtshilfe" in einer ländlichen Region nicht kostendeckend mit Fallpauschalen betrieben werden kann, weil nicht genügend Geburten anfallen. Echte und unbedingt benötigte Vorhalteleistungen eines Krankenhauses sollten in einem leistungsorientierten Entgeltsystem als eigenständige Leistung anerkannt und honoriert werden. Über die Zuschlagsregelung zur bedarfsgerechten Versorgung der Bevölkerung sollte deshalb weiter nachgedacht und die jetzt gültige Regelung in absehbarer Zeit modifiziert werden.

Die **Zuschläge** nach § 11 Abs. 3 BPflV zur bedarfsgerechten Versorgung und zur Berücksichtigung besonderer baulicher Gegebenheiten in den neuen Bundesländern sind begrenzt worden. Sie dürfen 30 % der Fallpauschale oder des Sonderentgelts nicht übersteigen.

Ein Abschlag für Fallpauschalen und Sonderentgelte ist zu vereinbaren, soweit dies erforderlich ist, um

– die besonderen Gegebenheiten von Krankenhäusern und von vollständig über Fallpauschalen abrechnenden Abteilungen, die nicht an der stationären Notfallversorgung teilnehmen, oder

– eine auf ungewöhnlich wenige Leistungsarten begrenzte Leistungserbringung

angemessen zu berücksichtigen. In beiden Fällen können die betroffenen Krankenhäuser u. U. die Leistung erheblich kostengünstiger erbringen, als dies bei der auf Durchschnittskrankenhäusern basierenden Kalkulation der Entgelte berücksichtigt worden ist. Die Krankenkassen müssen die Höhe des Abschlags unter Berücksichtigung der jeweiligen Situation verhandeln.

Ein weiterer **Abschlag** ist für Abzüge für **wahlärztliche Leistungen** zu vereinbaren, wenn ein Krankenhaus, eine Abteilung oder eine Einrichtung nach § 13 Abs. 2 BPflV ihre Leistungen ausschließlich mit Fallpauschalen berechnet.

6. Ermittlung der pauschalierten Entgelte

Mit der Kalkulation der Fallpauschalen und Sonderentgelte hat das Bundesministerium für Gesundheit (BMG) vier Forschungsinstitute beauftragt, deren Tätigkeit in einer „Arbeitsgruppe Entgeltsystem" beim BMG koordiniert wurde. Die Vorgehensweise der Institute und die Ergebnisse der Erhebungen in Modellkrankenhäusern wurden in **Forschungsberichten** dokumentiert, die zusammen mit dem Verordnungsentwurf an Länder und Verbände versandt worden sind. Die Berichte enthalten z. B. **Kalkulationsschemata**, Beispiele, Erläuterungen zu Art und Umfang der Erhebungen in Modellkrankenhäusern, die Ergebnisse der Erhebungen und die Bewertungsempfehlungen für die Entgelte. Sie werden als Forschungsberichte des BMG herausgegeben (Broschürenstelle).

Zielvorgabe war es, für jede Fallpauschale die Kosten von etwa 30 Fällen in jedem beteiligten Modellkrankenhaus zu kalkulieren. In 10 Krankenhäusern unterschiedlicher Größe, Versorgungsstufe und Träger wurden die Kosten erhoben, so daß in der Regel für jede Fallkategorie etwa 300 Einzelerhebungen vorgenommen wurden. Bei den Sonderentgelten waren es etwa jeweils 20 Fälle in 10 Krankenhäusern. Bei einigen nicht so häufig anfallenden Leistungen wurden diese Zielvorgaben nicht erreicht. Bei der Auswahl der Fälle wurde auf ein realitätsnahes Patientenmix geachtet, d. h. es wurden schwere und leichte Fälle einbezogen.

Bei der **Kalkulation der Entgelte** wurden grundsätzlich die Ist-Kosten der beteiligten Modellkrankenhäuser erfaßt. Da weder für die Behandlung der Patienten noch für ein „wirtschaftliches Krankenhaus" Standards vorgegeben werden konnten und sollten, wurden Kalkulationen wirtschaftlicher und unwirtschaftlicher Krankenhäuser einbezogen. Die Erhebungsergebnisse bilden somit die damalige Situation im Krankenhausbereich ab. Zur Ableitung der Bewertungsempfehlungen (Entgelthöhe) wurde der Durchschnitt (Mittelwert) der erhobenen Kalkulationen gebildet. Die Hälfte der in den Krankenhäusern erhobenen Kalkulationsergebnisse lag damals somit über diesem Durchschnitt, wurde also durch die neuen Entgelte nicht voll vergütet. Aufgrund kurzfristig erwarteter **Verweildauerverkürzungen** in Höhe von etwa 30 % haben die Institute in Abstimmung mit dem BMG nach der beschriebenen Durchschnittsbildung die Verweildauer der Fallpauschalen um 15 % reduziert. Da hiervon grundsätzlich nur verweildauerabhängige Kosten betroffen sind, ergibt sich hieraus eine Reduzierung der Fallpauschalen um durchschnittlich rd. 3 %. Für Belegpatienten wurde bei einigen Fallpauschalen die unterstellte Verweildauer um weitere 14 % reduziert, da die Verweildauer im Belegarztbereich aufgrund seiner Besonderheiten teilweise niedriger ist.

Die nicht-medizinischen und nicht-pflegerischen Kosten, die im Budgetbereich durch den Basispflegesatz vergütet werden, wurden in die Fallpauschalen als **bundesdurchschnittlicher Basiskostensatz** in Höhe von 123 DM je Verweildauertag für das Jahr 1993 einkalkuliert. Hiergegen haben sich die Krankenhausverbände gewandt und auf eine Abhängigkeit der Basiskosten von der Größe und dem Versorgungsauftrag des Krankenhauses hingewiesen. Das BMG hat dem entgegengehalten, daß die Basiskosten nur eine Kostenkomponente sind, die mit der Fallpauschale vergütet wird. Möglichen Nachteilen großer Krankenhäuser bei den Basiskosten könnten Vorteile beim kostengünstigeren Bezug des medizinischen Bedarfs oder von Implantaten aufgrund der größeren Einkaufsmengen gegenüberstehen. Die Fallpauschale sei letztlich ein Gesamtpreis für eine Leistung, der nicht differenziert werden dürfe. Die von den Krankenhausverbänden geforderte Herausnahme der Basiskosten aus der Fallpauschale entspreche nicht der gesetzlichen Vorgabe des § 17 Abs. 2 a Satz 3 KHG, nach der die Fallpauschalen die gesamten Leistungen des Krankenhauses für einen bestimmten Behandlungsfall vergüten müsse. Eine Herausnahme würde den Preischarakter und damit den Anreizmechanismus der Fallpauschalen erheblich mindern.

Zur Erhebungsbasis und zur Vorgehensweise sowie zu den vorgeschlagenen Entgelten wurden unterschiedliche Beurteilungen abgegeben. Diese sind aus den Beratungsergebnissen der vom BMG einberufenen „Expertengruppe Entgeltsystem" sowie der Stellungnahme der Forschungsinstitute ersichtlich, die im Oktober 1993 an Länder und Verbände versandt wurden. Die Krankenhausverbände halten die Anzahl der modellhaft kalkulierten Leistungen für zu gering und deshalb nicht repräsentativ sowie die vorgeschlagenen Bewertungsrelationen für zu niedrig. Die Krankenkassen sehen die Bewertungsrelationen dagegen als zu hoch an. In den Jahren 1996 und 1997 wurden von fünf Forschungsinstituten im Auftrag des BMG **Vorschläge für eine Überarbeitung** der Entgeltkataloge erarbeitet. Nachdem entschieden wurde, daß die Entgeltkataloge von der Selbstverwaltung weiterentwickelt werden, wurden die Forschungsergebnisse im Juni 1997 den Vertragsparteien auf Bundesebene (§ 15 Abs. 1 BPflV) zugesandt und als Band 93 in der Schriftenreihe des BMG veröffentlicht (a.a.O.). Der Bericht enthält Vorschläge zur Veränderung von Leistungsdefinitionen, zur Zuschlüsselung der ICD-10-Diagnoseschlüssel, eine Neukalkulation der Entgelte für Herztransplantationen (umgesetzt mit der 5. ÄndV), eine Neudefinition und Neukalkulation für die Sonderentgelte der Gruppen 20 und 21 sowie die Ergebnisse eines rechentechnischen Verfahrens zur Absenkung der Entgelthöhe bei den Fallpauschalen und Sonderentgelten. Es bleibt abzuwarten, inwieweit die Selbstverwaltung diese Ergebnisse aufgreift und umsetzt.

Mit der **5. ÄndV BPflV** wurden Veränderungen der Leistungskataloge vorgenommen, insbesondere eine Teilung der Fallpauschalen in der Orthopädie und der Herzchirurgie in eine A-Pauschale für die Akutbehandlung (Operation bis Wundheilung) und eine B-Pauschale für die Weiterbehandlung bis zur Rehabilitationsfähigkeit des Patienten. Darüber hinaus wurden bei den Sonderentgelten der Gruppen 20 und 21 Mehrfachabrechnungen begrenzt (vgl. BRat-Drucks. 802/97, Anlage 2 zur VO).

Fallpauschalen sind für die in den Entgeltkatalogen bestimmten Fälle abzurechnen (§ 14 Abs. 1 BPflV). Die Entgeltkataloge enthalten in der Spalte 2 die **Fallpauschalen-Definitionen**. In der ersten Teilspalte ist die Diagnose angegeben, in der zweiten Teilspalte die Therapie. In der Verordnung wird dem **Therapiebezug** der Vorrang eingeräumt, jedoch auf den Diagnosebezug nicht ganz verzichtet, um eine gewisse Anbindung an eine entsprechende Indikationsstellung zu bewahren (vgl. § 14 Abs. 4 Satz 2 BPflV). Eine über die verbale Leistungsbeschreibung hinausgehende, genauere Abgrenzung der Fallpauschalendefinition wird über die Spalten 3 und 4 vorgenommen, in denen die entsprechenden Codes des Diagnoseschlüssels der „Internationalen Klassifikation der Krankheiten" (ICD) und des Operationsschlüssels der „Internationalen Klassifikation der Prozeduren in der Medizin" (ICPM; in Form des OPS-301 nach § 301 SGB V) ausgewiesen sind. Zur Rangfolge der Spalten untereinander siehe die **Abrechnungs-Bestimmungen** am Anfang der Entgelt-Kataloge. Zur Leistungsabgrenzung bei Fallpauschalen sowie zur Verpflichtung der Krankenhäuser, Fallpauschalen abzurechnen und Patienten zu behandeln, vgl. die Erläuterungen zu § 11 Abs. 1 und § 14 Abs. 4 BPflV in Tuschen/Quaas, a.a.O.

7. Pflegesatzverfahren

Bei den Regelungen zum Ablauf des Pflegesatzverfahrens wurden einige Änderungen vorgenommen. Können die Vertragsparteien sich über die Höhe des Budgets nicht einigen und soll die Schiedsstelle angerufen werden, so sollen die Vertragsparteien künftig ein „vorläufiges Budget" in der unstrittigen Höhe vereinbaren (§ 18 BPflV). Hierdurch soll verhindert werden, daß das Krankenhaus in Liquiditätsschwierigkeiten gerät. Aus dem gleichen Grund wird die Schiedsstelle nach § 19 Abs. 2 BPflV verpflichtet, künftig innerhalb von sechs Wochen zu entscheiden.

§ 21 BPflV regelt die **Laufzeit der Pflegesätze** teilweise neu. Die aufgrund eines verspäteten Inkrafttretens oder Erhebens der neuen Pflegesätze auszugleichenden Beträge dürfen künftig den Pflegesatz höchstens um 30 % erhöhen. Hierdurch soll eine übermäßige Erhöhung der Pflegesätze und eine entsprechende Belastung selbstzahlender Patienten vermieden werden, auch weil es zu ähnlichen Sachverhalten bereits entsprechende Gerichtsentscheidungen gegeben hat. Mindererlöse, die dem Krankenhaus aufgrund des verspäteten Erhebens der neuen Pflegesätze entstehen, werden nicht ausgeglichen, soweit die verspätete Genehmigung des Budgets von dem Krankenhaus zu vertreten ist. Diese Regelung soll die Beachtung des Prinzips der prospektiven Vereinbarung von Budget und Pflegesätzen fördern (§ 18 Abs. 3 Satz 1 KHG).

8. Sonstige Neuregelungen

Nach bisher geltendem Recht konnte für den **Entlassungstag** des Patienten ein tagesgleicher Pflegesatz in Rechnung gestellt werden (§ 9 Abs. 2 BPflV a. F.). Diese Regelung hat immer wieder zu Unverständnis bei Patienten geführt, die die Krankenhausrechnung mit denen von Hotels verglichen. Nach neuem Recht kann der Entlassungstag nicht mehr berechnet werden (§ 14 Abs. 2 Satz 1 BPflV). Die Krankenhäuser verlieren durch diese Neuregelung kein Geld, da nun der Divisor bei der Ermittlung der Pflegesätze niedriger und die Pflegesätze entsprechend höher sind (Divisionskalkulation; vgl. K 6, lfd. Nr. 15, und K 7, Lfd. Nr. 25); das Budget bleibt unverändert. Aufgrund des Wegfalls des Entlassungstages konnten auch die **Statistiken** in L 1 und L 3 der LKA vereinfacht werden. Die Statistik der „Pflegetage" (Mitternachtsbestand) konnte entfallen, weil die Statistiken der „Berechnungstage" und der „Belegungstage" nun eine entsprechende Aussage liefern. Die Regelung zur Nichtabrechnung des Entlassungstags gilt nur für tagesgleiche Pflegesätze; sie berührt nicht die Frage, ob für den Entlassungstag Ein- oder Zweibettzimmerzuschläge berechnet werden, und nicht die Verpflichtung zur Zuzahlung der Patienten nach § 39 Abs. 4 SGB V.

Die Behandlung sog. **interkurrenter Erkrankungen**, d. h. solcher Erkrankungen, die zwar nicht Anlaß für die Krankenhausaufnahme, aber gleichwohl behandlungsbedürftig sind, gehört im Rahmen der Leistungsfähigkeit des Krankenhauses zu den allgemeinen Krankenhausleistungen. Dies gilt nicht für eine grundsätzlich ambulant zu erbringende Versorgung, soweit eine entsprechende Behandlung aufschiebbar ist. Diese derzeitige Regelung wird mit der zunehmenden Einführung von Fallpauschalen und Sonderentgelten, deren Höhe auf der Landesebene vereinbart wird, problematisch. Für solche Leistungen müssen künftig neue Finanzierungsregelungen entwickelt werden. Die Verordnung enthält für den Fall der Dialyse und für die Behandlung von Blutern entsprechende Regelungen (vgl. § 2 Abs. 2, § 14 Abs. 2 und § 11 Abs. 2 BPflV).

Die nach § 7 Abs. 2 BPflV auszugliedernden Beträge für **wahlärztliche Leistungen** bei sog. Altverträgen werden begrenzt auf die Höhe, die sich bei Neuverträgen ergeben würde. Außerdem wird die Höhe der budgetmindernden Kostenausgliederung bei Altverträgen auf 85 % der vor dem 1. 1. 1993 zwischen dem Krankenhaus und dem Arzt vereinbarten Nutzungsentgelte begrenzt; spätere Erhöhungen der Nutzungsentgelte verbleiben somit vollständig dem Krankenhaus. Liquidationsberechtigte Ärzte, die Beamte sind, bleiben auch bei einem Wechsel des Krankenhausträgers sog. Altverträgler (§ 24 Abs. 3). Aufgrund dieser vom Bundesrat beschlossenen Änderungen können beamtete Professoren in andere Bundesländer wechseln, ohne zu „Neuverträglern" zu werden und damit geänderten Abgaberegelungen zu unterliegen. Der Bundesrat wollte damit den für die Forschung und Lehre unentbehrlichen Wechsel auf Lehrstühle anderer Universitäten absichern und die notwendige Mobilität der Hochschullehrer erhalten.

Für die Ausgliederung der Wahlleistung „**Ein- oder Zweitbettzimmer**" wird anstelle des früheren allgemeinen Pflegesatzes der Basispflegesatz als Bezugsbasis herangezogen. Die Höhe der Ausgliederung wird um etwa 20 – 25 % gesenkt, um die in den letzten Jahren eingetretene Erhöhung der Bezugsbasis „Pflegesatz" zu korrigieren (§ 7 Abs. 2 BPflV).

Zusammen mit dem Erlaß der neuen BPflV wurde auch die **Krankenhaus-Buchführungsverordnung** (KHBV) geändert. Dabei wurde § 8 Satz 1 KHBV redaktionell angepaßt. In § 9 KHBV wurde die sog. Betten-Grenze für die Befreiung von der Kosten- und Leistungsrechnung nach § 8 KHBV von 250 Betten auf 100 Betten herabgesetzt. Dies gilt nicht für Krankenhäuser mit nur einer Fachabteilung. Die Herabsetzung ist die Konsequenz daraus, daß ein differenzierteres Rechnungswesen ohnehin aufgrund des Entgeltsystems benötigt wird. Außerdem wurden einige Positionen der Bilanz und der Gewinn- und Verlustrechnung verändert. Der Kontenrahmen wurde an das neue Recht angepaßt. Dabei wurden der Kontengruppe 65 „Lebensmittel" nun auch die für die Küche bezogenen Sach- und Dienstleistungen zugeordnet. Um eine bessere Zuordnung der Kosten zu den neuen Abteilungspflegesätzen und zu dem Basispflegesatz zu erreichen, wurden auch die Zuordnungsvorschriften für das Personal in Anlage 4 der KHBV geändert. Dabei wurden die „Ärzte im Praktikum" dem „Ärztlichen Dienst", die „Pflegedienstleitung" und die „Stationssekretärinnen" dem „Pflegedienst" sowie die „Sozialarbeiter" dem „Medizinisch-technischen Dienst" zugeordnet. Demgegenüber wurden die in den bettenführenden Abteilungen tätigen Schreibkräfte nicht in der Buchführung neu zugeordnet. Bei ihnen bestimmt Fußnote 18 zur LKA (Anlage 3 zur BPflV), daß die entsprechenden Kosten im Rahmen der innerbetrieblichen Leistungsverrechnung den Abteilungen zuzurechnen sind.

II. Anforderungen an die Leistungs- und Kostenrechnung im Krankenhaus

1. Veränderte Rahmenbedingungen

Das geltende Pflegesatzrecht hat die Verhandlungssituation zwischen Krankenhaus und Kostenträgern grundlegend verändert. Die Aufhebung des Selbstkostendeckungsprinzips und der Anspruch der Krankenhäuser auf medizinisch leistungsgerechte Budgets und Pflegesätze führen dazu, daß bei Budget- und Pflegesatzverhandlungen die Leistungen des Krankenhauses in den Vordergrund rücken. Krankenhausindividuelle Kosten sind zwar, soweit vorgetragen, zu berücksichtigen, sie werden sich jedoch nur durchsetzen lassen, wenn ihnen entsprechende Leistungen gegenüberstehen. Dies gilt insbesondere für die Bereiche, in denen die Krankenhausleistungen noch nicht über pauschalierte, leistungsorientierte Entgelte vergütet werden, also für das Restbudget des Krankenhauses und damit für die Abteilungspflegesätze und den Basispflegesatz. Ein Vergleich der Abteilungspflegesätze verschiedener Krankenhäuser ist wegen der unterschiedlichen Leistungsspektren und -schwerpunkte schwierig. Die Krankenkassen werden jedoch bei entsprechender Nutzung der Operationsstatistik und der Diagnosestatistik ihre Beurteilung von Krankenhäusern verbessern können, vorausgesetzt der Krankenhausvergleich erfüllt die in ihn gesetzten Erwartungen. In jedem Fall ist es für das Krankenhaus unerläßlich, die eigene Leistungs- und Kostenstruktur so aufzubereiten, daß Abweichungen von Vergleichskrankenhäusern begründet werden können. Die derzeit bereits in Pflegesatzverhandlungen teilweise verwendeten Fallkostenvergleiche auf Fachabteilungsebene unterstreichen die Einsatzmöglichkeiten des Betriebsvergleichs. Für die Zukunft sind erheblich differenziertere Ansätze zum Vergleich von Leistungen und Kosten zwischen Krankenhäusern zu erwarten.

Die verschiedenen Entgeltbereiche des Krankenhauses sind in ihrer Entwicklung zu beobachten. Das Krankenhaus hat verschiedene Unternehmensbereiche, in denen Gewinne oder Verluste entstehen können. Es ist die Aufgabe des Krankenhausträgers, im Rahmen einer Unternehmensplanung vorausschauend und aktiv das Leistungsspektrum so abzugrenzen und zu planen, daß das Krankenhaus auch in Zukunft wirtschaftlich gesichert ist. In gleicher Weise sind organisatorische und personelle Entscheidungen zu treffen.

Der Umgang mit dem Pflegesatzrecht ist ohne ein differenziertes krankenhausinternes Rechnungswesen kaum möglich, bzw. nur mit aufwendigen manuellen Erfassungs- und Bewertungsschritten zu realisieren. Dies gilt für Krankenhäuser aller Größenordnungen, wenn sie die Chancen des Rechts wahrnehmen und die Risiken verringern wollen. Neben den steigenden Anforderungen an das interne Rechnungswesen, insbesondere der Innerbetrieblichen Leistungsverrechnung (ILV) und in weiteren Ausbaustufen der Kostenträgerrechnung, verlangen die neuen Vergütungsformen vor allem, differenziertere Formen der Leistungsplanung einzuführen und kontinuierlich zu pflegen.

Grundsätzlich sind die Erfordernisse insbesondere im Bereich der Kosten- und Leistungsrechnung nicht neu. Die KHBV hat die Krankenhäuser immer schon verpflichtet, eine Kosten- und Leistungsrechnung zu führen, welche die betriebsinterne Steuerung, die Beurteilung der Wirtschaftlichkeit und Leistungsfähigkeit, die Ermittlung der Selbstkosten und die Erstellung der relevanten Unterlagen für die Verhandlungen mit den Krankenkassen erlaubt. Die KHBV verlangte ferner, daß die Kosten und Leistungen verursachungsgerecht nach Kostenstellen zu erfassen und den anfordernden Kostenstellen zuzuordnen sind. Diese Anforderungen sind jedoch nur zum Teil in der Praxis umgesetzt worden, weil auch nicht immer der unmittelbare Nutzen eines umfassenden Ausbaus des internen Rechnungswesens erkennbar war. Zudem räumte die KHBV kleineren Krankenhäusern bei Unterschreiten einer bestimmten Bettenzahl die Möglichkeit einer Befreiung von der Kosten- und Leistungsrechnung ein. Daß im Zuge der Novellierung der BPflV die Grenze für eine Befreiung von 250 Betten auf 100 Betten herabgesetzt wurde, unterstreicht die Bedeutung geeigneter Instrumente, um eine interne Leistungs- und Kostentransparenz zu gewährleisten.

Entsprechend dem unterschiedlichen Stellenwert, den sowohl die Leistungsplanung als auch die Kosten- und Leistungsrechnung in der Vergangenheit in den Krankenhäusern eingenommen hat, ist auch das Niveau des krankenhausinternen Steuerungsinstrumentariums unterschiedlich. Die folgenden Ausführungen können daher einem Teil der Krankenhäuser nur als Bestätigung für bereits umgesetzte Schritte und das bisher Erreichte dienen, in anderen Krankenhäusern formulieren sie ein Arbeitsprogramm, das nur sukzessive im Laufe der Zeit bearbeitet werden kann.

Es wird auch keineswegs der Anspruch erhoben, einen umfassenden oder sogar vollständigen Katalog der Anforderungen und Umsetzungsschritte aufzustellen, die mit dem Pflegesatzrecht verbunden sind. Es geht vielmehr um eine kurze, zusammengefaßte Darstellung, die sich besonders auf die – durch die Erstellung der LKA begründeten – Notwendigkeiten im krankenhausinternen Rechnungswesen konzentriert. Daher werden auch neue Ansätze der Kosten- und Leistungsrechnung, wie z. B. die Prozeßkostenrechnung oder die Deckungsbeitragsrechnung, nicht näher behandelt.

Die BPflV stellt die Leistungen in den Vordergrund. Demzufolge beschäftigen sich die nachfolgenden Ausführungen auch zunächst mit der Leistungsrechnung und dann mit den Anforderungen an die Kostenarten-, Kostenstellen- und Kostenträgerrechnung sowie die Innerbetriebliche Leistungsverrechnung.

2. Leistungsrechnung

In dem Übergangszeitraum von 1995/96 bis 2002, in dem das Erlösabzugsverfahren angewendet werden kann, ergeben sich Risiken oder Chancen des Krankenhauses insbesondere aus Abweichungen der tatsächlich abgerechneten Fallpauschalen und Sonderentgelte gegenüber der Vorauskalkulation.

Der Leistungsrechnung mit ihren Teilelementen der Erfassung der Ist-Leistungen und der Planung der Soll-Leistungen und dem permanenten Abgleich zwischen Plan- und Ist-Daten kommt nach dem Pflegesatzrecht eine zentrale Rolle zu:

– Das Budget muß „medizinisch **leistungs**gerecht" sein.

– Die Ausgleichsregelungen des Pflegesatzrechts bemessen sich danach, ob die geplanten **Leistungen** über- oder unterschritten werden.

– Die Innerbetriebliche **Leistung**sverrechnung wird zu einem zwingenden Bestandteil der Kalkulation der Abteilungspflegesätze.

– Es wurden **leistungs**bezogene Vergütungsformen in Gestalt der Fallpauschalen und Sonderentgelte eingeführt.

– Mit dem ICPM wird eine Dokumentation von **Leistungen** verbindlich vorgegeben.

– Der Krankenhausvergleich soll für Krankenhäuser vergleichbarer **Leistungs**strukturen durchgeführt werden.

– Die krankenhausinterne Nachkalkulation von Fallpauschalen und Sonderentgelten verlangt in einem ersten Schritt die Erfassung der mit der Behandlung oder der Operation verbundenen **Leistungen**.

Nicht zuletzt fördern die Vorgaben zu Qualitätssicherungsmaßnahmen, z. B. im Zusammenhang mit der Einführung der Fallpauschalen und Sonderentgelte, die Auseinandersetzung mit den Krankenhausleistungen. Daß es sich dabei in aller Regel um – gemessen an dem Behandlungsziel – abgeleitete Leistungsbegriffe handelt, kann hier vernachlässigt werden. Wichtiger ist, daß ohne eine Weiterentwicklung der internen Leistungsrechnung eine fundierte Argumentation des Krankenhauses gegenüber den Krankenkassen nicht mehr möglich ist. Darüber hinaus sind auch die krankenhausinternen Verhandlungen, z. B. bei der Ermittlung der Abteilungsbudgets, ohne Leistungstransparenz nicht sachlich durchführbar.

In diesem Abschnitt soll der Schwerpunkt auf denjenigen Teil der Leistungsrechnung gelegt werden, bei dem sich Anforderungen aufgrund der Systematik der Vergütungsformen ergeben. Die Leistungsrechnung, die für die Innerbetriebliche Leistungsverrechnung notwendig ist, wird in Abschnitt II.4 behandelt.

Leistungserfassung

Erfassungsbedarf besteht für alle vergütungsrelevanten Leistungen. Dazu zählen im stationären Bereich die Berechnungstage, differenziert nach den Abteilungen mit einem Abteilungspflegesatz oder den Bereichen mit einem besonderen Pflegesatz, die auf teilstationäre Leistungen entfallenden Berechnungstage, die vor- und nachstationären Behandlungen, und die Fallpauschalen- und Sonderentgeltleistungen – sowie die entsprechenden Fallzahlen.

Die Beurteilung, ob eine Fallpauschale oder ein Sonderentgelt vorliegt, basiert auf der medizinischen Basisdokumentation, insbesondere der ICD- und ICPM-Verschlüsselung. Nach § 301 SGB V ist die Dokumentation der entsprechenden Daten ohnehin vorzunehmen.

Krankenhausintern gilt es sicherzustellen, daß die patientenbezogenen Angaben für Abrechnungszwecke und für die Zwecke der Leistungserfassung zeitnah zur Verfügung stehen. Dies kann mittels entsprechender, ggf. auch maschinell lesbarer Formulare oder im Wege einer EDV-gestützten Datenerfassung und -übermittlung realisiert werden.

Wesentlich ist der ständige Dialog zwischen den auswertenden Stellen, z. B. dem Krankenhaus-Controlling, und den Verantwortlichen für die Dokumentation. Dies gilt insbesondere, wenn nach der Übergangsphase des Erlösabzugs die Vergütungsbereiche voneinander getrennt werden. Während der Geltung des Erlösabzugs führt eine fehlerhafte Abrechnung „nur" zu Verschiebungen zwischen den Entgeltbereichen mit der Folge unterschiedlicher Ausgleichsmechanismen. Nach der Ausgliederung der Fallpauschalen und Sonderentgelte wird die Relevanz einer exakten, den rechtlichen Bestimmungen entsprechenden, Abrechnung deutlich größer.

Leistungsplanung

Das besondere Problem der Leistungsplanung liegt darin begründet, daß die leistungsspezifische Inanspruchnahme des Krankenhauses zum Teil erheblichen Schwankungen unterliegt. Um mit einem ausreichenden Maß an Planungssicherheit die verschiedenen Budgetbereiche kalkulieren zu können, reicht die alleinige Betrachtung der Entwicklungstrends der bisherigen Abrechnungsperioden nicht aus. Umfeldentwicklungen im Bereich der konkurrierenden Krankenhäuser sind genauso einzubeziehen wie Veränderungen im niedergelassenen Bereich, die zu einem geänderten Einweisungsverhalten führen können. Insbesondere sind hier die sich organisierenden Praxis-Netzwerke niedergelassener Ärzte zu nennen, bei denen als eine zentrale Frage auch die Notwendigkeit oder das Vermeiden stationärer Einweisungen diskutiert wird.

Die Leistungsplanung wird – genauso wie in jedem anderen Unternehmen – zu der zentralen Fragestellung der Krankenhausentwicklung. Nur eine sorgfältige kurz-, mittel- und langfristig ausgelegte Leistungsplanung gewährleistet eine zielgerichtete Investitionspolitik und einen abgestimmten Umgang mit den zur Verfügung stehenden Finanzmitteln.

Leistungsplanung, erst recht mit einem langfristigen Anspruch, setzt Leistungstransparenz voraus. Nachdem in der Vergangenheit die Kostenseite des krankenhausinternen Planungs- und Kontrollsystems eindeutig mit Priorität bearbeitet wurde, muß künftig der Leistungsseite mehr Aufmerksamkeit gewidmet werden. Das Pflegesatzrecht hat heute bereits zu einer eindeutigen Verschiebung der Gewichte geführt. Die krankenhausindividuellen Kosten rücken in den Hintergrund; die Analyse der Notwendigkeit der stationären Leistung, die Frage nach einer abgestimmten Versorgung (teil-, voll-, vor- und nachstationär, ambulant), die Abstimmung zwischen den Versorgungssektoren (ambulant, stationär, AHB, Rehabilitation), die Forderungen nach regionaler Abstimmung von Grund- und Regelversorgung und überregionaler Abstimmung von Spitzenversorgung mit Krankenhausleistungen, die Anforderungen an die Qualität und Optimierung des Leistungsprozesses im Krankenhaus treten in den Vordergrund. Das krankenhausinterne Steuerungsinstrumentarium muß dieser Entwicklung folgen. Die Entscheidungsträger in den Krankenhäusern erwarten Antworten auf die Frage, welche Leistungen in welcher Versorgungsstruktur künftig angeboten werden sollen und können.

Nur wenn die dabei erarbeiteten Konzepte tragfähig sind, werden diese auch erfolgreich mit den Krankenkassen und Krankenversicherungen verhandelbar sein. Der Einfluß der Kostenträger auf die Versorgungsangebote wird in der Zukunft zunehmen, selbst wenn sich die Krankenhausplanung Richtlinienkompetenzen oder Rahmenvorgaben vorbehält. Auf diese Entwicklung gilt es im Rahmen der Leistungsplanung und Leistungsrechnung krankenhausseitig zu reagieren.

3. Kostenrechnung

3.1 Zusammenhang zwischen Rechnungswesen und LKA

Die Differenzierung des Vergütungssystems für stationäre Leistungen hat auch zu einer Differenzierung der Anforderungen an die Kostenrechnung geführt. Dies betrifft zum einen die durch die Abteilungspflegesätze geforderte ILV, die nun originäre Vergütungsrelevanz hat. Ferner ist für die Kalkulation der Fallpauschalen und Sonderentgelte, die bei der Kostenausgliederung notwendig ist, die kostenstellenbezogene Betrachtung durch eine kostenträgerorientierte Ausrichtung zu ergänzen.

Die folgende Abbildung skizziert zunächst die Zusammenhänge zwischen den Ausgangsdaten der kaufmännischen Buchführung, der LKA und den Modulen der Kostenrechnung.

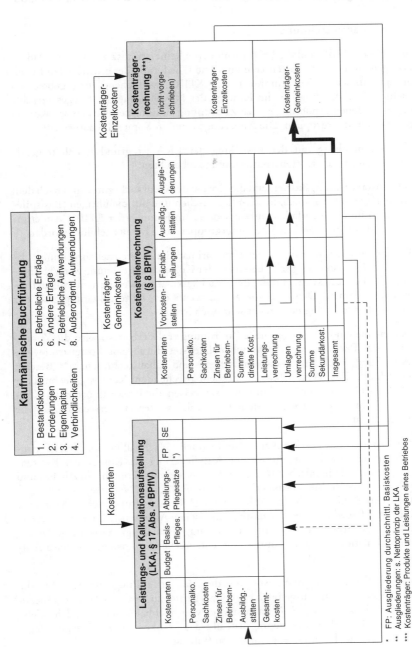

* FP: Ausgliederung durchschnittl. Basiskosten
** Ausgliederungen: s. Nettoprinzip der LKA
*** Kostenträger: Produkte und Leistungen eines Betriebes

Abb. 8: Zusammenhang von Rechnungswesen und LKA

3.2 Kostenartenrechnung

Die geltende BPflV und die LKA formulieren keine grundsätzlich neuen Anforderungen an die Kostenartenrechnung. Die Gliederung der Kostenarten ist mit dem modifizierten Kontenrahmen der KHBV weitgehend vorgegeben. Zu beachten sind allerdings die im Rahmen der Novellierung des Pflegesatzrechts vorgenommenen Änderungen der Zuordnung bestimmter Kosten zu Konten oder Kontenuntergruppen. Die Änderungen sind in Kapitel I.8 dargestellt.

Im Zusammenhang mit der Erstellung der LKA ist grundsätzlich folgende Anforderung an die Kostenartenrechnung zu beachten:

– Die Instandhaltungskosten und die Kosten der Gebrauchsgüter sind nach dem Anteil, der auf den medizinisch-pflegerischen und auf die übrigen (Basispflegesatz-) Bereiche entfallen, aufzugliedern. Im Rahmen der KHBV-Änderungen sind entsprechende Kontenuntergruppen auch bereits gebildet worden.

Alle übrigen Anforderungen betreffen primär die Kostenstellenrechnung. Es kann jedoch zweckmäßig sein, bereits in der Kostenartenrechnung zur Vereinfachung der Leistungsverrechnung und Nachkalkulation weitere Untergliederungen vorzunehmen. Dies gilt vor allem, wenn der Differenzierungsgrad der Kostenstellenrechnung noch nicht sehr hoch ist.

– Wenn eine eindeutige personelle Zuordnung realisierbar ist, wird die Zuordnung des Personals des Technischen Dienstes durch eine kostenartenweise Aufteilung nach medizin-technischem und „haustechnischem" Bereich erleichtert. Die Personalkosten des entsprechenden Kontos „Technischer Dienst – Haustechnik" sind in K 6 auszuweisen, die Personalkosten des Kontos „Technischer Dienst – Medizintechnik" weiter zu verrechnen auf die Fachabteilung.

– Insbesondere für die krankenhausindividuelle Nachkalkulation der Fallpauschalen und Sonderentgelte ist eine Aufgliederung der Konten der Kontengruppe 66 „Medizinischer Bedarf" hilfreich. Bei den Konten „Ärztliches und pflegerisches Verbrauchsmaterial, Instrumente" und „Narkose und sonstiger OP-Bedarf" bietet sich eine Aufteilung nach Kostenverursachern – Ärztlicher Dienst, Pflegedienst bzw. Anästhesiologischer Arztdienst, Operativer Arztdienst – an. Sowohl die interne Budgetierung als auch ggf. notwendige Divisionskalkulationen werden durch eine entsprechende, kostenartenweise Aufgliederung vereinfacht.

Insgesamt ist der Anpassungsbedarf, den das neue Pflegesatzrecht für die Kostenartenrechnung ausgelöst hat, eher als gering zu bewerten. Da die Gliederung nach Kosten- und Erlösarten stärker von buchhalterischen und handelsrechtlichen Erfordernissen geprägt ist, übt das krankenhausspezifische Pflegesatzrecht hier auch nur einen geringen Einfluß aus.

3.3 Kostenstellenrechnung

Grundlage für die interne Budgetierung und die Abteilungspflegesätze sowie die Kalkulation der Kosten für Fallpauschalen- und Sonderentgeltleistungen ist die Kostenstellenrechnung. Dazu gehört auch die ILV für angeforderte Leistungen. Die Anforderungen werden durch die Vorgabe der Kalkulationsschemata für Abteilungspflegesätze und Basispflegesatz in der BPflV und die Anforderungen von K 8 der LKA festgelegt. Für die Kalkulation der Abteilungspflegesätze wird nur eine auf wenige Kostenarten begrenzte ILV benötigt (vgl. die Vorgaben in K 1 bis K 3 der LKA). Eine Umlagenverrechnung von Kosten für nicht medizinisch-pflegerische Leistungen ist für die Zwecke der LKA-Erstellung nicht erforderlich, da diese Kosten über den Basispflegesatz vergütet werden.

Die Bildung von Kostenstellen wird durch den Kostenstellenrahmen für die Kosten- und Leistungsrechnung gemäß Anlage 5 der KHBV geregelt. Der in dem Kostenstellenrahmen nach der KHBV vorgegebene Differenzierungsgrad reicht im Regelfall zur Erfüllung der Anforderungen der BPflV und der LKA aus. Voraussetzung ist allerdings, daß die Kostenstellengliederung auch in dem in der KHBV vorgesehenen Differenzierungsgrad umgesetzt wird. Abweichungen von einer differenzierten Kostenstellengliederung führen bei der LKA-Erstellung zwangsläufig zu einem erheblichen zusätzlichen Aufbereitungsaufwand.

Aktivitäten in der Kostenstellenrechnung sollten sich auf folgende Teilprobleme konzentrieren:

– Bei gemischt genutzten Stationen sollte über die Kostenstellenrechnung weitmöglich eine Aufteilung der Kosten nach „verursachenden" Fachabteilungen realisiert werden, um bereits in der Kostenstellenrechnung die Zuordnung von Kosten auf die Abteilungen zu gewährleisten. Dies wird bei Personalkosten nicht immer möglich sein. Beispielsweise lassen sich die Pflegekräfte, die Patienten mehrerer Abteilungen versorgen, nicht sachgerecht auf die „anfordernden" Fachabteilungen aufgliedern und automatisiert in der Kostenstellenrechnung ausweisen. Umsetzbar ist in diesem Beispiel aber eine Aufgliederung der wesentlichen Kosten des Medizinischen Bedarfs, z. B. durch die Einrichtung getrennter Stationsläger. Damit kann dann zumindest eine Schlüsselung eines Teils des Medizinischen Bedarfs ersetzt werden durch eine eindeutige Zuordnung auf die Fachabteilungen.

– Für alle Medizinischen Institutionen sind Kostenstellen einzurichten, auch wenn Untersuchungs- und Behandlungsbereiche dezentral den Fachabteilungen zugeordnet sind. Der Differenzierungsgrad des Kostenstellenplans sollte so gewählt sein, daß die Innerbetriebliche Leistungsverrechnung auf die bettenführenden Abteilungen kostenmäßig vorbereitet ist. Leistungsbereiche, deren Kosten im Rahmen der innerbetrieblichen Leistungsverrechnung in der LKA ausgewiesen werden müssen, sind mit einer eigenen Kostenstelle auszu-

47

statten, bei größeren Einheiten (z. B. Radiologie mit Nuklearmedizin) mit entsprechend differenzierten mehreren Kostenstellen.

– Gemeinsame Kostenstellen, z. B. für einen Zentral-OP, sind weitmöglich zu ersetzen durch Kostenstellen, auf die verursachungsgerecht, d. h. abteilungsbezogen, gebucht werden kann. Dies gilt z. B. für die Allgemeine Kostenstelle eines Zentral-OP. Auch hier wird die Maximalforderung einer abteilungsbezogenen Aufgliederung der Personalkosten des OP-Funktionsdienstes im Regelfall nicht umsetzbar sein, da das Personal für mehrere Fachabteilungen tätig ist. Ähnlich wie bei der Intensivstation ist aber die weitestmögliche Aufgliederung des Medizinischen Bedarfs auch bereits eine erhebliche Erleichterung für die Erstellung der LKA und interne Controllingmaßnahmen.

– Für alle nicht pflegesatzfähigen Bereiche sollten Kostenstellen oder in einer differenzierteren Ausgestaltung Kostenstellengruppen eingerichtet werden, um einen Vergleich zwischen Erlösen und Kosten durchführen zu können. Mit der Einführung des Nettoprinzips gewinnt diese Forderung erheblich an Bedeutung.

Grundsätzlich wird sich bei der Ausgestaltung der Kostenstellenrechnung die Frage stellen, ob die Ausgestaltung „LKA-konform" vorgenommen wird oder der interne Steuerungsaspekt im Vordergrund bleibt. Bei einer Entscheidung für einen stringenten Aufbau der Kostenstellenrechnung nach den Erfordernissen der LKA kann die Bebuchung der Kostenstellen mit Kosten, die über den Basispflegesatz vergütet werden, unterbleiben. Die Kosten, z. B. des Verwaltungsbedarfs, die das Labor verursacht, bleiben für die Zwecke der innerbetrieblichen Leistungsverrechnung und der Kalkulation der Abteilungspflegesätze außer Betracht. Folgerichtig könnte auf eine Belastung der entsprechenden Kostenstelle mit diesen Kosten verzichtet werden. Dies gilt für alle Kostenarten, die im Basisbudget enthalten sind. In der Umsetzung müßte eine Endkostenstelle „Basisbereich" geschaffen werden, auf der sämtliche Kosten gebucht werden – unabhängig vom Ort der Verursachung.

Bei einer solchen Vorgehensweise geht natürlich Transparenz verloren. Den Kostenstellenverantwortlichen können routinemäßig keine Informationen über die von ihnen verursachten Kosten (z. B. des Verwaltungsbedarfs) gegeben werden. Wenn man sich allerdings in der Praxis vor Augen führt, wie hoch die „Basiskosten" sind, die nicht direkt, sondern im Wege einer Schlüsselung auf die Kostenstellen verteilt werden, ist der Verlust an interner Transparenz vernachlässigbar. Zudem setzt eine interne Steuerung voraus, daß die Kosten auch tatsächlich beeinflußbar sind.

Die Frage, ob eine Vollkostenrechnung notwendig ist oder eine Teilkostenrechnung unter Berücksichtigung der spezifischen LKA-Belange ausreicht, läßt sich nicht eindeutig beantworten. So kann z. B. für die interne Steuerung der nicht pflegesatzfähigen Bereiche, etwa der Ambulanzen, auf Informationen über die

Vollkosten auch in Zukunft nicht verzichtet werden. In der Konsequenz bedeutet dies, daß die krankenhausinterne Kostenstellenrechnung so flexibel gestaltet werden muß, daß sie Informationen für unterschiedliche Auswertungszwecke bereitstellen kann.

3.4 Kostenträgerrechnung

Mit der Einführung der leistungsbezogenen Vergütungsformen gewinnt die Forderung nach einer patientenbezogenen Kostenträgerrechnung an Gewicht. Mit der Einführung von „Preisen", deren Höhe das einzelne Krankenhaus im Grundsatz nicht beeinflussen kann, kann die Kostenträgerrechnung zwar nicht ihren originären Zweck, die Kalkulation von Angebotspreisen und Preisuntergrenzen, erfüllen; Hilfestellung leistet sie aber bei der Kontrolle der Erlös-Kostensituation – insbesondere im Bereich der Fallpauschalen und Sonderentgelte – und bei der Identifikation von Rationalisierungspotentialen. Die krankenhausinterne Diskussion zwischen Management und Leistungserbringern wird durch einen Patientenbezug der Leistungs- und Kosteninformationen wesentlich fundierter. Die Diskussion mit den Krankenkassen wird versachlicht, wenn Budgetabweichungen zu Vergleichskrankenhäusern leistungsbezogen aufbereitet und erörtert werden können. Und schließlich bedingt die Vorauskalkulation des Budgets insbesondere bei Änderungen der Leistungsstruktur eine differenzierte Diskussion der durch die Leistungsänderungen ausgelösten Kostenfolgen.

Die Ausgangsbasis für den Aufbau einer Kostenträgerrechnung ist im Krankenhaus auch vergleichsweise günstig. Ein Großteil der Leistungen wird ohnehin patientenbezogen angefordert. Dies gilt z. B. für alle Funktionsleistungen und für einen erheblichen Teil der Medikation. Weitere Informationsquellen, wie etwa die Einstufung der Pflegekategorien oder die Angaben zu OP- und Anästhesiezeiten, liegen ebenfalls patientenbezogen vor.

Ungeachtet dieser Ausgangssituation ist der Aufwand, der mit einer patientenbezogenen Kostenträgerrechnung verbunden ist, erheblich. Die Einführung eines umfassenden Systems der Kostenträgerrechnung wird daher auch in den meisten Krankenhäusern nur über einen längeren Zeitraum realisiert werden können. Auch das Rechnungswesen selbst muß wirtschaftlich sein und sich auf die wesentlichen Informationen beschränken. Krankenhäuser, die kein ausgebautes Rechnungswesen haben, können sich zunächst auf die interne Kalkulation wichtiger Leistungen konzentrieren. Informationen können in einer Übergangsphase z. B. auch aus der Materialbuchhaltung, aus Aufzeichnungen über Art, Dauer und Personalbesetzung bei Operationen sowie ergänzenden Betriebsstatistiken gewonnen und in Kalkulationsprogrammen verarbeitet werden. Jedes Krankenhaus wird unter Berücksichtigung seiner Ausgangssituation entscheiden müssen, welche betrieblichen Informationen es künftig benötigt und wie hoch die Kosten der Informationsbeschaffung sein dürfen.

Eine gut ausgebaute Kostenträgerrechnung verlangt einen patientenbezogenen Bezug aller wesentlichen Leistungen und Kosten. Dabei ist die Frage der Bewertung der Leistungen von sekundärer Bedeutung. Wesentlich ist der Patientenbezug der Leistungen. Im einzelnen sollten folgende Leistungen patientenbezogen unter der Patientenidentifikationsnummer erfaßbar und mit den entsprechenden Angaben zu ICD und ICPM verknüpfbar sein:

– Pflegekategorien der Patienten

– Funktionsleistungen

– besonders teure Verbrauchsartikel (z. B. Implantate, Prothesen) und besonders teure Medikamente

– OP- und Anästhesieleistungen (Schnitt-Naht-Zeiten, Anästhesiezeiten)

– Pflegetage des Patienten

Die Auswahl der vorstehenden Leistungen ist unter dem Gesichtspunkt eines vertretbaren Aufwandes vorgenommen worden. Es verbleiben dabei eine Vielzahl von Leistungen, die nicht direkt patientenbezogen zugeordnet werden, sondern im Wege einer sachgerechten Schlüsselung. Z. B. können die Leistungen des Ärztlichen Dienstes auf der Station nur mit einem hohen Aufwand patientenbezogen aufbereitet werden. Voraussetzung wäre eine patientenbezogene Auflistung der Einzeltätigkeiten (z. B. Visiten, Anordnungen, Angehörigengespräche usw.). Bei dem derzeitigen Ausbaustand der Kosten- und Leistungsrechnung in den meisten Krankenhäusern ist eine solche Forderung nicht sachgerecht. Ähnliches gilt für den Verbrauch an Arzneimitteln oder ärztlichem und pflegerischem Verbrauchsmaterial. Ansätze zur Kostenträgerrechnung sollten hier eher den Weg einer sachgerechten Schlüsselung gehen, z. B. der Arztleistungen auf der Station über die Pflegetage des Patienten, um schnell zu Ergebnissen zu gelangen. Für die wesentlichen Zwecke der Kostenträgerrechnung, wie die Nach- und Vorkalkulation der Fallpauschalen und Sonderentgelte, die interne Budgetierung und Wirtschaftlichkeitsanalysen reichen die Informationen einer auf die wichtigsten Kosteneinflußfaktoren zugeschnittenen Ausgestaltung der Kostenträgerrechnung aus.

4. Innerbetriebliche Leistungsverrechnung

Die Kalkulation der Abteilungspflegesätze erfordert eine Innerbetriebliche Leistungsverrechnung z. B. für den OP- und Anästhesiebereich, für die Leistungen der Medizinischen Institutionen und für die Ausbildungsstätten. In der Psychiatrie sind darüber hinaus die direkt und indirekt zugeordneten Leistungen der Diplom-Psychologen, Ergo- und Bewegungstherapeuten und des Sozialdienstes unter Innerbetrieblicher Leistungsverrechnung auszuweisen. Die Leistungsverrechnung der Ausbildungsstätten hat der Verordnungsgeber explizit geregelt: Die Zuordnung des Betrages für Ausbildungsstätten zu den Abteilungspflegesätzen erfolgt in „DM je BT". Bei den weiteren Überlegungen kann dieser Bereich ausgeklammert werden.

Die Umsetzung der ILV bedingt eine fachabteilungsbezogene (Kostenstellen oder Kostenstellengruppe) Zuordnung der Leistungen und Kosten. Dies setzt voraus, daß die Leistungen unter einer Kostenstellennummer angefordert, erfaßt und ausgewertet werden können. Ggf. sind Leistungen für verschiedene Kostenstellen zur Fachabteilung zusammenzufassen.

Drei Problembereiche sind bei der Umsetzung zu lösen:

(1) Katalogisierung der Leistungen auf der Grundlage bewerteter Leistungskataloge,

(2) Bewertung der Leistungen,

(3) Entwicklung von Schlüsselgrößen für die ILV bei Leistungsbereichen, für die bewertete Leistungskataloge nicht vorliegen oder nicht anwendbar sind.

Der erste Aspekt betrifft die Gestaltung der Leistungserfassung. Wenn möglich sollte der Leistungserfassung ein ggf. krankenhausintern modifizierter Leistungskatalog zugrunde liegen, wie er für die meisten Leistungen der Medizinischen Institutionen durch die GOÄ, den EBM oder den DKG-NT zur Verfügung steht. Der Vorteil der Verwendung solcher Leistungskataloge bei der Anforderung und Dokumentation von Leistungen besteht darin, daß die Punktbewertung für die Kostenermittlung genutzt werden kann. Die Punktbewertung der genannten Leistungskataloge erlaubt es, eine Relation der Kosten der Leistungen untereinander herzustellen, die sicher in Teilbereichen zu Verzerrungen führt, im Grundsatz aber für die Zwecke der ILV ausreicht. Verzichtet ein Krankenhaus auf den Einsatz bewerteter Kataloge, bedarf es einer leistungsspezifischen Kostenermittlung.

Sofern bewertete Leistungskataloge eingesetzt werden, ist der zweite Aspekt – die krankenhausindividuelle Kostenermittlung – vergleichsweise einfach zu realisieren. Die zuzurechnenden Kosten der Kostenarten „Ärztlicher Dienst, Pflegedienst, Medizinisch-technischer Dienst, Funktionsdienst, Medizinischer Bedarf, anteilige Kosten der Instandhaltung und der Gebrauchsgüter" können im Wege einer einfachen Divisionskalkulation durch die erbrachten Punkte in einen krankenhausindividuellen Punktwert umgerechnet werden. Mit diesem Punktwert sind diese Punkte jeder Leistung zu bewerten, so daß ein krankenhausindividueller Kostensatz z. B. für jede Laborleistung ermittelt werden kann.

An folgendem Beispiel kann die Ermittlung eines solchen Punktwertes verdeutlicht werden:

Kostenarten	Kosten
Personalkosten Ärztlicher Dienst	58.931 DM
Personalkosten Funktionsdienst	- - - - - -
Personalkosten Medizinisch-techn. Dienst	755.243 DM
Personalkosten Gesamt	814.174 DM
Medizinischer Bedarf	466.981 DM
Instandhaltung Medizintechnik	48.343 DM
Gebrauchsgüter Medizintechnik	- - - - - -
Sachkosten Gesamt	515.324 DM
Kosten Gesamt	1.329.498 DM

Bei der Ermittlung der Kosten der zu verrechnenden Leistungsstelle ist der Anteil der Kosten des Ärztlichen Dienstes ggf. durch Personalbedarfsberechnungen zu ermitteln. Wenn – wie im Beispiel angenommen – kein Laborarzt das Labor leitet, sind entsprechende Stellen- und Kostenanteile des verantwortlichen Arztes zu ermitteln und den Kosten gemäß der Kostenstellenrechnung hinzuzurechnen.

Die oben ermittelten Gesamtkosten sind nun den erbrachten Leistungen, dargestellt in GOÄ-Punkten, gegenüberzustellen, um zu dem krankenhausindividuellen Punktwert zu gelangen. Im Beispiel erbringt das Labor insgesamt 35 Millionen „Leistungspunkte" nach der GOÄ. Es ergibt sich ein krankenhausindividueller Punktwert in Höhe von 0,038 DM (1.329.498 DM : 35 Mio. Punkte). Die auf die jeweilige Fachabteilung zu verrechnenden Laborleistungen sind mit diesem Punktwert zu bewerten.

Auf dem beschriebenen Weg läßt sich die ILV für die Medizinischen Institutionen umsetzen – vorausgesetzt die Leistungen werden nach einem bewerteten Katalog kostenstellenbezogen erfaßt. Unerläßliche Bedingung für die Umsetzung der ILV ist demnach, daß jede Leistung kostenstellenbezogen zugeordnet werden kann. Bei der Gestaltung der Anforderungsformulare ist dies zu berücksichtigen.

Größere Probleme bereiten Leistungsbereiche, für die bewertete Leistungskategorien nicht vorliegen. Dies gilt z. B. für die Leistungen zentraler OP-Funktionsdienste, für die Anästhesie, für den Kreißsaal usw. Hier muß die Punktbewertung ersetzt werden durch andere Grundlagen der Verrechnung. Im Regelfall werden das Zeitfaktoren sein, wie z. B. die Schnitt-Naht-Zeit als Verrechnungsgrundlage für den OP-Funktionsdienst. Grundprinzip dieser Verrechnungssystematik ist, daß die gesamten Kosten einer Leistungsstelle einer sachgerechten, die Verursachung wiederspiegelnde, Leistungs-Bezugsgröße gegenübergestellt werden. Kostenstellen-Gemeinkosten werden dabei über die Leistungsanzahl geschlüsselt. Im Beispiel des OP-Funktionsdienstes, der in einem Zentral-OP für mehrere Fachabteilungen tätig wird, lassen sich die Personalkosten über die fachabteilungsbezogen differenzierten Leistungen, dargestellt in Form der Schnitt-Naht-Zeiten, innerbetrieblich verrechnen. Ähnlich wie im obigen Beispiel wird krankenhausindividuell ein Kostensatz je Schnitt-Naht-Minute des operativen Funktionsdienstes ermittelt. Geht man so vor, werden sämtliche Rüst-, Warte- und Verteilzeiten proportional zu den Schnitt-Naht-Zeiten geschlüsselt. Ein differenzierteres Vorgehen berücksichtigt auch die patientenbezogenen Rüstzeiten als Leistungs-Bezugsgröße.

Bei der Ausgestaltung der ILV gilt genauso wie beim Aufbau einer Kostenträgerrechnung, daß der Aufwand für die Differenzierung der Verrechnungsgrößen immer in einem sinnvollen Verhältnis zu den damit verbundenen Kosten stehen muß. Da die ILV in der LKA gesondert fachabteilungsbezogen ausgewiesen wird, und damit auch für Krankenhausvergleiche genutzt werden kann, sollte die Ermittlung der zu verrechnenden Kosten allerdings sorgfältig und nachvollziehbar durchgeführt werden. Eine „wirklichkeitsnahe Schätzung" wird im Regelfall dieser Anforderung nicht gerecht, zumal durch die Abteilungspflegesätze auch die krankenhausinterne Diskussion über die von den einzelnen Fachabteilungen verursachten Kosten gefördert wird.

III. Die Leistungs- und Kalkulationsaufstellung (LKA) im Entgeltsystem

Die LKA in Anlage 3 und 4 der BPflV hat den Kosten- und Leistungsnachweis der BPflV- 1986 abgelöst. Die Bezeichnung macht deutlich, daß es nach der Aufhebung des Selbstkostendeckungsprinzips und unter der neuen Vorgabe, „medizinisch leistungsgerechte" Budgets und Pflegesätze zu vereinbaren (vgl. Kapitel I.4.2), nicht mehr um den Nachweis von Selbstkosten geht. Vielmehr steht der Nachweis von Leistungsstruktur und -umfang im Vordergrund. Diese werden insbesondere durch abteilungsbezogene Diagnose- und Operationsstatistiken sowie durch statistische Angaben zur Belegung des Krankenhauses dargestellt. Die LKA enthält darüber hinaus Angaben über die verschiedenen Pflegesätze des Krankenhauses (tagesgleiche Pflegesätze, Fallpauschalen und Sonderentgelte) sowie über die Ergebnisse der letzten Pflegesatzvereinbarung und die Forderungen des Krankenhauses für den folgenden Pflegesatzzeitraum.

Die LKA ist insbesondere für die Verhandlungssituation im Übergangszeitraum von 1995 bis 2001 konzipiert worden. In diesem Zeitraum wird zwischen dem Krankenhaus und den Krankenkassen zunächst ein Gesamtfinanzierungsbetrag für die voll- und teilstationären Leistungen vereinbart, von dem die voraussichtlich zu erbringenden Fallpauschalen und Sonderentgelte abzuziehen sind. Der nach diesem sog. Erlösabzug oder der entsprechenden Kostenausgliederung verbleibende Betrag wird als Budget (§ 12 BPflV) vereinbart und mit Abteilungspflegesätzen, Basispflegesatz und teilstationären Pflegesätzen gegenüber den Patienten oder ihrer Krankenversicherung abgerechnet.

Wenn im Jahre 2002 die Fallpauschalen und Sonderentgelte endgültig vom Budgetbereich getrennt werden (vgl. Kapitel I.2), wird in den folgenden Jahren nicht mehr mit den Krankenkassen über diese Entgelte verhandelt (§ 12 Abs. 3 BPflV). Erstmalig in den Pflegesatzverhandlungen 2002 für das Jahr 2003 wird deshalb grundsätzlich nur noch über sog. Rest-Budgets verhandelt, soweit nicht neue Fallpauschalen und Sonderentgelte auszugliedern sind.

1. Aufgaben der LKA

Die LKA dient verschiedenen Zielsetzungen und Aufgaben. Sie ist gleichzeitig Verhandlungsunterlage und Grundlage für Krankenhausvergleiche sowie im Rahmen der Verordnung bindende Kalkulationsvorschrift.

1.1 Verhandlungsunterlage

Die Leistungs- und Kalkulationsaufstellung soll Verhandlungsunterlage für die Pflegesatzverhandlungen der Vertragsparteien auf der örtlichen Ebene sein. Sie soll die wesentlichen Informationen bereitstellen, die für eine sachgerechte Verhandlung erforderlich sind. Um eine Auswertung auch größerer Datenmengen zu ermöglichen, sind die abteilungsbezogene Diagnosestatistik und die Operationsstatistik auf maschinellen Datenträgern, z. B. Disketten, zu liefern.

Soweit die Informationen der LKA im Einzelfall „zur Beurteilung der Leistungen" eines Krankenhauses im Rahmen seines Versorgungsauftrags nicht ausreichen, „hat das Krankenhaus auf gemeinsames Verlangen der anderen Vertragsparteien ... zusätzliche Unterlagen vorzulegen und Auskünfte zu erteilen. Bei dem Verlangen ... muß der zu erwartende Nutzen den verursachten Aufwand deutlich übersteigen" (§ 17 Abs. 5 BPflV; vgl. Tuschen/Quaas, a.a.O., zu § 17 Abs. 4 und 5 BPflV).

§ 18 Abs. 3 Satz 2 KHG und entsprechend § 17 Abs. 4 Satz 2 BPflV geben vor, daß die LKA (nur) „auf Verlangen" einer Vertragspartei der Krankenkassenseite zu übermitteln ist. Der Gesetzgeber hat damit die Bedeutung dieser Verhandlungsgrundlage, die bisher als KLN immer vorzulegen war, zurückgestuft. Dabei bestand die Vorstellung, möglichst nur noch leistungsorientiert über die Höhe der Pflegesätze zu verhandeln. Insbesondere aufgrund der Verschiebung des Krankenhausvergleichs durch den Bundesrat bis nach 1998 ist derzeit nicht ersichtlich, wie ohne die Daten der LKA „leistungsgerecht" verhandelt werden kann. Erforderlich sind nicht nur die Diagnosestatistik und die Operationsstatistik zur Darstellung der Leistungsseite des Krankenhauses. Auch die übrigen Daten der LKA werden zur sachgerechten Ermittlung eines „medizinisch leistungsgerechten" Budgets benötigt. Der tagesgleiche Pflegesatz als Vergleichsgröße kann diese Daten nicht ersetzen, da z. B. unterschiedliche Leistungsstrukturen und Verweildauern sowie die Divisionskalkulation das Kalkulationsergebnis „tagesgleicher Pflegesatz" verfälschen. Vgl. hierzu Tuschen/Quaas, a.a.O., zu § 5 BPflV.

Den Krankenhäusern kann wohl nicht verwehrt werden, die LKA freiwillig vorzulegen, um berechtigte Interessen argumentativ zu unterstützen. § 17 Abs. 4 Satz 2 BPflV zwingt die Krankenkassen jedoch nicht, unaufgefordert eingereichte Unterlagen zur Verhandlungsgrundlage zu machen. Die LKA kann jedoch Bedeutung erlangen für Schiedsstellenverfahren und die Genehmigung nach § 20 BPflV.

Die Leistungs- und Kalkulationsaufstellung (LKA) im Entgeltsystem

Der Verordnungsgeber wollte sicherstellen, daß die Daten der LKA insoweit der Pflegesatzverhandlung zugrunde zu legen sind, als sie Grundlage des Krankenhausvergleichs nach § 5 BPflV werden (vgl. § 17 Abs. 4 Satz 1 BPflV). Daten, die über den **Krankenhausvergleich** in die Pflegesatzverhandlung eingeführt werden, sollen – aktualisiert für den folgenden Pflegesatzzeitraum – auch direkt vorgelegt werden. Auch wenn Daten aus dem Krankenhausvergleich nicht vorliegen, sind die Krankenkassen verpflichtet, „medizinisch leistungsgerechte" Budgets und Pflegesätze zu vereinbaren (§ 17 Abs. 1 Satz 3 KHG). Zur LKA oder zu Teilen der LKA wird es deshalb kaum Alternativen geben.

1.2 Krankenhausvergleich

Das Krankenhaus hat nach § 17 Abs. 1 Satz 3 KHG im Rahmen seines Versorgungsauftrags einen Anspruch auf ein „medizinisch leistungsgerechtes" Budget und entsprechende Pflegesätze. Dieses Budget muß „einem" Krankenhaus bei wirtschaftlicher Betriebsführung „ermöglichen", den Versorgungsauftrag zu erfüllen. Bei der Bemessung des Budgets sind die Pflegesätze (zutreffender die Budgets) und insbesondere die **Leistungen vergleichbarer Krankenhäuser** angemessen zu berücksichtigen (§ 17 Abs. 1 Satz 4 KHG). Dies ist nur über einen Vergleich von Krankenhäusern möglich, wie er bereits bisher vorgeschrieben war, jedoch durch § 5 BPflV institutionalisiert wurde. Die in § 5 BPflV vorgesehene Einführung eines gemeinsamen Krankenhausvergleichs von Krankenkassen und Krankenhäusern ist allerdings – wie bereits erwähnt – aufgrund eines Änderungsbeschlusses des Bundesrates bis zum Jahre 1998 verschoben worden (vgl. Kapitel I.4.3). Die Krankenkassen können bis zur Vorlage eines gemeinsamen Betriebsvergleichs auch einseitige Vergleiche durchführen.

Das Budget ist krankenhausindividuell zu verhandeln. Unterschiede in Leistungsstruktur und -umfang gegenüber anderen Krankenhäusern müssen berücksichtigt werden. Grundsätzlich sollen gleiche Leistungen zu gleichen Budgets, unterschiedliche Leistungen zu unterschiedlichen Budgets führen (vgl. amtl. Begründung, BR-Drucks. 381/94, zu § 3 Abs. 1 BPflV). Ein Krankenhausvergleich muß also in der Lage sein, Leistungsschwerpunkte und Besonderheiten von Krankenhäusern aufzuzeigen und für die Pflegesatzverhandlungen „vor Ort" bewertbar zu machen. Näheres siehe in Tuschen/Quaas, a.a.O., Erläuterungen zu den §§ 3 und 5 BPflV.

Nach Wegfall des Selbstkostendeckungsprinzips werden in der neuen LKA als Grundlage für die Pflegesatzverhandlungen nicht mehr die Kosten des Krankenhauses im letzten Kalenderjahr nachgewiesen. Statt dessen werden die Ergebnisse der letzten Pflegesatzvereinbarung ausgewiesen. Diese Ergebnisse werden voraussichtlich auch die Grundlage für den Krankenhausvergleich nach § 5 BPflV sein. Die Formulare der LKA sehen deshalb vor, daß die Ergebnisse der Pflegesatzverhandlungen nicht nur in der Pflegesatzvereinbarung festgeschrieben, sondern auch detailliert in die LKA eingetragen werden. Vgl. jeweils die letzte **Spalte „Vereinbarung"** in den Abschnitten „L" und „K".

Die Vertragsparteien der Pflegesatzvereinbarung sind verpflichtet, ihre für den Vergleich wesentlichen **Verhandlungsergebnisse „gemeinsam festzulegen".** Dies ist Voraussetzung für eine spätere unstreitige Auswertung der Daten. Geht man davon aus, daß sowohl die verschiedenen Pflegesätze als auch das Budget keine ausreichende Vergleichsgröße für die Beurteilung eines Krankenhauses sind (vgl. Tuschen/Quaas, a.a.O., zu § 5), so können die „für den Vergleich wesentlichen Ergebnisse" nur detailliertere Daten sein, die Rückschlüsse auf die Strukturen des Krankenhauses zulassen. Hierfür bietet sich eine Gliederung der Daten an, wie sie in der LKA vorgegeben ist. In der Vergangenheit hat sich jedoch häufig gezeigt, daß die Vertragsparteien der Pflegesatzvereinbarung sich zwar auf ein Gesamtergebnis einigen können, jedoch nicht in der Lage sind, vorgenommene Kürzungen in eine Korrektur von Teilergebnissen umzusetzen. Sollte dies auch künftig nicht erfolgen, würden dem Krankenhausvergleich voraussichtlich die für seine Funktionsfähigkeit benötigten Daten fehlen. § 5 Abs. 3 Satz 1 BPflV schreibt deshalb für diesen Fall vor, daß eine weitere Untergliederung der Verhandlungsergebnisse für den Zweck des Krankenhausvergleichs auch vom Krankenhaus allein vorzunehmen ist.

Die Krankenhäuser sind nach § 5 Abs. 3 Satz 2 BPflV verpflichtet, die Vereinbarungsergebnisse (voraussichtlich in Form der LKA) bis zum **30. April jeden Jahres** an die für den Krankenhausvergleich zuständige Arbeitsgemeinschaft zu übermitteln, damit dort bis zum Sommer der Krankenhausvergleich erstellt werden kann. Die Ergebnisse des Krankenhausvergleichs müssen im Herbst jeden Jahres den örtlichen Vertragsparteien so rechtzeitig zur Verfügung stehen, daß diese noch vor Beginn der Pflegesatzverhandlungen ausreichend Zeit haben, um ggf. Vorgespräche nach § 17 Abs. 6 BPflV zu führen.

1.3 Kalkulationsvorgabe

Auch wenn das Selbstkostendeckungsprinzip aufgehoben worden ist, ist es weiterhin erforderlich, in Kostenkategorien zu denken. Wie in anderen Wirtschaftsunternehmen muß intern kalkuliert und müssen den verschiedenen Produktgruppen die entsprechenden Kosten zugeordnet werden. Eine solche Kostenkalkulation ist Voraussetzung für externe Verkaufs- und Preisgespräche, für die interne Ermittlung von produkt- oder leistungsbezogenen Gewinnen und Verlusten sowie für die Entscheidung, bestimmte Leistungen auszuweiten oder einzuschränken. Sie stellt jedoch nicht sicher, daß die kalkulierten Kostenpreise auch am Markt durchgesetzt werden können.

Auf den Krankenhausbereich übertragen bedeutet dies, daß zunächst festgelegt werden muß, welche Leistungen des Krankenhauses durch welche Entgeltbereiche vergütet werden. Dies geschieht zunächst durch die Vorgaben der BPflV

Die Leistungs- und Kalkulationsaufstellung (LKA) im Entgeltsystem

über die Definition der Fallpauschalen, Sonderentgelte, Abteilungspflegesätze und den Basispflegesatz. Als nächstes muß festgelegt werden, welche Kostenanteile mit diesen verschiedenen Entgelten jeweils vergütet und nach welchen Regeln diese Anteile den Entgelten jeweils zugerechnet (kalkuliert) werden. Es sind somit Kalkulationsvorgaben erforderlich, wie sie jedes Unternehmen intern verwendet. Im Unterschied zum freien Markt, bei dem jedes Unternehmen seine internen Kalkulationsmethoden selbst bestimmt, müssen in einem öffentlich administrierten Bereich, wie dem Krankenhausbereich, allgemein verbindliche Kalkulationsvorschriften vorgegeben werden. Beispielsweise kann es nicht jedem Krankenhaus überlassen bleiben, welche Kosten es den landesweit gültigen Sonderentgelten zurechnet, wenn über die restlichen Kosten im Rahmen des Budgets verhandelt wird. Auch innerhalb des Budgetbereichs kann es nicht freigestellt sein, ob ein Krankenhaus bestimmte Kostenbestandteile dem Basispflegesatz oder dem Abteilungspflegesatz zuordnet. Verhandlungen über Entgelte setzen voraus, daß die Vertragsparteien sich darüber im klaren sind, über welche Leistungen und welche Kostenbestandteile (Finanzierungsbestandteile) sie eigentlich verhandeln. Auch ein Vergleich von Krankenhäusern (vgl. Kapitel I.4.3) erfordert, daß möglichst nur vergleichbare Sachverhalte miteinander verglichen werden.

Die Zuordnung der Kosten zu den Entgelten des Budgetbereichs wird in der LKA vorgenommen. Dies geschieht in **Abschnitt „K" der LKA**. Bei der Zuordnung baut die LKA auf den Vorgaben der Krankenhaus-Buchführungsverordnung (KHBV) auf. Diese gibt mit einem **Kontenrahmen** für die Buchführung und entsprechenden Zuordnungsvorschriften die Gliederung und den Inhalt der Kostenarten vor (Anlage 4). Mindestanforderungen für die Gliederung des internen Rechnungswesens werden durch § 8 KHBV und einen **Kostenstellenrahmen** vorgegeben (Anlage 5 der KHBV).

Die Krankenhäuser dürfen keine von den Vorgaben der LKA oder der KHBV abweichenden Zuordnungen vornehmen, da die **Vorgaben verbindlich** sind und die Vertragspartner der Pflegesatzverhandlungen ansonsten getäuscht würden.

2. Konzeption der LKA

Aufgrund der Aufhebung des Selbstkostendeckungsprinzips und der Entscheidung des Verordnungsgebers, auf den Nachweis der **Ist-Kosten** zu verzichten (vgl. Kapitel I.4), hat sich auch der Aufbau der LKA als Informationsunterlage für die Pflegesatzverhandlungen geändert. Anstelle der Selbstkosten des vergangenen Kalenderjahres werden die **Ergebnisse der letzten Pflegesatzvereinbarung** als Basis- und Bezugsdaten für die Verhandlung ausgewiesen (vgl. Blatt „K 1" sowie die Spalten in den Abschnitten „K" und „L"). Für den neuen Pflegesatzzeitraum (§ 17 Abs. 2 BPflV) wird nicht mehr die Schätzung der voraussichtlichen Kosten verlangt, sondern es werden die **„Forderungen"** des Krankenhauses für die Verhandlungen vorgelegt (vgl. Blatt „K 2"). In den Verhandlungen müssen die Krankenkassen diese Daten beurteilen unter Berücksichtigung u. a. der Ergebnisse des Krankenhausvergleichs, der voraussichtlichen Leistungsentwicklung des Krankenhauses, allgemein zu erwartender Verbesserungen der Wirtschaftlichkeit der Krankenhäuser und ggf. allgemein zu erwartender Kostensteigerungen sowie unter Beachtung des Grundsatzes der Beitragssatzstabilität. Zu den rechtlichen Vorgaben vgl. die §§ 3 bis 6 BPflV und Kapitel I.. Die neuen Verhandlungsergebnisse sind jeweils in der Spalte **„Vereinbarung"** für den Krankenhausvergleich festzuhalten (vgl. Blatt „K 3" sowie Kapitel II.1.2).

Die LKA beruht auf dem sog. **Nettoprinzip.** Krankenkassen und Krankenhäuser verhandeln – entsprechend dem Anwendungsbereich der BPflV (§ 1 Abs. 1) nur noch über die dem Grunde nach pflegesatzfähigen Kosten für die voll- und teilstationären Leistungen. Das Bruttoprinzip, bei dem in „K 1" des früheren Kosten- und Leistungsnachweises (KLN) zunächst die gesamten Kosten der Buchhaltung auszuweisen und diese erst in „K 3" des KLN um die nicht pflegesatzfähigen Kosten für z. B. Ambulanzen, Personalunterkunft und -verpflegung, Forschung und Lehre sowie Leistungen an Dritte zu bereinigen waren, ist entfallen. Hierdurch werden die Pflegesatzverhandlungen vereinfacht. Die Umstellung auf den Ausweis der bereits bereinigten Nettodaten verbessert auch deren Aussagefähigkeit im Rahmen von Krankenhausvergleichen. Ausführliche Erläuterungen und eine Beispielrechnung enthält Kapitel III.4.

Mit Rücksicht auf die vielen Krankenhäuser, die noch nicht über eine ausgebaute Kosten- und Leistungsrechnung verfügen, wurde darauf geachtet, für die Ermittlung des Budgets und der dazu gehörenden tagesgleichen Pflegesätze ein möglichst **einfaches Kalkulationsschema** vorzugeben. Deshalb wurden grundsätzlich jeweils ganze Kostenarten einem bestimmten Entgeltbereich zugeordnet. Lediglich einige wenige Kostenarten sind auf verschiedene Entgelte aufzuteilen, wie auch durch die Schraffierungen in den Blättern „K 1" bis „K 3" deutlich wird. Zielsetzung war es auch, mit Hilfe des einfachen Kalkulationsschemas die „Strategieanfälligkeit" des Systems gering zu halten und den Krankenkassen eine Beurteilung der vom Krankenhaus geforderten Entgelte nicht unnötig zu erschweren. Die Zuordnung von ganzen Kostenarten und damit die weitgehende Vermeidung von Kostenaufteilungen führt andererseits dazu, daß z. B. dem Basispflegesatz teilweise Kosten zugeordnet werden, die bei inhaltlicher Betrachtungsweise auch den Abteilungspflegesätzen zugeordnet werden könnten. Hier ist der Verordnungsgeber der Zielsetzung gefolgt, das Kalkulationsschema einfach zu halten und mögliche Zuordnungsfehler bei allen Krankenhäusern einheitlich zu machen. Im Rahmen der krankenhausindividuellen Pflegesatzverhandlungen können solche systematischen Fehler, die sich ggf. bei einem Krankenhaus besonders stark auswirken, einfacher berücksichtigt werden, als wenn jedes Krankenhaus individuelle Zuordnungen vornimmt und dadurch die Vergleichbarkeit und Interpretierbarkeit der Daten leidet. Die **Kalkulationsvorgaben** sind Bestandteil der Verordnung und damit **verbindlich**. Sie dürfen nicht verändert werden, auch wenn das Krankenhaus anderer Meinung ist (vgl. Kapitel II.1.3).

Bei der Zuordnung der Kosten zu dem Basispflegesatz einerseits und den Abteilungspflegesätzen andererseits wurde ein **Teilkostenrechnungs-Ansatz** verfolgt. Grundsätzlich werden die Gemeinkosten des Krankenhauses – z. B. für die Verwaltung, für Wasser, Energie und Brennstoffe, für Heizung, Reinigung und Instandhaltung – dem Basispflegesatz zugeordnet, der einheitlich für das ganze Krankenhaus gilt. Für die Zwecke der Pflegesatzermittlung werden diese Kosten, die bei einer Vollkostenrechnung nach allgemeinen Verrechnungsschlüsseln auf die medizinischen Leistungsbereiche umzulegen wären, nicht weiterverrechnet. Eine **Umlagenverrechnung** ist somit für die LKA-Erstellung nicht erforderlich. Dies führt auch dazu, daß im Rahmen der **Innerbetrieblichen Leistungsverrechnung** die Leistungen der „Medizinischen Institutionen" (Kostenstellengruppe 92) ohne Zuordnung der Basiskosten ermittelt und verrechnet werden. Die Krankenhäuser sollten überlegen, ob sie dieses Kalkulationsverfahren auch in die Kosten- und Leistungsverrechnung nach § 8 KHBV übernehmen, um Doppelarbeiten zu vermeiden. Der Teilkosten-Ansatz für die „Medizinischen Institutionen" beeinträchtigt nicht die Aussagefähigkeit der Daten für interne Entscheidungsfindungen. Bei Entscheidungen, z. B. über „Eigenfertigung oder Fremdbezug" oder über Einsparmöglichkeiten, müssen in der Regel ohnehin gesonderte Kalkulationen erstellt werden, die die Veränderbarkeit von Kosten (fix/variabel) berücksichtigen.

Für eine Beurteilung des Krankenhauses im Rahmen von Krankenhausvergleichen ist es erforderlich, daß bestimmte Tatbestände möglichst einheitlich in der LKA ausgewiesen werden. Ein **einheitlicher Kostenausweis** muß deshalb unabhängig von der individuellen Organisation des einzelnen Krankenhauses durchgeführt werden. So darf es bei der Aufbereitung der Daten keine Rolle spielen, ob z. B. Laboratorien oder Röntgeneinrichtungen eines Krankenhauses als zentrale „Medizinische Institution" vorgehalten werden, oder ob eine Abteilung entsprechende dezentrale Einrichtungen vorhält. In beiden Fällen sind die Kosten dieser Organisationseinheiten in K 1 der LKA unter der „Innerbetrieblichen Leistungsverrechnung" auszuweisen. In den Blättern „K 7" zur Ermittlung des Abteilungspflegesatzes sind diese Kosten immer als Sekundärkosten aus der Innerbetrieblichen Leistungsverrechnung auszuweisen, auch wenn die entsprechenden Personalkosten in den Kostenstellenblättern der Kosten- und Leistungsrechnung nach § 8 KHBV als direkt zugeordnete Primärkosten geführt werden; vgl. die Erläuterungen zu K 7.

Die Leistungs- und Kalkulationsaufstellung (LKA) im Entgeltsystem

3. Systematik der LKA

Die LKA soll in erster Linie Verhandlungsunterlage für die Vertragsparteien sein. Sie soll jedoch auch Informationen für eine vergleichende Beurteilung von Krankenhäusern bereitstellen. Die LKA enthält deshalb Daten über das Budget und die tagesgleichen Pflegesätze sowie die Fallpauschalen und Sonderentgelte des Krankenhauses, über die Vereinbarungen des letzten Pflegesatzzeitraums und die Forderungen des Krankenhauses für den nächsten Pflegesatzzeitraum sowie statistische Daten zur Belegung und zum Personal des Krankenhauses. Über die Leistungsseite des Krankenhauses geben insbesondere eine abteilungsbezogene Diagnosestatistik und eine abteilungsbezogene Operationsstatistik Auskunft.

Als Verhandlungsunterlage zeigt die LKA die Ergebnisse der Kalkulation bzw. die Forderungen des Krankenhauses auf, nicht jedoch die Nebenrechnungen, die zur Ermittlung der Angaben erforderlich sind.

Aufgrund der Differenzierung der tagesgleichen Pflegesätze in einen Basispflegesatz und in Abteilungspflegesätze sind einige Blätter als Übersichten angelegt (vgl. V 1 und K 1 bis K 3). Diese zeigen die Zusammenhänge von Budget und tagesgleichen Pflegesätzen.

Die LKA ist wie folgt aufgebaut:

- Vereinbarte Vergütungen (V 1 bis V 4),

- Leistungsdaten (L 1 bis L 6),

- Kalkulationsdaten (K 1 bis K 8),

- Anhänge zur Abteilungsbezeichnung und den Fußnoten,

- Ergänzende Aufstellung für nicht oder teilweise geförderte Krankenhäuser (Z 1 bis Z 5).

Abbildung 9 zeigt diesen Aufbau der LKA.

Den Aufbau des Abschnitts „Kalkulation von Budget und Pflegesätzen" (K) zeigt **Abbildung 10**. In den Blättern K 1 bis K 4 wird die Zuordnung der Kostenarten zu den Bereichen „Basispflegesatz", „Innerbetriebliche Leistungsverrechnung" und „Abteilungspflegesätze" dargestellt. Diese Zuordnungen sind im Rahmen der BPflV **verbindliche Kalkulationsvorschriften** (vgl. Kapitel II.1.3). Zunächst werden in K 1 die Ergebnisse der letzten Pflegesatzvereinbarung detailliert aufgezeigt. Sie sind Orientierungsgrößen und – neben den Ergebnissen des Krankenhausvergleichs – Ausgangsbasis für die Pflegesatzverhandlungen. In K 2 legt das Krankenhaus in der gleichen Gliederung seine Forderung für den zu verhandelnden, folgenden Pflegesatzzeitraum vor. Die Ergebnisse der Pflegesatzvereinbarung werden in K 3 festgehalten, als Datenbasis für die nächsten Verhandlungen und insbesondere für den Krankenhausvergleich (vgl. Kapitel

Z 1 – Z 5 Investitionskosten nicht geförderter Krankenhäuser	Abschreibungen	Rücklagen	Zinsen Fremdkapital	Zinsen Eigenkapital	Kalkulation Budget und Pflegesätze

K 1 – K 8 Kalkulation	Kalkulationsschema	Budget	Basispflegesatz	Abteilungs- pflegesätze	Kostenausgliederung Fallpauschalen/Sonder- entgelte

L 1 – L 5 Leistungsdaten	Belegungsdaten	Personal des Krankenhauses	Diagnosestatistik	Operationsstatistik

V 1 – V 4 Vereinbarte Vergütungen	Budget	tagesgleiche Pflegesätze	Sonderentgelte	Fallpauschalen	Erlöse

Abb. 9: Aufbau der LKA

II.1.2). Der „Medizinische Bedarf" als eine bedeutende und aussagefähige Kostenart wird in K 4 in der gleichen Systematik tiefer aufgegliedert.

Die Blätter K 5 bis K 7 dienen der Ermittlung des Budgets und der tagesgleichen Pflegesätze. Für jede Abteilung und damit für jeden Abteilungspflegesatz ist ein gesondertes Kalkulationsblatt zu erstellen. Werden innerhalb einer Abteilung neben vollstationären auch teilstationäre Leistungen erbracht, werden die entsprechenden teilstationären Pflegesätze vereinfacht aus den vollstationären Pflegesätzen abgeleitet und verhandelt. Gegenüber dem früheren KLN wurde die Berechnung des Budgets und der Pflegesätze dadurch wesentlich vereinfacht, daß die sog. **Äquivalenzziffernrechnung** entfallen ist. Mit Hilfe dieser Rechnung wurde bei der Divisionskalkulation zur Ermittlung der tagesgleichen Pflegesätze eine Ausgliederung nicht pflegesatzfähiger Kosten durchgeführt, indem der Divisor „Berechnungstag" verändert wurde in sog. „Kostengleiche Berechnungstage". Die Äquivalenzziffernrechnung wurde durch ein normales Kalkulationsverfahren ersetzt, bei dem die auszugliedernden Kosten als absolute Beträge im Rahmen des Kalkulationsschemas berücksichtigt werden. Aufgrund des Wegfalls der Äquivalenzziffernrechnung konnte ein durchgängiger Aufbau der LKA-Abschnitte K 5 bis K 7 erreicht werden, bei dem ein rechentechnisches Zurückkgehen in vorgehende Kalkulationsformulare nicht mehr erforderlich ist. Die Pfeile in Abbildung 10 zeigen diese einheitliche Richtung des Kalkulationsverfahrens.

Das Blatt K 8 wird in den Jahren 1995 bis 2001 nur verwendet, wenn ein Krankenhaus für Fallpauschalen und Sonderentgelte das Verfahren der Kostenausgliederung wählt. Für das Jahr 2002, in dem die Fallpauschalen und Sonderentgelte endgültig vom Budgetbereich getrennt werden (vgl. Kapitel I.3.2), müssen alle Krankenhäuser diese Kostenausgliederung durchführen und somit K 8 erstellen.

Hinsichtlich des **Kalkulationsverfahrens** werden – wie bisher – keine Vorgaben gemacht. Bereits seit Inkrafttreten der BPflV-1986 sollen die Krankenhäuser eine sachgerechte und differenzierte Vorauskalkulation auf der Grundlage der voraussichtlichen Kosten- und Leistungsentwicklung vornehmen. Aufgrund der besonderen und komplexen Bedingungen der Leistungserbringung in Krankenhäusern sowie wegen des derzeitigen Standes des Rechnungswesens und der begrenzten personellen Ausstattung in dem Bereich „Kosten- und Leistungsrechnung" können die meisten Krankenhäuser ihre voraussichtlichen pflegesatzfähigen Kosten jedoch nicht analytisch auf der Grundlage einer differenzierten Leistungsplanung kalkulieren. Es war deshalb bisher üblich, daß die pflegesatzfähigen Kosten für den künftigen Pflegesatzzeitraum aus den Kosten der Vergangenheit abgeleitet wurden. Für den Budgetbereich wird dieses Verfahren aus Kostengründen auch weiterhin in weiten Bereichen die Regel sein. Dabei wird meist von den tatsächlich angefallenen Kosten für das abgelaufene Geschäftsjahr (Kalenderjahr) ausgegangen. Diese werden für die Vorauskalkulation um Besonderheiten bereinigt, die die Kosten und Leistungen in der Vergangenheit beeinflußt haben. Zusätzlich werden absehbare Veränderungen in der Kosten- und Leistungsstruktur berücksichtigt, wie z. B. die Schließung oder Eröffnung einer Abteilung oder die Veränderungen des Leistungsangebots z. B. aufgrund eines Chefarztwechsels, einer veränderten Leistungsnachfrage durch die Patienten oder aufgrund von Entscheidungen des Krankenhausträgers zur Leistungsstruktur. Die so bereinigten Kosten werden um die absehbaren Kostenentwicklungen, z. B. die Erhöhung von Tarifgehältern und Veränderungen bei den Sachkosten (Art, Menge und Preis) fortgeschrieben. Es steht jedem Krankenhausträger frei, ein detailliertes aussagefähiges Rechnungswesen aufzubauen. Obwohl die Kosten für das Rechnungswesen grundsätzlich pflegesatzfähig sind, werden sie nur unter den Voraussetzungen der §§ 3 bis 6 BPflV finanziert (vgl. Tuschen/Quaas, a.a.O.).

Da in der LKA nicht mehr die Kosten der Krankenhäuser, sondern deren „Forderungen" einzutragen sind (vgl. K 2 oder K 5 bis K 7, Spalte 3), hat das Krankenhaus künftig Spielräume. Neben der internen Kostenbetrachtung können bei der Verhandlung des externen Budgets auch andere Tatbestände und Überlegungen einfließen, z. B. der Anspruch auf ein „medizinisch leistungsgerechtes" Budget/Pflegesätze (§ 17 Abs. 1 KHG).

Zur Ableitung der Daten des Abschnitts „K" aus der Buchführung siehe in Kapitel V die Erläuterungen zu K 1.

Die Leistungs- und Kalkulationsaufstellung (LKA) im Entgeltsystem

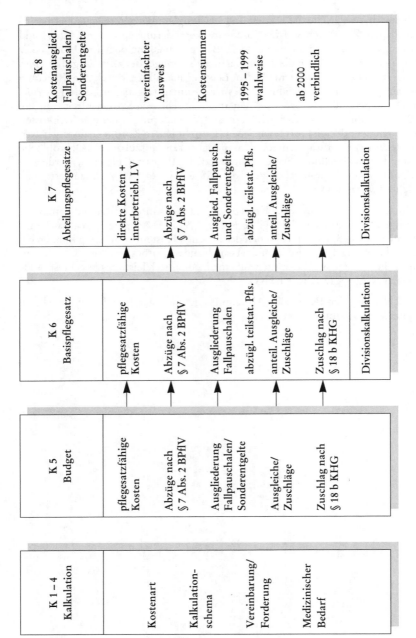

K 1 – 4 Kalkulation	K 5 Budget	K 6 Basispflegesatz	K 7 Abteilungspflegesätze	K 8 Kostenausglied. Fallpauschalen/ Sonderentgelte
Kostenart	pflegesatzfähige Kosten	pflegesatzfähige Kosten	direkte Kosten + innerbetriebl. LV	vereinfachter Ausweis
Kalkulation-schema	Abzüge nach § 7 Abs. 2 BPflV	Abzüge nach § 7 Abs. 2 BPflV	Abzüge nach § 7 Abs. 2 BPflV	Kostensummen
Vereinbarung/ Forderung	Ausgliederung Fallpauschalen/ Sonderentgelte	Ausgliederung Fallpauschalen	Ausglied. Fallpausch. und Sonderentgelte	1995 – 1999 wahlweise
Medizinischer Bedarf	Ausgleiche/ Zuschläge	abzügl. teilstat. Pfls.	abzügl. teilstat. Pfls.	ab 2000 verbindlich
	Zuschlag nach § 18 b KHG	anteil. Ausgleiche/ Zuschläge	anteil. Ausgleiche/ Zuschläge	
		Zuschlag nach § 18 b KHG		
		Divisionskalkulation	Divisionskalkulation	

Abb. 10: Aufbau des LKA-Teils „Kalkulation …"

4. Nettoprinzip

4.1 Erläuterungen

Die LKA beruht auf dem Nettoprinzip. Entsprechend dem Anwendungsbereich der BPflV (§ 1 Abs. 1) verhandeln Krankenkassen und Krankenhäuser nur noch über die dem Grunde nach pflegesatzfähigen Kosten für die voll- und teilstationären Leistungen. Das frühere Bruttoprinzip, bei dem in K 1 des Kosten- und Leistungsnachweises (KLN) zunächst die gesamten Kosten der Buchhaltung auszuweisen und diese erst in K 3 des KLN um die nicht pflegesatzfähigen Kosten für z. B. Ambulanzen und Forschung und Lehre zu bereinigen waren, ist entfallen. Hierdurch werden die Pflegesatzverhandlungen vereinfacht. Die Umstellung auf den Ausweis von Nettodaten verbessert auch die Aussagefähigkeit im Rahmen von Krankenhausvergleichen. Der grundsätzliche Zusammenhang zwischen den Daten der Buchhaltung und den Daten der LKA verdeutlicht die folgende Abbildung 11 sowie Abbildung 8.

Die Ausgliederung der Kosten nicht pflegesatzfähiger Leistungen, die früher insbesondere über den Abschnitt K 3 des KLN durchgeführt wurde, ist nun bereits **vor** der Erstellung der LKA vorzunehmen. Sie ist nicht Bestandteil der LKA. Die Ausgliederung ist **je Kostenart** vorzunehmen. Dies bedeutet, daß krankenhausintern die Kosten jedes auszugliedernden Tatbestandes differenziert ermittelt und bei jeder Kostenart abgezogen werden müssen. Das Beispiel in dem nachfolgenden Kapitel erläutert die damit verbundenen Arbeitsschritte. Es wird deutlich, daß die Umsetzung des Nettoprinzips zwar zu einer Entlastung der Pflegesatzverhandlungen führt, die krankenhausinternen Vorarbeiten jedoch erheblich sind.

Die Ermittlung der nicht pflegesatzfähigen Kosten ist nach der Aufhebung des Selbstkostendeckungsprinzips nicht mehr Gegenstand der **Pflegesatzverhandlungen**. Das Budget und die Pflegesätze sollen auf der Grundlage der stationären Leistungen und nicht aufgrund der individuellen Kosten des Krankenhauses vereinbart werden. In der Praxis wird im Ausnahmefall gleichwohl über wichtige Ausgliederungstatbestände zu diskutieren sein, wenn die Krankenkassen einen Anlaß haben, an der Richtigkeit der vorgelegten Nettozahlen zu zweifeln (§ 17 Abs. 5 BPflV). Dies gilt um so mehr, als L 2 auch nur das „Nettopersonal" des Krankenhauses ausweist, so daß eine Verprobung zwischen Ausgliederungsbeträgen und ausgewiesenem Krankenhauspersonal zumindest in Ansätzen möglich ist, insbesondere im Vergleich zwischen den Werten in dem letzten verhandelten KLN-1992 und den Werten in der LKA. Eine interne Überleitung zwischen Gesamtkosten, (Plan-)Abzügen und dem in der LKA geforderten Budget ist daher als Vorbereitung für die Verhandlungen nach dem Pflegesatzrecht notwendig. Dies schließt auch eine entsprechende Überleitung der Bruttopersonalstellen in die „Netto-Personalstellen" ein.

Die Leistungs- und Kalkulationsaufstellung (LKA) im Entgeltsystem

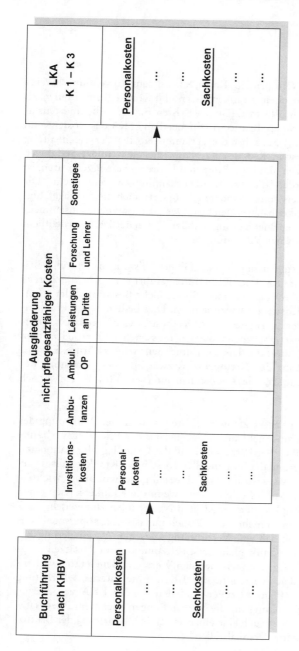

Abb. 11: Nettoprinzip der LKA

Die Umsetzung des Nettoprinzips erfordert eine kostenartenweise Ausgliederung der früher in der Regel in K 3 des KLN ausgewiesenen Abzüge – mit Ausnahme der Positionen nach § 7 Abs. 2 Satz 2 BPflV (s. o.). Soweit möglich, sollte dieser Anforderung durch entsprechende Vorkehrungen bereits in der Finanzbuchhaltung Rechnung getragen werden. Nach den Vorgaben der Krankenhaus-Buchführungsverordnung (KHBV) sind für das Krankenhaus im Sinne des Pflegesatzrechts eine **eigenständige Buchführung** oder eigenständige Buchungskreise vorgeschrieben. Einrichtungen, die nicht im Zusammenhang mit der stationären Krankenhausversorgung stehen und die nicht der Krankenhaus-Buchführungsverordnung (KHBV) unterliegen, z. B. Pflegeheime oder Altenheime, dürfen nicht in die **Buchführung** des Krankenhauses einbezogen werden. Für andere eigenständige Leistungsbereiche, die der Träger im Zusammenhang mit der stationären Krankenhausversorgung vorhält, ist es zweckmäßig, ebenfalls eigenständige Buchführungen oder gesonderte Buchungskreise einzurichten, so daß die Kosten von vornherein gesondert erfaßt werden.

Ist eine gesonderte Erfassung in der Finanzbuchhaltung nicht möglich oder zu aufwendig, ist eine interne **Überleitung** von den Gesamtkosten des Krankenhauses über die auszugliedernden Kosten zu den pflegesatzfähigen Kosten der LKA zu erstellen. Eine solche Überleitung orientiert sich sinnvollerweise an der Definition dessen, was gemäß § 17 Abs. 3 KHG **nicht** im Pflegesatz zu berücksichtigen ist. Eine Ausgliederung im Sinne des Nettoprinzips ist danach insbesondere für folgende Positionen vorzunehmen, sofern entsprechende Kosten nicht vorab in einem anderen Buchungskreis verbucht werden:

– Personalunterkunft und Sachbezüge,

– Personalverpflegung,

– Hilfsbetriebe,

– Wissenschaftliche Forschung und Lehre,

– ambulante Leistungen von Ärzten des Krankenhauses,

– Ambulanz des Krankenhauses,

– Kosten der Arztausbildung bei Lehrkrankenhäusern,

– sonstige Kosten nach § 17 Abs. 3 Nr. 1 KHG („Kosten für Leistungen, die nicht der stationären oder teilstationären Krankenhausversorgung dienen"),

– Anlauf- und Umstellungskosten (§ 17 Abs. 4 Nr. 3 KHG),

– Kosten nach § 17 Abs. 4 Nr. 4 KHG,

– sonstige Kosten nach § 17 Abs. 4 KHG,

– Kosten von Ausbildungsstätten, soweit nicht pflegesatzfähig (§ 17 Abs. 4 a KHG),

- Erlöse aus dem Verkauf von Wirtschaftsgütern mit einer Nutzungsdauer bis zu 3 Jahren,

- sonstige Erlöse und Erstattungen.

- Leistungen für ausländische Patienten, für die das Krankenhaus das Wahlrecht nach § 3 Abs. 4 BPflV wahrgenommen hat.

Das Nettoprinzip gilt **nicht** für alle Leistungsbereiche und Kostenarten. Für bestimmte, mit der voll- und teilstationären Leistungserbringung besonders eng verbundene Tatbestände ist weiterhin ein Bruttoverfahren vorgesehen. **§ 7 Abs. 2 Satz 2 BPflV** regelt diejenigen Abzüge, die von den Gesamtbeträgen in K 2 der LKA vorzunehmen sind. Die Abzüge nach § 7 Abs. 2 Satz 2 BPflV sind jeweils in den Abschnitten K 5 bis K 7 in einer Summe abzuziehen, d. h. nicht nach Kostenarten untergliedert.

Folgende Positionen werden bei der Umsetzung des Nettoprinzips nicht erfaßt. Diese Kosten werden nach § 7 Abs. 2 Satz 2 BPflV von den Gesamtbeträgen in der LKA abgezogen:

- vor- und nachstationäre Behandlung

- belegärztliche Leistungen

- wahlärztliche Leistungen

- sonstige ärztliche Leistungen

- gesondert berechenbare Unterkunft

- sonstige nicht ärztliche Wahlleistungen

Grundsätzlich gilt für die Ermittlung der nicht pflegesatzfähigen Kosten, daß eine **Vollkostenmethode** anzuwenden ist. Neben den direkten Personal- und Sachkosten für die auszugliedernden Tatbestände sind anteilige Gemeinkosten zu berücksichtigen. Diese Forderung galt bereits für die Ermittlung der Abzüge nach K 3 des KLN und hat auch weiterhin Gültigkeit. Wie eine solche Vollkostenmethode im Krankenhaus auszulegen ist, ist in der Vergangenheit insbesondere für den Bereich der Ambulanzkostenausgliederung intensiv erörtert worden. Die in diesem Zusammenhang entwickelte „modifizierte Vollkostenmethode" – wie sie etwa von Rippel/Rippel (vgl. a.a.O.) dargestellt wird – liefert zweckmäßige und ausreichende Hilfestellungen zur Beurteilung der Frage, welche Kosten einem nicht pflegesatzfähigen Tatbestand zuzuordnen sind. Die Feststellungen, die bei der Auseinandersetzung über die Vollkostenausgliederung für die Ambulanz getroffen wurden, lassen sich im Prinzip auch für die anderen Abzugstatbestände anwenden. Nur dann, wenn eine verursachungsgerechte Ermittlung der Vollkosten mit einem wirtschaftlich nicht vertretbarem Aufwand verbunden ist, oder finanziell keine nennenswerten Konsequenzen mit sich bringt, kann darauf verzichtet und eine sachgerechte, wirklichkeitsnahe Schätzung vorgenommen werden.

Die für das Nettoprinzip zu analysierenden Abzugsarten werden im folgenden in bezug auf die inhaltliche Problematik der Ermittlung und Aufteilung der auszugliedernden Kosten erläutert. Der Schwerpunkt liegt dabei auf den Positionen, die für die Praxis von besonderer Relevanz sind.

Im Vordergrund der **Erläuterungen** steht das Ziel, Aussagen zu den relevanten direkten Kosten zu treffen. Es wird nicht bei jeder Position gesondert darauf hingewiesen, daß gegebenenfalls – im Sinne der Vollkostenmethode – weitere (Gemein-)kosten einzurechnen sind. So gilt z. B. für nahezu alle Abzugstatbestände, daß neben den direkten Kosten auch anteilige Verwaltungskosten anfallen – und sei es nur in der Personalbuchhaltung.

In der im nächsten Kapitel dargestellten Beispielrechnung werden die Erläuterungen dann anhand von Daten konkretisiert.

Personalunterkunft und Sachbezüge

Die Abzüge für Personalunterkunft und Sachbezüge betreffen nach der Systematik der LKA Kostenarten, die über den Basispflegesatz abgerechnet werden. Betreibt der Krankenhausträger ein Personalwohnheim, verursacht dies in der Regel Personalkosten für Hausmeisterfunktionen, haustechnische Instandhaltung und Reinigung sowie entsprechende Sachkosten, zudem Energie- und Versicherungskosten.

Bei einem eigenen Buchungskreis für Personalunterkünfte fallen keine Ausgliederungen an, soweit die Kosten vollständig in dem separaten Buchungskreis erfaßt sind. Ansonsten sind die Abzüge bei den entsprechenden Kostenarten des Basispflegesatzes vorzunehmen: Dies wird vor allem die Kostenarten Wirtschafts- und Versorgungsdienst und/oder Klinisches Hauspersonal, Technischer Dienst, Wirtschaftsbedarf, Instandhaltung, Wasser/Energie/Brennstoffe sowie Steuern/Abgaben/Versicherungen betreffen.

Personalverpflegung

Die mit der Personal- und Patientenverpflegung verbundenen Kosten (einschließlich Portionierung, Spüle usw.) sind in Krankenhäusern mit eigener Küche kostenstellenmäßig nicht zu trennen. Sofern neben der Patientencafeteria eine gesonderte Personalcafeteria betrieben wird, kann lediglich der auf deren Bewirtschaftung entfallende Personalkostenanteil eindeutig abgegrenzt werden. Bei den eingesetzten Sachmitteln ist die Abgrenzung z. B. aufgrund gemeinsamer Lagerhaltung in der Regel nicht eindeutig.

Die Ermittlung „angemessener" Beträge für die Abzugsart „Personalverpflegung" wurde bislang zumeist über die Sachbezugswerte vorgenommen. Exaktere Ansätze scheiterten regelmäßig an Erfassungs- und Zählproblemen. Für die Umsetzung des Nettoprinzips sind die über die Sachbezugsverordnung festgestellten Kosten verursachungsgerecht auf die Kostenarten „Wirtschafts- und Versorgungsdienst" und „Lebensmittel" aufzuteilen – unter Berücksichtigung des für die Bewirtschaftung der Personalcafeteria eingesetzten Personals.

Bei Krankenhäusern, die von Caterern beliefert werden, dürfte eine eindeutige Abgrenzung nach Personal- und Patientenverpflegung und nach Personal- und Sachmitteleinsatz (Lebensmittel) aufgrund der Rechnungsstellung ohne weiteres realisierbar sein.

Hilfsbetriebe

Hilfsbetriebe sind Einrichtungen, die in den Krankenhausbetrieb eingegliedert sind, jedoch in der Regel auch Leistungen für Dritte erbringen (nicht pflegesatzfähige Leistungen). Dazu zählen z. B. Gärtnereien. Die Hilfsbetriebe werden häufig innerhalb des Buchungskreises des Krankenhauses geführt. Bei dieser Position sind nicht nur die Leistungen für Dritte in Ansatz zu bringen, sondern auch Abzüge für Leistungsbereiche, die zwar unmittelbar der stationären Patientenversorgung dienen, aber auch andere Krankenhäuser mitversorgen, z. B. die Zentralapotheke und Krankenhauswäscherei oder das Zentrallabor. Die auf die „Fremdabnehmer" entfallenden Kosten der Leistungserbringung sind gemäß der Leistungsinanspruchnahme zu ermitteln und bei den entsprechenden Kostenarten in Abzug zu bringen.

Bei einer Zentralapotheke sind z. B. entsprechend des Warenwertes, den andere Krankenhäuser bezogen haben, die Kosten der Personalaufwendungen für Apotheker und Pharmazeutisch-Technisches Personal zu reduzieren. Dies betrifft die Personalkostenart „Medizinisch-Technischer Dienst" und führt zu einer Bereinigung der im Wege der Innerbetrieblichen Leistungsverrechnung auf die Abteilungspflegesätze zu verrechnenden Kosten um die nicht pflegesatzfähigen Bestandteile. Ferner sind davon im Bereich des Basispflegesatzes die Kosten für die Bewirtschaftung der Apotheke (Energie, Reinigung, Verwaltung usw.) betroffen. Bei einem Zentrallabor, das andere Krankenhäuser mitversorgt, sind entsprechend der gelieferten Laborleistungen die Kosten des Ärztlichen Dienstes, des Medizinisch-Technischen Dienstes sowie des Medizinischen Bedarfs und die anteiligen nicht medizinisch-pflegerischen Kosten zu bereinigen.

Wissenschaftliche Forschung und Lehre

Nach § 17 Abs. 3 Nr. 2 KHG sind „Kosten für wissenschaftliche Forschung und Lehre, die über den normalen Krankenhausbetrieb hinausgehen", nicht im Pflegesatz zu berücksichtigen. Insbesondere in Universitätskliniken sind die der **„Forschung und Lehre"** zuzurechnenden Personal- und Sachkosten abzuziehen. Da die verursachungsgerechte Ermittlung der Kosten von Forschung und Lehre spezifische Fragen aufwirft, die weit über die ansonsten zu lösende Problematik des Nettoprinzips hinausgehen, wird im Rahmen des vorliegenden

Kommentars diese Abzugsart nicht weiter erörtert. Verwiesen sei auf die Literatur zu dieser Thematik, u. a. den Forschungsbericht „Abgrenzung der Kosten für Forschung und Lehre von den Selbstkosten des Krankenhauses nach Bundespflegesatzverordnung", a.a.O.

Ambulante Leistungen

Die Abzugspositionen „Ambulante Leistungen von Ärzten des Krankenhauses" und „Ambulanz des Krankenhauses" unterscheiden sich bei der Kostenermittlung nicht, so daß sie zusammen erörtert werden können.

Die derzeit anzutreffenden Vorgehensweisen zur Ermittlung der Abzugsbeträge für ambulante Leistungen reichen von einer an den Ambulanzerträgen orientierten „wirklichkeitsnahen Schätzung" über unterschiedlich weit differenzierte Ansätze bis hin zu dem umfassenden Konzept der modifizierten Vollkostenermittlung. Für die Umsetzung des Nettoprinzips stellt sich die Anforderung, die auf die ambulante Leistungserbringung entfallenden direkten Personalkosten des Ärztlichen Dienstes, des Medizinisch-technischen Dienstes, des Funktionsdienstes und des Medizinischen Bedarfs zu kalkulieren. In Einzelfällen kann auch die Einbeziehung der Personalkostenart „Pflegedienst" notwendig werden. Ferner sind die direkten Personalkosten in der Verwaltung für die Ambulanzkostenabrechnung zu ermitteln und bei der entsprechenden Kostenart des Basispflegesatzes auszugliedern. Und schließlich sind die in der Regel nicht eindeutig der ambulanten Leistungserbringung zuzuordnenden (indirekten) Kosten anzusetzen, z. B. Heizungs-, Energie- und Reinigungskosten für die Versorgung der Ambulanzräume.

Das wesentliche Problem der Ambulanzkostenermittlung besteht darin, daß es üblicherweise keine eindeutige personelle Zuordnung des für stationäre bzw. ambulante Leistungen zuständigen Personals gibt, und daß eine Buchung der für ambulante Leistungen verbrauchten Sachmittel auf Ambulanz-Kostenstellen nur in Ausnahmefällen vollständig vorgenommen wird. Es bedarf also einer Aufteilung von Personal und Sachmitteln entsprechend der Leistungsinanspruchnahme für stationäre und für ambulante Patienten oder anderer geeigneter Bezugsgrößen wie z. B. der Größe der Ambulanzräume in Relation zu der Gesamtgröße des Leistungsbereichs.

Kosten der Arztausbildung bei Lehrkrankenhäusern

Den Lehrkrankenhäusern werden die Kosten der Arztausbildung erstattet. Die Ermittlung der Erstattungsbeträge basiert in der Regel auf vereinbarten Stellen oder Stellenanteilen im Ärztlichen Dienst und im Medizinisch-Technischen Dienst (z. B. Schreibkräfte). Da insoweit eine kostenartenweise Zuordnung der nicht pflegesatzfähigen Kosten vorliegt, bereitet die Ausgliederung keine besonderen Probleme.

Die Zuordnung des zweiten Abzugsbetrags, der unter dieser Position erscheint, ist weniger eindeutig. Es handelt sich um die pauschalen Erstattungen, die dem akademischen Lehrkrankenhaus für jeden Studenten erstattet werden. Solche pauschalen Erstattungen sollen die zusätzlichen Kosten des Krankenhauses decken, die z. B. durch die Bekleidung und Verpflegung der Studenten und durch die Verwaltung entstehen. Die pauschalen Erstattungen sind entsprechend auf die Kostenarten des Basispflegesatzes aufzugliedern.

Sonstige Erlöse und Erstattungen

Die Abzugsart „Sonstige Erlöse und Erstattungen" faßt alle diejenigen Abzugstatbestände zusammen, die nicht unter die übrigen einzeln aufgeführten Positionen fallen. Unter „Sonstige Erlöse und Erstattungen" werden z. B. die Kostenerstattung für die Besetzung des Notarztwagens durch Krankenhausärzte verbucht sowie Erlöse aus Leichenschau, Erstattungen des Personals für Telefonkosten, Erstattungen für Zivildienstleistende, Erstattungen für ABM-Maßnahmen und Erstattungen von Versicherungen bei Schadensfällen. Die genannten Beispiele lassen sich vergleichsweise einfach kostenartenweise zuordnen, weil die in Frage kommende Kostenart weitgehend eindeutig zu bestimmen ist.

Zuordnungsprobleme bereiten aber die unter „Sonstige Erlöse und Erstattungen" verbuchten Skontoerträge. Eine verursachungsgerechte Zuordnung dieser Skontoerträge würde eine Aufteilung auf alle Sachkostenarten verlangen. Dies ist bei größeren Krankenhäusern nur mit einem unverhältnismäßig hohen Aufwand zu realisieren. Um zumindest keine Verzerrungen zwischen Basispflegesatz und Abteilungspflegesätzen zu schaffen, sollten die Skontoerträge ermittelt werden, die auf den Medizinischen Bedarf entfallen. Damit ist die wesentliche Sachkostenart im medizinisch-pflegerischen Bereich bereinigt. Die restlichen Skontoerträge könnten z. B. im Bereich des Basispflegesatzes auf die einzelnen in Frage kommenden Sachkostenarten entsprechend ihres prozentualen Anteils an den Gesamtkosten geschlüsselt werden.

4.2 Beispielrechnung

In der nachstehenden Beispielrechnung wird die Überleitung der Bruttokosten des Beispielkrankenhauses in die Nettokosten der LKA dargestellt und der Weg zur Ermittlung der einzelnen Abzugspositionen erläutert. Die Vorgehensweise zur Ermittlung der Abzugsbeträge ist beispielhaft. In Abhängigkeit vom Stand der Kosten- und Leistungsrechnung können andere Vorgehensweisen zweckmäßig sein. Grundsätzlich muß eine sachgerechte Ausgliederung der voraussichtlich anfallenden Kosten durchgeführt werden.

Es empfiehlt sich, in einem **ersten Schritt** die auszugliedernden Personalkosten über die entsprechenden Stellenanteile zu berechnen. Dieser Schritt ist ohnehin notwendig, weil auch für die Zwecke der Innerbetrieblichen Leistungsverrechnung Personalstellen auf unterschiedliche Funktionen aufgeteilt werden müssen (z. B. der Ärztliche Dienst der Fachabteilung). Die auszugliedernden Stellen oder Stellenanteile werden in einem **zweiten Schritt** mit den jahresdurchschnittlichen Personalkosten bewertet, um zu der kostenartenweisen Ausgliederung zu gelangen.

Die folgende **Übersicht 5** weist die Stellen oder Stellenanteile, die auf nicht pflegesatzfähige Bereiche oder Leistungen entfallen, aus. **Übersicht 6** stellt die darauf aufbauende kostenartenweise Ausgliederung dar.

Zum Verständnis der Tabellen sind folgende Erläuterungen notwendig:

Personalunterkunft und Sachbezüge

Die Bewirtschaftung von Personalunterkünften verursacht zum einen Personalkosten für die Wahrnehmung von Hausmeisterfunktionen einschließlich kleinerer Instandhaltungsarbeiten. Sofern die entsprechenden Mitarbeiter des Technischen Dienstes Stundenzettel ausfüllen, lassen sich die Zeitanteile ermitteln, die auf die Personalunterkünfte entfallen. Ersatzweise ist eine befristete Aufschreibung vorzunehmen oder eine Schätzung durch die jeweiligen Mitarbeiter. Im Beispielkrankenhaus ergeben sich (geplante) Stellenanteile in Höhe von insgesamt 0,50 Vollkräften, die bewertet mit den jahresdurchschnittlich (geplanten) Personalkosten in Höhe von ca. 75 000 DM den Abzugsbetrag im Technischen Dienst von 37 500 DM ergeben. Da für die auszugliedernden Tatbestände häufig auch Personal in Frage kommt, das geringere Personalkosten aufweist, kann ein höherer Genauigkeitsgrad erreicht werden, wenn die individuellen Bezüge der zuständigen Mitarbeiter anstelle der Durchschnittswerte angesetzt werden.

Die zeitliche Bindung des Personals des Wirtschafts- und Versorgungsdienstes durch die Reinigung der Personalunterkünfte läßt sich anhand der Einsatzpläne oder alternativ aus der Relation der zu reinigenden Gesamtfläche zu der auf die Personalunterkünfte entfallenden Fläche ermitteln. Es ergibt sich eine Personalbindung in Höhe von 0,9 Vollkräften und entsprechend 56 TDM auszugliedernde Kosten im Wirtschafts- und Versorgungsdienst.

Für die Verwaltung der Wohnheime und die Abwicklung der Mietverträge sind im Stellenplan der Verwaltung 0,2 Vollkräfte vorgesehen, die einen Abzugsbetrag in Höhe 20 TDM begründen.

Sofern die Wohneinheiten mit separaten Zählern für Wasser, Heizung und Strom ausgestattet sind, ergibt sich der Abzugsbetrag für „Wasser, Energie, Brennstoffe" aus den Rechnungen. Liegen keine differenzierten Rechnungen vor, sind die Abzugsbeträge mit einer Hilfsrechnung zu ermitteln.

Die Leistungs- und Kalkulationsaufstellung (LKA) im Entgeltsystem

lfd. Nr.	KOSTENARTEN	BRUTTO-KOSTEN	ABZUGSARTEN								NETTO-STELLEN
			Personal-unterkunft und Sachbezüge	Personal-verpflegung	Hilfs-betriebe	Ambulante Leistungen – Ärzte	Ambulante Leistungen Krankenhaus	Akadem. kenhaus kenhaus	Sonstige Erlöse und Erstattungen	Ausländische Patienten	
1	Ärztlicher Dienst	98,50				3,00	3,00	3,00	3,00	0,50	86,00
2	Pflegedienst	200,00								1,00	199,00
3	Med.-technischer Dienst	79,60			2,00	3,00	5,00	1,00		0,10	68,50
4	Funktionsdienst	84,60				2,00	3,00			0,10	79,50
5	Klinisches Hauspersonal	50,00									50,00
6	Wirtschafts- und Versorgungsdienst	54,90	0,90	4,00		0,50	1,00				48,50
7	Technischer Dienst	13,00	0,50								12,50
8	Verwaltungsdienst	20,70	0,20			1,00					19,50
9	Sonderdienste	4,50									4,50
10	Sonst. Personal	8,50									8,50
12	Personalstellen insgesamt	614,30	1,60	4,00	2,00	9,50	12,00	4,00	3,00	1,70	576,50

Übersicht 5: Kostenartenweise Ausgliederung der Personalstellen

lfd. Nr.	KOSTENARTEN	BRUTTO-KOSTEN	ABZUGSARTEN								NETTO-KOSTEN
			Personal-unterkunft und Sachbezüge	Personal-verpflegung	Hilfs-betriebe	Ambulante Leistungen – Ärzte	Ambulante Leistungen Kranken-haus	Akadem. Lehrkran-kenhaus	Sonstige Erlöse und Erstat-tungen	Auslän-dische Patien-ten	
1	Ärztlicher Dienst	11.620				350	350	350	360	60	10.150
2	Pflegedienst	13.868								70	13.798
3	Med.-technischer Dienst	6.797			80	240	400	80		10	5.987
4	Funktionsdienst	7.059				160	240			10	6.649
5	Klinisches Hauspersonal	2.080									2.080
6	Wirtschafts- und Versorgungsdienst	3.297	56	250	10	30	60				2.891
7	Technischer Dienst	1.013	38								975
8	Verwaltungsdienst	1.986	20		5	70					1.891
9	Sonderdienste	267									267
10	Sonst. Personal	149							80		69
11	Nicht zurechenb. Personalkosten	75									75
12	Personalkosten insgesamt	48.210	114	250	95	850	1.050	430	440	150	44.831
13	Lebensmittel	1.508		200							1.248
14	Medizinischer Bedarf	12.568	100		400	350	400		250		11.068
15	Wasser, Energie, Brennstoffe	1.425			5	5	5				1.310
16	Wirtschaftsbedarf	1.466	20		5	5	5		20		1.411
17	Verwaltungsbedarf	1.214			2	2	2		10		1.198
18	Zentrale Verwaltungsdienste										
19	Zentrale Gemeinschaftsdienste	1.071	10			5	5				1.051
20	Steuern, Abgaben, Versicherungen	3.190	80		5	15	30				3.060
21	Instandhaltung	145									145
22	Gebrauchsgüter										
23	Sonstiges										
24	Sachkosten insgesamt	22.586	210	200	417	382	447	0	300	140	20.490
31	Ausbildungsstätten insges.	763									763
32	Insgesamt	71.559	324	450	512	1.232	1.497	430	740	290	66.084

Übersicht 6: Kostenartenweise Ausgliederung der Abzüge

Im Wirtschaftsbedarf werden Reinigungsmaterialien usw. in Höhe von insgesamt 20 TDM angesetzt. Grundlage ist auch hier die Relation der zu reinigenden Flächen.

Ferner ist die Sachkostenart „Steuern, Abgaben, Versicherungen" zu berücksichtigen. Die für die Wohnheime abgeschlossenen Versicherungen (z. B. Wohngebäudeversicherung) sind auszugliedern, im Beispiel in Höhe von 10 TDM.

Der auf die Wohnheime entfallende Instandhaltungsaufwand sollte zweckmäßigerweise bereits über die Kostenstellenrechnung direkt zugeordnet werden. Im Musterkrankenhaus sind für das Jahr 1998 Instandhaltungsaufwendungen in Höhe von 80 TDM vorgesehen.

Personalverpflegung

Wenn Krankenhauspersonal die Versorgungseinrichtungen des Krankenhauses in Anspruch nimmt, sind die Kosten der Personalverpflegung auszugliedern. Angesichts der in der Praxis vorherrschenden Erfassungsprobleme bei der Personalverpflegung (z. B. durch unterschiedliche Menükomponenten) ist für die frühere Ermittlung der auf die Personalverpflegung entfallenden Abzüge in der Regel eine „Äquivalenzziffernrechnung" über die Sachbezugswerte durchgeführt worden.

Im Musterkrankenhaus ist für 1999 folgende Planung erstellt worden:

– Auf der Basis der bisherigen Erstattungen für Personalverpflegung werden 400 TDM für 1999 geplant. Entsprechend der Sachbezugswerte ergeben sich die Beköstigungstage.

– Die ermittelten Beköstigungstage für die Personalverpflegung werden nun in Relation zu den Gesamt-Beköstigungstagen für Patienten und Personalverpflegung gesetzt, wobei bei der Patientenversorgung die auf Diätkost entfallenden Beköstigungstage wegen des höheren Aufwandes mit 1,5 gewichtet werden. Entsprechend der ermittelten Relation wird das Personal der Küche auf den pflegesatzfähigen Bereich der Patientenverpflegung und den nicht pflegesatzfähigen Bereich der Personalverpflegung aufgeteilt, genauso wie die Lebensmittelkosten.

– Eine ähnliche prozentuale Verteilung kann auch für das Personal der Spüle, der Speisenportionierung und für die Reinigung der entsprechenden Räumlichkeiten vorgenommen werden – allerdings ohne eine Gewichtung der auf Diätkost entfallenden Beköstigungstage.

Im Ergebnis führt die skizzierte Berechnung zu einem Stellenanteil in Höhe von 4,0 Vollkräften und damit Abzugsbeträgen in Höhe von 250 TDM im Wirtschafts- und Versorgungsdienst und zu Abzügen bei den Lebensmittelkosten in Höhe von 200 TDM. Auf die Ermittlung von Kostenanteilen in der Verwaltung wurde wegen der Geringfügigkeit der in Frage kommenden Kostenanteile verzichtet.

Hilfsbetriebe

Das Musterkrankenhaus versorgt ein anderes Krankenhaus mit Apothekengütern. Der Wert der an das andere Krankenhaus gelieferten Medikamente oder sonstigen Gütern ist von den Gesamtkosten des Medizinischen Bedarfs insbesondere in der Kostenart „Arzneimittel" abzuziehen. Sofern keine besonderen Dienstleistungen für das belieferte Krankenhaus erbracht werden, kann die Relation von Krankenhausumsatz und Fremdumsatz auch als Schlüssel für die Verteilung der Personalkosten des Apothekers und des pharmazeutisch-technischen Personals angewendet werden. Im Beispielkrankenhaus entfallen nach dieser Berechnungsmethode 1,0 Vollkräfte auf die Belieferung des anderen Krankenhauses. Bewertet mit den vorgesehenen Plankosten in Höhe von ca. TDM 80 resultiert daraus ein Abzugsbetrag in Höhe von 160 TDM.

Der ermittelte Verteilungsschlüssel kann auch auf die übrigen Kosten der Apotheke, wie z. B. Reinigung, Verwaltung, Wasser/Energie/Brennstoffe, Verwaltungsbedarf und Instandhaltung angewendet werden. Die sich dabei ergebenden Abzugsbeträge sind unter der entsprechenden Abzugsart aufgeführt.

Ambulante Leistungen

Die Möglichkeiten zur Ambulanzkostenermittlung und die dabei auftretenden Probleme können im Rahmen des vorliegenden Kommentars nicht erschöpfend behandelt werden. Die in der Beispielrechnung dargestellten Werte stellen insoweit auch nur grobe Schätzwerte dar.

Voraussetzung für eine sachgerechte Ambulanzkostenermittlung ist die Transparenz über die auf ambulante Patienten entfallenden Leistungen. Auf diese auch für die Erstellung der gesamten LKA relevante Forderung wurde bereits eingegangen. Im folgenden sind daher nur einige Schritte der Ambulanzkostenausgliederung aufgeführt.

– Der Anteil ambulanter Leistungen an den Gesamtleistungen z. B. der Kardiologie beträgt 25 %. Dieses Verhältnis ergibt sich aus der Gegenüberstellung der auf stationäre und ambulante Patienten entfallenden Leistungen, bewertet mit den Punkten des DKG-NT (oder der GOÄ) und gegebenenfalls gewichtet aufgrund des in der Regel höheren Schwierigkeitsgrades und personellen Betreuungsbedarfs stationärer Patienten.

– Die gesamten Personalkosten der Kardiologie, der Medizinische Bedarf und alle übrigen durch die Leistungserstellung unmittelbar verursachten Kosten werden nun entsprechend dem ermittelten Anteil auf den stationären und den ambulanten Bereich aufgegliedert. Dabei sind vorher allerdings Kosten, die in keinem Fall für ambulante Patienten anfallen (z. B. Kosten des Medizinischen Bedarfs für Leistungen, die eine stationäre Aufnahme voraussetzen) abzuziehen.

– Alle übrigen Kosten, wie z. B. Wasser/Energie/Brennstoffe, Wirtschaftsbedarf, Versicherungen oder Instandhaltung, die nicht primär von der Anzahl der Leistungen beeinflußt werden, werden in Abhängigkeit von geeigneten Verrechnungsschlüsseln, z. B. der räumlichen und/oder zeitlichen Nutzung der Ambulanzbereiche aufgeteilt.

Akademisches Lehrkrankenhaus

Dem Musterkrankenhaus werden die Personalkosten für 3 Ärzte für die Wahrnehmung der Aufgaben eines akademischen Lehrkrankenhauses erstattet. Demgemäß sind 350 TDM bei der Kostenart „Ärztlicher Dienst" abzuziehen. Ferner wird eine Stelle im Schreibdienst finanziert, so daß 80 TDM im Medizinisch-technischen Dienst als Abzug zu berücksichtigen sind. Die dem Krankenhaus vom Land je Student erstatteten Pauschalen sind ebenfalls kostenartengerecht abzuziehen. Im Beispiel wurde aus Vereinfachungsgründen darauf verzichtet.

Sonstige Erlöse und Erstattungen

Dem Beispielkrankenhaus werden für den Einsatz der Ärzte im Notarztwagen 3 Vollkräfte und insgesamt 360 TDM erstattet. Dieser Betrag ist unter „Sonstige Erlöse und Erstattungen" beim Ärztlichen Dienst abzuziehen.

Für den Einsatz von Zivildienstleistenden werden 80 TDM erstattet, die bei der Personalkostenart „Sonstiges Personal" zu berücksichtigen sind.

Die Skontoerträge des Krankenhauses in Höhe von 300 TDM sind nach stichprobenhafter Durchsicht der Rechnungen auf die Sachkostenpositionen „Lebensmittel, Medizinischer Bedarf, Wirtschaftsbedarf und Verwaltungsbedarf" aufgeteilt worden. Der Aufteilung liegen die Vereinbarungen mit den wichtigsten Lieferanten des Krankenhauses über einen Skontoabzug zugrunde sowie eine stichprobenhafte Durchsicht der Rechnungen von Lieferanten, mit denen keine grundsätzlichen Vereinbarungen getroffen wurden.

Ausländische Patienten

Im Beispielkrankenhaus ist die Behandlung von 200 ausländischen Patienten mit einer Verweildauer von durchschnittlich 9 Tagen geplant. Entsprechend dem für die vorgesehenen Leistungen notwendigen Personaleinsatz und den benötigten Sachmitteln werden die jeweiligen Kostenanteile abgezogen.

Ergebnis der Ausgliederung

Insgesamt ergeben sich im Beispielkrankenhaus in der Planung für 1998 Abzüge in Höhe von etwa 5,2 Millionen DM. Das geforderte Nettobudget für 1998 beträgt 66 083 952 DM. Mit diesem Wert wird in K 2 und K 5 der LKA-Beispielrechnung als Ausgangswert weiter gerechnet.

IV. Beispielrechnung zur LKA

Dem im folgenden dargestellte Beispiel einer ausgefüllten LKA liegen die Daten eines „echten" Krankenhauses zugrunde. Um die Vertraulichkeit zu wahren, sind jedoch die Abteilungsstrukturen des Krankenhauses modifiziert worden und damit auch die Leistungs- und Kostendaten. In der nun vorliegenden Form gibt es das **Beispielkrankenhaus „Gute Besserung"** nicht.

Das Beispiel soll die Erstellung der **LKA für das Jahr 1999** erläutern. Die Diagnosenstatistik nach L 4 und die Operationsstatistik nach L 5 werden beispielhaft für eine ausgewählte Fachdisziplin in Form eines Ausschnitts einer vollständigen L 4- bzw. L 5-Statistik dargestellt.

Den Erlösermittlungen für die Fallpauschalen und Sonderentgelte wurden **Punktwerte** in Höhe von 1,0824 für den Personalkostenanteil und 1,0706 für Sachmittel zugrunde gelegt.

Dem Gesamtbeispiel liegt der **Erlösabzug** zugrunde. Zur Verdeutlichung der Kostenausgliederung sind in K 8 allerdings Beispieldaten herangezogen worden, deren Auswirkungen auf das Budget und die Pflegesätze jedoch nicht dargestellt werden.

Vor den Formularen der LKA sind zwei Übersichten als Arbeitshilfe dargestellt.

Übersicht 7 stellt die Belegungsdaten des Krankenhauses insgesamt und die Belegungsdaten der Abteilungen gegenüber. Der Vergleich der Gesamt-Belegungsdaten und der Daten der einzelnen Abteilungen kann zu Plausibilitätszwecken genutzt werden.

Übersicht 8 enthält einen „Betriebsabrechnungsbogen", der die Zusammenhänge zwischen der Gesamtforderung des Krankenhauses, dem Basispflegesatz, der ILV und den Abteilungspflegesätzen, differenziert nach den einzelnen Fachabteilungen, verdeutlicht.

Abweichungen zwischen den LKA-Daten und den Daten in Übersicht 6 resultieren einerseits aus Rundungsdifferenzen. Ferner führt der anteilige Ansatz von Intensivkosten in der Chirurgie (für Fallpauschalenpatienten) zu einer Abweichung zwischen dem vorauskalkulierten Budget nach K 2 und den Erlösen. Erläuterungen hierzu sind in den jeweiligen Ausführungen zu den einzelnen Blättern der LKA enthalten.

Rundungsdifferenzen können sich auch zwischen den Werten der LKA und den Beispielrechnungen im Text ergeben.

Belegungsdaten	Belegungs-daten Krankenhaus gesamt	Belegungsdaten Abteilungen					
		Innere Medizin	Allgemeine Chirurgie	Frauenheil-kunde und Geburtshilfe	Hals-, Nasen-, Ohren-heilkunde	Augen-heilkunde	Intensiv-medizin
Planbetten mit Intensiv	417	130	120	90	50	15	12
Planbetten ohne Intensiv	405	130	120	90	50	15	
Nutzungsgrad der Planbetten	82,77	89,57	79,44	82,09	78,13	79,18	73,97
BT im Budgetbereich	106.615	42.500	28.670	19.195	10.870	2.250	3.130
davon: BT für Pat. mit SE	9.925	1.913	2.762	515	4.735		
davon: BT für teilstation. Patienten	7.360	7.360					
Verweildauer	8,09	9,50	8,61	6,76	7,88	4,84	3,21
Belegungstage FP-Bereich	19.368	3.730	6.125	7.770	3.388	2.085	110
Aufnahmen	15.280	3.730	3.915	4.010	1.970	1.120	1.068
Entlassungen	15.080	3.670	3.875	3.950	1.890	1.110	1.061
davon: Verlegungen nach außen	455	190	120		70	35	40
Fälle mit nur vorstat. Behandlung							
Vollstat. Fälle im Budgetbereich	12.275	3.700	3.330	2.840	1.380	465	975
davon: Kurzlieger bis einschl. 3 BT	4.135	980	860	560	630	235	870
davon: mit vorstat. Behandlung	675	65	150	320	60	80	
davon: mit nachstat. Behandlung	650	140	220	140	50	100	
davon: mit teilstat. Behandlung		240					
Teilstat. Fälle im Budgetbereich	240						
Fälle mit Fallpauschalen	2.905		565	1.140	550	650	90
davon: mit Grenz-VD-Überschreitg.							

Übersicht 7: Belegungsdaten (Beispielrechnung)

Beispielrechnung zur LKA

Kosten-/Abzugsarten	K 2	Basis-Pflegesatz	ILV	Abt.-Pflegesätze gesamt	Abteilungspflegesätze					
					Innere	Chirurgie	Gyn./Geburts-hilfe	HNO	Augen	Intensiv
Personalkosten	44.830	8.247	17.305	19.278	6.182	3.938	4.108	1.889	488	2.673
Sachkosten	20.490	7.977	7.297	5.216	1.350	1.151	997	486	327	905
Direkte Kosten	65.320	16.224	24.602	24.494	7.532	5.089	5.105	2.375	815	3.578
Innerbetriebl. LV			(-) 24.602	(+) 24.602	7.508	8.325	4.487	2.669	966	797
Ausbildungsstätten	763		(-) 763	(+) 763	238	220	165	92	27	22
pflegesatzf. Kosten	66.083	16.224		49.859	15.278	13.634	9.757	5.136	1.808	4.397
Abzüge	2.425	887		1.538	497	344	386	218	16	77
Fallpauschalen	12.129	2.691		9.438		2.747	4.065	1.162	1.464	
Sonderentgelte	4.003			4.003	1.853	893	168	1.089		
Ausgleiche/Zuschläge	540	158		382	161	120	64	33	4	
Ant. Abzug BeitrEntlG	475	126		349	129	96	51	27	3	43
Ant. Instandhaltungspau.	518	137		381	140	105	56	29	4	47
vorauskalkul. Budget	48.109	12.815		35.294	13.100	9.777	5.207	2.702	333	4.324
davon: Erlöse aus vollst. Pflegesatz	44.392	12.068		32.324	10.128	9.777	5.207	2.702	333	4.177
davon: Erlöse aus teilst. Pflegesatz	3.719	747		2.972	2.972					

147 TDM weiterverrechnet auf die Chirurgie für Intensivtage bei Fallpauschalenpatienten

Übersicht 8: Betriebsabrechnungsbogen (Beispielrechnung)

Beispielrechnung LKA

V   **Vereinbarte Vergütungen**

V 1   Budget und tagesgleiche Pflegesätze

V 2   Sonderentgelte für die Fachabteilung

V 3   Fallpauschalen für die Fachabteilung

V 4   Erlöse

L   **Leistungsdaten**

L 1   Belegungsdaten des Krankenhauses

L 2   Personal des Krankenhauses

L 3   Belegungsdaten der Fachabteilung

L 4   Diagnosestatistik

L 5   Operationsstatistik

K   **Kalkulation von Budget und Pflegesätzen**

K 1   Vereinbarung für den lfd. Pflegesatzzeitraum

K 2   Forderung für den Pflegesatzzeitraum

K 3   Vereinbarung für den Pflegesatzzeitraum

K 4   Medizinischer Bedarf

K 5   Budget für den Pflegesatzzeitraum

K 6   Ermittlung des Basispflegesatzes

K 7   Ermittlung des Abteilungspflegesatzes

K 8   Kostenausgliederung für Fallpauschalen und Sonderentgelte

Anhang 1: Bettenführende Fachabteilungen

Anhang 2: Fußnoten

Anhang 3: Gesonderter Ausweis für ausländische Patienten nach § 3 Abs. 4

Beispielrechnung zur LKA

<table>
<tr><td>Krankenhaus:</td><td>Seite:</td><td>1</td></tr>
<tr><td></td><td>Datum:</td><td>1.9.1998</td></tr>
</table>

Leistungs- und Kalkulationsaufstellung[1]

V	Vereinbarte Vergütungen
V 1	Budget und tagesgleiche Pflegesätze

lfd. Nr.	Vergütung der allgemeinen Krankenhausleistungen	Vereinbarung für laufenden Pflegesatzzeitraum	Pflegesatzzeitraum	
			Forderung	Vereinbarung[2]
	1	2	3	4
1	I. Pflegesatzzeitraum (vom 1.1.1999 bis 31.12.1999)[3]			
	II. Budget			
2	1. a) lfd. Pflegesatzzeitraum	48 397		
3	b) Zugehörige BT[4]	108 300		
4	2. a) Pflegesatzzeitraum		48 108	48 108
5	b) Zugehörige BT[4]		106 615	106 615
	III. Tagesgleiche Pflegesätze			
	ohne Ausgleiche u. Zuschläge			
6	Basispflegesatz (§ 13 Abs. 3)	124,34	120,10	120,10
7	teilstat. Basispflegesatz (§ 13 Abs. 4)	100,00	100,00	100,00
*) **)	Abteilungspflegesätze (§ 13 Abs. 2 u. 4)[5]			
101	a) Innere Medizin	267,63	287,58	287,58
115	b) Allgemeine Chirurgie	339,31	343,44	343,44
124	c) Frauenheilkunde und Geburtshilfe	252,76	269,30	269,30
126	d) Hals-, Nasen-, Ohrenheilkunde	254,50	268,88	268,88
136	e) Intensivmedizin	1 376,78	1 334,64	1 334,64
301	f) Innere Medizin (Dialyse)	400,00	400,00	400,00
427	g) Augenheilkunde	133,92	145,79	145,79

*) 1. Stelle der lfd. Nr.: 1 = Pflegesatz für Abteilung. 2 = Pflegesatz für besond. Einrichtung, 3 = tei Pflegesatz. 4 = Pflegesatz für Belegpatienten. 5 = teilstationärer Pflegesatz für Belegpatienten.

**) 2. und 3. Stelle der lfd. Nr.: Kennziffer der Fachabteilung nach Anhang 1.

Krankenhaus:		Seite:	2
Krankenhaus „Gute Besserung"		Datum:	01.09.98

V2 Sonderentgelte für die Fachabteilung*) Innere Medizin

B	Nr.[6)]	Abgerechnete Anzahl im abgelaufenen Pflegesatzzeitraum	Vereinbarte Anzahl für den laufenden Pflegesatzzeitraum	Pflegesatzzeitraum			
				Anzahl	Entgelthöhe nach § 16 Abs. 1 u. 2	Zu- und Abschläge nach § 11 Abs. 3	Erlös-summe
		1	2	3	4	5	6
	9.01	27	30	35	7.162,35		250.682
	9.02	44	55	60	12.068,29		724.097
	9.03	5	5	5	6.657,75		33.289
	9.04	8	10	10	10.871,34		108.713
	21.01		150	175	1.765,11		308.894
	21.02		50	60	7.123,06		427.384
	Insgesamt:						1.853.059

*) Musterblatt; EDV-Audrucke möglich

Beispielrechnung zur LKA

V2 Sonderentgelte für die Fachabteilung*) Allgemeine Chirurgie

B	Nr.[6]	Abgerechnete Anzahl im abgelaufenen Pflegesatzzeitraum	Vereinbarte Anzahl für den laufenden Pflegesatzzeitraum	Pflegesatzzeitraum			
				Anzahl	Entgelthöhe nach § 16 Abs. 1 u. 2	Zu- und Abschläge nach § 11 Abs. 3	Erlös-summe
		1	2	3	4	5	6
	1.01	21	20	25	1.349,70		33.743
	2.01	17	25	35	1.920,77		67.227
	2.02	34	35	40	2.127,49		85.100
	12.03	16	15	20	4.191,42		83.828
	12.06	19	20	25	3.952,23		98.806
	12.07	13	15	15	4.956,27		74.344
	12.08	31	35	35	4.254,83		148.919
	12.12	19	20	25	2.231,60		55.790
	12.15	3	5	5	7.486,57		37.433
	12.16	18	20	15	1.069,10		16.036
	12.18	31	30	35	1.262,75		44.196
	12.20	33	35	40	1.263,81		50.552
	12.21	25	25	30	1.447,23		43.417
	12.22	16	15	20	1.402,99		28.060
	17.01	12	15	15	1.694,65		25.420
	insgesamt:						892.871

*) Musterblatt; EDV-Audrucke möglich

Krankenhaus:	Seite: 4
Krankenhaus „Gute Besserung"	Datum: 01.09.98

V2 Sonderentgelte für die Fachabteilung*) Frauenheilkunde und Geburtshilfe

B	Nr.[6)]	Abgerechnete Anzahl im abgelaufenen Pflegesatzzeitraum	Vereinbarte Anzahl für den laufenden Pflegesatzzeitraum	Pflegesatzzeitraum			
				Anzahl	Entgelthöhe nach § 16 Abs. 1 u. 2	Zu- und Abschläge nach § 11 Abs. 3	Erlössumme
		1	2	3	4	5	6
	15.03	30	30	25	1.846,42		46.161
	15.04	27	25	25	2.008,07		50.202
	15.05	8	10	10	4.111,91		41.119
	18.04	12	10	10	3.057,29		30.573
	insgesamt:						168.055

*) Musterblatt; EDV-Audrucke möglich

Beispielrechnung zur LKA

Krankenhaus:	Seite:	5
Krankenhaus „Gute Besserung"	Datum:	01.09.98

V2 Sonderentgelte für die Fachabteilung*) Hals-, Nasen-, Ohrenheilkunde

B	Nr.[6]	Abgerechnete Anzahl im abgelaufenen Pflegesatzzeitraum	Vereinbarte Anzahl für den laufenden Pflegesatzzeitraum	Pflegesatzzeitraum			
				Anzahl	Entgelthöhe nach § 16 Abs. 1 u. 2	Zu- und Abschläge nach § 11 Abs. 3	Erlössumme
		1	2	3	4	5	6
	4.01	595	600	580	1.521,11		882.244
	4.02	74	70	65	1.434,40		93.236
	6.01	39	40	45	1.966,66		88.500
	7.01	8	10	5	5.099,49		25.497
	gesamt:						1.089.477

*) Musterblatt; EDV-Audrucke möglich

Krankenhaus:	Seite:	7
Krankenhaus „Gute Besserung"	Datum:	1.9.1998

V 3 Fallpauschalen für die Fachabteilung*) ***) Frauenheilkunde und Geburtshilfe

	Abgerechnete Anzahl im abgelaufenen Pflegesatzzeitraum	Vereinbarte Anzahl für den laufenden Pflegezeitraum	Pflegesatzzeitraum				Aufteil. von Sp. 6 bei Erlösabzug**)	
Nr.6)			Anzahl	Entgelthöhe nach § 16 Abs. 1 u. 2	Zu- und Abschläge nach § 11 Abs. 3	Erlössumme	Anteil Basispflegesatz	Anteil Abteilungspflegesatz
	1	2	3	4	5	6	7	8
15.01	35	30	30	6.990,12		209.704	59.419	150.285
16.01	990	900	950	810,97		770.422		770.422
16.02	261	210	160	1.470,53		235.285		235.285
16.041	744	700	720	2.796,22		2.013.278	496.051	1.517.227
16.051	229	200	180	5.644,43		1.015.997	267.403	748.594
16.061	123	140	150	3.540,24		531.036	156.622	374.414
16.071	65	70	60	6.150,21		369.013	100.111	268.902
insgesamt		2.250	2.250			5.144.735	1.079.606	4.065.129

*) Musterblatt; EDV-Ausdrucke möglich
**) Bei Erlösabzug nach § 12 Ab s. 2 sind die Fallpauschalen anteilig vom Basispflegesatz und von den Abteilungspflegesätzen abzuziehen (vgl. die Fußnoten 27 und 23 a). in Spalte 7 und 8 sind jeweils 100 % der auf diese Pflegesatzbereiche entfallenden Anteile auszuweisen (Erlössumme).
***) Bei einer Zusammenarbeit nach § 14 Abs. 5 Satz 2 und 3 trägt jedes beteiligte Krankenhaus in den Spalten 4–8 seinen voraussichtlichen Anteil an der Fallpauschale ein.

Krankenhaus:		Seite:	6
Krankenhaus „Gute Besserung"		Datum:	1.9.1998

V 3 Fallpauschalen für die Fachabteilung*) ***) Allgemeine Chirurgie

Nr. 6)	Abgerechnete Anzahl im abgelaufenen Pflegesatzzeitraum	Vereinbarte Anzahl für den laufenden Pflegezeitraum	Pflegesatzzeitraum			Erlössumme	Aufteil. von Sp. 6 bei Erlösabzug**)	
			Anzahl	Entgelthöhe nach § 16 Abs. 1 u. 2	Zu- und Abschläge nach § 11 Abs. 3		Anteil Basispflegesatz	Anteil Abteilungspflegesatz
	1	2	3	4	5	6	7	8
12.03	82	70	80	5.792,07		463.366	119.702	343.664
12.04	94	65	85	5.035,10		427.984	81.432	346.552
12.05	78	70	75	3.473,65		260.524	70.237	190.287
12.07	124	120	130	3.808,95		495.164	135.739	359.425
17.011	35	35	40	10.398,20		415.928	63.296	352.632
17.012	35	35	40	2.491,49		99.660	46.933	52.727
17.021	45	45	50	9.969,96		498.498	79.120	419.378
17.022	45	45	50	2.491,49		124.574	58.666	65.908
17.03	14	20	15	10.172,10		152.582	39.075	113.507
17.04	32	40	35	10.248,82		358.709	93.436	265.273
17.12	10	10	10	5.963,37		59.634	16.039	43.595
17.13	9	10	10	10.136,21		101.362	22.929	78.433
17.14	24	35	35	4.236,84		148.289	32.403	115.886
insgesamt		600	655			3.606.274	859.007	2.747.267

*) Musterblatt; EDV-Ausdrucke möglich

**) Bei Erlösabzug nach § 12 Ab s. 2 sind die Fallpauschalen anteilig vom Basispflegesatz und von den Abteilungspflegesätzen abzuziehen (vgl. die Fußnoten 27 und 23 a).
in Spalte 7 und 8 sind jeweils 100 % der auf diese Pflegesatzbereiche entfallenden Anteile auszuweisen (Erlössumme).

***) Bei einer Zusammenarbeit nach § 14 Abs. 5 Satz 2 und 3 trägt jedes beteiligte Krankenhaus in den Spalten 4–8 seinen voraussichtlichen Anteil an der Fallpauschale ein.

Seite: 8
Datum: 1.9.1998

Krankenhaus:
Krankenhaus „Gute Besserung"

V3 Fallpauschalen für die Fachabteilung*) ***) Hals-, Nasen-, Ohrenheilkunde

| Nr. | Abgerechnete Anzahl im abgelaufenen Pflegesatzzeitraum | Vereinbarte Anzahl für den laufenden Pflegezeitraum | Anzahl | Pflegesatzzeitraum | | | Aufteil. von Sp. 6 bei Erlösabzug**) | |
				Entgelthöhe nach § 16 Abs. 1 u. 2	Zu- und Abschläge nach § 11 Abs. 3	Erlössumme	Anteil Basispflegesatz	Anteil Abteilungspflegesatz
	1	2	3	4	5	6	7	8
5.01	244	240	220	3.310,81		728.378	189.464	538.914
7.01	359	350	330	2.750,33		907.609	284.196	623.413
insgesamt		590	550			1.635.987	473.660	1.162.327

*) Musterblatt; EDV-Ausdrucke möglich
**) Bei Erlösabzug nach § 12 Ab s. 2 sind die Fallpauschalen anteilig vom Basispflegesatz und von den Abteilungspflegesätzen abzuziehen (vgl. die Fußnoten 27 und 23 a).
in Spalte 7 und 8 sind jeweils 100 % der auf diese Pflegesatzbereiche entfallenden Anteile auszuweisen (Erlössumme).
***) Bei einer Zusammenarbeit nach § 14 Abs. 5 Satz 2 und 3 trägt jedes beteiligte Krankenhaus in den Spalten 4–8 seinen voraussichtlichen Anteil an der Fallpauschale ein.

Beispielrechnung zur LKA

Krankenhaus:
Krankenhaus „Gute Besserung"

Seite: 9
Datum: 1.9.1998

V3 Fallpauschalen für die Fachabteilung*) ***) Augenheilkunde

Nr.6)	Abgerechnete Anzahl im abgelaufenen Pflegesatzzeitraum	Vereinbarte Anzahl für den laufenden Pflegezeitraum	Pflegesatzzeitraum			Erlössumme	Aufteil. von Sp. 6 bei Erlösabzug**)	
			Anzahl	Entgelthöhe nach § 16 Abs. 1 u. 2	Zu- und Abschläge nach § 11 Abs. 3		Anteil Basispflegesatz	Anteil Abteilungspflegesatz
	1	2	3	4	5	6	7	8
3.01	198	190	200	2.733,60		546.720	94.732	451.988
3.02	399	420	450	2.658,42		1.196.289	184.082	1.012.207
insgesamt		610	650			1.743.009	278.814	1.464.195

*) Musterblatt; EDV-Ausdrucke möglich
**) Bei Erlösabzug nach § 12 Abs. 2 sind die Fallpauschalen anteilig vom Basispflegesatz und von den Abteilungspflegesätzen abzuziehen (vgl. die Fußnoten 27 und 23 a).
in Spalte 7 und 8 sind jeweils 100 % der auf diese Pflegesatzbereiche entfallenden Anteile auszuweisen (Erlössumme).
***) Bei einer Zusammenarbeit nach § 14 Abs. 5 Satz 2 und 3 trägt jedes beteiligte Krankenhaus in den Spalten 4–8 seinen voraussichtlichen Anteil an der Fallpauschale ein.

Beispielrechnung zur LKA

Krankenhaus:	Seite:	10
Krankenhaus „Gute Besserung"	Datum:	1.9.1998

V 4 Erlöse des Krankenhauses *)

lfd. Nr.	Abgelaufener Pflegesatzzeitraum (einschl. teilstat. Pflegesätze)	Erlöse
	1	2
1	Basispflegesatz	13.807
2	Abteilungspflegesätze	35.867
3	Pflegesätze für besondere Einrichtungen	
4	Fallpauschalen	11.867
5	Sonderentgelte	4.176
6	Vor- und nachstationäre Behandlung **)	180
7	Insgesamt	65.897

*) V 4 ist nur einmal für das gesamte Krankenhaus auszufüllen
**) nur bei Erlösabzug

95

Beispielrechnung zur LKA

L   Leistungsdaten
L 1 Belegungsdaten des Krankenhauses

lfd. Nr.	Belegungsdaten	IST-Daten des abgelaufenen Geschäftsjahres	Vereinbarung für den laufenden Pflegesatzzeitraum	Pflegesatzzeitraum	
				Forderung	Vereinbarung[2]
	1	2	3	4	5
1	Planbetten mit Intensiv	417	417	417	417
2	Planbetten ohne Intensiv	405	405	405	405
3	Nutzungsgrad der Planbetten	84,90	83,81	82,77	82,77
4	BT im Budgetbereich[4]	101.494	108.300	106.615	106.615
5	davon: BT für Pat. mit SE[8]	8.227	10.724	9.925	9.925
6	davon: BT für teilstat. Patienten	6.470	6.500	7.360	7.360
7	Verweildauer ([Nr. 4 – Nr. 6] : Nr. 13)	8,70	8,43	8,09	8,09
8	Belegungstage FP-Bereich[9]	27.723	19.260	19.368	19.368
9	Aufnahmen[10]	14.270	15.100	15.280	15.280
10	Entlassungen[10]	14.139	14.790	15.080	15.080
11	davon: Verlegungen nach außen	469	595	455	455
12	Fälle mit nur vorstat. Behandlung				
13	Vollstat. Fälle im Budgetbereich[11]	10.923	12.070	12.275	12.275
14	davon: Kurzlieger bis einschl. 3 BT	3.604	3.600	4.135	4.135
15	davon: mit vorstat. Behandlung	521	630	675	675
16	davon: mit nachstat. Behandlung	609	660	650	650
17	davon: mit teilstat. Behandlung				
18	Teilstat. Fälle im Budgetbereich[11a]		230	240	240
19	Fälle mit Fallpauschalen[11b]	3.282	2.875	2.905	2.905
20	davon: mit Grenz-VD-Überschreitg.	24			

| Krankenhaus: | Seite: | 12 |
| Krankenhaus „Gute Besserung" | Datum: | 1.9.1998 |

L 2 Personal des Krankenhauses[12)]

lfd. Nr.	Personalgruppen	Durchschnittlich beschäftigte Vollkräfte[13)]			Durchschn. Wert je VK von K1
		lfd. PSZ	Pflegesatzzeitraum		
		Vereinbarung	Forderung	Vereinbarung[2)]	– in DM –
	1	2	3	4	5
1	Ärztlicher Dienst	86,00	86,00	86,00	116.079,36
2	Pflegedienst	199,00	195,00	195,00	67.492,85
3	Medizinisch-technischer Dienst	70,00	68,50	68,50	83.342,86
4	Funktionsdienst	80,00	79,50	79,50	81.812,50
5	Klinisches Hauspersonal	52,00	50,00	50,00	40.384,62
6	Wirtschafts- u. Versorgungsdienst	50,00	48,50	48,50	61.780,00
7	Technischer Dienst[14)]	13,00	12,50	12,50	73.384,62
8	Verwaltungsdienst	20,00	19,50	19,50	97.500,00
9	Sonderdienste	4,00	4,50	4,50	75.250,00
10	Sonstiges Personal	9,00	8,50	8,50	8.333,33
11	Krankenhaus insgesamt	583,00	572,50	572,50	76.054,72
12	Ausbildungsstätten	7,50	7,50	7,50	69.333,33
13	nachrichtl.: Auszubild. Krankenpfl.	60,00	35,00	35,00	

Beispielrechnung zur LKA

Krankenhaus:		Seite:	13
Krankenhaus „Gute Besserung"		Datum:	1.9.1998

L   Leistungsdaten
L 3   Belegungsdaten der Fachabteilung Innere Medizin

lfd. Nr.	Belegungsdaten	IST-Daten des abgelaufenen Geschäftsjahres	Vereinbarung für den laufenden Pflegesatzzeitraum	Pflegesatzzeitraum	
				Forderung	Vereinbarung[2]
	1	2	3	4	5
1	Planbetten mit Intensiv	130	130	130	130
2	Planbetten ohne Intensiv	130	130	130	130
3	Nutzungsgrad der Planbetten	87,39	92,73	89,57	89,57
4	BT im Budgetbereich[4]	41.467	44.000	42.500	42.500
5	davon: BT für Pat. mit SE[8]	1.100	2.183	1.913	1.913
6	davon: BT für teilstat. Patienten	6.470	6.500	7.360	7.360
7	Verweildauer ([Nr. 4 – Nr. 6] : Nr. 13)	10,20	10,42	9,50	9,50
8	Belegungstage FP-Bereich[9]				
9	Aufnahmen[10]	3.460	3.650	3.730	3.730
10	Entlassungen[10]	3.400	3.550	3.670	3.670
11	davon: Verlegungen nach außen	170	160	190	190
12	Fälle mit nur vorstat. Behandlung				
13	Vollstat. Fälle im Budgetbereich[11]	3.430	3.600	3.700	3.700
14	davon: Kurzlieger bis einschl. 3 BT	850	700	980	980
15	davon: mit vorstat. Behandlung	44	70	65	65
16	davon: mit nachstat. Behandlung	123	130	140	140
17	davon: mit teilstat. Behandlung				
18	Teilstat. Fälle im Budgetbereich[11a]	225	230	240	240
19	Fälle mit Fallpauschalen[11b]				
20	davon: mit Grenz-VD-Überschreitg.				

Krankenhaus:	
Krankenhaus „Gute Besserung"	

Seite:	14
Datum:	1.9.1998

L Leistungsdaten
L 3 Belegungsdaten der Fachabteilung Allgemeine Chirurgie

lfd. Nr.	Belegungsdaten	IST-Daten des abgelaufenen Geschäftsjahres	Vereinbarung für den laufenden Pflegesatzzeitraum	Pflegesatzzeitraum	
				Forderung	Vereinbarung[2)]
	1	2	3	4	5
1	Planbetten mit Intensiv	120	120	120	120
2	Planbetten ohne Intensiv	120	120	120	120
3	Nutzungsgrad der Planbetten	84,47	79,32	79,44	79,44
4	BT im Budgetbereich[4)]	27.733	28.700	28.670	28.670
5	davon: BT für Pat. mit SE[8)]	2.320	2.461	2.762	2.762
6	davon: BT für teilstat. Patienten				
7	Verweildauer ([Nr. 4 – Nr. 6] : Nr. 13)	8,90	8,97	8,61	8,61
8	Belegungstage FP-Bereich[9)]	9.267	6.043	6.125	6.125
9	Aufnahmen[10)]	3.730	3.850	3.915	3.915
10	Entlassungen[10)]	3.660	3.750	3.875	3.875
11	davon: Verlegungen nach außen	80	190	120	120
12	Fälle mit nur vorstat. Behandlung				
13	Vollstat. Fälle im Budgetbereich[15)]	3.115	3.200	3.330	3.330
14	davon: Kurzlieger bis einschl. 3 BT	715	500	860	860
15	davon: mit vorstat. Behandlung	130	130	150	150
16	davon: mit nachstat. Behandlung	190	230	220	220
17	davon: mit teilstat. Behandlung				
18	Teilstat. Fälle im Budgetbereich[11a)]				
19	Fälle mit Fallpauschalen[11b)]	580	600	565	565
20	davon: mit Grenz-VD-Überschreitg.	24			

Beispielrechnung zur LKA

L Leistungsdaten
L 3 Belegungsdaten der Fachabteilung Frauenheilkunde und Geburtshilfe

lfd. Nr.	Belegungsdaten	IST-Daten des abgelaufenen Geschäftsjahres	Vereinbarung für den laufenden Pflegesatzzeitraum	Pflegesatzzeitraum	
				Forderung	Vereinbarung[2]
	1	2	3	4	5
1	Planbetten mit Intensiv	90	90	90	90
2	Planbetten ohne Intensiv	90	90	90	90
3	Nutzungsgrad der Planbetten	87,84	82,00	82,09	82,09
4	BT im Budgetbereich[4]	16.423	19.100	19.195	19.195
5	davon: BT für Pat. mit SE[8]	634	640	515	515
6	davon: BT für teilstat. Patienten				
7	Verweildauer ([Nr. 4 – Nr. 6] : Nr. 13)	8,43	6,95	6,76	6,76
8	Belegungstage FP-Bereich[9]	12.433	7.937	7.770	7.770
9	Aufnahmen[10]	3.455	3.950	4.010	4.010
10	Entlassungen[10]	3.433	3.850	3.950	3.950
11	davon: Verlegungen nach außen	80	100		
12	Fälle mit nur vorstat. Behandlung				
13	Vollstat. Fälle im Budgetbereich[15]	1.949	2.735	2.840	2.840
14	davon: Kurzlieger bis einschl. 3 BT	450	550	560	560
15	davon: mit vorstat. Behandlung	280	300	320	320
16	davon: mit nachstat. Behandlung	120	150	140	140
17	davon: mit teilstat. Behandlung				
18	Teilstat. Fälle im Budgetbereich[11a]				
19	Fälle mit Fallpauschalen[11b]	1.495	1.165	1.140	1.140
20	davon: mit Grenz-VD-Überschreitg.				

Krankenhaus:		Seite:	16
Krankenhaus „Gute Besserung"		Datum:	1.9.1998

L Leistungsdaten
L 3 Belegungsdaten der Fachabteilung Hals-, Nasen-, Ohrenheilkunde

lfd. Nr.	Belegungsdaten	IST-Daten des abgelaufenen Geschäftsjahres	Vereinbarung für den laufenden Pflegesatzzeitraum	Pflegesatzzeitraum	
				Forderung	Vereinbarung[2]
	1	2	3	4	5
1	Planbetten mit Intensiv	50	50	50	50
2	Planbetten ohne Intensiv	50	50	50	50
3	Nutzungsgrad der Planbetten	81,26	78,19	78,13	78,13
4	BT im Budgetbereich[4]	10.783	11.000	10.870	10.870
5	davon: BT für Pat. mit SE[8]	4.173	5.440	4.735	4.735
6	davon: BT für teilstat. Patienten				
7	Verweildauer ([Nr. 4 – Nr. 6] : Nr. 13)	7,76	7,94	7,88	7,88
8	Belegungstage FP-Bereich[9]	4.047	3.270	3.388	3.388
9	Aufnahmen[10]	2.040	1.900	1.970	1.970
10	Entlassungen[10]	1.980	1.870	1.890	1.890
11	davon: Verlegungen nach außen	50	60	70	70
12	Fälle mit nur vorstat. Behandlung				
13	Vollstat. Fälle im Budgetbereich[11]	1.390	1.385	1.380	1.380
14	davon: Kurzlieger bis einschl. 3 BT	567	600	630	630
15	davon: mit vorstat. Behandlung		60	60	60
16	davon: mit nachstat. Behandlung	85	60	50	50
17	davon: mit teilstat. Behandlung				
18	Teilstat. Fälle im Budgetbereich[11a]				
19	Fälle mit Fallpauschalen[11b]	620	500	550	550
20	davon: mit Grenz-VD-Überschreitg.				

Beispielrechnung zur LKA

L   Leistungsdaten
L3   Belegungsdaten der Fachabteilung Augenheilkunde

lfd. Nr.	Belegungsdaten	IST-Daten des abgelaufenen Geschäftsjahres	Vereinbarung für den laufenden Pflegesatzzeitraum	Pflegesatzzeitraum	
				Forderung	Vereinbarung[2)]
1		2	3	4	5
1	Planbetten mit Intensiv	15	15	15	15
2	Planbetten ohne Intensiv	15	15	15	15
3	Nutzungsgrad der Planbetten	73,64	84,20	79,18	79,18
4	BT im Budgetbereich[4)]	2.056	2.600	2.250	2.250
5	davon: BT für Pat. mit SE[8)]				
6	davon: BT für teilstat. Patienten				
7	Verweildauer ([Nr. 4 – Nr. 6] : Nr. 13)	4,99	4,83	4,84	4,84
8	Belegungstage FP-Bereich[9)]	1.976	2.010	2.085	2.085
9	Aufnahmen[10)]	1.004	1.150	1.120	1.120
10	Entlassungen[10)]	994	1.145	1.110	1.110
11	davon: Verlegungen nach außen	24	30	35	35
12	Fälle mit nur vorstat. Behandlung				
13	Vollstat. Fälle im Budgetbereich[11)]	412	538	465	465
14	davon: Kurzlieger bis einschl. 3 BT	199	250	235	235
15	davon: mit vorstat. Behandlung	67	70	80	80
16	davon: mit nachstat. Behandlung	91	90	100	100
17	davon: mit teilstat. Behandlung				
18	Teilstat. Fälle im Budgetbereich[11a)]				
19	Fälle mit Fallpauschalen[11b)]	587	610	650	650
20	davon: mit Grenz-VD-Überschreitg.				

Krankenhaus: **Krankenhaus „Gute Besserung"**	Seite: 18
	Datum: 1.9.1998

L Leistungsdaten
L 3 Belegungsdaten der Fachabteilung Intensivmedizin

lfd. Nr.	Belegungsdaten	IST-Daten des abgelaufenen Geschäftsjahres	Vereinbarung für den laufenden Pflegesatzzeitraum	Pflegesatzzeitraum	
				Forderung	Vereinbarung[2]
	1	2	3	4	5
1	Planbetten mit Intensiv	12	12	12	12
2	Planbetten ohne Intensiv				
3	Nutzungsgrad der Planbetten	71,21	70,73	73,97	73,97
4	BT im Budgetbereich[4]	3.032	3.000	3.130	3.130
5	davon: BT für Pat. mit SE[8]				
6	davon: BT für teilstat. Patienten				
7	Verweildauer ([Nr. 4 – Nr. 6] : Nr. 13)	3,06	3,02	3,21	3,21
8	Belegungstage FP-Bereich[9]	87	98	110	110
9	Aufnahmen[10]	995	1.070	1.068	1.068
10	Entlassungen[10]	988	1.075	1.061	1.061
11	davon: Verlegungen nach außen	65	55	40	40
12	Fälle mit nur vorstat. Behandlung				
13	Vollstat. Fälle im Budgetbereich[11]	992	993	975	975
14	davon: Kurzlieger bis einschl. 3 BT	823	1.000	870	870
15	davon: mit vorstat. Behandlung				
16	davon: mit nachstat. Behandlung				
17	davon: mit teilstat. Behandlung				
18	Teilstat. Fälle im Budgetbereich[11a]				
19	Fälle mit Fallpauschalen[11b]	80	90	90	
20	davon: mit Grenz-VD-Überschreitg.				

Beispielrechnung zur LKA

Krankenhaus:	
Krankenhaus „Gute Besserung"	

L 4 Diagnosestatistik für die Fachabteilung Innere Medizin *)
– abgelaufenes Kalenderjahr
– vollstationär behandelte, entlassene Patienten (Hauptdiagnose)

Hauptdiagnose CD-Schlüssel[16] vierstellig		Patienten insgesamt	0–4 Jahre	5–14 Jahre	15–44 Jahre	45–64 Jahre	65–74 Jahre	75–84 Jahre	85 u. älter
1		2	3	4	5	6	7	8	9
401.9	Anzahl	134			10	52	42	28	2
	Verweildauer	6,39			5,20	5,65	6,38	8,21	6,00
	operierte Patienten**)								
413	Anzahl	148			22	54	34	28	10
	Verweildauer	8,19			5,55	7,52	9,65	10,14	7,20
	operierte Patienten**)	46			4	20	14	8	
486	Anzahl	110			4	22	12	48	24
	Verweildauer	11,71			12,00	9,00	14,00	12,33	11,75
	operierte Patienten**)								
780.2	Anzahl	138			18	28	34	30	28
	Verweildauer	5,88			2,33	4,07	7,12	7,33	6,93
	operierte Patienten**)	4				2	2		
786.0	Anzahl	36			2	10	8	12	4
	Verweildauer	7,17			1,00	4,40	7,75	10,67	5,50
	operierte Patienten**)	2					2		
789.0	Anzahl	88			16	28	22	14	8
	Verweildauer	4,93			2,75	4,21	5,18	6,71	8,00
	operierte Patienten**)								
. . .		. . .	. . .	. . .	. . .	. . .	. . .	. . .	. . .
gesamt	Anzahl	3400			433	880	842	870	375
	Verweildauer	10,20			5,63	8,24	11,69	12,08	12,36
	Operationen	200			20	60	80	35	5

*)   Musterblatt; Lieferung auf maschinellen Datenträgern (§ 17 Abs. 4 Satz 5)
**)   Anzahl der Patienten, die im Zusammenhang mit der Hauptdiagnose operiert werden.
***) Zählung von Fallzahlen und Verweildauer entsprechend Fußnote 15 i.V. mit Fußnote 11, jedoch ohne vor- und nachstationäre Behandlung.

Krankenhaus:	
Krankenhaus „Gute Besserung"	

Seite:	20
Datum:	1.9.1998

L 5 Operationsstatistik für die Fachabteilung Allgemeine Chirurgie*)

– abgelaufenes Kalenderjahr
– vollstationär behandelte, entlassene Patienten

OPS-301-Schlüssel[17)*]	Anzahl	weitere OP (Anzahl)	0–4 Jahre	5–14 Jahre	15–44 Jahre	45–64 Jahre	65–74 Jahre	75–84 Jahre	85 u. älter
1	2	3	4	5	6	7	8	9	10
5–385.6	12				5	7			
5–470.0	92	5			30	27	35		
5–511.1	95			10	30	35	14	6	
5–511.2	23	1	4	6	5	8			
5–530.1	91				20	25	22	24	
5–534.1	106	14			25	30	41	10	
5–786.1	17				5	4		8	
5–787.y	95			10	30	35	14	6	
5–790.1	11				5	6			
5–791.2	37	3			14		20		
5–791.4	66						14	28	24
5–793.3	74			4	16	34	10	10	
5–794.2	58	4				15	25	18	
5–803.0	59					25	34		
5–812.1	31				6	13	12		
5–812.5	106	5			24	54	18	7	3
5–820.3	50							35	15
. . .	. . .	. . .	. . .	. . .	. . .	. . .	. . .	. . .	. . .
Operationen insgesamt	2.441	123		435	879	455	298	332	42
davon 5–98***									

*)   Musterblatt; Lieferung auf maschinellen Datenträgern (§ 17 Abs. 4 Satz 5)
**)   Codiert wird der leitende Eingriff während einer OP-Sitzung. Weitere Eingriffe sind in der Spalte 3 als Anzahl auszuweisen. Die Codierhinweise des Operationenschlüssels nach § 301 SGB V sind zu beachten. Mehrfachcodierungen in Spalte 1, d.h. die Dokumentation mehrerer leitender Eingriffe während einer OP-Sitzung, sind nur zulässig für
a) Eingriffe zur Versorgung von Mehrfachverletzungen (5–981) und
b) Eingriffe zur Versorgung von Polytraumen (5–982).
***)   Gesondert auszuweisen als Davon-Zahl sind die Codes des Bereichs 5–98 „Mikrochirurgie und Operationen bei speziellen Versorgungssituationen".

Beispielrechnung zur LKA

| Krankenhaus: | Seite: | 21 |
| Krankenhaus „Gute Besserung" | Datum: | 1.9.1998 |

K   Kalkulation von Budget und Pflegesätzen
K 1 Vereinbarung für den laufenden Pflegesatzzeitraum

Tage insgesamt:[7]   127.560

lfd. Nr.	Kostenarten	Basispflegesatz nach § 13 Abs. 3	innerbetriebliche Leistungs- verrechnung[18] – insgesamt –	Abt.-Pflegesätze nach § 13 Abs. 2 Satz 1 sowie Abs. 4 – insgesamt –	Pflegesätze nach § 13 Abs. 2 Satz 2 und 3 sowie Abs. 4 – insgesamt –	DM je Tag[7] (Sp. 2 – 5)
		1	2	3	4	5	6
1	Ärztlicher Dienst		4.595	5.388		78,26
2	Pflegedienst			12.956	475	105,29
3	Med.-technischer Dienst		5.834			45,74
4	Funktionsdienst		6.545			51,31
5	Klinisches Hauspersonal[39]	2.100				16,46
6	Wirtsch.- und Versorgs.dienst[39]	3.089				24,22
7	Technischer Dienst[14]	954				7,48
8	Verwaltungsdienst	1.950				15,29
9	Sonderdienste	301				2,36
10	Sonstiges Personal	75				0,59
11	Nicht zurechenbare Pers.ko.	78				0,61
12	Personalkosten insgesamt	8.547	16.974	18.344	475	347,60
13	Lebensm. u. bezog. Leistungen	1.109				8,69
14	Medizinischer Bedarf		5.927	4.555	299	84,52
15	Wasser[19], Energie, Brennst.	1.387				10,87
16	Wirtschaftsbedarf	1.450				11,37
17	Verwaltungsbedarf	1.301				10,20
18	Zentrale Verwaltgs.dienste					
19	Zentrale Gemeinsch.dienste					
20	Steuern, Abgaben, Vers.	1.090				8,54
21	Instandhaltung[20]	1.879	995	202	12	24,21
22	Gebrauchsgüter[21]	35	60	56	4	1,22
23	Sonstiges					
24	Sachkosten, insgesamt	8.251	6.982	4.813	315	159,62
25	Innerbetriebl. Leistungsverr.		23,956	+ 23.028	+ 928	187,80
26	Zinsen für Betr.mittelkredite					
27	Krankenhaus insgesamt	16.798		46.185	1.718	507,22
28	Pers. d. Ausbildungsstätten		520			4,08
29	Sachko. der Ausbildungsstätten		175			1,37
30	Umlagen nach § 9 Abs. 3		78			0,61
31	Ausbildungsstätten insges.[22]		773	+ 754	+ 19	6,06
32	Insgesamt (Nr. 27 und 31)	16.798		46.939	1.736	513,28

Beispielrechnung zur LKA

Krankenhaus:
Krankenhaus „Gute Besserung"

K 2 Forderung für den Pflegesatzzeitraum

Tage insgesamt:[7]   125.983

lfd. Nr.	Kostenarten	Basispflegesatz nach § 13 Abs. 3	innerbetriebliche Leistungs- verrechnung[18] –insgesamt–	Abt.-Pflegesätze nach § 13 Abs. 2 Satz 1 sowie Abs. 4 –insgesamt–	Pflegesätze nach § 13 Abs. 2 Satz 2 und 3 sowie Abs. 4 –insgesamt–	DM je Tag[7] (Sp. 2 – 5)
1		2	3	4	5	6
1	Ärztlicher Dienst		4.669	5.481		80,57
2	Pflegedienst			13.310	488	109,52
3	Med.-technischer Dienst		5.987			47,52
4	Funktionsdienst		6.649			52,78
5	Klinisches Hauspersonal[39]	2.080				16,51
6	Wirtsch.- und Versorgs.dienst[39]	2.891				22,95
7	Technischer Dienst[14]	975				7,74
8	Verwaltungsdienst[39]	1.891				15,01
9	Sonderdienste	267				2,12
10	Sonstiges Personal	69				0,54
11	Nicht zurechenbare Pers.ko.	75				0,60
12	Personalkosten insgesamt	8.247	17.305	18.791	488	355,85
13	Lebensm. u. bezog. Leistungen	1.248				9,91
14	Medizinischer Bedarf		6.113	4.645	310	87,85
15	Wasser[19], Energie, Brennst.[39]	1.310				10,40
16	Wirtschaftsbedarf[39]	1.411				11,20
17	Verwaltungsbedarf[39]	1.198				9,51
18	Zentrale Verwaltgs.dienste					
19	Zentrale Gemeinsch.dienste					
20	Steuern, Abgaben, Vers.	1.051				8,34
21	Instandhaltung[20]	1.735	1.117	195	13	24,29
22	Gebrauchsgüter[21]	24	68	49	4	1,15
23	Sonstiges					
24	Sachkosten, insgesamt	7.977	7.297	4.889	327	162,64
25	Innerbetriebl. Leistungsverr.		24.602	+ 23.637	+ 966	195,28
26	Zinsen für Betr.mittelkredite					
27	Krankenhaus insgesamt	16.224		47.316	1.781	518,49
28	Pers. d. Ausbildungsstätten		516			4,10
29	Sachko. der Ausbildungsstätten		173			1,37
30	Umlagen nach § 9 Abs. 3		74			0,59
31	Ausbildungsstätten insges.[22]		763	+ 736	+ 27	6,06
32	Insgesamt (Nr. 27 und 31)	16.224		48.052	1.808	524.55

Beispielrechnung zur LKA

Krankenhaus:		Seite:	23
Krankenhaus „Gute Besserung"		Datum:	1.9.1998

K 3 Vereinbarung für den Pflegesatzzeitraum

Tage insgesamt:[7]   125.983

lfd. Nr.	Kostenarten	Basispflegesatz nach § 13 Abs. 3	innerbetriebliche Leistungs- verrechnung[18] –insgesamt–	Abt.-Pflegesätze nach § 13 Abs. 2 Satz 1 sowie Abs. 4 –insgesamt–	Pflegesätze nach § 13 Abs. 2 Satz 2 und 3 sowie Abs. 4 –insgesamt–	DM je Tag[7] (Sp. 2 – 5)
1	2	3	4	5	6	
1	Ärztlicher Dienst		4.669	5.481		80,57
2	Pflegedienst			13.310	488	109,52
3	Med.-technischer Dienst		5.987			47,52
4	Funktionsdienst		6.649			52,78
5	Klinisches Hauspersonal[39]	2.080				16,51
6	Wirtsch.- und Versorgs.dienst[39]	2.891				22,95
7	Technischer Dienst[14]	975				7,74
8	Verwaltungsdienst[39]	1.891				15,01
9	Sonderdienste	267				2,12
10	Sonstiges Personal	69				0,55
11	Nicht zurechenbare Pers.ko.	75				0,60
12	Personalkosten insgesamt	8.247	17.305	18.791	488	355,85
13	Lebensm. u. bezog. Leistungen	1.248				9,91
14	Medizinischer Bedarf		6.113	4.645	310	87,85
15	Wasser[19], Energie, Brennst.[39]	1.310				10,40
16	Wirtschaftsbedarf[39]	1.411				11,20
17	Verwaltungsbedarf[39]	1.198				9,51
18	Zentrale Verwaltgs.dienste					
19	Zentrale Gemeinsch.dienste					
20	Steuern, Abgaben, Vers.	1.051				8,34
21	Instandhaltung[20]	1.735	1.117	195	13	24,29
22	Gebrauchsgüter[21]	24	68	49	4	1,15
23	Sonstiges					
24	Sachkosten insgesamt	7.977	7.297	4.888	327	162,64
25	Innerbetriebl. Leistungsverr.		24.602	+ 23.637	+ 966	195,28
26	Zinsen für Betr.mittelkredite					
27	Krankenhaus insgesamt	16.224		47.316	1.781	518,49
28	Pers. d. Ausbildungsstätten		516			4,10
29	Sachko. der Ausbildungsstätten		173			1,37
30	Umlagen nach § 9 Abs. 3		74			0,59
31	Ausbildungsstätten insges.[22]		763	+ 736	+ 27	6,06
32	Insgesamt (Nr. 27 und 31)	16.224		48.052	1.808	524.55

Beispielrechnung zur LKA

K 4 Medizinischer Bedarf

Tage insgesamt:[7] 127.560

lfd. Nr.	Medizinischer Bedarf	Vereinbarung für den laufenden Pflegesatzzeitraum	DM je Tag[7]	Pflegesatzzeitraum	
				Forderung	Vereinbarung[2]
	1	2	3	4	5
1	Arzneimittel (außer Nr. 13 u. 15)	3.100	24,30	3.137	3.137
2	Kosten der Lieferapotheke				
3	Blut, Blutkonserven und Blutplasma	320	2,51	324	324
4	Verband-, Heil- u. Hilfsmittel	285	2,23	293	293
5	Ärztliches und pflegerisches Verbrauchsmaterial, Instrumente	2.178	17,07	2.172	2.172
6	Narkose- und sonst. OP-Bedarf	1.250	9,80	1.290	1.290
7	Bedarf für Röntgen- u. Nuklearmedizin	655	5,13	694	694
8	Laborbedarf	730	5,72	755	755
9	Untersuchungen in fremden Instituten	290	2,27	312	312
10	Bedarf für EKG, EEG, Sonographie	75	0,59	85	85
11	Bedarf der physikalischen Therapie	60	0,47	61	61
12	Apothekenbedarf, Desinf.material	70	0,55	65	65
13	Implantate	650	5,10	678	678
14	Transplantate				
15	Dialysebedarf	790	6,19	856	856
16	Kosten für Krankentransporte (soweit nicht Durchlaufposten)	189	1,48	175	175
17	Sonstiger medizinischer Bedarf	139	1,09	172	172
18	Medizinischer Bedarf insgesamt:	10.781	84,52	11.067	11.067

Beispielrechnung zur LKA

K 5 Budget für den Pflegesatzzeitraum

lfd. Nr.	Ermittlung des Budgets	Vereinbarung für laufenden Pflegesatzzeitraum	Pflegesatzzeitraum	
			Forderung	Vereinbarung[2)]
1	2	3	4	
1	Summe Kostenarten (K1 – K3, Nr. 32, Sp. 2, 4 und 5)	65.473.434	66.083.952	66.083.952
	Abzüge nach § 7 Abs. 2 für:			
2	./. vor- und nachstationäre Behandlung (90 %)	176.104	192.853	192.853
3	(aufgehoben)			
4	./. belegärztliche Leistungen			
5	./. wahlärztliche Leistungen	1.333.500	1.402.500	1.402.500
6	./. sonstige ärztliche Leistungen			
7	./. gesondert berechenb. Unterkunft (K6 Nr. 8)	848.410	829.371	829.371
8	./. sonstige nichtärztliche Wahlleistungen			
9	pflegesatzfähige Kosten	63.115.420	63.659.228	63.659.228
10	./. Fallpauschalen (§ 12 Abs. 2 o. 3)[23)]	11.785.179	12.130.005	12.130.005
11	./. Sonderentgelte (§ 12 Abs. 2 o. 3)[24)]	4.067.315	4.003.462	4.003.462
12	verbleibende pflegesatzfähige Kosten	47.262.926	47.525.761	47.525.761
13	Instandhaltungspauschale n. § 7 Abs. 1 Nr. 4	506.275	517.556	517.556
12a	Fehlbelegungsabzug n. § 17 Abs. 3 KHG*	464.899	475.258	475.258
	Ausgleiche und Zuschläge:			
14	Ausgleich nach § 12 Abs. 4 und 5	1.558.000	250.000	250.000
15	(aufgehoben) bzw. BAT-Berichtig. nach § 6 Abs. 3 Satz 3*			
16	Ausgleich nach § 21 Abs. 2 Satz 1 zweiter Hs.			
17	Unterschiedsbetrag nach § 12 Abs. 7			
18	Ausgleich nach § 11 Abs. 8	−465.000	290.000	290.000
19	Ausgleiche nach § 28 Abs. 5 und 6			
20	Ausgleiche und Zuschläge insges. (Nr. 14 bis 19)	1.093.000	540.000	540.000
21	Zuschlag nach § 18 b KHG			
22	Vorauskalkuliertes Budget (Nr. 12, 20 und 21)	48.397.302	48.108.059	48.108.059
23	Investitionskosten nach § 8 (anteilig)			
24	Budget mit Investitionskosten nach § 8	48.397.302	48.108.059	48.108.059
25	Nachrichtl.: Tagessatz für § 12 Abs. 5 (Nr. 12 : L1, Lfd. Nr. 4)	436,41	445,77	445,77

*) nicht offizielle Zeile

Beispielrechnung zur LKA

K 6 Ermittlung des Basispflegesatzes nach § 13 Abs. 3

lfd. Nr.	Ermittlung des Budgets	Vereinbarung für laufenden Pflegesatzzeitraum	Pflegesatzzeitraum	
			Forderung	Vereinbarung[2)]
	1	2	3	4
1	Summe Kostenarten (K1 – K3, Nr. 27 Sp. 2)	16.798.000	16.223.983	16.223.983
	Abzüge nach § 7 Abs. 2 für:			
2	./. vor- und nachstat. Behandlung : 30 %[26)]	52.831	57.856	57.856
3	(aufgehoben)			
4	./. sonstige nichtärztliche Wahlleistungen			
5	pflegesatzfähige Kosten	16.745.169	16.166.127	16.166.127
6	./. Erlöse aus Fallpauschalen[27)]	2.601.096	2.691.087	2.691.087
7	verbleibene pflegesatzfähige Kosten	14.144.073	13.475.040	13.475.040
8	./. gesondert berechenbare Unterkunft[28)]	848.410	829.371	829.371
9	Budgetanteil ohne Ausgl. und Zuschläge	13.295.663	12.645.669	12.645.669
9a	Fehlbelegungsabzug n. § 17 Abs. 3 KHG*	136.675	126.067	126.067
9b	Instandhaltungspauschale n. § 7 Abs. 1 Nr. 4*	148.839	137.287	137.287
10	anteilige Ausgl. und Zuschläge (K5, Nr. 20)[29)]	337.947	157.516	157.516
11	Zuschlag nach § 18 b KHG			
12	Budgetanteil Basispflegesatz	13.645.774	12.814.405	12.814.405
13	./. Erlöse aus teilstat. Basispflegesatz	650.000	746.893	746.893
14	Budgetanteil vollstationär	12.995.774	12.067.512	12.067.512
15	: vollstationäre Tage[30)]	101.800	99.255	99.255
16	= vollstationärer Basispflegesatz	127,66	121,58	121,58
	Nachrichtlich:			
17	1. Pflegesatz o. Ausgl. und Zuschläge	124,34	120,10	120,10
18	2. Bezugsgröße Unterkunft (Nr. 7 : Tage)[41)]	130,60	126,39	126,39
19	3. Zu-/Abschlag nach § 21 Abs. 2			
	4. Tage m. gesondert berechenb. Unterkunft			
20	– Einbettzimmer	6.150	6.230	6.230
21	– Einbettzimmer bei Zweibettzimmer als allgemeine Krankenhausleistung			
22	– Zweibettzimmer	9.995	10.050	10.050

*) nicht offizielle Zeile

Beispielrechnung zur LKA

K 7 Ermittlung des Abteilungspflegesatzes nach § 13 Abs. 2

Abteilung [X]   besondere Einrichtung [ ]   Belegarzt [ ]

Bezeichnung: Innere Medizin

lfd. Nr.	Ermittlung des Budgets (§ 13 Abs. 2 und 4)	Vereinbarung für laufenden Pflegesatzzeitraum	Pflegesatzzeitraum Forderung	Pflegesatzzeitraum Vereinbarung[2)]
	1	2	3	4
	Direkte Kosten für den Pflegesatz (K1 – K3)[31)]			
1	Ärztlicher Dienst[32)]	2.290.825	2.359.550	2.359.550
2	Pflegedienst	3.675.077	3.822.080	3.822.080
3	Technischer Dienst[14)]			
4	Medizinischer Bedarf	1.210.000	1.295.000	1.295.000
5	Instandhaltung[20)]	44.000	42.500	42.500
6	Gebrauchsgüter[21)]	14.200	12.500	12.500
	Innerbetr. Leistungsverrechnung (K1–3)[33)]			
7	Intensiv[40) 42)]			
8	OP und Anästhesie	599.675	624.069	624.069
9	Med. Inst.	6.678.000	6.883.794	6.883.794
10	In der Psychiatrie:Sonstige[*)]			
11	Ausbildungsstätten (ant. K1–3, Sp. 3, Nr. 31)[22)]	314.054	237.959	237.959
12	Kosten insgesamt	14.825.831	15.277.452	15.277.452
	Abzüge nach § 7 Abs. 2 für:			
13	./. vor- und nachstationäre Behandlung: 70 %[34)]	25.600	28.993	28.993
14	(aufgehoben)			
15	./. belegärztliche Leistungen			
16	./. wahlärztliche Leistungen	430.000	467.500	467.500
17	./. sonstige ärztliche Leistungen			
18	pflegesatzfähige Kosten	14.370.231	14.780.959	14.780.959
19	./. Fallpauschalen (§ 12 Abs. 2 o. 3)[23) 42)]			
20	./. Sonderentgelte (§ 12 Abs. 2 o. 3)[24) 42)]	1.862.002	1.853.059	1.853.059
21	verbleibende pflegesatzfähige Kosten	12.508.229	12.927.900	12.927.900
21a	Fehlbelegungsabzug n. § 17 Abs. 3 KHG**	120.868	128.881	128.881
21b	Instandhaltungspauschale n. § 7 Abs. 1 Nr. 4**	131.625	140.352	140.352
22	anteil. Ausgl. u. Zuschl. von K5, Nr. 20[29) 42)]	317.932	161.032	161.032
23	./. Erlöse aus teilstat. Abteilungspflegesatz	2.600.000	2.972.141	2.972.141
24	Budgetanteil vollstat. Abteilungspflegesatz	10.236.918	10.128.288	10.128.288
25	: vollstat. gewicht. Berechnungstage[30) 35) 42)]	37.063	34.757	34.757
26	= vollstationärer Abteilungspflegesatz	276,20	291,40	292,40
	Nachrichtlich: 1. Pflegesatz ohne Ausgl. u. Zuschläge[36)]	267,63	287,58	287,58
	2. Zu./Abschlag nach § 21 Abs. 2			

*) In der Psychiatrie: Auswahl der direkt und indirekt zugeordneten Diplom-Psychologen, Ergo-, Bewegungstherapeuten und Sozialdienst
**) nicht offizielle Zeile

| Krankenhaus: | Seite: | 28 |
| Krankenhaus „Gute Besserung" | Datum: | 1.9.1998 |

K 7 Ermittlung des Abteilungspflegesatzes nach § 13 Abs. 2

Abteilung [X]   besondere Einrichtung [ ]   Belegarzt [ ]

Bezeichnung: Allgemeine Chirurgie

lfd. Nr.	Ermittlung des Budgets (§ 13 Abs. 2 und 4)	Vereinbarung für laufenden Pflegesatzzeitraum	Pflegesatzzeitraum Forderung	Vereinbarung[2)
	1	2	3	4
	Direkte Kosten für den Pflegesatz (K1 – K3)[31)			
1	Ärztlicher Dienst[32)	910.000	927.000	927.000
2	Pflegedienst	2.996.000	3.011.080	3.011.080
3	Technischer Dienst[14)			
4	Medizinischer Bedarf	1.060.000	1.112.000	1.112.000
5	Instandhaltung[20)	24.000	23.000	23.000
6	Gebrauchsgüter[21)	18.700	16.400	16.400
	Innerbetr. Leistungsverrechnung (K1–3)[33)			
7	Intensiv[40) 42)		146.810	146.810
8	OP und Anästhesie	6.185.000	6.240.694	6.240.694
9	Med. Inst.	1.885.000	1.935.417	1.935.417
10	In der Psychiatrie:Sonstige*)			
11	Ausbildungsstätten (ant. K1–3, Sp. 3, Nr. 31)[22)	204.849	219.655	219.655
12	Kosten insgesamt	13.283.549	13.632.056	13.632.056
	Abzüge nach § 7 Abs. 2 für:			
13	./. vor- und nachstationäre Behandlung: 70 %[34)	23.876	24.923	24.923
14	(aufgehoben)			
15	./. belegärztliche Leistungen			
16	./. wahlärztliche Leistungen	310.000	318.750	318.750
17	./. sonstige ärztliche Leistungen			
18	pflegesatzfähige Kosten	12.949.673	13.288.383	13.288.383
19	./. Fallpauschalen (§ 12 Abs. 2 o. 3)[23) 42)	2.558.964	2.747.267	2.747.267
20	./. Sonderentgelte (§ 12 Abs. 2 o. 3)[24) 42)	827.653	892.871	892.871
21	verbleibende pflegesatzfähige Kosten	9.563.056	9.648.245	9.648.245
21a	Fehlbelegungsabzug n. § 17 Abs. 3 KHG**	92.409	96.186	96.186
21b	Instandhaltungspauschale n. § 7 Abs. 1 Nr. 4**	100.633	104.746	104.746
22	anteil. Ausgl. u. Zuschl. von K5, Nr. 20[29) 42)	243.072	120.180	120.180
23	./. Erlöse aus teilstat. Abteilungspflegesatz			
24	Budgetanteil vollstat. Abteilungspflegesatz	9.814.352	9.776.985	9.776.985
25	: vollstat. gewicht. Berechnungstage[30) 35) 42)	28.208	28.118	28.118
26	= vollstationärer Abteilungspflegesatz	347,93	347,71	347,71
	Nachrichtlich: 1. Pflegesatz ohne Ausgl. u. Zuschläge[36) 2. Zu./Abschlag nach § 21 Abs. 2	339,31	343,44	343,44

*) In der Psychiatrie: Auswahl der direkt und indirekt zugeordneten Diplom-Psychologen, Ergo-, Bewegungstherapeuten und Sozialdienst
**) nicht offizielle Zeile

Beispielrechnung zur LKA

K 7 Ermittlung des Abteilungspflegesatzes nach § 13 Abs. 2

Abteilung [X]   besondere Einrichtung [ ]   Belegarzt [ ]

Bezeichnung: Frauenheilkunde und Geburtshilfe

lfd. Nr.	Ermittlung des Budgets (§ 13 Abs. 2 und 4)	Vereinbarung für laufenden Pflegesatzzeitraum	Pflegesatzzeitraum	
			Forderung	Vereinbarung[2]
	1	2	3	4
	Direkte Kosten für den Pflegesatz (K1 – K3)[31]			
1	Ärztlicher Dienst[32]	892.000	882.300	882.300
2	Pflegedienst	3.124.000	3.226.080	3.226.080
3	Technischer Dienst[14]			
4	Medizinischer Bedarf	986.000	973.000	973.000
5	Instandhaltung[20]	17.000	12.300	12.300
6	Gebrauchsgüter[21]	12.000	11.400	11.400
	Innerbetr. Leistungsverrechnung (K1–3)[33]			
7	Intensiv[40] [42]			
8	OP und Anästhesie	3.060.256	3.120.347	3.120.347
9	Med. Inst.	1.295.000	1.366.176	1.366.176
10	In der Psychiatrie:Sonstige[*]			
11	Ausbildungsstätten (ant. K1–3, Sp. 3, Nr. 31)[22]	135.614	164.741	164.741
12	Kosten insgesamt	9.521.870	9.756.344	9.756.344
	Abzüge nach § 7 Abs. 2 für:			
13	./. vor- und nachstationäre Behandlung: 70 %[34]	49.847	54.734	54.734
14	(aufgehoben)			
15	./. belegärztliche Leistungen			
16	./. wahlärztliche Leistungen	325.000	331.500	331.500
17	./. sonstige ärztliche Leistungen			
18	pflegesatzfähige Kosten	9.147.023	9.370.110	9.370.110
19	./. Fallpauschalen (§ 12 Abs. 2 o. 3)[23] [42]	4.194.448	4.065.129	4.065.129
20	./. Sonderentgelte (§ 12 Abs. 2 o. 3)[24] [42]	186.570	168.055	168.055
21	verbleibende pflegesatzfähige Kosten	4.766.005	5.136.926	5.136.926
21a	Fehlbelegungsabzug n. § 17 Abs. 3 KHG**	46.054	51.211	51.211
21b	Instandhaltungspauschale n. § 7 Abs. 1 Nr. 4**	50.153	55.769	55.769
22	anteil. Ausgl. u. Zuschl. von K5, Nr. 20[29] [42]	121.141	63.986	63.986
23	./. Erlöse aus teilstat. Abteilungspflegesatz			
24	Budgetanteil vollstat. Abteilungspflegesatz	4.891.245	5.205.470	5.205.470
25	: vollstat. gewicht. Berechnungstage[30] [35] [42]	18.872	19.092	19.092
26	= vollstationärer Abteilungspflegesatz	259,18	272,65	272,65
	Nachrichtlich: 1. Pflegesatz ohne Ausgl. u. Zuschläge[36]	252,76	269,30	269,30
	2. Zu./Abschlag nach § 21 Abs. 2			

[*] In der Psychiatrie: Auswahl der direkt und indirekt zugeordneten Diplom-Psychologen, Ergo-, Bewegungstherapeuten und Sozialdienst
[**] nicht offizielle Zeile

Krankenhaus:	
Krankenhaus „Gute Besserung"	

K 7 Ermittlung des Abteilungspflegesatzes nach § 13 Abs. 2

Abteilung [X]　　　besondere Einrichtung [ ]　　　Belegarzt [ ]

Bezeichnung: Hals-, Nasen-, Ohrenheilkunde

lfd. Nr.	Ermittlung des Budgets (§ 13 Abs. 2 und 4)	Vereinbarung für laufenden Pflegesatzzeitraum	Pflegesatzzeitraum	
			Forderung	Vereinbarung[2)]
1		2	3	4
	Direkte Kosten für den Pflegesatz (K1 – K3)[31)]			
1	Ärztlicher Dienst[32)]	439.000	454.000	454.000
2	Pflegedienst	1.396.000	1.435.600	1.435.600
3	Technischer Dienst[14)]			
4	Medizinischer Bedarf	487.000	473.500	473.500
5	Instandhaltung[20)]	6.700	8.400	8.400
6	Gebrauchsgüter[21)] Innerbetr. Leistungsverrechnung (K1–3)[33)]	5.600	3.600	3.600
7	Intensiv[40) 42)]			
8	OP und Anästhesie	1.795.000	1.872.208	1.872.208
9	Med. Inst.	765.000	796.936	796.936
10	In der Psychiatrie:Sonstige[*)]			
11	Ausbildungsstätten (ant. K1–3, Sp. 3, Nr. 31)[22)]	78.513	91.523	91.523
12	Kosten insgesamt	4.972.813	5.135.767	5.135.767
	Abzüge nach § 7 Abs. 2 für:			
13	./. vor- und nachstationäre Behandlung: 70 %[34)]	9.600	10.017	10.017
14	(aufgehoben)			
15	./. belegärztliche Leistungen			
16	./. wahlärztliche Leistungen	195.000	208.250	208.250
17	./. sonstige ärztliche Leistungen			
18	pflegesatzfähige Kosten	4.768.213	4.917.500	4.917.500
19	./. Fallpauschalen (§ 12 Abs. 2 o. 3)[23) 42)]	1.056.661	1.162.327	1.162.327
20	./. Sonderentgelte (§ 12 Abs. 2 o. 3)[24) 42)]	1.191.090	1.089.477	1.089.477
21	verbleibende pflegesatzfähige Kosten	2.520.462	2.665.696	2.665.696
21a	Fehlbelegungsabzug n. § 17 Abs. 3 KHG**	24.355	26.575	26.575
21b	Instandhaltungspauschale n. § 7 Abs. 1 Nr. 4**	26.523	28.940	28.940
22	anteil. Ausgl. u. Zuschl. von K5, Nr. 20[29) 42)]	64.065	33.204	33.204
23	./. Erlöse aus teilstat. Abteilungspflegesatz			
24	Budgetanteil vollstat. Abteilungspflegesatz	2.586.695	2.701.265	2.701.265
25	: vollstat. gewicht. Berechnungstage[30) 35) 42)]	9.912	9.923	9.923
26	= vollstationärer Abteilungspflegesatz	260,97	272,22	272,22
	Nachrichtlich: 1. Pflegesatz ohne Ausgl. u. Zuschläge[36)] 2. Zu./Abschlag nach § 21 Abs. 2	254,50	268,88	268,88

*) In der Psychiatrie: Auswahl der direkt und indirekt zugeordneten Diplom-Psychologen, Ergo-, Bewegungsthera-
peuten und Sozialdienst
**) nicht offizielle Zeile

Beispielrechnung zur LKA

K 7 Ermittlung des Abteilungspflegesatzes nach § 13 Abs. 2

Abteilung ☐   besondere Einrichtung ☐   Belegarzt ☒

Bezeichnung: Augenheilkunde

lfd. Nr.	Ermittlung des Budgets (§ 13 Abs. 2 und 4)	Vereinbarung für laufenden Pflegesatzzeitraum	Pflegesatzzeitraum	
			Forderung	Vereinbarung[2)]
	1	2	3	4
	Direkte Kosten für den Pflegesatz (K1 – K3)[31)]			
1	Ärztlicher Dienst[32)]			
2	Pflegedienst	475.000	488.489	488.489
3	Technischer Dienst[14)]			
4	Medizinischer Bedarf	299.000	309.900	309.900
5	Instandhaltung[20)]	11.800	12.600	12.600
6	Gebrauchsgüter[21)]	3.900	4.200	4.200
	Innerbetr. Leistungsverrechnung (K1–3)[33)]			
7	Intensiv[40) 42)]			
8	OP und Anästhesie	593.000	624.069	624.069
9	Med. Inst.	335.000	341.544	341.544
10	In der Psychiatrie:Sonstige[*)]			
11	Ausbildungsstätten (ant. K1–3, Sp. 3, Nr. 31)[22)]	18.558	27.457	27.457
12	Kosten insgesamt	1.736.258	1.808.259	1.808.259
	Abzüge nach § 7 Abs. 2 für:			
13	./. vor- und nachstationäre Behandlung: 70 %[34)]	14.350	16.330	16.330
14	(aufgehoben)			
15	./. belegärztliche Leistungen			
16	./. wahlärztliche Leistungen			
17	./. sonstige ärztliche Leistungen			
18	pflegesatzfähige Kosten	1.721.908	1.791.929	1.791.929
19	./. Fallpauschalen (§ 12 Abs. 2 o. 3)[23) 42)]	1.374.010	1.464.195	1.464.195
20	./. Sonderentgelte (§ 12 Abs. 2 o. 3)[24) 42)]			
21	verbleibende pflegesatzfähige Kosten	347.898	327.734	327.734
21a	Fehlbelegungsabzug n. § 17 Abs. 3 KHG**	3.362	3.267	3.267
21b	Instandhaltungspauschale n. § 7 Abs. 1 Nr. 4**	3.661	3.558	3.558
22	anteil. Ausgl. u. Zuschl. von K5, Nr. 20[29) 42)]	8.843	4.082	4.082
23	./. Erlöse aus teilstat. Abteilungspflegesatz			
24	Budgetanteil vollstat. Abteilungspflegesatz	357.040	332.107	332.107
25	: vollstat. gewicht. Berechnungstage[30) 35) 42)]	2.600	2.250	2.250
26	= vollstationärer Abteilungspflegesatz	137,32	147,60	147,60
	Nachrichtlich: 1. Pflegesatz ohne Ausgl. u. Zuschläge[36)]	133,92	145,79	145,79
	2. Zu./Abschlag nach § 21 Abs. 2			

*) In der Psychiatrie: Auswahl der direkt und indirekt zugeordneten Diplom-Psychologen, Ergo-, Bewegungsthera-
peuten und Sozialdienst
**) nicht offizielle Zeile

Beispielrechnung zur LKA

K 7 Ermittlung des Abteilungspflegesatzes nach § 13 Abs. 2

Abteilung ☒   besondere Einrichtung ☐   Belegarzt ☐

Bezeichnung: **Intensivmedizin**

lfd. Nr.	Ermittlung des Budgets (§ 13 Abs. 2 und 4)	Vereinbarung für laufenden Pflegesatzzeitraum	Pflegesatzzeitraum	
			Forderung	Vereinbarung[2]
	1	2	3	4
	Direkte Kosten für den Pflegesatz (K1 – K3)[31]			
1	Ärztlicher Dienst[32]	856.000	857.930	857.930
2	Pflegedienst		1.815.400	1.815.400
3	Technischer Dienst[14]	1.765.000		
4	Medizinischer Bedarf	812.000	791.000	791.000
5	Instandhaltung[20]	110.000	109.000	109.000
6	Gebrauchsgüter[21]	5.700	4.670	4.670
	Innerbetr. Leistungsverrechnung (K1–3)[33]			
7	Intensiv[40] [42]			
8	OP und Anästhesie			
9	Med. Inst.	765.000	796.936	796.936
10	In der Psychiatrie:Sonstige[*]			
11	Ausbildungsstätten (ant. K1–3, Sp. 3, Nr. 31)[22]	21.413	21.965	21.965
12	Kosten insgesamt	4.335.113	4.396.901	4.396.901
	Abzüge nach § 7 Abs. 2 für:			
13	./. vor- und nachstationäre Behandlung: 70 %[34]			
14	(aufgehoben)			
15	./. belegärztliche Leistungen			
16	./. wahlärztliche Leistungen	73.500	76.500	76.500
17	./. sonstige ärztliche Leistungen			
18	pflegesatzfähige Kosten	4.261.613	4.320.401	4.320.401
19	./. Fallpauschalen (§ 12 Abs. 2 o. 3)[23] [42]			
20	./. Sonderentgelte (§ 12 Abs. 2 o. 3)[24] [42]			
21	verbleibende pflegesatzfähige Kosten	4.261.613	4.320.401	4.320.401
21a	Fehlbelegungsabzug n. § 17 Abs. 3 KHG**	41.176	43.071	43.071
21b	Instandhaltungspauschale n. § 7 Abs. 1 Nr. 4**	44.841	46.904	46.904
22	anteil. Ausgl. u. Zuschl. von K5, Nr. 20[29] [42]			
23	./. Erlöse aus teilstat. Abteilungspflegesatz			
24	Budgetanteil vollstat. Abteilungspflegesatz	4.265.278	4.324.234	4.324.234
25	: vollstat. gewicht. Berechnungstage[30] [35] [42]	3.098	3.240	3.240
26	= vollstationärer Abteilungspflegesatz	1.376,78	1.334,64	1.334,64
	Nachrichtlich: 1. Pflegesatz ohne Ausgl. u. Zuschläge[36]	1.376,78	1.334,64	1.334,64
	2. Zu-/Abschlag nach § 21 Abs. 2			

[*] In der Psychiatrie: Auswahl der direkt und indirekt zugeordneten Diplom-Psychologen, Ergo-, Bewegungstherapeuten und Sozialdienst
[**] nicht offizielle Zeile

Beispielrechnung zur LKA

Krankenhaus:
Krankenhaus „Gute Besserung"

Seite:
Datum: 1. 9. 1998

K 8 Kostenausgliederung nach § 12 Abs. 2 und 3*)

Bezeichnung: Allgemeine Chirurgie

Leistung				Kosten für												Kosten für Anteil	
Nr.	Fallpauschale	geplante Anzahl	Bel.tage (je Leistg.)	Station			Intensiv			OP/Anästhesie				Sonst. Med. Institut		Basispflegesatz** (K 6, Nr. 18)	Gesamt-kosten
				Ärztl.D.	Pfleged.	Sachmi.	Ärztl.D.	Pfleged.	Sachmi.	Ärztl.D.	Funkt.d.	MTD	Sachmi.**	Pers.ko.	Sachko.		
1	2	3	4	5	6	7	8	9	10	11	12	13	14	15	16	17	18
1	12.03	80	10,90	24.720	108.320	25.600	18.560	37.040	16.320	64.400	52.960		32.400	25.344	13.056	106.157	524.877
2	12.04	85	7,40	16.405	69.870	16.235	2.550	6.545	2.805	59.160	55.250		39.780	22.777	11.733	76.574	379.684
3	12.05	75	7,20	14.175	60.825	12.975	1.650	5.775	3.000	32.625	32.625		21.225	15.048	7.752	65.740	273.415
4	12.07	60	6,50	9.068	31.416	11.224	7.290	11.610	6.960	30.532	28.126		21.060	11.295	5.160	47.479	195.360
5	17.04	30	18,80	16.950	99.060	16.020				19.650	20.340		1.091	15.563	8.017	68.661	291.212
6	17.14	30	7,40	5.460	25.350	4.710				16.290	15.510		10.890	5.425	2.795	27.026	113.456
...	...	...	...	...	...	...	**)	**)	**)	...	...	...	...	*****)	*****)	...	...
Nr.	Sonderentgelt	Anzahl															
1	2.02	40								41.240	33.000		14.270				88.510
2	12.03	20								29.120	22.840		19.780				71.740
3	12.06	25								29.800	25.475		19.925				75.200
4	12.20	40								20.400	20.080		11.240				51.720
5	12.21	30								12.220	13.290		11.760				37.270
6	17.01	15								5.760	8.765		7.396				21.921
...	...	...								...	...	...	...				...
	Gesamt																

*) Musterblatt; EDV-Ausdrucke möglich.

**) Fallpauschalen: Medizinischer Bedarf, Instandhaltung Medizintechnik und Gebrauchsgüter Medizintechnik.

***) Bei den Sonderentgelten für Organtransplantationen sind die Kosten der Einheiten für Intensivmedizin einzubeziehen.

****) Nur medizinischer Bedarf.

*****) In Ausnahmefällen, z. B. für während der Operation angeforderte Leistungen.

Anhang 1
zur Leistungs- und Kalkulationsaufstellung

lfd. Nr.	Bettenführende Fachabteilungen *)
1	Innere Medizin
2	Geriatrie
3	Kardiologie
4	Nephrologie
5	Hämatologie und internistische Onkologie
6	Endokrinologie
7	Gastroenterologie
8	Pneumologie
9	Rheumatologie
10	Pädiatrie
11	Kinderkardiologie
12	Neonatologie
13	Kinderchirurgie
14	Lungen- und Bronchialheilkunde
15	Allgemeine Chirurgie
16	Unfallchirurgie
17	Neurochirurgie
18	Gefäßchirurgie
19	Plastische Chirurgie
20	Thoraxchirurgie
21	Herzchirurgie
22	Urologie
23	Orthopädie
24	Frauenheilkunde und Geburtshilfe
25	davon Geburtshilfe
26	Hals-, Nasen-, Ohrenheilkunde
27	Augenheilkunde
28	Neurologie
29	Allgemeine Psychiatrie
30	Kinder- und Jugendpsychiatrie
31	Psychosomatik / Psychotherapie
32	Nuklearmedizin
33	Strahlenheilkunde
34	Dermatologie
35	Zahn- und Kieferheilkunde, Mund- und Kieferchirurgie
36	Intensivmedizin

*) Nur Abteilungen, die von einem fachlich nicht weisungsgebundenen Arzt mit entsprechender Fachgebietsbezeichnung geleitet werden und die für diese Fachgebiete überwiegend genutzt werden.

Beispielrechnung zur LKA

Anhang 2
zur Leistungs- und Kalkulationsaufstellung

Fußnoten

1) Die DM-Beträge in den Abschnitten V 1 laufende Nr. 2 und 4, V 4 und K 1 – K 4 sind in „1 000,00 DM" anzugeben; die Beträge V 2, V 3, L 2 und K 5 – K 7 in „DM".

2) Vom Krankenhaus für die Verhandlung nicht vorzulegen. Die Spalte „Vereinbarung" für den Pflegesatzzeitraum ist Grundlage für den Krankenhausvergleich nach § 5 BPflV. Die für die Pflegesatzvereinbarung wesentlichen Ergebnisse sind von den Vertragsparteien gemeinsam festzulegen; das Krankenhaus nimmt eine sachgerechte Untergliederung vor.

3) Pflegesatzzeitraum; vgl. § 17 Abs. 2.

4) BT = Berechnungstag; Berechnungstage sind die nach § 14 Abs. 2 und 7 BPflV zu berechnenden Tage für die voll- und teilstationäre Behandlung.

5) Gegebenenfalls gesondert nachzuweisen.

6) Entnahme der Nummer des Entgeltes aus den Anlagen 1 und 2 der BPflV.

7) Für die Pflegesatzzeiträume 1995 bis 2000* sind die Berechnungstage für den Budgetbereich und die Belegungstage für den Fallpauschalenbereich zusammenzurechnen.

8) Die Berechnungstage für Patienten mit Sonderentgelten sind für die Korrektur des Abteilungspflegesatzes nach § 14 Abs. 2 Satz 3 BPflV anzugeben.

9) Diese Angaben sind erforderlich im Zusammenhang mit der Berichtigung nach § 12 Abs. 5 BPflV.
Belegungstag: Aufnahmetag und jeder weitere Tag des Krankenhausaufenthaltes für Fallpauschalen-Patienten; der Entlassungs- oder Verlegungstag wird nicht gezählt.

10) Nur Aufnahmen und Entlassungen für vollstationär behandelte Patienten.

11) Vollstationäre Fälle im Budgetbereich = (Aufnahmen + Entlassungen): 2.
Ohne interne Verlegungen. Fälle mit nur vorstationärer Behandlung werden nicht einbezogen.
Folgende Leistungsverläufe bei der Behandlung des Patienten werden nur als ein vollstationärer Fall gezählt:
– Unterbrechung der Behandlung durch Beurlaubung,
– Wiederaufnahme eines Patienten, bei der nur ein Wochenende zwischen ihr und der vorhergehenden Entlassung liegt,
– Kombination von voll- und teilstationärer Behandlung,
– Kombination von vor-, voll- und teilstationärer Behandlung.
Eine zusätzliche Zählung als teilstationärer Fall unter lfd. Nr. 18 ist nicht zulässig. Fälle mit Fallpauschalen (lfd. Nr. 19) werden nach Überschreitung der Grenz-Verweildauer im Budgetbereich nicht zusätzlich gezählt.

11a) Teilstationäre Fälle im Budgetbereich: Patienten, die wegen derselben Erkrankung regelmäßig oder mehrfach behandelt werden, werden je Quartal als ein Fall gezählt, z. B. Dialyse.

11b) Fälle mit Fallpauschalen: Rechnet ein Krankenhaus zusätzlich zu einer Fallpauschale für Akutbehandlung (sog. A-Pauschale z. B. für die Operation) eine Fallpauschale für Weiterbehandlung (sog. B-Pauschale z. B. für die Nachsorge) ab, wird insgesamt nur ein Fall gezählt.

12) Personal des Krankenhauses für die voll- und teilstationäre sowie die vor- und nachstationäre Behandlung.

---

* Hinweis: aufgrund der Verlängerung des Erlösabzugsverfahrens durch Artikel 6 des GKV-SolG bis zum Jahr 2002 so anwenden.

13) Teilzeitkräfte sind in Vollzeitkräfte umzurechnen.

14) Technischer Dienst einschließlich Instandhaltung. Bei Abteilungspflegesätzen nach § 13 Abs. 2 BPflV ist nur der Anteil für medizinisch-technische Geräte anzusetzen.

15) Mit internen Verlegungen; vgl. Fußnote 11. Ist nach § 13 Abs. 2 Satz 2 ein Intensivpflegesatz zu vereinbaren, gilt folgendes: Wird ein Patient in die Intensivmedizin intern verlegt und anschließend in dieselbe bettenführende Fachabteilung zurückverlegt, zählt die bettenführende Fachabteilung in L 3 insgesamt nur einen Fall. Die Intensivmedizin weist in L 3 ihre Daten für die Ermittlung des Abteilungspflegesatzes aus.

16) ICD in der Fassung nach § 301 Abs. 2 des Fünften Buches Sozialgesetzbuch.

17) Operationenschlüssel in der Fassung nach § 301 Abs. 2 des Fünften Buches Sozialgesetzbuch.

18) Innerbetriebliche Leistungsverrechnung für OP, medizinische Institutionen (Kostenstellengruppe 92 sowie Schreibkräfte und sonstiges Personal des medizinisch-technischen Dienstes und Funktionsdienstes) und Intensivmedizin (soweit kein eigener Abteilungspflegesatz). Hier sind Kosten des diesen Bereichen direkt zugeordneten Personals sowie anteilige Kosten des Personals bettenführender Abteilungen, soweit dieses in den zentralisierten Bereichen tätig ist, auszuweisen. Dies gilt auch für entsprechende Leistungsbereiche innerhalb von bettenführenden Abteilungen, die nicht zentralisiert sind. Die Zuordnung zu den einzelnen Abteilungen ist für die in Spalte 3 vorgegebenen Kostenarten auf der Grundlage einer sachgerechten Kosten- und Leistungsrechnung nach § 8 der Krankenhaus-Buchführungsverordnung vorzunehmen. Sachgerechte Vereinfachungen, die der Wirtschaftlichkeit des Verfahrens dienen, sind möglich.

19) Wasser einschließlich Abwasser.

20) Die Instandhaltung als Oberbegriff schließt die Instandsetzung ein. Bei Abteilungspflegesätzen, Pflegesätzen für besondere Einrichtungen und Pflegesätzen für Belegärzte ist nur die Instandhaltung von medizinisch-technischen Geräten einzusetzen.

21) Den Abteilungspflegesätzen, Pflegesätzen für besondere Einrichtungen und Pflegesätzen für Belegpatienten sind nur die Gebrauchsgüter für den medizinischen Bedarf zuzurechnen.

22) Zurechnung des Betrages für Ausbildungsstätten zu den Abteilungspflegesätzen in „DM je BT".

23) Zur Ermittlung des Budgets und der Abteilungspflegesätze sind die Fallpauschalen wie folgt auszugliedern:

a) bei Erlösabzug:
   – zur Ermittlung des Budgets in K 5: Punktzahl x Punktwert x (Anzahl der Fälle);
   – zur Ermittlung der Abteilungspflegesätze in K 7 ist entsprechend nur die Punktzahl für die der Abteilung zuzurechnenden Anteile der Fallpauschalen in die Rechnung einzubeziehen;
   in den Erlösabzug sind Zu- und Abschläge nach § 11 Abs. 3 einzubeziehen;

b) bei Kostenausgliederung: individuelle Kalkulation der Kosten; vgl. K 8.

24) Die Sonderentgelte sind wie folgt auszugliedern:

a) bei Erlösabzug: (Punktzahl für das Sonderentgelt) x Punktwert x (Anzahl der Leistungen); in den Erlösabzug sind Zu- und Abschläge nach § 11 Abs. 3 einzubeziehen;

b) bei Kostenabzug: individuelle Kalkulation der Kosten.

25) Der Betrag nach § 12 Abs. 5 BPflV berichtigt den nach § 12 Abs. 4 BPflV. Er ist deshalb mit dem entgegengesetzten Vorzeichen zu versehen.

26) Vor- und nachstationäre Behandlung; bei Erlösabzug: 30 % von K 5, Nr. 2.

27) Beim Erlösabzug nach § 12 Abs. 2 Satz 1 BPflV sind zur Ermittlung des Basispflegesatzes die Anteile der Fallpauschalen wie folgt abzuziehen: (Punktzahl für den Basispflegesatzanteil der Fallpauschale) x Punktwert x (Anzahl der Fälle). In den Erlösabzug sind Zu- oder Abschläge nach § 11 Abs. 3 einzubeziehen.

Beispielrechnung zur LKA

(Hinweis: Bei einer Kostenausgliederung wird der krankenhausindividuelle Basispflegesatz für das ganze Krankenhaus einschließlich der Belegungstage für FP-Patienten ermittelt. Die Kostenausgliederung erfolgt durch den um die Belegungstage erhöhten Divisor und die Nichtberechnung des Basispflegesatzes gegenüber FP-Patienten).

28) Kostenausgliederung für Ein- und Zweibettzimmer: (Betrag nach laufender Nr. 18) x (BT für Unterkunft) x (entsprechender Vomhundertsatz nach § 7 Absatz 2 Satz 2 Nr. 7 BPflV). Die Kostenausgliederung für die auf Fallpauschalenpatienten entfallenden Belegungstage ist vor der Erstellung der LKA vorzunehmen (Nettoprinzip). Dabei sind die tatsächlichen Mehrkosten der Ein- oder Zweitbettzimmer gegenüber der Regelleistung abzuziehen.

29) Vollständige Zuordnung der anteiligen Ausgleiche und Zuschläge von K 5, Nr. 20 entsprechend der Budgetanteile des Basispflegesatzes und der Abteilungspflegesätze. Dabei bleibt der Intensivpflegesatz unberücksichtigt; vgl. Fußnote 42. Im Falle der Kostenausgliederung ist bei der Ermittlung des Basispflegesatzes der auf ihn entfallende Betrag wie folgt zu gewichten: DM x (BT + Belegungstage): BT.

30) Bei der Ermittlung der Zahl der Tage für den Divisor sind die Berechnungstage für teilstationäre Pflegeplätze abzuziehen.

Für Fallpauschalen gilt folgendes:

a) Bei Erlösabzug sind die den Fallpauschalen zuzurechnenden, voraussichtlichen Belegungstage des einzelnen Krankenhauses (voraussichtliche Ist-Tage) von der voraussichtlichen Gesamtbelegung abzuziehen.

b) Bei Kostenausgliederung für den Bereich des Basispflegesatzes ist in K 6 die voraussichtliche Gesamtbelegung (Berechnungstage und Belegungstage) einzutragen; vgl. den Hinweis auf das besondere Ausgliederungsverfahren in Fußnote 27. Für den Bereich des Abteilungspflegesatzes ist in K 7 nur die Zahl der Berechnungstage für Budgetpatienten einzutragen.

31) Anteilige Beträge von K 1 bis K 3, Spalte 4 oder 5.

32) Beim Ärztlichen Dienst ist nur das Personal des Stationsdienstes, nicht aber das in den medizinischen Institutionen, im OP oder im Bereich der Intensivmedizin tätige Personal, auszuweisen (vgl. Fußnote 18). Bei Ermittlung eines Intensivpflegesatzes wird der im Bereich Intensivmedizin tätige Ärztliche Dienst ausgewiesen.

33) Anteilige Beträge von K 1 bis K 3, Nr. 25, Spalte 3.

34) Vor- und nachstationäre Behandlung bei Erlösabzug: 70 % von K 5, Nr. 2.

35) BT aus L 3 (Nr. 4 abzüglich Nr. 5) + BT aus L 3 Nr. 5 x 0,8 = gewichtete Berechnungstage. Bei der Ermittlung von Abteilungspflegesätzen für die Intensivmedizin sind in den Divisor zusätzlich die Tage anteilig einzubeziehen, für die nach § 14 Abs. 7 Satz 2 zusätzlich zur Fallpauschale der Intensivpflegesatz anteilig berechnet wird; diese Tage sind keine Berechnungstage nach der Systematik der LKA.

36) Ermittlung des vollstationären Abteilungspflegesatzes ohne Ausgleiche und Zuschläge: (laufende Nr. 21 von K 7 abzüglich Nr. 23 von K 7) : Nr. 25 von K 7.

37) MTD: Medizinisch-technischer Dienst

38) Zur Kostenausgliederung vgl. den Hinweis in Fußnote 17. Berechnung der auszugliedernden Basiskosten nach folgender Formel: (K 6, Nr. 9) : (Tage nach Fußnote 41).

39) Nur anzuwenden, soweit das Erlösabzugsverfahren oder die Kostenausgliederung nach § 12 Abs. 2 und 3 angewendet wird: Bei Krankenhäusern, die ohne die Belegarztabteilungen für mehr als zwölf bettenführende Fachabteilungen (vgl. Anhang 1) Abteilungspflegesätze berechnen oder über Fachabteilungen der Herzchirurgie, der Strahlenheilkunde oder der Nuklearmedizin verfügen, sind bei der innerbetrieblichen Leistungsverrechnung in Spalte 3

a) anteilige Kosten der lfd. Nr. 5, 6 und 16 für Einrichtungen der Intensivmedizin zu berücksichtigen,

b) anteilige Kosten der lfd. Nr. 8, 15 und 17 zu berücksichtigen, soweit diese auf der Vielfalt der ärztlichen und pflegerischen Tätigkeit oder auf kostenintensiven medizinisch-technischen Leistungen beruhen.

40) Nur anzuwenden, soweit das Erlösabzugsverfahren oder die Kostenausgliederung nach § 12 Abs. 2 und 3 angewendet wird: Bei der Ermittlung eines Abteilungspflegesatzes für Intensivmedizin sind in den Fällen von Fußnote 39 bei der lfd. Nr. 7 von K 7 die Kosten der innerbetrieblichen Leistungsverrechnung einzutragen, die von den lfd. Nrn. 8 bis 11 in K 7 nicht erfaßt werden.

41) Zur Ermittlung der „Bezugsgröße Unterkunft" in K 6, Nr. 18 wird folgender Divisor „Tage" verwendet:

a) bei Erlösabzug für Fallpauschalen die „BT nach L 1, Nr. 4";

b) bei Kostenausgliederung für Fallpauschalen die Summe aus „BT nach L 1, Nr. 4" und den „Belegungstagen FP-Bereich nach L 1, Nr. 8".

42) Bei der Ermittlung eines Intensivpflegesatzes werden die Zeilen Nr. 7 und Nr. 22 nicht ausgefüllt. In den Zeilen Nr. 19 und 20 werden keine Fallpauschalen und Sonderentgelte abgezogen, auch nicht anteilig enthaltene Intensivkosten. Da die Nr. 21 somit auch Beträge für Fallpauschalen-Patienten enthält, ist in Nr. 25 durch die Summe aus Berechnungstagen und Belegungstagen zu dividieren. Der so ermittelte Intensivpflegesatz kann für die Berechnungstage des Budgetbereichs nach § 14 Abs. 2 BPflV berechnet werden. Der auf die Belegungstage für Fallpauschalen-Patienten insgesamt entfallende Betrag ist im Wege der innerbetrieblichen Leistungsverrechnung verursachungsgerecht den bettenführenden Fachabteilungen in Rechnung zu stellen, für die die Fallpauschalen abgerechnet werden. Er wird dort in K 7, Nr. 7 ausgewiesen. Der Verrechnungsbetrag wird in Abschnitt „K 2" nicht ausgewiesen.

Wird eine Intensiveinheit innerhalb einer bettenführenden Fachabteilung geführt und nach § 13 Abs. 2 Satz 3 zweiter Halbsatz kein Intensivpflegesatz vereinbart, sind bei der Ermittlung des Abteilungspflegesatzes der Fachabteilung die Personal- und Sachkosten unter Nr. 7 auszuweisen, die der Intensiveinheit zuzurechnen sind.

Beispielrechnung zur LKA

Anhang 3
zur Leistungs- und Kalkulationsaufstellung

Gesonderter Ausweis für ausländische Patienten nach § 3 Abs. 4
Die Leistungen des Krankenhauses und seiner Abteilungen für ausländische Patienten nach § 3 Abs. 4 sind in gesonderten Abschnitten „L 1" und „L 3" auszuweisen, begrenzt auf folgende Inhalte:

- lfd. Nr. 4   BT mit tagesgleichen Pflegesätzen[4]

- lfd. Nr. 8   Belegungstage FP-Bereich[9]

- lfd. Nr. 13   Vollstationäre Fälle mit tagesgleichen Pflegesätzen[11]

- lfd. Nr. 18   Teilstationäre Fälle mit tagesgleichen Pflegesätzen[11a]

- lfd. Nr. 19   Fälle mit Fallpauschalen

V. Erläuterungen zur LKA

Die Leistungs- und Kalkulationsaufstellung (LKA) ist Bestandteil der Verordnung und damit **verbindliche Vorgabe**. Die vorgeschriebenen Inhalte sind rechtlich in gleicher Weise bindend wie die Vorschriften der Verordnung selbst. Dagegen sind die Formulare in ihrer graphischen Gestaltung als Muster anzusehen (vgl. § 17 Abs. 4 Satz 2 BPflV).

Die Blätter der LKA sind mit einer **Kopfzeile** versehen. In dieser sind der Name und die Anschrift des Krankenhauses, die fortlaufende Seitennumerierung und das Datum der Erstellung einzutragen oder einzustempeln. Diese Angaben stellen bei mehreren Pflegesätzen und einem dadurch steigenden Umfang der LKA eine eindeutige Zuordnung einzelner Blätter auch dann sicher, wenn Krankenkassen, die Schiedsstelle oder die zuständige Landesbehörde Unterlagen vieler Krankenhäuser gleichzeitig bearbeiten müssen.

Seit dem Inkrafttreten der BPflV-1986 sind die **Pflegesatzvereinbarungen streng prospektiv** für einen „zukünftigen Zeitraum (Pflegesatzzeitraum)" zu treffen (vgl. Kapitel I.5.2). Die LKA als Verhandlungsgrundlage informiert deshalb über Daten aus der Vergangenheit, z. B. Statistiken oder Verhandlungsergebnisse, und stellt ihnen die „Forderungen" oder Planungen des Krankenhauses für den nächsten Pflegesatzzeitraum gegenüber. Wenn es vom Thema der einzelnen Blätter her erforderlich ist, sind drei Spalten mit den folgenden Inhalten vorgesehen:

– Informationen zu den Ergebnissen der letzten Pflegesatzvereinbarung. Diese betreffen den noch „laufenden Pflegesatzzeitraum", d. h. in der Regel das laufende Kalenderjahr, in dem die Vertragsparteien im Herbst prospektiv für den folgenden „Pflegesatzzeitraum" verhandeln,

– die „Forderungen" des Krankenhauses für den künftigen „Pflegesatzzeitraum" und

– die „Vereinbarungen", d. h. das schriftliche Festhalten der Ergebnisse der Pflegesatzvereinbarung als Grundlage für die nächsten Verhandlungen und für den Krankenhausvergleich (vgl. Kapitel III.1.2).

Nach § 17 Abs. 2 BPflV beträgt der **Pflegesatzzeitraum** ein Kalenderjahr. Ein mehrjähriger Pflegesatzzeitraum kann vereinbart werden. Die einzelnen Pflegesatzzeiträume und damit auch die vereinbarten Budgets nach § 12 BPflV schließen nahtlos aneinander an. Dies gilt auch in Ausnahmefällen, in denen das prospektive Verhandlungsprinzip nicht voll eingehalten werden kann, weil die Vertragsparteien sich nicht rechtzeitig einigen konnten oder weil die Schiedsstellenentscheidung oder die Genehmigung durch die zuständige Landesbehörde noch nicht erfolgt ist. In diesen Fällen verschiebt sich lediglich die Laufzeit, d. h.

die Abrechnung der Pflegesätze (vgl. § 21 BPflV). Ist die **verspätete Genehmigung** des Budgets und der Pflegesätze vom Krankenhaus zu vertreten, z. B. weil es zu spät zu den Pflegesatzverhandlungen aufgefordert hat (§ 17 Abs. 3 Satz 1 BPflV) oder verspätet die Schiedsstelle angerufen hat, so erhält das Krankenhaus keinen Ausgleich für Minedererlöse, die durch eine weitere Abrechnung der bisherigen Pflegesätze entstehen (§ 21 Abs. 2 Satz 4 i. V. mit Abs. 1 Satz 3 BPflV).

Im Rahmen der folgenden Erläuterungen zur LKA werden jeweils einzelne Teile der Beispielrechnung für ein Musterkrankenhaus dargestellt. Die vollständige Beispielrechnung ist in Teil III zu finden.

1. Vereinbarte Vergütungen (V)

Der Abschnitt V enthält die Formblätter, die zur Darstellung der verschiedenen Entgelte des Krankenhauses und der Erlöse aus Pflegesätzen erforderlich sind. Die Blätter V 2 und V 3 werden in der Übergangsphase von 1995 bis 2001, bei der endgültigen Trennung der Fallpauschalen und Sonderentgelte vom Budgetbereich im Jahre 2002 und später bei der Ausgliederung neu vereinbarter Entgelte benötigt (vgl. Kapitel I.2).

Erläuterungen zur LKA

1.1 Budget und tagesgleiche Pflegesätze (V 1)

Krankenhaus:		Seite: 1
Krankenhaus „Gute Besserung"		Datum: 1.9.1998

Leistungs- und Kalkulationsaufstellung[1]

V Vereinbarte Vergütungen
V 1 Budget und tagesgleiche Pflegesätze

lfd. Nr.	Vergütung der allgemeinen Krankenhausleistungen	Vereinbarung für den laufenden Pflegesatzzeitraum	Pflegesatzzeitraum	
			Forderung	Vereinbarung[2]
	1	2	3	4
1	I. Pflegesatzzeitraum (vom 1.1.1999 bis 31.12.1999)[3]			
	II. Budget			
2	1. a) lfd. Pflegesatzzeitraum	48 397		
3	b) Zugehörige BT[4]	108 300		
4	2. a) Pflegesatzzeitraum		48 108	48 108
5	b) Zugehörige BT[4]		106 615	106 615
	III. Tagesgleiche Pflegesätze			
	ohne Ausgleiche u. Zuschläge			
6	Basispflegesatz (§ 13 Abs. 3)	124,34	120,10	120,10
7	teilstat. Basispflegesatz (§ 13 Abs. 4)	100,00	100,00	100,00
*) **)	Abteilungspflegesätze (§ 13 Abs. 2 u. 4)[5]			
101	a) Innere Medizin	267,63	287,58	287,58
115	b) Allgemeine Chirurgie	339,31	343,44	343,44
124	c) Frauenheilkunde und Geburtshilfe	252,76	269,30	269,30
126	d) Hals-, Nasen-, Ohrenheilkunde	254,50	268,88	268,88
136	e) Intensivmedizin	1 376,78	1 334,64	1 334,64
301	f) Innere Medizin (Dialyse)	400,00	400,00	400,00
427	g) Augenheilkunde	133,92	145,79	145,79

*) 1. Stelle der lfd. Nr.: 1 = Pflegesatz für Abteilung, 2 = Pflegesatz für besond. Einrichtung, 3 = teilstationärer Pflegesatz. 4 = Pflegesatz für Belegpatienten. 5 = teilstationärer Pflegesatz für Belegpatienten.
**) 2. und 3. Stelle der lfd. Nr.: Kennziffer der Fachabteilung nach Anhang 1.

Der Abschnitt „V 1" dient der schnellen Information der Vertragsparteien, der Beteiligten nach § 18 Abs. 1 Satz 2 KHG, der Schiedsstelle sowie der zuständigen Landesbehörde über die Vergütungen, die das Krankenhaus für die voll- und teilstationären Leistungen erhält.

1.1.1 Spalteneinteilung

Spalte 1 enthält die Bezeichnungen der einzelnen Zeileninhalte (s. unter 1.1.2). In die Spalte 2 sind die Ergebnisse der letzten Pflegesatzvereinbarung einzutragen. Diese betreffen den noch „laufenden Pflegesatzzeitraum", d. h. in der Regel das laufende Kalenderjahr, in dem die Vertragsparteien im Herbst prospektiv für den folgenden „Pflegesatzzeitraum" verhandeln. Die Spalten 3 und 4 betreffen den „Pflegesatzzeitraum", für den verhandelt wird. In Spalte 3 trägt das Krankenhaus seine „Forderungen" für die Verhandlung ein. Nach Abschluß der Pflegesatzvereinbarung wird das Vereinbarungsergebnis in Spalte 4 eingetragen. Es ist Grundlage für die nächste Pflegesatzverhandlung und für Krankenhausvergleiche.

1.1.2 Zeileneinteilung

In der **lfd. Nr.** 1 ist der **Pflegesatzzeitraum** einzutragen, für den verhandelt werden soll. Nach § 17 Abs. 2 BPflV ist grundsätzlich das Kalenderjahr der Pflegesatzzeitraum (Regelvorgabe). Ein mehrjähriger Zeitraum kann vereinbart werden.

Unter der Überschrift II ist das jeweilige **Budget** auszuweisen. Nach § 12 Abs. 1 BPflV vereinbaren das Krankenhaus und die Vertragsparteien (insbesondere die Krankenkassen, vgl. § 18 Abs. 2 KHG) das Budget auf der Grundlage der voraussichtlichen Leistungsstruktur und -entwicklung des Krankenhauses. Das Budget wird über tagesgleiche Pflegesätze den Patienten oder ihrer Krankenversicherung in Rechnung gestellt (vgl. § 10 Abs. 1 Nr. 2). Die Pflegesätze sind somit **Abschlagzahlungen** auf den Budgetbetrag. Sie werden mittels einer Divisionskalkulation ermittelt, bei der der Budgetbetrag durch die Anzahl der voraussichtlichen Berechnungstage dividiert wird (vgl. z. B. K 6 Nr. 15). Als „**Berechnungstage**" (BT) werden die Tage bezeichnet, für die tagesgleiche Pflegesätze abgerechnet werden (vgl. auch Fußnote 4). Die Berechnungstage zeigen somit auch die dem Budget zugrunde liegende Belegung im Budgetbereich an. Unter **lfd. Nr.** 2 und 3 sind das vereinbarte Budget und die zugehörigen Berechnungstage (Divisor) für den noch laufenden Pflegesatzzeitraum einzutragen. Unter **lfd. Nr.** 4 und 5 trägt das Krankenhaus in Spalte 3 das von ihm für den folgenden Pflegesatzzeitraum geforderte Budget und die dazu voraussichtlich anfallenden Berechnungstage ein. Die Spalte 4 wird erst dann entsprechend ausgefüllt, wenn sich die Vertragsparteien auf das neue Budget geeinigt haben.

Unter der Überschrift III. sind die **tagesgleichen Pflegesätze** des Krankenhauses auszuweisen. Dies sind die Pflegesätze, die – im Gegensatz zu den leistungsbezogenen Fallpauschalen und Sonderentgelten – je Tag des Krankenhausaufenthalts (je BT) zu zahlen sind (vgl. oben). Zu den Begriffen und Abgrenzungen des Basispflegesatzes, der Abteilungspflegesätze und der teilstationären Pflegesätze vgl. Kapitel I.1.3 sowie die angegebenen Paragraphen. Die bereinigten Abteilungspflegesätze ohne Ausgleiche und Zuschläge können aus K 7, nachrichtlich Nr. 1, entnommen werden.

Die Gegenüberstellung der bisher vereinbarten Pflegesätze mit den Forderungen/Vereinbarungen für den Pflegesatzzeitraum zeigt Erhöhungen und Strukturveränderungen auf. Voraussetzung für einen Vergleich ist jedoch, daß nur die Anteile des Pflegesatzes verglichen werden, die sich aufgrund der Situation des Krankenhauses in dem jeweiligen Zeitraum ergeben. Periodenfremde Verrechnungen (Ausgleiche und Zuschläge) für andere Zeiträume dürfen nicht einbezogen werden. In Abschnitt „V 1" werden deshalb **bereinigte Pflegesätze** ausgewiesen. Eine solche Bereinigung ist auch Voraussetzung für eine Einbeziehung der Pflegesätze in Krankenhausvergleiche.

Unter **lfd. Nr. 6 und 7** sind der vollstationäre und ggf. ein teilstationärer **Basispflegesatz** einzutragen. Der bereinigte vollstationäre Basispflegesatz kann K 6, Nr. 17 entnommen werden. Ein bereinigter teilstationärer Basispflegesatz muß entsprechend ermittelt werden; Erläuterungen dazu werden unter K 6, Nr. 17 gegeben.

Um eine maschinelle Auswertung der LKA zu erleichtern, sind die **Abteilungspflegesätze** in der Spalte „lfd. Nr." zu **verschlüsseln**. Die dazu benötigten Informationen geben die **Fußnoten *) und **)**. Die erste Stelle der zu bildenden dreistelligen Nr. weist die Art des Abteilungspflegesatzes aus, z. B. für eine hauptamtlich geführte Abteilung (Ziff. 1) oder für eine von einem Belegarzt geführte Abteilung (Ziff. 4). In der zweiten und dritten Stelle ist die Kennziffer der Fachabteilung einzutragen. Diese wird dem Anhang 1 zum LKA entnommen. Nach § 13 Abs. 2 BPflV sind Abteilungspflegesätze „für jede **organisatorisch selbständige** bettenführende Abteilung, die von einem fachlich nicht weisungsgebundenen Arzt mit entsprechender Fachgebietsbezeichnung geleitet wird", zu bilden (vgl. die Erläuterungen zu K 7). Eine Abteilung ist grundsätzlich nach ihrem Leistungsschwerpunkt den Abteilungsbezeichnungen des Anhangs 1 zuzuordnen. Abteilungspflegesätze sind auch zu vereinbaren für belegärztliche Bereiche und für „besondere Einrichtungen" nach § 13 Abs. 2 BPflV.

1.2 Sonderentgelte für die Fachabteilung (V 2)

| Krankenhaus: | | Seite: | 3 |
| Krankenhaus „Gute Besserung" | | Datum: | 1.9.1998 |

V 2 Sonderentgelte für die Fachabteilung*) Allgemeine Chirurgie

Nr.[6)]	Abgerechnete Anzahl im abgelaufenen Pflegesatzzeitraum	Vereinbarte Anzahl für den laufenden Pflegesatzzeitraum	Pflegesatzzeitraum			Erlössumme
			Anzahl	Entgelthöhe nach § 16 Abs. 1 u. 2	Zu- und nach §11 Abs. 3	
	1	2	3	4	5	6
1.01	21	20	25	1.349,70		33.743
2.01	17	25	35	1.920,77		67.227
2.02	34	35	40	2.127,49		85.100
12.03	16	15	20	4.191,42		83.828
12.06	19	20	25	2.952,23		98.806
12.07	13	15	15	4.956,27		74.344
12.08	31	35	35	4.254,83		148.919
12.12	19	20	25	2.231.60		55.790
12.15	3	5	5	7.486,57		37.433
12.16	18	20	15	1.069,10		16.037
12.18	31	30	35	1.262,75		44.196
12.20	33	35	40	1.263,81		50.552
12.21	25	25	30	1.447,23		43.417
12.22	16	15	20	1.402,99		28.060
17.01	12	15	15	1.694,65		25.420
insgesamt						892.871

*) Musterblatt; EDV – Ausdrucke möglich

Erläuterungen zur LKA

Der Abschnitt „V 2" ist in der Übergangsphase zum neuen Entgeltsystem für die Jahre 1995/96 bis 2002, danach nur noch für neu vereinbarte Entgelte auszufüllen. Es ist für jede **Fachabteilung** gesondert zu erstellen. Die Angaben zu den Leistungsmengen können grundsätzlich mit den ebenfalls abteilungsbezogenen Angaben zu den Diagnosen in L 4 und zu den Operationen in L 5 verglichen werden. Bei einem Vergleich mit der Diagnosestatistik wird dabei in vielen Fällen jedoch lediglich eine näherungsweise Prüfung der Angaben möglich sein.

Für jedes Sonderentgelt ist eine **Zeile** des Abschnitts auszufüllen. Die Fußnote in der Überschrift von V 2 stellt klar, daß das Formblatt lediglich ein Muster ist. Entsprechende EDV-Ausdrucke sind möglich.

In der **Spalte „Nr."** sind die in der Anlage 2 der BPflV ausgewiesenen Sonderentgelt-Nummern einzutragen.

In **Spalte 1** sind die im abgelaufenen Pflegesatzzeitraum (in der Regel das vergangene Kalenderjahr) tatsächlich gegenüber den Patienten, den Krankenversicherungen oder sonstigen Kostenträgern abgerechneten Sonderentgelte auszuweisen.

In **Spalte 2** ist die bei der letzten Pflegesatzverhandlung für den laufenden Pflegesatzzeitraum „vereinbarte Anzahl" von Sonderentgelten einzutragen. Diese ist von den Vertragsparteien vorausgeschätzt worden und ist Grundlage der Pflegesatzvereinbarung (Budget, Sonderentgelte). Eine Angabe zu den tatäschlich abgerechneten Sonderentgelten ist noch nicht möglich, weil diese Abrechnungsperiode (Pflegesatzzeitraum) noch nicht beendet ist.

Die **Spalten 3 bis 6** sind Grundlage für den Erlösabzug der Sonderentgelte im Rahmen der neuen Pflegesatzvereinbarung. Das Krankenhaus schätzt in Spalte 3 die Anzahl der voraussichtlich im Pflegesatzzeitraum abrechenbaren Sonderentgelte. Diese Anzahl wird mit der Entgelthöhe multipliziert (Spalten 4 und 5) und ergibt den Anteil der Gesamterlöse des Krankenhauses (Spalte 6), der über die neuen Entgelte finanziert wird. Dieser Anteil wird aus dem Budgetbereich ausgegliedert, d. h. von ihm abgezogen (vgl. K 5, Nr. 11).

Die Schätzung dieses Erlösanteils, d. h. der auszugliedernden und über Sonderentgelte abzurechnenden Leistungsmenge, beinhaltet erhebliche **Risiken** und Chancen. Werden mehr Sonderentgelte ausgegliedert (abgezogen) als im Pflegesatzzeitraum später tatsächlich abgerechnet werden können, verliert das Krankenhaus die zu viel ausgegliederten Beträge; werden weniger Sonderentgelte ausgegliedert, entstehen Überschüsse. Das Krankenhaus sollte deshalb intern sorgfältig Informationen zu den Leistungsarten und Mengen sammeln, die von den Entgeltkatalogen erfaßt werden (vgl. Kapitel II.2). Zur Begrenzung der Risiken und Chancen sieht § 11 Abs. 8 BPflV einen begrenzten Erlösausgleich vor. Beispiele zum Erlösausgleich werden in den Erläuterungen zu K 5, Nr. 18 gegeben.

In **Spalte 4** ist die Entgelthöhe für das einzelne Sonderentgelt einzutragen. Für die Sonderentgelte ist die Entgelthöhe anhand der Anlage 2 der BPflV zu ermitteln. Dabei sind die **Punktzahlen** in Anlage 2.1, Spalten 5 und 6, für den Personalkosten- und den Sachkostenanteil der Entgelte mit den jeweiligen, auf der Landesebene vereinbarten **Punktwerten** (§ 16 Abs. 1 Satz 1 BPflV) zu multiplizieren. Bei belegärztlich geleiteten Abteilungen ist die entsprechende Rechnung mit den Punktzahlen aus Anlage 2.2, Spalten 5 und 6, durchzuführen. Ist neben dem Belegoperateur noch ein Beleganästhesist beteiligt, sind die niedrigeren Punktwerte der Spalten 8 und 9 der Anlage 2.2 zu verwenden. Für die Sonderentgelte, die nach § 16 Abs. 2 BPflV von den Vertragsparteien auf Landesebene zusätzlich vereinbart werden können, gelten die von den Vertragsparteien auf Landesebene dazu vereinbarten Punktzahlen. Für diese Entgelte sind die gleichen Punktwerte zu verwenden wie für die Entgelte nach der BPflV.

Beispiel: Ermittlung der Entgelthöhe
Fachabteilung Allg. Chirurgie:

SE-Nr.	Entgelt-Anteil	Punkt-Zahl		Punkt-wert		Entgelt-Anteil	Entgelthöhe (Spalte 4)
12.03	Personal	2 270	x	1,0824	=	2 457,05	
	Sachmittel	1 620	x	1,0706	=	+ 1 734,37	= 4 191,42
12.06	Personal	1 960	x	1,0824	=	2 121,50	
	Sachmittel	1 710	x	1,0706	=	+ 1 830,73	= 3 952,23
12.07	Personal	2 670	x	1,0824	=	2 890,01	
	Sachmittel	1 930	x	1,0706	=	+ 2 066,26	= 4 956,27

In **Spalte 5** ist die Höhe eines ggf. für das Sonderentgelt vereinbarten **Zu- oder Abschlags** einzutragen. Die Vertragsparteien der örtlichen Pflegesatzvereinbarung sind grundsätzlich an die auf der Landesebene vereinbarte Höhe der pauschalierten Entgelte gebunden. Für einzelne Fallpauschalen und Sonderentgelte können nach § 11 Abs. 3 BPflV jedoch Zuschläge vereinbart werden, wenn dies zur Sicherstellung der bedarfsgerechten Versorgung der Bevölkerung erforderlich ist. Abschläge von den Entgelten sind zu vereinbaren, wenn ein Krankenhaus nicht an der stationären Notfallversorgung teilnimmt oder die Leistungserbringung in einer Abteilung auf „ungewöhnlich wenige Leistungsarten" begrenzt ist. Nähere Erläuterungen zu den Voraussetzungen für Zu- und Abschläge geben Tuschen/Quaas, a.a.O. Im Falle eines Zu- oder Abschlags nach § 11 Abs. 3 BPflV ist auch dieser Zu-/Abschlag in die Ermittlung der Erlössumme (Spalte 6) und damit in den Erlösabzug vom Budget einzubeziehen (§ 12 Abs. 2 Satz 1 BPflV). Die Höhe des Zu- oder Abschlags für das einzelne Entgelt ist in Spalte 5 einzutragen.

Erläuterungen zur LKA

In Spalte 5 nicht berücksichtigt werden der pauschale Fehlbelegungsabschlag nach § 17 a Abs. 3 Satz 2 KHG in Höhe von 1 % und die Instandhaltungspauschale nach § 17 Abs. 4 b i. V. mit § 7 Abs. 1 Satz 2 Nr. 4 BPflV in Höhe von 1,1 %. In diesen Fällen ist der Zu- und Abschlag jeweils bei der Rechnungsstellung des Entgelts zu berücksichtigen; eine Einbeziehung in Spalte 5 würde dazu führen, daß die Zu- und Abschläge bei dem Erlösabzugsverfahren in K 5 Nr. 11 wieder aufgehoben (neutralisiert) würden.

Die **Erlössumme in Spalte 6** wird ermittelt, indem die Anzahl der Entgelte in Spalte 3 mit der Entgelthöhe in Spalte 4 multipliziert wird. Sind bei einzelnen Entgelten Zu- oder Abschläge vereinbart worden, muß zusätzlich die Spalte 3 mit der Spalte 5 multipliziert werden. Das Ergebnis beider Multiplikationen ist zu addieren.

Beispiel: Ermittlung der Erlössumme in Spalte 6

1. Ermittlung der Teil-Erlössumme für Sonderentgelte

SE-Nr.	Anzahl (Spalte 3)		Entgelthöhe (Spalte 4)		Teil-Erlössumme
12.03	20	x	4 191,42	=	83 828,40
12.06	25	x	3 952,23	=	98 805,75
12.07	15	x	4 956,27	=	74 344,05

2. Ermittlung der Teil-Erlössumme für Zu-/Abschläge

SE-Nr.	Anzahl (Spalte 3)		Zu-/Abschlag (Spalte 5)		Teil-Erlössumme
12.03	20	x	−209,57	=	−4 191,40
12.06	25	x	−197,61	=	−4 940,25
12.07	15	x	−247,81	=	−3 717,15

3. Ermittlung der Gesamt-Erlössumme

SE-Nr.	Teilsumme Sonderentgelt		Teilsumme Zu-/Abschlag		Erlössumme Spalte 6
12.03	83 828,40	−	4 191,40	=	79 637,00
12.06	98 805,75	−	4 940,25	=	93 865,50
12.07	74 344,05	−	3 717,15	=	70 626,90

Bei einem Krankenhaus, das keine Zu- oder Abschläge erhält, wie es für das Beispielkrankenhaus „Gute Besserung" der Fall ist, ist die „Teil-Erlössumme für Sonderentgelte" unter 1. identisch mit der „Erlössumme" für Spalte 6 unter 3.

Um den einzelnen Krankenhäusern die in den obigen Beispielen dargestellte Ermittlung der (Teil-)Erlössummen für die Sonderentgelte (ohne Zu-/Abschläge) zu ersparen, hat der Verordnungsgeber die **Vertragsparteien auf Landesebene** verpflichtet, den Vertragsparteien auf der örtlichen Ebene nicht nur die vereinbarten Punktwerte, sondern auch die sich daraus ergebende Höhe der Entgelte mitzuteilen (§ 16 Abs. 4 BPflV). Diese Daten sollten auf EDV-Disketten geliefert werden, damit sie direkt in die Kalkulationsprogramme und in die Programme zur Abrechnung der Pflegesätze übernommen werden können (**Datenaustausch**, vgl. die amtl. Begründung).

1.3 Fallpauschalen für die Fachabteilung (V 3)

Krankenhaus:
Krankenhaus „Gute Besserung"

Seite: 6
Datum: 1.9.1998

V 3 Fallpauschalen für die Fachabteilung*) ***) Allgemeine Chirurgie

| Nr.⁶⁾ | Abgerechnete Anzahl im abgelaufenen Pflegesatzzeitraum | Vereinbarte Anzahl für den laufenden Pflegezeitraum | Pflegesatzzeitraum | | | Erlössumme | Aufteil. von Sp. 6 bei Erlösabzug**) | |
| | | | Anzahl | Entgelthöhe nach § 16 Abs. 1 u. 2 | Zu- und Abschläge nach § 11 Abs. 3 | | Anteil Basispflegesatz | Anteil Abteilungspflegesatz |
	1	2	3	4	5	6	7	8
12.03	82	70	80	5.792,07		463.366	119.702	343.664
12.04	94	65	85	5.035,10		427.984	81.432	346.552
12.05	78	70	75	3.473,65		260.524	70.237	190.287
12.07	124	120	130	3.808,95		495.164	135.739	359.425
17.011		35	40	10.398,20		415.928	63.296	352.632
17.012		35	40	2.491,49		99.660	46.933	52.727
17.021		45	50	9.969,96		498.498	79.120	419.378
17.022		45	50	2.491,49		124.574	58.666	65.908
17.03	14	20	15	10.172,10		152.582	39.075	113.507
17.04	32	40	35	10.248,82		358.709	93.436	265.273
17.12	10	10	10	5.963,37		59.634	16.039	43.595
17,13	9	10	10	10.136,21		101.362	22.929	78.433
17.14	24	35	35	4.236,84		148.289	32.403	115.886
insgesamt	600	655				3.606.274	859.007	2.747.267

*) Musterblatt; EDV-Ausdrucke möglich
**) Bei Erlösabzug nach § 12 Ab s. 2 sind die Fallpauschalen anteilig vom Basispflegesatz und von den Abteilungspflegesätzen abzuziehen (vgl. die Fußnoten 27 und 23 a).
 in Spalte 7 und 8 sind jeweils 100 % der auf diese Pflegesatzbereiche entfallenden Anteile auszuweisen (Erlössumme).
***) Bei einer Zusammenarbeit nach § 14 Abs. 5 Satz 2 und 3 trägt jedes beteiligte Krankenhaus in den Spalten 4–8 seinen voraussichtlichen Anteil an der Fallpauschale ein.

Der Abschnitt „V 3" ist in der Übergangsphase zum neuen Entgeltsystem für die Jahre 1995/96 bis 2002, danach nur noch für neu vereinbarte Entgelte auszufüllen (vgl. Kapitel I.2). Es ist für jede **Fachabteilung** gesondert zu erstellen. Die Angaben zu den Leistungsmengen können grundsätzlich mit den ebenfalls abteilungsbezogenen Angaben zu den Diagnosen in L 4 und zu den Operationen in L 5 verglichen werden. Bei einem Vergleich mit der Diagnosestatistik wird dabei in vielen Fällen jedoch lediglich eine näherungsweise Prüfung der Angaben möglich sein.

Für jede Fallpauschale ist eine **Zeile** des Abschnitts auszufüllen.

Krankenhäuser, die im Rahmen einer „**Zusammenarbeit**" bei der Behandlung eines Patienten nach § 14 Abs. 5 Satz 2 und 3 BPflV eine Fallpauschale untereinander aufteilen müssen, weisen jeweils ihren Anteil entsprechend aus; vgl. Fußnote ***). Diese geteilten Fallpauschalen sollten in einem gesonderten Block aufgezeigt oder gekennzeichnet werden, da sie unter „Anzahl" (Spalten 1 bis 3) jeweils als ganze Fallpauschale ausgewiesen werden, in den folgenden Spalten als Entgelthöhe jedoch nur der dem jeweiligen Krankenhaus zustehende Teil der Fallpauschale eingetragen wird.

Die Fußnote *) in der Überschrift von V 3 stellt klar, daß das Formblatt lediglich ein Muster ist. Entsprechende EDV-Ausdrucke sind möglich.

1.3.1 Ermittlung der Erlössumme

In der **Spalte „Nr."** sind die in der Anlage 1 der BPflV ausgewiesenen Nummern der Fallpauschalen einzutragen.

In **Spalte 1** sind die im abgelaufenen Pflegesatzzeitraum (in der Regel das vergangene Kalenderjahr) tatsächlich abgerechneten Fallpauschalen auszuweisen.

In **Spalte 2** ist die bei der letzten Pflegesatzverhandlung für den laufenden Pflegesatzzeitraum „vereinbarte Anzahl" von Fallpauschalen einzutragen. Diese ist von den Vertragsparteien vorausgeschätzt worden und ist Grundlage der Pflegesatzvereinbarung (Budget, Fallpauschalen). Eine Angabe zu den tatsächlich abgerechneten Fallpauschalen ist noch nicht möglich, weil diese Abrechnungsperiode (Pflegesatzzeitraum) noch nicht beendet ist.

Die **Spalten 3 bis 6** sind Grundlage für die Erlösausgliederung der Fallpauschalen im Rahmen der neuen Pflegesatzvereinbarung. Das Krankenhaus schätzt in Spalte 3 die Anzahl der voraussichtlich im Pflegesatzzeitraum abrechenbaren Fallpauschalen. Diese Anzahl wird mit der Entgelthöhe multipliziert (Spalten 4 und 5) und ergibt den Anteil der Gesamterlöse des Krankenhauses (Spalte 6), der über die neuen Entgelte finanziert wird. Dieser Erlösanteil wird aus dem Budgetbereich ausgegliedert, d. h. von ihm abgezogen (vgl. K 5, Nr. 10). Zu den hierdurch entstehenden **Risiken** und Chancen sei auf die entsprechenden Ausführungen zu den Spalten 3 bis 6 von V 2 verwiesen.

Erläuterungen zur LKA

In **Spalte 4** ist die **Entgelthöhe** für die einzelne Fallpauschale einzutragen. Für die Fallpauschalen, die in der BPflV vorgegeben sind, ist die Entgelthöhe anhand der Anlage 1 der BPflV zu ermitteln. Dabei sind die **Punktzahlen** in Anlage 1.1, Spalten 5 und 6, für den Personalkosten- und den Sachkostenanteil der Entgelte mit den jeweiligen, auf der Landesebene vereinbarten **Punktwerten** (§ 16 Abs. 1 Satz 1 BPflV) zu multiplizieren. Bei belegärztlich geleiteten Ableitungen ist die entsprechende Rechnung mit den Punktzahlen aus Anlage 1.2, Spalten 5 und 6, durchzuführen. Ist neben dem Belegoperateur noch ein Beleganästhesist beteiligt, sind die niedrigeren Punktwerte der Spalten 8 und 9 der Anlage 1.2 zu verwenden. Für die Fallpauschalen, die nach § 16 Abs. 2 BPflV von den Vertragsparteien auf Landesebene zusätzlich vereinbart werden können, gelten die von den Vertragsparteien auf Landesebene dazu vereinbarten Punktzahlen. Für diese Entgelte sind die gleichen Punktwerte zu verwenden wie für die Entgelte nach der BPflV.

Beispiel: Ermittlung der Entgelthöhe
Fachabteilung Allg. Chirurgie:

FP-Nr.	Entgelt-Anteil	Punkt-Zahl		Punkt-wert		Entgelt-Anteil	Entgelthöhe (Spalte 4)
12.05	Personal	2 230	x	1,0824	=	2 413,75	
	Sachmittel	990	x	1,0706	=	+ 1 059,89	= 3 473,65
12.07	Personal	2 520	x	1,0824	=	2 727,65	
	Sachmittel	1 010	x	1,0706	=	+ 1 081,31	= 3 808,95
17.13	Personal	6 150	x	1,0824	=	6 656,76	
	Sachmittel	3 250	x	1,0706	=	+ 3 479,45	= 10 136,21

In **Spalte 5** ist die Höhe eines ggf. für die Fallpauschale vereinbarten **Zu- oder Abschlags** einzutragen. Die Vertragsparteien der örtlichen Pflegesatzvereinbarung sind grundsätzlich an die auf der Landesebene vereinbarte Höhe der pauschalierten Entgelte gebunden. Für einzelne Fallpauschalen und Sonderentgelte können nach § 11 Abs. 3 BPflV jedoch Zuschläge vereinbart werden, wenn dies zur Sicherstellung der bedarfsgerechten Versorgung der Bevölkerung erforderlich ist. Abschläge von den Entgelten sind zu vereinbaren, wenn ein Krankenhaus nicht an der stationären Notfallversorgung teilnimmt oder die Leistungserbringung in einer Abteilung auf „ungewöhnlich wenige Leistungsarten" begrenzt ist. Zu den Voraussetzungen für Zu- und Abschläge vgl. Tuschen/Quaas, a.a.O. Im Falle eines Zu- oder Abschlags nach § 11 Abs. 3 BPflV ist auch dieser Zu-/Abschlag in die Ermittlung der Erlössumme (Spalte 6) und damit in den Erlösabzug vom Budget einzubeziehen (§ 12 Abs. 2 Satz 1 BPflV). Die Höhe des Zu- oder Abschlags für das einzelne Entgelt ist in Spalte 5 einzutragen. In Spalte 5 nicht berücksichtigt werden der pauschale Fehlbelegungsabschlag nach § 17 a Abs. 3 Satz 2 KHG in Höhe von 1 % und die

Instandhaltungspauschale nach § 17 Abs. 4 b i. V. mit § 7 Abs. 1 Satz 2 Nr. 4 BPflV in Höhe von 1,1 %. In diesen Fällen ist der Zu- und Abschlag jeweils bei der Rechnungstellung des Entgelts zu berücksichtigen; eine Einbeziehung in Spalte 5 würde dazu führen, daß die Zu- und Abschläge bei dem Erlösabzugsverfahren in K 5 Nr. 10 wieder aufgehoben (neutralisiert) würden.

Die **Erlössumme** in **Spalte 6** wird ermittelt, indem die Anzahl der Entgelte in Spalte 3 mit der Entgelthöhe in Spalte 4 multipliziert wird. Sind bei einzelnen Entgelten Zu- oder Abschläge vereinbart worden, muß zusätzlich die Spalte 3 mit der Spalte 5 multipliziert werden. Das Ergebnis beider Mulitplikationen ist zu addieren.

Beispiel: Ermittlung der Erlössumme in Spalte 6

1. Ermittlung der Teil-Erlössumme für Fallpauschalen

FP-Nr.	Anzahl (Spalte 3)		Entgelthöhe (Spalte 4)		Teil-Erlössumme
12.05	75	x	3 473,65	=	260 523,75
12.07	130	x	3 808,96	=	495 164,80
17.13	10	x	10 136,21	=	101 362,10

2. Ermittlung der Teil-Erlössumme für Zu-/Abschläge

FP-Nr.	Anzahl (Spalte 3)		Zu-/Abschlag (Spalte 5)		Teil-Erlössumme
12.05	75	x	+ 173,68	=	+ 13 026,00
12.07	130	x	+ 337,77	=	+ 43 910,10
17.13	10	x	+ 506,81	=	+ 5 068,10

3. Ermittlung der Gesamt-Erlössumme

FP-Nr.	Teilsumme Fallpauschale		Teilsumme Zu-/Abschlag		Erlössumme Spalte 6
12.05	260 523,00	+	13 026,00	=	273 549,00
12.07	495 164,80	+	43 910,10	=	539 074,90
17.13	101 562,10	+	5 068,10	=	106 430,20

Bei einem Krankenhaus, das keine Zu- oder Abschläge erhält – dies ist für das Krankenhaus „Gute Besserung" der Fall –, ist die „Teil-Erlössumme für Fallpauschalen" unter 1. identisch mit der „Erlössumme" für Spalte 6 unter 3.

Erläuterungen zur LKA

1.3.2 Ermittlung des Anteils „Basisleistungen"

Mit den Fallpauschalen wird grundsätzlich die gesamte Behandlung des Patienten vergütet (zu Ausnahmen vgl. § 14 Abs. 6 und 7 BPflV). Fallpauschalen enthalten also einerseits Kosten für ärztliche und pflegerische Leistungen und damit zusammenhängende Leistungen sowie andererseits Kosten für „Unterkunft und Verpflegung" und für die Vorhaltung des Krankenhauses (Wasser, Energie, Heizung, Reinigung, Verwaltung, Instandhaltung). Im Budgetbereich entspricht dies der Aufteilung in den Bereich der Abteilungspflegesätze und den Bereich des Basispflegesatzes (vgl. K 1). In der Übergangsphase bis 2002 werden die Fallpauschalen jeweils aus dem Budgetbereich ausgegliedert (abgezogen; vgl. Kapitel I.2). Eine Ermittlung der Abteilungspflegesätze und des Basispflegesatzes ist dabei nur möglich, wenn aus diesen beiden Pflegesatzbereichen jeweils die entsprechenden Anteile der Fallpauschalen abgezogen werden (vgl. K 6, Nr. 6 und K 7, Nr. 19). Hat das Krankenhaus das Verfahren der **Kostenausgliederung** gewählt (§ 12 Abs. 2 Satz 3 und Abs. 3 BPflV), werden die entsprechenden krankenhausindividuellen Kosten ausgegliedert. Für das Verfahren des **Erlösabzugs** (§ 12 Abs. 2 Satz 1 BPflV) muß dagegen die landesweit geltende Fallpauschale aufgeteilt werden in den Teil, der von dem Bereich der Abteilungspflegesätze abzuziehen ist, und den Teil, der von dem Bereich des Basispflegesatzes abzuziehen ist; vgl. Fußnote **). Die dazu benötigten Angaben enthält der Fallpauschalen-Katalog. Dort ist der auf den Bereich des Basispflegesatzes entfallende Anteil nachrichtlich ausgewiesen (vgl. Anlage 1.1, Spalten 9 bis 11, und Anlage 1.2, Spalten 12 bis 14). Die folgenden Erläuterungen stellen das Vorgehen bei dem **Verfahren der Erlösausgliederung** dar.

Zur Ermittlung des **Anteils der Basisleistungen** muß die entsprechende **Punktzahl** (Bewertungsrelation) mit dem **Punktwert** und mit der Anzahl der Entgelte multipliziert werden. Aufgrund der unterschiedlichen Punktwerte für den Personal- und den Sachkostenanteil der Fallpauschale ist auch für die Basisleistungen eine entsprechend differenzierte Rechnung durchzuführen.

Beispiel: Ermittlung des Anteils „Basisleistungen"
Fachabteilung Allg. Chirurgie:

FP-Nr.	Entgelt-Anteil	Anzahl (Spalte 3)	Punkt-Zahl	Punkt-wert	Entgelt-Anteil	Basisleistung (Spalte 7)
12.05	Personal	75	x 430	x 1,0824	= 34 907,40	
	Sachmittel	75	x 440	x 1,0706	= + 35 329,80	70 237,20
12.07	Personal	130	x 480	x 1,0824	= 67 541,76	
	Sachmittel	130	x 490	x 1,0706	= + 68 197,22	135 738,98
17.13	Personal	10	x 1 060	x 1,0824	= 11 473,44	
	Sachmittel	10	x 1 070	x 1,0706	= + 11 455,42	22 928,86

1.3.3 Ermittlung des Anteils „Abteilungspflegesatz"

Nach der Ermittlung des Fallpauschalen-Anteils, der dem Basispflegesatz-Bereich entspricht, muß der entsprechende **Abteilungspflegesatz-Anteil** ermittelt werden. Dazu wird von der Fallpauschale der Anteil des Basispflegesatzes abgezogen.

Beispiel: Ermittlung des Abteilungspflegesatz-Anteils

FP-Nr.	Erlössumme ohne Zu-/ Abschläge		Anteil Basis-pflegesatz (Spalte 7)		Anteil Abteilungs-pflegesatz (Spalte 8)
12.05	260 523,00	./.	70 237,20	=	190 285,80
12.07	495 164,80	./.	135 738,98	=	359 425,82
17.13	101 362,10	./.	22 928,86	=	78 433,24

Die „Erlössumme ohne Zu-/Abschläge" im obigen Beispiel ist bei Krankenhäusern, die keine Zu- oder Abschläge erhalten, identisch mit der Erlössumme in Spalte 6 von V 3, Krankenhäuser mit Zu- oder Abschlägen nehmen statt dessen die entsprechende Zwischensumme „Teil-Erlössumme für FP", die diese Zu-/Abschläge nicht enthält; siehe oben Kapitel IV.1.3.1 „Beispiel zur Ermittlung der Erlössumme", Nr. 1.

1.3.4 Aufteilung der Zu- oder Abschläge

Sind für ein Krankenhaus nach § 11 Abs. 3 BPflV Zu- oder Abschläge zu Fallpauschalen vereinbart worden, gehen diese in die Erlössumme in Spalte 6 von V 3 ein (vgl. oben). Auch diese Zu- oder Abschläge müssen für die Zwecke des Erlösabzugs in einen „Anteil Basispflegesatz" (Spalte 7) und einen „Anteil Abteilungspflegesatz" (Spalte 8) aufgeteilt werden.

Da die Zu- oder Abschläge, je nach deren Ursache, individuell für jedes Krankenhaus vereinbart werden, konnte der Verordnungsgeber keine Aufteilung vorgeben. Die Vertragsparteien bzw. das Krankenhaus müssen diese Aufteilung festlegen, da nur sie wissen, welche Kostenarten ursächlich für den Zu- oder Abschlag waren.

1.3.5 Hilfestellung durch die Vertragsparteien auf Landesebene

Die oben dargestellten differenzierten Rechnungen lassen sich bei einem Erlösabzugsverfahren leider nicht vermeiden. Sie werden durch den Einsatz von EDV-Kalkulationsverfahren, wie sie heute gängig sind, wesentlich erleichtert.

Eine weitere Erleichterung soll – wie bereits dargestellt – durch die **Vertragsparteien auf Landesebene** geschaffen werden. Der Verordnungsgeber hat diese verpflichtet, den Vertragsparteien auf der örtlichen Ebene nicht nur die vereinbarten Punktwerte, sondern auch die sich daraus ergebende Höhe der Entgelte mitzuteilen (§ 16 Abs. 4 BPflV). Ohne weiteres ist es dabei auch möglich, die für den Erlösabzug benötigten Fallpauschalen-Anteile „Basispflegesatz" und „Abteilungspflegesatz" zu liefern. Den Krankenhäusern wird dadurch sowohl die Multiplikation mit den nach Personal- und Sachkosten differenzierten Punktzahlen als auch die Aufteilung der Fallpauschale erspart. Die erforderlichen Rechnungen müssen dann nur einmal auf der Landesebene durchgeführt werden, nicht in jedem Krankenhaus.

Die Daten sollten auf EDV-Disketten geliefert werden, damit sie direkt in die Kalkulationsprogramme und in die Programme zur Abrechnung der Pflegesätze übernommen werden können (**Datenaustausch,** vgl. die amtl. Begründung).

1.4 Erlöse des Krankenhauses (V 4)

Krankenhaus:	Seite:	10
Krankenhaus „Gute Besserung"	Datum:	1.9.1998

V 4 Erlöse des Krankenhauses *)

lfd. Nr.	Abgelaufener Pflegesatzzeitraum (einschl. teilstat. Pflegesätze)	Erlöse
	1	2
1	Basispflegesatz	13.807
2	Abteilungspflegesätze	35.867
3	Pflegesätze für besondere Einrichtungen	
4	Fallpauschalen	11.867
5	Sonderentgelte	4.176
6	Vor- und nachstationäre Behandlung **)	180
7	Insgesamt	65.897

*) V 4 ist nur einmal für das gesamte Krankenhaus auszufüllen
**) nur bei Erlösabzug

Nach Aufhebung des Selbstkostendeckungsprinzips wäre es in dem neuen Entgeltsystem grundsätzlich nicht mehr notwendig, die Erlöse des Krankenhauses nachzuweisen. Allerdings enthält auch das neue Recht einige Ausgleichsmechanismen, die an bestimmte Entgeltsummen geknüpft sind.

Für den **Budgetbereich** wird ein flexibles Budget vereinbart. Übersteigen die Erlöse aus den Abteilungspflegesätzen, dem Basispflegesatz und den teilstationären Pflegesätzen das vereinbarte Budget, muß das Krankenhaus 85 % bzw. 90 % der Mehrerlöse zurückerstatten. Wird der Budgetbetrag durch die Erlöse aus den tagesgleichen Pflegesätzen nicht erreicht, hat das Krankenhaus einen Anspruch darauf, daß ihm 50 % der Mindererlöse nachgezahlt werden (vgl. Kapitel I.1.2). Der Nachweis der entsprechenden Erlöse in V 4, Nr. 1 bis 3, ist somit Voraussetzung für den Erlösausgleich im Rahmen der flexiblen Budgetierung nach § 12 Abs. 4 BPflV.

Für den Bereich der **Fallpauschalen und Sonderentgelte** ist im Übergangszeitraum auf das neue Entgeltsystem für die Jahre 1995/96 bis 2001 ein Erlösausgleich vorgeschrieben worden, der die Risiken und Chancen begrenzen soll. Nach § 11 Abs. 8 BPflV werden Mehr- oder Mindererlöse aus Fallpauschalen und Sonderentgelten anteilig ausgeglichen. Für die Jahre 1997 bis 2001 sind Erlöse, die über die bei der Pflegesatzvereinbarung ausgegliederte Erlössumme hinausgehen (Mehrerlöse), zu 75 % zurückzuzahlen; die Vertragsparteien auf der Bundesebene können für bestimmte Entgelte abweichende Prozentsätze vereinbaren. Mindererlöse gegenüber der ausgegliederten Erlössumme werden von den Krankenkassen zu 50 % nachgezahlt. Voraussetzung für diesen Erlösausgleich nach § 11 Abs. 8 BPflV ist der Nachweis der Erlöse aus Fallpauschalen und Sonderentgelten in V 4 Nr. 4 und 5.

Die **vor- und nachstationäre Behandlung** nach § 115 a SGB V gehört nicht zu dem Bereich der voll- und teilstationären Behandlung, der durch die BPflV geregelt wird. Zur Vereinfachung der Ausgliederung der vor- und nachstationären Behandlung aus dem Budgetbereich läßt § 7 Abs. 2 Satz 2 Nr. 1 BPflV eine Erlösausgliederung zu. Als Grundlage für die Verhandlungen über die Höhe dieser Erlösausgliederung ist die Angabe der Erlöse in V 4, Nr. 6, erforderlich. Die Erlöse sind nicht auszuweisen, wenn das Krankenhaus für den Pflegesatzzeitraum das Verfahren der Kostenausgliederung wählt.

Die Erlöse sind als Ist-Ergebnis für den abgelaufenen Pflegesatzzeitraum, in der Regel das abgelaufene Kalenderjahr, anzugeben. Die Erlöse aus **teilstationären Pflegesätzen** sind einzubeziehen (siehe den Klammerhinweis in der Kopfzeile). Sie sind zusammen mit den Erlösen aus vollstationären Pflegesätzen in der jeweiligen Zeile 1 bis 3 auszuweisen.

2. Leistungsdaten (L)

Der bisherige „Kosten- und Leistungsnachweis" (KLN) wurde durch die neue „Leistungs- und Kalkulationsaufstellung" (LKA) ersetzt. Die neue Bezeichnung macht deutlich, daß nach Aufhebung des Selbstkostendeckungsprinzips nun die Leistungen des Krankenhauses im Mittelpunkt der Pflegesatzverhandlungen stehen werden. Die Krankenhäuser haben nach § 17 Abs. 1 KHG einen Anspruch auf „medizinisch leistungsgerechte" Pflegesätze. Bei der Beurteilung, welche Pflegesatzhöhe als leistungsgerecht anzusehen ist, sind auch die „Pflegesätze und Leistungen vergleichbarer Krankenhäuser ... angemessen zu berücksichtigen" (§ 17 Abs. 1 KHG).

Der Teil „L" der LKA dient der Zielsetzung, Leistungsdaten des einzelnen Krankenhauses für die Pflegesatzverhandlungen darzustellen und ihre Entwicklung im Zeitablauf aufzuzeigen. Die Angaben sollen den Krankenkassen eine grobe Beurteilung des Krankenhauses erlauben. Durch sie können erst die Forderungen des Krankenhauses, z. B. zur Vereinbarung des Budgets, interpretiert werden. Die in die Spalte 4 „Vereinbarungen" einzutragenden Daten sind Grundlage für den Krankenhausvergleich nach § 5 BPflV oder für andere Vergleiche, die stattdessen von seiten der Krankenkassen- oder Krankenhausverbände durchgeführt werden.

Zur **Spalteneinteilung** siehe die Erläuterungen unter Kapitel III. Im Unterschied zum Teil „K", bei dem nach Aufhebung des Selbstkostendeckungsprinzips auf den Nachweis von Ist-Kosten verzichtet wurde, sind in den Abschnitten „L 1" und „L 3" die Ist-Leistungsdaten in Spalte 2 nachzuweisen. Der Anspruch der Krankenhäuser auf „leistungsgerechte Pflegesätze" (§ 17 Abs. 1 KHG, § 3 Abs. 1 und 2 BPflV) kann sachgerecht nur verhandelt werden, wenn die tatsächlichen Leistungen des Krankenhauses ausgewiesen werden. Spalte 3 in L 1 und L 3 weist stattdessen die Daten aus, die der letzten Pflegesatzvereinbarung für den noch „laufenden Pflegesatzzeitraum" zugrunde gelegt wurden. Zielsetzung ist damit die Information über die Ausgangsbasis der Pflegesatzverhandlungen: das letzte vereinbarte Budget und die ihm zugrunde gelegten Daten. Dies schließt nicht aus, daß die Krankenkassen im Laufe der Pflegesatzverhandlungen zur Klärung von Sachverhalten zusätzliche Unterlagen oder Auskünfte anfordern, sowie dies zur Beurteilung der „Leistungen" des Krankenhauses im Rahmen seines Versorgungsauftrags erforderlich ist (vgl. § 17 Abs. 5 BPflV). Dies können auch statistische Angaben zur Ist-Situation des Krankenhauses sein.

Leistungen für bestimmte **ausländische** Patienten, für die das Krankenhaus das Wahlrecht nach § 3 Abs. 4 BPflV ausgeübt hat, werden nicht im allgemeinen Teil „L" ausgewiesen, sondern nur in den gesonderten Abschnitten „L 1" und L 3" mit den reduzierten Inhalten nach Anhang 3 der LKA (vgl. dazu auch die Beispiele bei den Erläuterungen zu L 1 und L 3.

Erläuterungen zur LKA

2.1 Belegungsdaten des Krankenhauses (L 1)

L   Leistungsdaten
L 1 Belegungsdaten des Krankenhauses

lfd. Nr.	Belegungsdaten	IST-Daten des abgelaufenen Geschäftsjahres	Vereinbarung für den laufenden Pflegesatzzeitraum	Pflegesatzzeitraum	
				Forderung	Vereinbarung[2]
	1	2	3	4	5
1	Planbetten mit Intensiv	417	417	417	417
2	Planbetten ohne Intensiv	405	405	405	405
3	Nutzungsgrad der Planbetten	84,90	83,81	82,77	82,77
4	BT im Budgetbereich[4]	101.494	108.300	106.615	106.615
5	davon: BT für Pat. mit SE[8]	8.227	10.724	9.925	9.925
6	davon: BT für teilstat. Patienten	6.470	6.500	7.360	7.360
7	Verweildauer ([Nr. 4 / Nr. 6] : Nr. 13)	8,70	8,43	8,09	8,09
8	Belegungstage FP-Bereich[9]	27.723	19.260	19.368	19.368
9	Aufnahmen[10]	14.270	15.100	15.280	15.280
10	Entlassungen[10]	14.139	14.790	15.080	15.080
11	davon: Verlegungen nach außen	469	595	455	455
12	Fälle mit nur vorstat. Behandlung				
13	Vollstat. Fälle im Budgetbereich[11]	10.923	12.070	12.275	12.275
14	davon: Kurzlieger bis einschl. 3 BT	3.604	3.600	4.135	4.135
15	davon: mit vorstat. Behandlung	521	630	675	675
16	davon: mit nachstat. Behandlung	609	660	650	650
17	davon: mit teilstat. Behandlung				
18	Teilstat. Fälle im Budgetbereich[11a]		230	240	240
19	Fälle mit Fallpauschalen[11b]	3.282	2.875	2.905	2.905
20	davon: mit Grenz-VD-Überschreitg.	24			

Der Abschnitt „L 1" entspricht vom Ansatz her dem früheren Abschnitt „S 1" des KLN. Aufgrund des neuen, sehr differenzierten Entgeltsystems werden nun jedoch insbesondere die Fallzahlen für die verschiedenen Entgeltbereiche aufgezeigt. Darüber hinaus werden – wie bisher – die Planbetten und ihr Nutzungsgrad, die für die Patienten anfallenden Berechnungstage und Belegungstage sowie die durchschnittliche Verweildauer der Patienten angegeben. L 1 mit den Daten für das ganze Krankenhaus ist im Zusammenhang mit den Blättern L 3 für die einzelnen Fachabteilungen zu sehen. Bei etlichen Angaben muß die Addition der Zahlen in den Blättern L 3 den Wert in L 1 ergeben. Dies gilt jedoch aufgrund von **„internen Verlegungen"** z. B. nicht für die Angaben zu Aufnahmen und Entlassungen, zur Fallzahl und zur Verweildauer.

Die **Spalteneinteilung** entspricht der üblichen Aufteilung der Formblätter. Spalte 1 enthält die Bezeichnungen der einzelnen Zeileninhalte. In Spalte 2 sind die Ist-Daten des letzten, vollständig abgelaufenen Kalenderjahres auszuweisen. Sie sind Ausgangspunkt der Leistungsdiskussion und der Verhandlung eines „leistungsgerechten" Budgets. In die Spalte 3 sind die Ergebnisse der letzten Pflegesatzvereinbarung einzutragen. Diese betreffen den noch „laufenden Pflegesatzzeitraum", d. h. in der Regel das laufende Kalenderjahr, in dem die Vertragsparteien im Herbst prospektiv für den folgenden „Pflegesatzzeitraum" verhandeln. Die Spalten 4 und 5 betreffen diesen folgenden „Pflegesatzzeitraum", für den verhandelt wird. In Spalte 4 trägt das Krankenhaus seine „Forderungen" für die Verhandlung ein. Nach Abschluß der Pflegesatzvereinbarung wird das Vereinbarungsergebnis in Spalte 5 eingetragen. Es ist eine der Grundlagen für die nächste Pflegesatzverhandlung und für Krankenhausvergleiche.

In S 1 des früheren KLN wurden nur vollstationäre Patienten ausgewiesen. Weil die Krankenhäuser inzwischen verpflichtet worden sind, Patienten möglichst teilstationär zu behandeln (§ 39 Abs. 1 Satz 2 SGB V), werden in L 1 erstmals Kennzahlen für **teilstationäre Patienten** ausgewiesen. Dies betrifft die „Berechnungstage für teilstationäre Patienten" und die „Teilstationären Fälle im Budgetbereich" (vgl. lfd. Nrn. 6 und 17). Nicht ausgewiesen bzw. einbezogen werden teilstationäre Patienten bei den „Aufnahmen" und „Entlassungen" sowie bei der „Verweildauer" (lfd. Nrn. 7, 9, 10 und 11).

Leistungen für bestimmte **ausländische** Patienten, für die das Krankenhaus das Wahlrecht nach § 3 Abs. 4 BPflV ausgeübt hat, werden in den gesonderten Abschnitten „L 1" und „L 3" mit reduzierten Inhalten ausgewiesen. Der „Gesonderte Ausweis für ausländische Patienten nach § 3 Abs. 4 BPflV" bleibt in der Struktur der „L-Teile". Es sind die Ist-Daten des abgelaufenen Geschäftsjahres, die Vereinbarung für den laufenden Pflegesatzzeitraum sowie die Forderung und Vereinbarung für den Pflegesatzzeitraum darzustellen. Im folgenden ist beispielhaft ein solcher Ausweis dargestellt.

Erläuterungen zur LKA

L1 Belegungsdaten des Krankenhauses

lfd. Nr.	Belegungsdaten	IST-Daten des abgelaufenen Geschäftsjahres	Vereinbarung für den laufenden Pflegesatzzeitraum	Pflegesatzzeitraum	
				Forderung	Vereinbarung[2]
1		2	3	4	5
Gesonderter Ausweis für ausländische Patienten nach § 3 Abs. 4					
4	BT im Budgetbereich [40]		250	180	180
8	Belegungstage FP-Bereich[9]				
13	Vollstationäre Fälle im Budgetbereich[11]		22	20	20
18	Teilstationäre Fälle im Budgetbereich [11a]				
19	Fälle mit Fallpauschalen[11b]				

Lfd. Nr. 1 und 2: Planbetten

Planbetten sind

– bei Krankenhäusern, die ganz oder mit einem Krankenhausteil nach dem KHG gefördert werden, die bei der Bewilligung der Fördermittel zugrunde gelegten Betten,

– bei Krankenhäusern, die nicht oder mit einem Krankenhausteil nicht nach dem KHG gefördert werden, die den ordnungsbehördlichen Vorschriften entsprechenden tatsächlich und ständig aufgestellten und für die amtliche Statistik gemeldeten Betten oder die von der zuständigen Landesbehörde als Planbetten anerkannten Betten.

In der anzugebenden Zahl sind die Betten für gesunde Neugeborene nicht enthalten.

Bei einer Veränderung der Zahl der Planbetten während des Pflegesatzzeitraums (i. d. R. des Kalenderjahres) ist vom Krankenhaus die gewichtete durchschnittliche Zahl anzugeben. Dabei sind unterschiedliche Bestandszahlen während des Pflegesatzzeitraums zeitanteilig, d. h. entsprechend der Monate oder Tage ihrer Gültigkeit, zu berücksichtigen.

Beispiel:

Vermindert sich voraussichtlich die Zahl der Planbetten ab dem 1. Oktober von 417 auf 380 Planbetten, so ist in Nr. 1 Spalte 3 die Zahl 407,75 anzugeben.

417 (Betten) : 12 (Monate) x 9 (Monate) = 312,75 Planbetten

380 (Betten) : 12 (Monate) x 3 (Monate) =   95,00 Planbetten

Insgesamt: 407,75 Planbetten für 12 Monate

In der lfd. Nr. 1 sind die Planbetten einschließlich der **Intensivbetten** auszuweisen. In der lfd. Nr. 2 sind die Planbetten ohne Intensivbetten auszuweisen; die Intensivbetten sind also abzuziehen. Aus der Differenz von Nr. 1 zu Nr. 2 wird die Zahl der Intensivbetten ersichtlich.

Lfd. Nr. 3: Nutzungsgrad der Planbetten

Der Nutzungsgrad gibt die Auslastung der Planbetten in Prozent an. Für den Pflegesatzzeitraum ist der Nutzungsgrad zu schätzen. Er wird ermittelt, indem der möglichen maximalen Bettennutzung (alle Betten an allen Tagen des Jahres belegt) die tatsächliche Nutzung gegenübergestellt wird. Die tatsächliche Nutzung ergibt sich, wenn die Berechnungstage für Budgetpatienten und die Belegungstage für Patienten mit Fallpauschalen zusammengezählt werden. In Jahren, in denen der Februar 29 Tage hat, ist mit 366 Kalendertagen anstelle von 365 Tagen zu rechnen. Der Nutzungsgrad wird wie folgt berechnet:

$$\frac{\text{Berechnungstage (Nr. 4)} + \text{Belegungstage (Nr. 8)} \times 100}{\text{Planbetten} \times \text{Kalendertage}} = \text{Nutzungsgrad in \%}$$

Beispiel:

$$\frac{(106\,615 + 19\,368) \times 100}{417 \times 365} = 82{,}77\ \%$$

Lfd. Nr. 4: BT im Budgetbereich

Die **Belegung** des Krankenhauses wurde in den „Statistischen Daten" des früheren KLN in S 1 und S 4 anhand der **„Pflegetage"** nachgewiesen. Grundlage der Pflegetage-Statistik war der Mitternachtsbestand der Patienten. Gezählt wurde jeder Patient, der um 24 Uhr stationär untergebracht war. Bei dieser Zählweise fehlten in der Pflegetage-Statistik z. B. die Patienten, die während eines Tages aufgenommen und wieder entlassen oder verlegt wurden. Sie wurden deshalb seit dem Jahre 1986 als „Stundenfälle innerhalb eines Tages" erfaßt. Neben der Pflegetage-Statistik gab es eine Statistik der Berechnungstage. Der Hauptgrund für eine Unterscheidung in „Pflegetage" (Belegungsstatistik) und „Berechnungstage" (Abrechnungsstatistik) war die gesonderte Berechnung des Entlassungstages. Aufgrund der Entscheidung des Verordnungsgebers, daß für den Entlassungstag des vollstationären Patienten ein tagesgleicher Pflegesatz nicht mehr berechnet wird (§ 14 Abs. 2 Satz 1 BPflV), konnten die Tage-Statistiken im Krankenhaus vereinfacht werden. Die Pflegetage-Statistik und der **Begriff „Pflegetag"** sowie die entsprechenden Aufschreibungen in den Krankenhäusern konnten entfallen.

In der LKA gibt es nur noch die Statistik der Berechnungstage, die aus den EDV-Programmen des Rechnungswesens (Abrechnungsprogramm) entnommen werden kann. Die BT sind somit die neue Kennzahl für die Belegung des Krankenhauses im Budgetbereich.

„Berechnungstage" (BT) sind die Tage, für die tagesgleiche Pflegesätze (Basispflegesatz, Abteilungspflegesatz oder teilstationäre Pflegesätze) in Rechnung gestellt (berechnet) werden. Dies gilt für den Aufnahmetag und jeden weiteren Tag des Krankenhausaufenthalts des Patienten, mit Ausnahme des Entlassungstags oder des Verlegungstags bei vollstationären Patienten (§ 14 Abs. 2 und 7; vgl. Fußnote 4). Die Belegung im Bereich der Fallpauschalen wird durch den neuen Begriff „Belegungstage" dargestellt (vgl. Nr. 8). Zur Belegung des gesamten Krankenhauses und zum Nutzungsgrad siehe oben unter „Lfd. Nr. 3".

In lfd. Nr. 4 sind die BT für alle stationären (voll- und teilstationären) Patienten auszuweisen. Bei **teilstationären Patienten** ist auch der Entlassungs- oder Verlegungstag ein BT (§ 14 Abs. 2 Satz 1 BPflV).

Die Zahl der in der LKA ausgewiesenen BT hat sich im Vergleich zum früheren KLN verändert. Diese Veränderungen müssen bei einer Interpretation der Kennzahl „BT" im Rahmen von **Zeitreihen** berücksichtigt werden.

Da bei allen Patienten der Entlassungstag nicht mehr berechnet wird, ist die Zahl der BT nach neuem Recht etwa um die Fallzahl des Krankenhauses niedriger als die Zahl der BT nach altem Recht; gegenzurechnen ist allerdings die Zahl der Verlegungen nach außen, da bei ihnen bereits nach altem Recht der Verlegungstag nicht berechnet werden konnte. Gegenzurechnen ist auch eine Erhöhung der ausgewiesenen BT, die sich aufgrund der neuen Einbeziehung der teilstationären Patienten ergeben. Bei statistischen Auswertungen, die nicht das einzelne Krankenhaus betreffen, sondern den gesamten Krankenhausbereich oder bestimmte Regionen, wird dieser Bruch in der Zeitreihe im Jahre 1996 sichtbar. Mit Hilfe der Daten des bisherigen Kosten- und Leistungsnachweises (KLN) können folgende rechnerische Verknüpfungen zwischen den bisherigen und den neuen statistischen Daten vorgenommen werden:

– früher	Pflegetage	Berechnungstage (alt)
	+ Stundenfälle	./. Fallzahl
	+ teilstationäre BT	+ Verlegungen nach außen
		+ teilstationäre BT
- heute	= Berechnungstage (neu)	= Berechnungstage (neu)

Die Zahl der BT für das Krankenhaus in L 1 muß übereinstimmen mit der Summe der BT über alle Abteilungen, d. h. der Summe der BT aus allen Blättern L 3, Nr. 4.

Beispiel:

Blätter L 3:

– Innere Medizin	42 500
– Allgemeine Chirurgie	28 670
– Frauenheilkunde und Geburtshilfe	19 195
– Hals-, Nasen-, Ohrenheilkunde	10 870
– Augenheilkunde	2 250
– Intensivmedizin	3 130
Abschnitt L 1:	106 615

Lfd. Nr. 5: BT für Patienten mit SE

Nach § 14 Abs. 2 Satz 3 BPflV wird der Abteilungspflegesatz in bestimmten Fällen pauschal um 20 Prozent ermäßigt, wenn für den Patienten zusätzlich ein Sonderentgelt berechnet wird. Die Ermäßigung ist für alle Abteilungen vorzunehmen, mit Ausnahme der Abteilungen Intensivmedizin, neonatologische

Intensivbehandlung und Psychiatrie. Dabei spielt es keine Rolle, in welcher Abteilung der Patient zuerst aufgenommen wird und in welcher Abteilung die Sonderentgelt-Leistung erbracht wird. Der Abschlag ist höchstens für 12 Tage vorzunehmen. Der Abschlag beträgt auch dann unverändert 20 %, wenn für den Patienten mehrere Sonderentgelte abgerechnet werden. Dem Krankenhaus entsteht durch die Ermäßigung grundsätzlich kein Erlösausfall. Mittels einer **Äquivalenzziffernrechnung** wird der potentielle Erlösausfall durch eine entsprechende Absenkung der Berechnungstage und damit eine Erhöhung der Pflegesätze kalkulatorisch ausgeglichen. Für die Durchführung der Äquivalenzziffernrechnung ist die Angabe der Berechnungstage für Patienten mit Sonderentgelten erforderlich. Vgl. hierzu das Beispiel in K 7, Nr. 25 und Fußnote 35 in Anhang 2 zur LKA.

Zielsetzung dieser pauschalen Regelung ist es, eine Doppelbelastung des Patienten oder seiner Krankenversicherung zu vermeiden. Nach der Ausgliederung von Fallpauschalen und Sonderentgelten aus dem Abteilungsbudget (vgl. K 7, Nr. 19 und 20) sind in den Abteilungspflegesätzen grundsätzlich nur noch die Operationskosten von Patienten enthalten, bei denen kein Sonderentgelt abgerechnet wird. Würde dieser Abteilungspflegesatz ungekürzt gegenüber einem Sonderentgelt-Patienten abgerechnet, müßte dieser Patient seine eigenen Operationskosten mit dem Sonderentgelt und außerdem mit dem Abteilungspflegesatz einen Teil der Operationskosten der Nicht-Sonderentgelt-Patienten bezahlen. Eine solche Doppelbelastung von Patienten, insbesondere von Selbstzahlern, wäre rechtlich problematisch.

In Nr. 5 Spalte 4 trägt das Krankenhaus die Zahl der BT ein, für die eine Ermäßigung nach § 14 Abs. 2 Satz 3 BPflV voraussichtlich anfällt. Bei der Schätzung der voraussichtlich anfallenden BT entstehen Risiken. Muß das Krankenhaus insgesamt höhere Ermäßigungen vornehmen als kalkuliert, z. B. wenn mehr Sonderentgelte abgerechnet werden als geplant, entstehen echte Erlösausfälle. Es muß deshalb möglichst sorgfältig untersucht werden, für wieviele Patienten in welchen Abteilungen die Ermäßigung anfallen könnte und welche Zahl der BT sich daraus ergeben könnte. Nr. 5 ist eine „davon"-Angabe, d. h. eine Teil-Zahl von Nr. 4.

Die Zahl der BT in L 1, Nr. 5, muß übereinstimmen mit der Summe der BT aus allen Blättern L 3, Nr. 5. Vgl. das Beispiel zu „Lfd. Nr. 4". Die Zahl kann mit Hilfe des EDV-Abrechnungsprogramms für die Pflegesätze ermittelt werden, wenn die BT im Falle der Abrechnung eines oder mehrerer Sonderentgelte für einen Patienten gesondert gezählt werden.

Lfd. Nr. 6: BT für teilstationäre Patienten

In den „Statistischen Daten" des KLN wurden in S 1 und S 4 nur Daten für vollstationäre Patienten ausgewiesen. Nachdem die Krankenhäuser nach § 39 Abs. 1

SGB V ausdrücklich zur Prüfung verpflichtet sind, ob anstelle einer vollstationären Behandlung nicht eine teilstationäre Behandlung möglich ist, ist mit einer steigenden Zahl teilstationären Behandlungen zu rechnen. Um den Anteil der teilstationären Patienten an der Gesamtbelegung des Krankenhauses deutlich zu machen, werden unter Nr. 6 die BT für teilstationäre Patienten ausgewiesen. Nr. 6 ist eine „davon"-Zahl von Nr. 4, weist also nur einen Anteil aus.

Zur Zählweise bei teilstationären Patienten vgl. die Erläuterungen zu „lfd. Nr. 4".

Die Zahl der BT in L 1, Nr. 6 muß übereinstimmen mit der Summe der BT aus allen Blättern L 3, Nr. 6. Vgl. das Beispiel zu „Lfd. Nr. 4". Die Zahl kann mit Hilfe des EDV-Abrechnungsprogramms für die Pflegesätze ermittelt werden, wenn die BT im Falle der Abrechnung von teilstationären Pflegesätzen für einen Patienten gesondert gezählt werden.

Lfd. Nr. 7: Verweildauer

Die Verweildauer gibt die Anzahl der Tage an, die ein Patient durchschnittlich im Krankenhaus behandelt wird. Die Kennzahl hat – bezogen auf das ganze Krankenhaus – einen relativ geringen absoluten **Aussagewert**. Sie wird maßgeblich beeinflußt durch das Leistungsangebot des Krankenhauses, d. h. durch Anzahl, Art und Größe der Fachabteilungen des Krankenhauses sowie durch die Leistungsschwerpunkte in den einzelnen Abteilungen. Deshalb ist die entsprechende Verweildauer in dem abteilungsbezogenen Abschnitt L 3 aussagefähiger; allerdings wird die Verweildauer in L 3 aufgrund von **internen Verlegungen** tendenziell zu kurz ausgewiesen. Die Verweildauer kann jedoch Veränderungen im Zeitablauf signalisieren und Kennzahl im Rahmen von Krankenhausvergleichen sein. In beiden Fällen sind zu ihrer Interpretation jedoch weitere Kennzahlen und Informationen heranzuziehen. Beispielsweise muß eine Verweildauerverkürzung nicht bedeuten, daß ein Krankenhaus vergleichbare Behandlungsfälle nun in einer kürzeren Zeit versorgt. Sie kann auch bedeuten, daß sich das Leistungsspektrum des Krankenhauses verändert hat und nun vermehrt Fälle erbracht wurden, die von ihrer Art her eine kürzere Verweildauer erfordern.

Ein weiteres Problem bei der Interpretation der Verweildauer wird deutlich, wenn man die Formel für die Ermittlung der Verweildauer sieht. Nach der Vorgabe in Nr. 7 (Klammerhinweis) sind die BT im Budgetbereich durch die Zahl der Fälle im Budgetbereich zu dividieren. Die Verweildauer wird somit wesentlich durch die Anzahl der Fälle mitbestimmt. Zusätzliche Fälle mit kurzer Verweildauer verbessern so die Leistungskennzahlen des Krankenhauses gleich zweifach: über eine Fallzahlerhöhung und über eine Verkürzung der durchschnittlichen Verweildauer. Dies ist besonders leicht durch **„Kurzlieger"** zu erreichen, die nur 1 bis 3 Tage im Krankenhaus bleiben, z. B. zu diagnostischen

Zwecken, zur Beobachtung oder zu kürzeren Behandlungen. Dies ist der Grund dafür, daß unter Nr. 14 nun die Kurzlieger gesondert ausgewiesen werden.

Die Kennzahl „Verweildauer" wird **nur für vollstationäre Fälle** ausgewiesen. Damit werden zusätzliche Beurteilungsschwierigkeiten vermieden, die bei einer Einbeziehung von teilstationären Patienten entstanden wären. Nach Nr. 7 ist die Verweildauer wie folgt zu ermitteln:

$$\frac{\text{BT im Budgetbereich (Nr. 4)} ./. \text{BT für teilstationäre Patienten (Nr. 6)}}{= \text{Vollstat. Fälle im Budgetbereich (Nr. 13)}} = \text{Verweildauer}$$

Beispiel:

$$\frac{106\,615 - 7\,360}{12\,275} = 8,09 \text{ Tage}$$

Lfd. Nr. 8: Belegungstage FP-Bereich

Im Fallpauschalen-Bereich gibt es den Begriff „Berechnungstage" (BT) nicht, weil keine Pflegesätze je Tag abgerechnet (berechnet) werden; der Begriff „BT" gehört zum Budgetbereich. Für den Fallpauschalen-Bereich wurde statt dessen der Begriff **„Belegungstag"** neu geschaffen. Er macht deutlich, daß es nur um die Belegung des Krankenhauses geht, nicht um die Abrechnung von Entgelten.

Die Fußnote 9 in Anhang 2 definiert den Belegungstag. Es wird die gleiche Zählweise vorgegeben wie bei den BT, so daß für alle Entgeltbereiche eine einheitliche Zählweise gilt. Gezählt werden der Aufnahmetag und jeder weitere Tag des Krankenhausaufenthalts für Fallpauschalen-Patienten, mit Ausnahme des Entlassungstags oder des Verlegungstags.

Lfd. Nr. 9: Aufnahmen

Es ist die Zahl der Patienten anzugeben, die zur vollstationären Behandlung in das Krankenhaus aufgenommen werden. Der Grund der Aufnahme, z. B. Einweisung oder Notfallaufnahme, spielt keine Rolle. Ebenso ist unerheblich, zu welcher Tageszeit der Patient aufgenommen wurde. Zuverlegungen aus anderen Krankenhäusern sind auch als Aufnahmen zu erfassen.

Erfaßt werden müssen auch die Aufnahmen der vollstationär behandelten **Fallpauschalen**-Patienten. Sie werden hier jedoch nicht ausgewiesen, sondern sind abzugrenzen. Die Zahl der Fallpauschalen-Fälle wird bei der Ermittlung der Fallzahl im Budgetbereich nach § 12 BPfeV in lfd. Nr. 13 abgezogen. Die Aufnahmen **teilstationärer** Patienten müssen gesondert erfaßt werden; sie werden zur Ermittlung der teilstationären Fälle in lfd. Nr. 17 benötigt.

Lfd. Nr. 10: Entlassungen

Anzugeben ist die Zahl der Patienten, die aus der vollstationären Behandlung entlassen werden. Dabei ist ohne Bedeutung, wohin der Patient entlassen wird, z. B. Entlassung nach Hause, Verlegung in ein anderes Krankenhaus oder Tod. Verlegungen innerhalb des Krankenhauses werden in L 1 nicht ausgewiesen (vgl. L 3).

Erfaßt werden müssen auch die Entlassungen der vollstationär behandelten **Fallpauschalen**-Patienten. Die Entlassungen **teilstationärer** Patienten müssen gesondert erfaßt werden; sie werden zur Ermittlung der teilstationären Fälle in lfd. Nr. 17 benötigt.

Lfd. Nr. 11: Verlegungen nach außen

Eine Verlegung liegt vor, wenn ein Patient zur weiteren Behandlung an ein anderes Krankenhaus „abgegeben" wird. Gründe für eine Verlegung sind insbesondere die Art oder die Schwere der Erkrankung (das abgebende Krankenhaus verfügt nicht über die erforderliche Fachabteilung, Erfahrung oder medizinisch-technische Ausstattung) sowie die Rückführung z. B. eines Unfallpatienten, der im nächstgelegenen Krankenhaus aufgenommen wurde, in ein Krankenhaus an seinem Wohnort.

Eine Verlegung liegt nicht vor, wenn der Patient z. B. zur Diagnostik mit einem medizinisch-technischen Großgerät oder zur Dialyse in ein anderes Krankenhaus gebracht wird, jedoch Patient des ersten Krankenhauses bleibt und dorthin zur weiteren Behandlung zurückkehrt.

Nr. 11 ist eine „davon"-Zahl von Nr. 10, zeigt also eine besondere Art der Entlassung auf. Zur Einbeziehung teilstationärer Patienten vgl. Nr. 10.

Lfd. Nr. 12: Fälle mit nur vorstationärer Behandlung

Das Krankenhaus ist nach § 39 Abs. 1 SGB V verpflichtet, vor der Aufnahme zur vollstationären Behandlung zu prüfen, ob das Behandlungsziel nicht durch eine teilstationäre, vorstationäre oder ambulante Behandlung erreicht werden kann. Es wird deshalb künftig Fälle geben, bei denen sich im Rahmen einer vorstationären Behandlung herausstellt, daß eine teil- oder vollstationäre Behandlung nicht erforderlich ist. Diese Fälle (Leistungen) des Krankenhauses werden gesondert ausgewiesen, weil sie von der üblichen voll- oder teilstationären Fall-zahl-Statistik nicht erfaßt werden.

Lfd. Nr. 13: Vollstationäre Fälle im Budgetbereich

Hier sind nur die vollstationären Fälle des Budgetbereichs auszuweisen. Mit der 5. ÄndV wurden zum 1. Januar 1998 in **Fußnote 11** detailliertere Vorgaben für die **Fallzahlzählung** erlassen mit dem Ziel, die Zählweise in den Krankenhäusern zu vereinheitlichen und in Fällen, in denen zwischen verschiedenen Behandlungsarten gewechselt wird, Doppelzählungen zu vermeiden.

So werden Leistungs-/Behandlungsverläufe, bei denen eine voll- und teilstationäre Behandlung abwechseln **(Kombination)**, grundsätzlich nur als ein voll-stationärer Fall für den gesamten Krankenhausaufenthalt (Aufnahme bis Entlassung) gezählt. Die damit kombinierte teilstationäre Behandlung wird als „davon"-Zahl (Teilmenge) nachrichtlich unter lfd. Nr. 17 ausgewiesen. Auch bei einem mehrmaligen Wechsel zwischen diesen Behandlungsarten wird nur ein Fall gezählt. Ebenso wird eine Kombination von vor-, voll- und nachstationärer Behandlung als ein vollstationärer Fall gezählt; die vor- und nachstationären Behandlungen werden als „davon"-Zahlen (Teilmengen) nachrichtlich unter den lfd. Nrn. 15 und 16 ausgewiesen. Durch einen Wechsel der Behandlungsformen wird also die Fallzahl nicht erhöht.

Eine vorstationäre Behandlung, der keine vollstationäre Behandlung folgt, wird nur unter der lfd. Nr. 12 ausgewiesen, nicht hier in Nr. 13.

Fallpauschalen-Fälle, bei denen nach Überschreitung der Grenz-Verweildauer nach § 14 Abs. 7 zusätzlich Abteilungs- und Basispflegesatz berechnet werden können, werden im Budgetbereich nicht zusätzlich als Fall gezählt und somit unter Nr. 13 nicht ausgewiesen; vgl. Fußnote 11.

Wird der Patient während des Krankenhausaufenthalts für einige Tage beurlaubt, entsteht hierdurch kein zweiter Fall. Der **Beurlaubung** werden die Fälle gleichgestellt, in denen ein Patient vor dem Wochenende entlassen und nach dem Wochenende wieder aufgenommen wird; es ist nur ein Fall zu zählen.

Die Zahl vollstationärer Fälle im Budgetbereich wird wie folgt berechnet:

$$\frac{\text{vollstat. Aufnahmen (Nr. 9)} + \text{vollstat. Entlassungen (Nr. 10)}}{2} = \text{vollstationäre Fälle insgesamt}$$

./. Fälle mit Fallpauschalen (Nr. 19)

= vollstat. Fälle in Budgetbereich

Beispiel:

$$\frac{15\,280\ +\ 15\,080}{2} \ = \quad \begin{array}{r} 15\,180{,}0 \\ ./.\quad 2\,905{,}0 \\ \hline = \ 12\,275{,}0 \end{array}$$

Die so für das ganze Krankenhaus ermittelte Fallzahl ist niedriger als die Summe der Fälle aller Abteilungen, also die Summe über alle L 3, Nr. 13, weil sie keine internen Verlegungen enthält. In L 3 zählt bei einer internen Verlegung sowohl die abgebende als auch die aufnehmende Fachabteilung den Fall.

Aufgrund der obigen Rechenformel, die nur Aufnahmen und Entlassungen einbezieht, bleiben Patienten unberücksichtigt, die vor Beginn des Kalenderjahres (Pflegesatzzeitraums) in das Krankenhaus aufgenommen wurden und erst nach Beendigung des Kalenderjahres (Pflegesatzzeitraums) entlassen werden. Falls solche Fälle in größerer Zahl vorkommen, wie z. B. bei psychiatrischen Krankenhäusern, sollten sie gesondert nachgewiesen werden. Patienten, die nur über einen **Jahreswechsel** (Wechsel des Pflegesatzzeitraums) im Krankenhaus liegen, werden in der Formel „richtig" berücksichtigt und jedem Zeitraum zur Hälfte zugeordnet. Anfangs- und Endbestand des Zeitraums werden also nicht berücksichtigt.

Lfd. Nr. 14: Kurzlieger

Als „Kurzlieger" werden Patienten bezeichnet, die nur für 1 bis 3 „Berechnungs"-Tage (vgl. Fußnote 4) im Krankenhaus bleiben, weil sie zur Diagnostik eingewiesen wurden oder weil sie nur eine kurze Liegezeit benötigen. Kurzlieger verbessern die Leistungs-Kennzahlen in L 1 gleich in doppelter Weise. Sie erhöhen einerseits die Fallzahl und senken andererseits aufgrund ihrer kurzen Verweildauer die unter Nr. 7 ausgewiesene durchschnittliche Verweildauer beträchtlich. Aufgrund dieser Wirkung werden die Kurzlieger gesondert ausgewiesen. Da es sich bei den Kurzliegern sowohl um aufwendige als auch um wenig aufwendige Fälle handeln kann, sind von seiten des Krankenhauses ggf. zusätzliche Informationen zu geben, damit eine sachgerechte Beurteilung möglich ist. Bei einer Beurteilung sind auch allgemeine Verweildauerverkürzungen zu berücksichtigen. Wird bei Krankenhausaufenthalten von vier oder fünf Tagen die Verweildauer verkürzt, kann dies zu einer entsprechenden Zunahme von Kurzliegern führen.

Nr. 14 ist eine „davon"-Zahl von Nr. 13. Auszuweisen sind also nur vollstationäre Kurzlieger im Budgetbereich.

Erläuterungen zur LKA

*Lfd. Nr. 15 und 16: Vollstationäre Fälle im Budgetbereich mit vor- und nach-
stationärer Behandlung*

Durch das Gesundheitsstrukturgesetz vom 29. 12. 1992 wurde den Krankenhäusern die Möglichkeit eröffnet, sie aber auch verpflichtet (§ 39 Abs.
1 SGB V), Patienten vor- und nachstationär zu behandeln. Die Nr. 15 und 16 sollen Auskunft über die Entwicklung dieser neuen Leistungsbereiche geben.

Auszuweisen sind nur vollstationäre Fälle im Budgetbereich, für die eine vor-
und/oder nachstationäre Behandlung durchgeführt wurde. Die Nr. 15 und 16
sind „davon"-Zahlen von Nr. 13, stellen also Teilmengen dar. Ein Patient, der
sowohl vor- als auch nachstationär behandelt wird, ist unter Nr. 15 und Nr. 16
auszuweisen.

Nicht ausgewiesen werden teilstationäre Fälle, bei denen eine vor- und nachstationäre Behandlung erfolgte (vgl. Nr. 17). Ebenso werden vor- und nachstationäre Behandlungen im Zusammenhang mit Fallpauschalen nicht in L 1 ausgewiesen. Der Überblick über die Entwicklung dieser neuen Behandlungsart ist
also begrenzt.

*Lfd. Nr. 17: Vollstationäre Fälle im Budgetbereich mit teilstationärer Behand-
lung*

Nach § 13 Abs. 4 BPflV sind für Leistungen, die teilstationär erbracht werden,
gesonderte teilstationäre Pflegesätze zu vereinbaren und abzurechnen. Die in
den Abschnitten „L 1" und „L 3" auszuweisende teilstationäre Behandlung läßt
sich damit aus den Abrechnungsprogrammen ableiten. Wird ein Patient im
Zusammenhang mit einer vollstationären Behandlung auch teilstationär behandelt, so wird diese **„Kombination"** von Behandlungsarten insgesamt nur als ein
vollstationäter Fall in Nr. 13 gezählt (vgl. die Erläuterungen zu Nr. 13 sowie
Fußnote 11). Die **teilstationäre Behandlung** wird als „davon"-Zahl in Zeile 17
nachrichtlich gesondert ausgewiesen. Als Teilmenge der vollstationären Fallzahl
kann je Behandlungsfall nur eine teilstationäre Behandlung gezählt werden, auch
dann, wenn sowohl vor als auch nach der vollstationären Behandlung eine teilstationäre Behandlung erfolgte. Eine in „Kombination" erbrachte teilstationäre
Behandlung darf nicht als selbständiger teilstationärer Fall unter Nr. 18 ausgewiesen werden (vgl. Fußnote 11).

Lfd. Nr. 18: Teilstationäre Fälle im Budgetbereich

Nach § 13 Abs. 4 BPflV sind für Leistungen, die teilstationär erbracht werden,
gesonderte teilstationäre Pflegesätze zu vereinbaren und abzurechnen. Die in
den Abschnitten „L 1" und „L 3" auszuweisende teilstationäre Behandlung läßt
sich damit grundsätzlich aus den Abrechnungsprogrammen ableiten. Unter der
lfd. Nr. 18 sind nur solche teilstationären Behandlungen auszuweisen, die nicht

in Kombination mit einer vollstationären Behandlung durchgeführt wurden (vgl. die Erläuterungen zu den Nrn. 13 und 17).

Die teilstationären Fälle im Budgetbereich sind grundsätzlich nach derselben Formel zu berechnen, wie die vollstationären Fälle in lfd. Nr. 13; vgl. hierzu Fußnote 11 Satz 1. Voraussetzung ist, daß die „Aufnahmen" und „Entlassungen" (vgl. lfd. Nrn. 9 und 10) für teilstationäre Patienten gesondert erfaßt werden.

Eine solche Berechnung ist allerdings nur bei Behandlungsabläufen aussagefähig, bei denen die einheitliche Gesamt-Behandlung nicht durch zwischenzeitliche Entlassungen und Wiederaufnahmen in mehrere Krankenhausaufenthalte untergliedert und damit die Fallzahl nicht künstlich erhöht wird. Eine Zählweise, die Mehrfachzählungen von Behandlungsfällen vermeidet, ist Voraussetzung für die Verhandlung „leistungsgerechter" Budgets unter Heranziehung von Krankenhausvergleichen. Die mit der 5. ÄndV BPflV zum 1. Januar 1998 eingefügte **Fußnote 11 a** bestimmt deshalb, daß Patienten, die wegen derselben Erkrankung regelmäßig oder mehrfach behandelt werden, je Quartal nur als ein Fall gezählt werden, z. B. bei einer teilstationären Dialysebehandlung. Auch bei dieser vereinfachten, begrenzenden Zählweise können für einen Patienten mehrere Fälle gezählt werden, wenn die Behandlung bis in das nächste Quartal andauert: beginnt beispielsweise die teilstationäre Behandlung am 20. März und endet sie am 5. April, werden zwei Quartalsfälle ausgewiesen (1. und 2. Quartal).

Lfd. Nr. 19: Fälle mit Fallpauschalen

Die Entwicklung der Fallzahlen im Bereich der neuen Fallpauschalen ist, für sich allein und im Zusammenhang mit der Fallzahl für den Budgetbereich, eine der wichtigsten Kennzahlen. Sie gibt Auskunft über den Stand und die Entwicklung dieses neuen Entgeltbereichs in dem jeweiligen Krankenhaus. Sie wird nach der endgültigen Trennung der Fallpauschalen vom Budgetbereich (vgl. Kapitel I.2) voraussichtlich eine der wenigen LKA-Informationen zum Fallpauschalenbereich sein. Die Fallzahl kann aus dem EDV-Abrechnungsprogramm des Krankenhauses, mit dem die Fallpauschalen den Patienten oder Krankenkassen in Rechnung gestellt werden, entnommen werden, wenn dieses entsprechend programmiert ist.

Dabei wird der Fall erst gezählt, wenn der **Patient entlassen** wird. Erst dann steht fest, ob eine Fallpauschale abgerechnet werden kann.

Mit der 5. ÄndV BPflV wurden bestimmte **Fallpauschalen** in der Orthopädie und Herzchirurgie **geteilt** in eine sog. A-Pauschale (Operation bis Wundheilung) und eine B-Pauschale (Weiterbehandlung im Krankenhaus bis zur Entlassung oder Reha-Fähigkeit). In Fällen, in denen das Krankenhaus die Gesamtbehandlung erbringt (bisher der Normalfall) werden also zwei Fallpauschalen abgerechnet. Um zu verhindern, daß die Fallzahlen allein aufgrund der Teilung der Fallpauschalen rechentechnisch erhöht werden, bestimmt **Fußnote 11 b**, daß in diesen Fällen weiterhin nur ein Fall gezählt wird. Erbringt ein Krankenhaus die A-Pauschale und ein anderes Krankenhaus die B-Pauschale, so wird bei jedem Krankenhaus ein Fall gezählt. In dem Übergangszeitraum bis zum Jahr 2002 erhalten die Krankenkassen eine entsprechende Übersicht über die abgerechneten Fallpauschalen in Abschnitt „V 3".

Im Beispielkrankenhaus werden in V 3 Allgemeine Chirurgie 655 Fallpauschalen angegeben. In L 3 der Fachabteilung werden jedoch nur 565 Fälle aufgeführt, weil 90 Fallpauschalen (40 bei der Fallpauschale 17 012 und 50 bei der Fallpauschale 17 022) B-Pauschalen sind, die bei der Fallzahlzählung nicht berücksichtigt werden.

Lfd. Nr. 20: Fallpauschalen-Fälle mit Grenz-Verweildauer-Überschreitung

In dieser Zeile wird angegeben, in wievielen Fallpauschalen-Fällen die Patienten im Krankenhaus so lange behandelt werden mußten, daß die **Grenz-Verweildauer** nach § 14 Abs. 7 (vgl. Fallpauschalen-Katalog) überschritten wurde. Diese Kennzahl zeigt an, in wievielen Fällen zusätzlich zur Fallpauschale noch Abteilungs- und Basispflegesätze abgerechnet wurden. Sie gibt indirekt auch Auskunft über schwere Erkrankungen oder Komplikationen und damit den besonderen Aufwand der Behandlung.

2.2 Personal des Krankenhauses (L 2)

Krankenhaus:		Seite:	12
Krankenhaus „Gute Besserung"		Datum:	1.9.1998

L 2 Personal des Krankenhauses[12]

lfd. Nr.	Personalgruppen	Durchschnittlich beschäftigte Vollkräfte[13]			Durchschn. Wert je
		lfd. Pflegesatzzeitr. Vereinbarung	Pflegesatzzeitraum Forderung	Vereinbarung2)	VK von K1 – in DM –
	1	2	3	4	5
1	Ärztlicher Dienst	86,00	86,00	86,00	116.079,36
2	Pflegedienst	199,00	195,00	195,00	67.492,85
3	Medizinisch-technischer Dienst	70,00	68,50	68,50	83.342,86
4	Funktionsdienst	80,00	79,50	79,50	81.812,50
5	Klinisches Hauspersonal	52,00	50,00	50,00	40.384,62
6	Wirtschafts- u. Versorgungsdienst	50,00	48,50	48,50	61.780,00
7	Technischer Dienst14)	13,00	12,50	12,50	73.384,62
8	Verwaltungsdienst	20,00	19,50	19,50	97.500,00
9	Sonderdienste	4,00	4,50	4,50	75.250,00
10	Sonstiges Personal	9,00	8,50	8,50	8.333,33
11	Krankenhaus insgesamt	583,00	572,50	572,50	76.054,72
12	Ausbildungsstätten	7,50	7,50	7,50	69.333,33
13	nachrichtl.: Auszubild. Krankenpfl.	60,00	35,00	35,00	

Die Personalkosten sind mit rd. 67 % der Gesamtkosten der größte Kostenblock des Krankenhauses. Sie sind deshalb maßgeblich mitbestimmend für die Höhe des Budgets. Der Abschnitt L 2 soll über diese wesentliche Grundlage der Budgetvereinbarung informieren. Er weist aus, welche Personalbesetzung der letzten Budgetvereinbarung zugrunde liegt und welche Personalbesetzung Grundlage des zu vereinbarenden Budgets sein soll. Der Abschnitt L 2 entspricht grundsätzlich „S 2" des früheren KLN; allerdings sind die Darstellung der Ist-Personalbesetzung im letzten Kalenderjahr und die sog. Belastungsziffern entfallen.

Die Aussagefähigkeit von L 2 ist begrenzt. Im Rahmen von Krankenhausvergleichen müssen die absoluten Zahlen unter Hinzuziehung weiterer Informationen bewertet werden. Die Personalbesetzung wird u. a. durch das Leistungsspektrum des Krankenhauses beeinflußt, z. B. durch Leistungsschwerpunkte, Besonderheiten, Art und Anzahl der Abteilungen und Planbetten (Belegbetten, Intensivbetten), sowie durch Nutzungsgrad und Bauweise des Krankenhauses und die Verweildauer der Patienten.

Die Personalzahlen sind nur für den Bereich der voll- und teilstationären Krankenversorgung sowie grundsätzlich für die vor- und nachstationäre Behandlung nach § 115 a SGB V anzugeben (vgl. Fußnote 12). Entsprechend dem „Nettoprinzip" (vgl. Kapitel III.4) ist z. B. das Personal nicht auszuweisen, das auf Polikliniken, Ambulanzen und Einrichtungen für Pflegebedürftige ohne Anspruch auf Krankenhausbehandlung sowie auf das ambulante Operieren nach § 115 b SGB V entfällt. Das anteilige Personal für die **vor- und nachstationäre Behandlung** wird grundsätzlich nicht ausgegliedert, weil die entsprechenden Anteile nur schwer kalkulierbar sind; aus diesem Grunde gibt § 7 Abs. 2 Satz 2 Nr. 1 BPflV als Regelvorgabe den Erlösabzug vor. Dies gilt nicht für den Fall, daß das Krankenhaus nach § 7 Abs. 2 Satz 2 Nr. 1 eine niedrigere, einmalige **Kostenausgliederung** wählt; in diesem Fall ist auch das Personal anteilig auszugliedern, soweit es der vor- und nachstationären Behandlung zuzuordnen ist.

Spalte 1: Personalgruppen

Die auszuweisenden Personalgruppen entsprechen der Gliederung in den Blättern K 1 bis K 3. Die Abgrenzung der Gruppen und die Zuordnung des Personals werden in den **Zuordnungsvorschriften** zum Kontenrahmen der Anlage 1 der Krankenhaus-Buchführungsverordnung (KHBV) verbindlich vorgegeben (vgl. auch die Erläuterungen zu K 1).

In Zeile 12 wird das Personal der Ausbildungsstätten ausgewiesen. In Zeile 13 ist nachrichtlich die Zahl der Auszubildenden in der Krankenpflege einzutragen, unabhängig von ihrer Anrechnung im Pflegedienst (vgl. unter Spalten 2 bis 4); statt der Zahl der „Vollkräfte" ist also die „Kopfzahl" auszuweisen.

Spalten 2 bis 4: Durchschnittlich beschäftigte Vollkräfte

Für jede Personalgruppe ist die Zahl der im jeweiligen Zeitraum beschäftigten sog. Vollzeitkräfte anzugeben. Teilzeitkräfte sind in Vollzeitkräfte umzurechnen.

Zu berücksichtigen sind sämtliche vom Arbeitgeber bezahlte Stunden, also auch bezahlte Urlaubszeiten oder andere bezahlte Ausfallzeiten. Diese Umrechnung ist auch für Mitarbeiter vorzunehmen, die nicht im gesamten Zeitraum angestellt sind. Auch kurzfristig beschäftigte Aushilfskräfte sind in Vollkräfte umzurechnen. Bei einer 38,5-Stunden-Woche kann für die Umrechnung folgende Formel angewendet werden:

Bezahlte Arbeitsstunden der Teilzeitkräfte
+ bezahlte Urlaubstage in Std.
<u>+ bezahlte Ausfallzeiten in Std.</u>
= Zwischensumme
<u>: 2 002 Stunden (38,5 Wochenstd. x 52 Wochen)</u>

<u>= Durchschnittlich beschäftigte Vollkräfte</u>

Personen, die in der Krankenpflege oder Kinderkrankenpflege ausgebildet werden (Schüler/-innen), sind entsprechend ihrer Anrechnung auf den Stellenplan im Verhältnis 7 : 1 in Vollkräfte umzurechnen. Personen, die in der Krankenpflege ausgebildet werden, sind im Verhältnis 6 : 1 umzurechnen (§ 9 Abs. 2 BPflV). Unabhängig davon, ob ein Teil der **Auszubildenden** auf den Personalbestand der Vollkräfte angerechnet wird, ist die Gesamtzahl der Auszubildenden in der Krankenpflege nachrichtlich unter Nr. 13 auszuweisen.

Entsprechend muß bei den **„Ärzten im Praktikum"** verfahren werden. Diese sind dem „Ärztlichen Dienst" zugeordnet (vgl. die Zuordnungsvorschriften zu Konto 6000 in Anlage 4 der KHBV). Die Kosten der Beschäftigung von Ärzten im Praktikum sind pflegesatzfähig, soweit Stellen nachgeordneter Ärzte aufgeteilt werden auf Ärzte im Praktikum (§ 9 Abs. 4 BPflV). Bei der Umrechnung der Ärzte im Praktikum in Vollkräfte ist die Verhältniszahl anzuwenden, die bei der Anrechnung auf den Stellenplan verwendet wird.

Die Angaben in **Spalte 2** sind Grundlage für die Ermittlung der durchschnittlichen Kosten je Vollkraft in Spalte 5.

Spalte 5: Durchschnittliche Kosten je Vollkraft

Die durchschnittlichen Kosten je Vollkraft geben Auskunft über die Personalkostenbelastung des Krankenhauses. Aufgrund des Tarifgefüges des öffentlichen Dienstes (Altersstaffelung der Tarife, Verheirateten- und Kinderzuschläge u. a.) und der unterschiedlichen Formen der Abgeltung von Bereitschafts- und Rufbereitschaftsdiensten ist die Aussagefähigkeit der Kennzahl im Vergleich zwischen Krankenhäusern eingeschränkt.

Die Spaltenübersicht gibt vor, daß bei der Ermittlung der Durchschnittswerte von den Personalkosten in Abschnitt K 1 der LKA, also von den zuletzt vereinbarten Zahlen, auszugehen ist. Die Berechnung der durchschnittlichen Kosten je Vollkraft ist nach folgender Formel vorzunehmen:

$$\frac{\text{Personalkosten (K 1, Nr. 1, Sp. 3 bis 5)}}{\text{Durchschnittlich beschäftigte Vollkräfte (L 2, Nr. 1, Sp. 2)}}$$

Beispiel: Personalgruppe „Ärztlicher Dienst"

$$\frac{4\ 594\ 825\ \text{DM} + 5\ 388\ 000\ \text{DM}}{86,00} = 116\ 079,36\ \text{DM}$$

Die Kosten für die Auszubildenden in der Krankenpflege (Zeile 13) können nicht aus K 1 entnommen werden. Es muß deshalb der Aufwand aus der Buchführung ersatzweise herangezogen werden.

2.3 Belegungsdaten der Fachabteilung (L 3)

| Krankenhaus: | Seite: 13 |
| Krankenhaus „Gute Besserung" | Datum: 1.9.1998 |

L Leistungsdaten
L 3 Belegungsdaten der Fachabteilung Innere Medizin

lfd. Nr.	Belegungsdaten	IST-Daten des abgelaufenen Geschäftsjahres	Vereinbarung für den laufenden Pflegesatzzeitraum	Pflegesatzzeitraum	
				Forderung	Vereinbarung[2)]
	1	2	3	4	5
1	Planbetten mit Intensiv	130	130	130	130
2	Planbetten ohne Intensiv	130	130	130	130
3	Nutzungsgrad der Planbetten	87,39	92,73	89,57	89,57
4	BT im Budgetbereich[4)]	41.467	44.000	42.500	42.500
5	davon: BT für Pat. mit SE[8)]	1.100	2.183	1.913	1.913
6	davon: BT für teilstat. Patienten	6.470	6.500	7.360	7.360
7	Verweildauer ([Nr. 4 – Nr. 6] : Nr. 13)	10,20	10,42	9,50	9,50
8	Belegungstage FP-Bereich[9)]				
9	Aufnahmen[10)]	3.460	3.650	3.730	3.730
10	Entlassungen[10)]	3.400	3.550	3.670	3.670
11	davon: Verlegungen nach außen	170	160	190	190
12	Fälle mit nur vorstat. Behandlung				
13	Vollstat. Fälle im Budgetbereich[15)]	3.430	3.600	3.700	3.700
14	davon: Kurzlieger bis einschl. 3 BT	850	700	980	980
15	davon: mit vorstat. Behandlung	44	70	65	65
16	davon: mit nachstat. Behandlung	123	130	140	140
17	davon: mit teilstat. Behandlung				
18	Teilstat. Fälle im Budgetbereich[11a)]	225	230	240	240
19	Fälle mit Fallpauschalen[11b)]				
20	davon: mit Grenz-VD-Überschreitg.				

Erläuterungen zur LKA

Der Aufbau des Abschnitts „L 3" entspricht dem von L 1. Der Abschnitt „L 3" ist für jeden Bereich zu erstellen, für den ein eigener Abteilungspflegesatz zu bilden ist. Insoweit sind die Abschnitte „K 7" und „L 3" im Zusammenhang zu sehen. Die Daten sind für jede „organisatorisch selbständige bettenführende Abteilung" (§ 13 Abs. 2 Satz 1 BPflV) des Krankenhauses anzugeben. Entsprechend dem Sprachgebrauch in § 13 Abs. 2 BPflV werden Abteilungspflegesätze auch für besondere Einrichtungen des Krankenhauses und für die Behandlung von Belegpatienten gebildet. Daher ist L 3 auch für diese Bereiche zu erstellen. Zur Abgrenzung der Abteilung und zur Zuordnung zu den Fachabteilungsbezeichnungen in Anhang 1 zur LKA siehe die Erläuterungen zu Abschnitt V 1 (Kapitel V.1.1).

Zum Ausweis von teilstationären Patienten und **ausländischen** Patienten nach § 3 Abs. 4 BPflV vgl. die Erläuterungen zu Beginn des Abschnitts „L 1".

2.3.1 Zusammenhänge mit L 1

Die Abschnitte „L 3" sind im Zusammenhang mit dem Abschnitt „L 1" für das ganze Krankenhaus zu sehen. Bei einigen Angaben muß die Addition der Zahlen in L 3 den Wert in L 1 ergeben. Dies gilt für die Planbetten, die Berechnungstage (BT), die Belegungstage im FP-Bereich, die Verlegungen nach außen und die Fälle mit Fallpauschalen. Eine **Verprobung** dieser Zahlen von L 1 und L 3 ist soweit möglich, wie auch bei den Erläuterungen zu L 1 dargestellt.

Weil bei **internen Verlegungen** zwischen den Abteilungen z. B. die Aufnahmen und Entlassungen sowie die Fälle bei jeder beteiligten Abteilung gesondert gezählt werden, ist bei diesen lfd. Nr. die jeweilige Summe aus allen Blättern L 3 höher als die in L 1 für das ganze Krankenhaus auszuweisende Zahl.

Beispiel: Aufnahmen

Blätter L 3:

– Innere Medizin	3 730
– Allgemeine Chirurgie	3 915
– Frauenheilkunde und Geburtshilfe	4 010
– Hals-, Nasen-, Ohrenheilkunde	1 970
– Augenheilkunde	1 120
– Intensivmedizin	1 068
Summe aller L 3:	15 813

Abschnitt L 1:   15 280

Die Kennzahlen „Nutzungsgrad der Planbetten" und „Verweildauer" sind für L 3 und L 1 jeweils unterschiedlich. Zu den einzelnen „lfd. Nr." siehe die **Erläuterungen** zu L 1.

Die Zahl der BT oder der Belegungstage kann aus den **Abrechnungsprogrammen** für die Pflegesätze abgeleitet werden. Diese müssen ohnehin die Aufenthalte in den einzelnen Abteilungen tageweise erfassen, um die zutreffenden tagesgleichen Pflegesätze ermitteln und in Rechnung stellen zu können. Da die BT bei der Ermittlung der Pflegesätze als Divisor für die Divisionskalkulation benötigt werden (vgl. die Erläuterungen zu K 6, Nr. 15 und K 7, Nr. 25), muß die Zahl der BT mit der Zahl der abgerechneten tagesgleichen Pflegesätze übereinstimmen. Wird ein Patient an einem Tag **mehrfach intern verlegt**, stellt nach § 14 Abs. 2 Satz 2 BPflV nur die zuletzt aufnehmende Abteilung den Pflegesatz in Rechnung. Nur für diese Abteilung kann ein BT gezählt werden. Die Belegungstage für Fallpauschalen-Patienten sollten nach derselben Systematik gezählt werden. D. h., unabhängig von der Berechnung der Fallpauschalen sind die Belegungstage in der Abteilung auszuweisen, in der der Patient liegt.

Die 110 Belegungstage für Fallpauschalen-Patienten, die im Beispielkrankenhaus auf der Intensivstation versorgt werden, werden demnach bei der Intensivstation und nicht in der Chirurgie gezählt.

2.3.2 Zählweise bei Fachabteilung „Intensivmedizin"

In S 4 des früheren KLN führte die Verlegung aus der Chirurgie in die Intensivabteilung und die Rückverlegung in die Chirurgie dazu, daß zwei Fälle in der Chirurgie und ein Fall in der Intensivabteilung gezählt wurden. Der zwischenzeitliche Aufenthalt in der Intensivmedizin bewirkte in der Chirurgie somit eine Verdoppelung der entsprechenden Fälle mit der Folge, daß die Verweildauer je Fall (lfd. Nr. 7) zu niedrig ausgewiesen wurde.

Für die LKA wurde eine veränderte Zählweise vorgegeben für den Fall, daß eine „organisatorisch selbständige Fachabteilung Intensivmedizin" (§ 13 Abs. 2 Satz 1 BPflV) besteht und ein entsprechender Pflegesatz ermittelt wird. Zielsetzung war es, die Fallzahlzählung in den **abgebenden Abteilungen** zu verbessern und im Vergleich zu Krankenhäusern ohne selbständige Fachabteilung Intensivmedizin zu vereinheitlichen. **Fußnote 15** gibt folgendes vor:

- Die Intensivmedizin mit eigenem Pflegesatz weist in einem gesonderten Blatt L 3 ihre Belegungsdaten so aus, wie alle anderen Abteilungen auch.

- Für die anderen bettenführenden Abteilungen gilt folgende **Sonderregelung**: Wird ein Patient z. B. aus der Fachabteilung Chirurgie in die Intensivmedizin intern verlegt und anschließend in die Chirurgie zurückverlegt, zählt die Chirurgie in L 3 insgesamt nur einen Fall. Interne Rückverlegungen aus der Intensivmedizin führen somit bei der zuvor abgebenden Fachabteilung (Chirurgie) nicht zu einem zusätzlichen Fall.

Beispiel: Rückverlegung in dieselbe Fachabteilung

Verweildauer des Patienten:
- Chirurgie   3 BT
- Intensiv   2 BT
- Chirurgie   10 BT

Zählweise:	nach 2. ÄndV BPflV	
- Chirurgie	1 Fall,	13 BT
- Intensiv	1 Fall,	2 BT

Beispiel: Weiterverlegung in eine andere Fachabteilung

Ein Patient erleidet nach einer Operation am 4. Tag einen Herzinfarkt und wird deshalb in die Intensivmedizin und anschließend in die Innere verlegt.

Verweildauer des Patienten:
- Chirurgie   3 BT
- Intensiv   2 BT
- Innere   10 BT

Zählweise:	nach 2. ÄndV BPflV	
- Chirurgie	1 Fall,	3 BT
- Intensiv	1 Fall,	2 BT
- Innere	1 Fall,	10 BT

Beispiel: Direktaufnahme in die Intensivmedizin

Verweildauer des Patienten:
- Intensiv   4 BT
- Innere   15 BT

Zählweise:	nach 2. ÄndV BPflV	
- Intensiv	1 Fall,	4 BT
- Innere	1 Fall,	15 BT

Da die BT bei der Ermittlung des Intensivpflegesatzes als Divisor für die Divisionskalkulation benötigt werden (vgl. die Erläuterungen zu K 7, Nr. 25), muß die Zahl der BT mit der Zahl der abgerechneten tagesgleichen Intensivpflegesätze übereinstimmen. Wird ein Patient an einem Tag **mehrfach intern verlegt**, stellt nach § 14 Abs. 2 Satz 2 BPflV nur die zuletzt aufnehmende Abteilung den Pflegesatz in Rechnung. Nur für diese Abteilung kann ein BT gezählt werden. Werden Patienten also nur stundenweise in der Intensivmedizin behandelt und sind sie am Ende des Tages bereits wieder in eine andere Abteilung verlegt (zurückverlegt), so kann für diese Patienten in der Intensivmedizin kein BT (oder Belegungstag) gezählt werden. Um die Leistungen der Intensivmedizin sachgerecht darzustellen, können diese Fälle gesondert erfaßt werden; entsprechende Kostenanteile können von der Intensivabteilung auf die entsprechende andere bettenführende Abteilung, z. B. die Chirurgie oder die Innere verrechnet werden (vgl. Kapitel V.3.7.3).

Die Belegungstage für Fallpauschalen-Patienten sollten nach derselben Systematik gezählt werden.

Eine Besonderheit ist zu beachten im Zusammenhang mit **Fallpauschalen**, für die eine **gesonderte Grenz-Verweildauer für die Intensivmedizin** vorgegeben ist (z. B. in der Herzchirurgie und bei Transplantationen). Wird diese Grenz-Verweildauer zwar überschritten, jedoch nicht die Gesamt-Grenz-Verweildauer der Fallpauschale, so darf der Intensivpflegesatz zu 50 Prozent abgerechnet werden (vgl. Nr. 3 der Abrechnungs-Bestimmungen des FP-Katalogs). Durch Fußnote 35 wird für diesen Fall bestimmt, daß die entsprechenden Berechnungstage bei der Ermittlung des Intensivpflegesatzes zwar „anteilig" (in diesem Fall zu 50 %) in den Divisor eingehen, daß sie aber keine Berechnungstage nach der Systematik der LKA sind. Die Berechnung der Pflegesätze bzw. der Tage erfolgt zusätzlich zu den Belegungstagen der Fallpauschale. Um Doppelzählungen zu vermeiden, dürfen diese Tage nicht in die Statistik nach L 3 eingehen. Weitere Erläuterungen werden in Kapitel V.3.7.3 zu K 7 gegeben.

Erläuterungen zur LKA

2.4 Diagnosestatistik für die Fachabteilung (L 4)

Krankenhaus:			
Krankenhaus „Gute Besserung"		Seite:	19
		Datum:	1.9.1998

L 4 Diagnosestatistik für die Fachabteilung Innere Medizin *)
– abgelaufenes Kalenderjahr
– vollstationär behandelte, entlassene Patienten (Hauptdiagnose

Hauptdiagnose ICD-Schlüssel[16) vierstellig		Patienten insgesamt	0–4 Jahre	5–14 Jahre	15–44 Jahre	45–64 Jahre	65–74 Jahre	75–84 Jahre	85 u. älter
	1	2	3	4	5	6	7	8	9
401.9	Anzahl	134			10	52	42	28	2
	Verweildauer	6,39			5,20	5,65	6,38	8,21	6,00
	operierte Patienten**)								
413	Anzahl	148			22	54	34	28	10
	Verweildauer	8,19			5,55	7,52	9,65	10,14	7,20
	operierte Patienten**)	46			4	20	14	8	
486	Anzahl	110			4	22	12	48	24
	Verweildauer	11,71			12,00	9,00	14,00	12,33	11,75
	operierte Patienten**)								
780.2	Anzahl	138			18	28	34	30	28
	Verweildauer	5,88			2,33	4,07	7,12	7,33	6,93
	operierte Patienten**)	4					2	2	
786.0	Anzahl	36			2	10	8	12	4
	Verweildauer	7,17			1,00	4,40	7,75	10,67	5,50
	operierte Patienten**)	2					2		
789.0	Anzahl	88			16	28	22	14	8
	Verweildauer	4,93			2,75	4,21	5,18	6,71	8,00
	operierte Patienten**)								
. . .		. . .	. . .	. . .	. . .	. . .	. . .	. . .	. . .
gesamt	Anzahl	3400			433	880	842	870	375
	Verweildauer	10,20			5,63	8,24	11,69	12,08	12,36
	Operationen	200			20	60	80	35	5

*)   Musterblatt; Lieferung auf maschinellen Datenträgern (§ 17 Abs. 4 Satz 5)
**) Anzahl der Patienten, die im Zusammenhang mit der Hauptdiagnose operiert werden.
***) Zählung von Fallzahlen und Verweildauer entsprechend Fußnote 15 i.V. mit Fußnote 11, jedoch ohne vor- und nachstationäre Behandlung.

Die anonymisierte Diagnosestatistik wurde mit der BPflV 1986 eingeführt. Sie soll anhand der Erkrankungen der Patienten näherungsweise die eigentliche Leistung des Krankenhauses, die Behandlung der Patienten, darstellen. Der Statistik kommt in der BPflV 1995 eine große Bedeutung zu. Der Anspruch des einzelnen Krankenhauses auf ein leistungsgerechtes Budget und leistungsgerechte Pflegesätze wird – unter den Begrenzungen des § 6 BPflV – nur durch eine Bewertung der Leistungsschwerpunkte und der besonderer Leistungen des Krankenhauses im Rahmen von **Krankenhausvergleichen** realisierbar sein; vgl. hierzu Kapitel I.4.3. Die Leistungen der operativen Fächer werden darüber hinaus noch durch die Operationsstatistik nach L 5 beschrieben.

Die **Zählweise der Fallzahlen in L 3 und L 4** ist unterschiedlich. Die „vollstationären Fälle im Budgetbereich" in L 3 Nr. 13 werden nach Fußnote 15 in Verbindung mit Fußnote 11 mit einer Durchschnittsberechnung aus „Aufnahmen" und „Entlassungen" ermittelt. Bei den „Fällen mit Fallpauschalen" in L 3 Nr. 19 werden entlassene Patienten gezählt. Demgegenüber werden in L 4 in allen Fällen nur „entlassene Patienten" ausgewiesen. Unterschiedliche Fallzahlen in L 3 und 4 ergeben sich dabei in relativ geringem Umfang aufgrund von Patienten, die über den Jahreswechsel liegen (Jahresendbestände); vgl. die Erläuterungen zu L 1, lfd. Nr. 13.

Mit der 5. ÄndV wurde eine neue **Fußnote *****) vorgegeben. Danach ist die „**Zählung von Fallzahl und Verweildauer** entsprechend Fußnote 15 i. V. mit Fußnote 11 vorzunehmen, jedoch ohne vor- und nachstationäre Behandlung". Die Fußnote stellt sicher, daß in L 3 und L 4 weitestgehend gleich gezählt wird. Insbesondere die neu gefaßte Fußnote 11 soll Mehrfachzählungen von Patienten bei einem Wechsel zwischen voll- und teilstationärer Behandlung verhindern; vgl. hierzu die Erläuterungen zu Abschnitt L 1, lfd. Nr. 13. In Übereinstimmung mit der Ermittlung der Verweildauer in L 1 und L 3 werden auch in L 4 die Tage der vor- und nachstationären Behandlung nicht mitgezählt; sie sind weder Berechnungs- noch Belegungstage (vgl. die Fußnoten 4 und 9). Nach Fußnote 15 wird ein Patient, der aus einer bettenführenden Fachabteilung (z. B. Chirurgie) in die Intensivmedizin verlegt und anschließend in die Chirurgie zurückverlegt wird, in der Chirurgie nur als ein Fall gezählt.

Die fachabteilungsbezogene Diagnosestatistik enthält – ebenso wie die Belegungsdaten der Fachabteilung in L 3 – auch die internen Verlegungen. Ggf. mehrfach intern verlegte Patienten werden somit bei jedem Wechsel der Fachabteilung auch bei unveränderter Hauptdiagnose jeweils in den Diagnosestatistiken der verschiedenen Fachabteilungen erfaßt. Hieraus ergibt sich gegenüber der Fallzahl des Krankenhauses eine Erhöhung der abteilungsbezogenen Fall-/Diagnosezahlen. So wird z. B. ein Patient, der zunächst in der Inneren behandelt, dann in die Chirurgie verlegt und anschließend in die Innere zurückverlegt wird, insgesamt dreimal erfaßt. Dies führt neben der Erhöhung der Fallzahlen auch zu einer Verkürzung der auszuweisenden durchschnittlichen Verweildauer der

Patienten. Diese Auswirkungen können um so stärker in die Statistik einfließen, als mit zunehmender Größe des Krankenhauses mehr Fachabteilungen vorgehalten werden und somit häufiger interne Verlegungen vorkommen können. Krankenhäusern, die interne Verlegungen als Strategie zur Verbesserung der Leistungsdarstellung benutzen, kann von seiten der Krankenkassen durch einen Vergleich der in L 4 und in L 3 ausgewiesenen Fallzahlen mit den Fallzahlen für das ganze Krankenhaus in L 1 auf die Spur gekommen werden. Eine Auswertung der nach § 301 SGB V je Behandlungsfall zu liefernden Daten einschließlich der internen Verlegungen und der Diagnosen bietet eine differenzierte Analysemöglichkeit, die Ansatzpunkte für Prüfungen des Medizinischen Dienstes der Krankenkassen im Einzelfall oder für eine Wirtschaftlichkeitsprüfung nach § 113 SGB V liefern kann.

Die abteilungsbezogene Diagnosestatistik hat aufgrund der unterschiedlichen internen Verlegungspraxis in den einzelnen Krankenhäusern nur eine begrenzte **Aussagekraft** hinsichtlich der patientenbezogenen Verweildauer, weil im Falle einer internen Verlegung die zeitlich zusammenhängende Behandlungsperiode eines Patienten, seine gesamte Verweildauer im Krankenhaus, nicht ausgewiesen wird.

Das damals zuständige Bundesministerium für Arbeit und Sozialordnung (BMA) hat im Jahre 1986 durch einen Gutachtenauftrag einen „**Leitfaden** zur Erstellung der Diagnosenstatistik" erarbeiten lassen. Dieser enthält organisatorische Vorschläge, Erläuterungen zur Diagnoseverschlüsselung, Empfehlungen zur Erfassung und zur Zählweise der Hauptdiagnosen sowie Aussagen zum Datenschutz. Das heute zuständige Bundesministerium für Gesundheit (BMG) hat darüber hinaus im Jahre 1992 einen weiteren Leitfaden mit dem Titel „Diagnosenstatistik – Einsatz im Krankenhaus und für Pflegesatzverhandlungen" als Band 4 seiner Schriftenreihe herausgegeben, der die Nutzungsmöglichkeiten der Diagnosestatistik aufzeigt. Beide Leitfäden wurden bei ihrer Veröffentlichung mit Unterstützung der Deutschen Krankenhausgesellschaft und der Landeskrankenhausgesellschaften den Krankenhäusern kostenlos zur Verfügung gestellt. Beide Leitfäden können bei der Broschürenstelle des BMG angefordert werden.

2.4.1 Allgemeine Vorgaben

Angesichts des komplexen Leistungsgeschehens in den Krankenhäusern ist eine Darstellung der Leistungen nur ansatzweise möglich. Zu berücksichtigen ist auch, daß die Diagnosestatistik im Rahmen von Krankenhausvergleichen und bei der Pflegesatzverhandlung für das einzelne Krankenhaus noch auswertbar und handhabbar sein muß. Sie ist deshalb auf die Darstellung von **Hauptdiagnosen** begrenzt. Auf die Angabe von Nebendiagnosen wurde bewußt verzichtet, da der dafür erforderliche Verarbeitungs- und Beurteilungsaufwand für Kombinationen von Haupt- und Nebendiagnosen im Rahmen von Gesamtstatistiken derzeit zu hoch ist. Anstelle des seit 1986 vorgeschriebenen dreistelligen ICD-9-Schlüssels ist nun der differenziertere **vierstellige Schlüssel** vorgeschrieben (vgl. unten). Zum 1.1.2000 wird die ICD-9 durch die „ICD-10-SGB V" ersetzt, vgl. die Bekanntmachung des Bundesministeriums für Gesundheit vom 24.6.1999 (Bundesanzeiger Nr. 124 vom 8.7.99, S. 10985).

Die mit dem Abschnitt L 4 verbindlich vorgegebenen Inhalte der Diagnosestatistik sind nach § 17 Abs. 4 Satz 5 BPflV auf maschinellen Datenträgern vorzulegen. Insoweit ist L 4 nur ein Musterblatt; vgl. die Fußnote *). Der Datenträgeraustausch ist wesentliche Voraussetzung für den nach § 17 Abs. 1 Satz 4 KHG durchzuführenden Vergleich der Krankenhäuser. Die Verpflichtung zur Lieferung maschineller Datenträger ist deshalb zum 1. 1. 1995 in Kraft getreten. Leider haben die Spitzenverbände der Krankenkassen und die DKG die erforderliche einheitliche Definition der Datensätze bis Mitte Oktober noch nicht abschließend vereinbart, obwohl sie inzwischen mit dem 2. GKV-NOG in § 15 Abs. 2 dazu verpflichtet wurden. Die Verpflichtung des einzelnen Krankenhauses zur Lieferung der Daten gilt jedoch unabhängig von dieser Vereinbarung.

Die Diagnosestatistik ist jeweils für das **abgelaufene Kalenderjahr** zu erstellen.

Die Diagnosestatistik erfaßt nur die **vollstationär behandelten Patienten**. Dabei wird nicht nach Budget- und Fallpauschalen-Patienten unterschieden. Es sind nur die im Kalenderjahr **entlassenen Patienten** zu erfassen. Nur bei diesen Patienten kann rückblickend eine Hauptdiagnose und eine Verweildauer für die Fachabteilung festgelegt werden. Als entlassene Patienten sind alle aus der jeweiligen Fachabteilung abgehenden Patienten zu zählen. Hierzu gehören Patienten,

– die nach Abschluß der Krankenhausbehandlung entlassen werden (einschl. der Patienten, die die Fachabteilung gegen ärztlichen Rat verlassen haben oder die disziplinarisch entlassen worden sind),

– die in ein anderes Krankenhaus verlegt werden (Verlegung nach außen),

– die in eine andere Fachabteilung desselben Krankenhauses verlegt werden (interne Verlegung); zur Zählweise bei Verlegungen in die Intensivabteilung siehe die Fußnote 15 der LKA (vgl. unten),

– die verstorbenen Patienten.

Soweit **teilstationäre Fälle** bei einem Krankenhaus von besonderer Bedeutung sind, kann das Krankenhaus diese gesondert erfassen.

Ausländische Patienten, für die Krankenhaus das Wahlrecht nach § 3 Abs. 4 BPflV ausgeübt hat, werden nach § 17 Abs. 4 Satz 9 BPflV in Abschnitt „L 4" nicht ausgewiesen.

2.4.2 Spalteneinteilung

Die Spalteneinteilung ist gegenüber dem Abschnitt L 1 des KLN weitestgehend gleich geblieben. Lediglich im Bereich der Altersgruppen wurden Veränderungen vorgenommen.

Spalte „Hauptdiagnose"

Es ist lediglich die Hauptdiagnose für die Behandlung in der jeweiligen Fachabteilung zu erfassen. Auf die Angabe von Nebendiagnosen wurde bewußt verzichtet (vgl. oben unter Kapitel 2.4). Die Diagnosen sind nach der ICD-9, der Internationalen Klassifikation der Krankheiten, Verletzungen und Todesursachen von 1979 (9. Revision) zu verschlüsseln. Fußnote 16 schreibt vor, daß jeweils die nach § 301 SGB V vorgeschriebene Fassung der ICD anzuwenden ist. Nachdem bereits seit 1986 nach dem dreistelligen Schlüssel codiert wird, ist ab dem 1. 1. 1995 der **vierstellige Schlüssel** anzugeben.

Die ICD ist die weltweit am meisten benutzte Klassifikation von Krankheiten. In vielen Staaten wird zum Teil bereits seit Jahrzehnten die ICD ähnlich genutzt, wie in der BPflV oder in der amtlichen Krankenhausstatistik-Verordnung. Seit 1900 ist diese ursprünglich für die Zwecke der Mortalitätsstatistik entwickelte Klassifikation immer mehr zu einer auch für die Morbiditätsstatistik geeigneten Klassifikation entwickelt worden. Eine Besonderheit der ICD-9 ist die Möglichkeit der Doppelklassifikation (= Kreuz-Stern-Klassifikation). In Übereinstimmung mit den ICD-9-Regeln gilt für die Diagnosestatistik nach der BPflV, daß nur die Kreuz-Codes zu verwenden sind. Zur vollständigen Beschreibung der stationären Aufnahmefälle ist zusätzlich die **V-Klassifikation** der ICD-9 erforderlich. Mit ihr werden verschlüsselt:

– „nichtkranke Zustände", die in die Kategorien 001 bis 999 der ICD-9 nicht einzuordnen sind, aber zur stationären Aufnahme geführt haben; z. B. Vorsorgemaßnahmen, Gutachten-Patienten, normale Schwangerschaften, Checkup-Untersuchungen, Organspender und Begleitpersonen.

– Ein symptomloser Folgezustand nach einer Erkrankung. Es handelt sich um bedeutsame frühere und jetzt symptomlose oder um geheilte Erkrankungen oder Verletzungen, in deren Folge der Patient zwecks Nachuntersuchung oder Folgebehandlung stationär aufgenommen wurde, z. B. symptomloser Folgezustand nach Magenkarzinom.

Nur ein Teil der V-Codes darf für die Diagnosestatistik „L 5" verwendet werden. Nicht zulässig sind Codes, die nicht in den Leistungsbereich der gesetzlichen Krankenversicherung fallen, wie z. B. V21.1 „Pubertät", V40.0 „Lernstörungen" oder V60.1 „unzulängliche Wohnverhältnisse". Bei einem Übergang auf die ICD-10-Klassifikation entfällt eine gesonderte V-Klassifikation; sie ist als Kapitel 20 eingearbeitet worden.

Ein „Zustand nach der Operation" ist auf die den Eingriff verursachende Grunderkrankung zurückzuführen, und diese Diagnose ist zu verschlüsseln. Wurde z. B. bei einem Patienten früher wegen eines Magenkarzinoms eine Zweidrittelresektion des Magens durchgeführt, so ist bei einer Nachbehandlung des Patienten nicht „Zustand nach Magenresektion" zu klassifizieren, der sich in der ICD-9 zudem überhaupt nicht findet, sondern es ist die Grunderkrankung mit der Kategorie „151 Bösartige Neubildungen des Magens" zu verschlüsseln (vgl. Leitfaden zur Erstellung der Diagnosenstatistik ..., a.a.O., Merksatz 18, 19 und 22 bis 26).

Die Diagnosestatistik ist eine der bedeutendsten Grundlagen für die Verhandlung eines leistungsgerechten Budgets und leistungsgerechter Pflegesätze. Aufgrund dieser Bedeutung sollte die **Verschlüsselung der Diagnosen** besonders sorgfältig durchgeführt werden. Für die Dokumentation der Hauptdiagnose sollte der ärztliche Dienst verantwortlich sein. Die Verschlüsselung selbst kann durch den ärztlichen Dienst oder medizinisch geschultes Hilfspersonal vorgenommen werden. Aufgrund der in der Praxis erfahrungsgemäß auftretenden hohen Fehlerraten bei der Verschlüsselung (bis zu 30 %) ist es empfehlenswert, EDV-Programme einzusetzen, die Diagnose-Klartexte des Arztes rechnergestützt in den vierstelligen ICD-Code umsetzen. Vorteile eines solchen Systems sind die weiterhin möglichen Klartextangaben durch den Arzt in seinem üblichen Sprachgebrauch, die Vereinfachung der Verschlüsselung sowie eine Verbesserung der Datenqualität.

Spalte 2: Patienten insgesamt

Die Spalte 2 weist die Gesamtzahl der erfaßten Patienten aus. Sie muß mit der Summe der Patienten in den Spalten 3 bis 9 übereinstimmen.

Spalten 3 bis 9: Altersgruppen

Im Hinblick auf die Zielsetzung der Statistik im Rahmen der LKA, nach der sie Informationen für die Pflegesatzverhandlungen bereitstellen soll, ist die Zahl der Altersgruppen begrenzt und eine relativ grobe Altersgliederung gewählt worden. Die Gruppen wurden entsprechend der typischen Häufung bestimmter Krankheitsarten in einem bestimmten Lebensalter gebildet. Die Gruppierung wurde, im Vergleich zu L 1 des KLN, an die Alterseinteilung der WHO-Statistiken angeglichen. Deshalb wurde die Abgrenzung der Gruppen in den Spalten 5 und 6 sowie 8 und 9 verändert.

2.4.3 Zeileneinteilung

Die Hauptdiagnosen sind nach der Klassifikation der ICD-9 aufzuführen. Für jede Hauptdiagnose ist die Zahl der Patienten mit dieser Diagnose, die durchschnittliche Verweildauer und die Anzahl der im Zusammenhang mit der Hauptdiagnose operierten Patienten anzugeben.

Zeile „Anzahl"

Es ist die Anzahl der Patienten mit dieser Hauptdiagnose auszuweisen, die in die Fachabteilung aufgenommen und vollstationär behandelt wurden. Da die Patienten bei internen Verlegungen in jeder Fachabteilung neu gezählt werden sind mehr Fälle ausgewiesen, als Patienten im Krankenhaus behandelt werden. Zur Zählweise im Zusammenhang mit der Intensivabteilung vgl. oben und in Kapitel V.2.3.2.

Zeile „Verweildauer"

Es ist die durchschnittliche Verweildauer der vollstationären Fälle anzugeben, die in die Abteilung aufgenommen und mit dieser Hauptdiagnose behandelt wurden. Die Verweildauer des einzelnen Patienten wird anhand der sog. Berechnungstage (BT) ermittelt, für die der Abteilungspflegesatz berechnet wird (§ 14 Abs. 2 Satz 1 BPflV). Dabei sind die Besonderheiten im Zusammenhang mit selbständigen Fachabteilungen „Intensivmedizin", für die ein eigener Pflegesatz vereinbart wird, zu beachten; nähere Erläuterungen enthält Kapitel V.2.3.2. Für die Statistik ist der Durchschnitt über die Verweildauer aller einbezogenen Patienten zu ermitteln.

Bei der Interpretation der Statistik ist zu beachten, daß die durchschnittliche Verweildauer – ebenso wie die Zahl der Patienten (Fälle) – durch interne Verlegungen verändert wird. In der Regel wird die Verweildauer der einzelnen Fachabteilung durch diese Patienten, die in mehreren Abteilungen behandelt werden, verkürzt. Der Anteil der internen Verlegungen kann für die einzelnen Fachabteilungen unterschiedlich hoch sein. Die Krankenkassen haben durch die neuen, patientenbezogenen Angaben nach § 301 SGB V die Möglichkeit, interne Verlegungen zu beobachten.

Zeile „operierte Patienten"

Sowohl die Zeilenbezeichnung als auch die Fußnote **) stellen klar, daß hier die **Anzahl der Patienten** anzugeben ist, die im Zusammenhang mit der **Hauptdiagnose** operiert wurden (nicht die Anzahl der Operationen). Dabei kann jeder Patient naturgemäß höchstens als „1" gezählt werden. Es ist somit anzugeben, ob ein Patient im Zusammenhang mit der **Hauptdiagnose** operiert wurde oder nicht. Diese Angabe ermöglicht eine zusätzliche Bewertung der Hauptdiagnose und der mit ihr verbundenen Behandlung. Z. B. wenn bei der Diagnose „Blinddarmentzündung" von 200 Patienten „nur" 150 Patienten im Zusammenhang mit dieser Hauptdiagnose operiert wurden. Es wird erkennbar, inwieweit operativ oder konservativ behandelt wurde.

Operationen, die im Zusammenhang mit **Nebendiagnosen** durchgeführt werden, dürfen in L 4 nicht berücksichtigt werden, weil sie die Aussagefähigkeit der Statistik stören würden. Die Operationen werden in der Operationsstatistik nach L 5 der LKA ausgewiesen!

Nachdem die Krankenhäuser nach § 301 Abs. 2 SGB V verpflichtet worden sind, den Krankenkassen Operationen verschlüsselt zu melden, und nachdem die Operationsstatistik nach L 5 der LKA eingeführt wurde, muß eine einheitliche Verfahrensweise für die verschiedenen Zielsetzungen gelten. Nach Auffassung des Bundesministeriums für Gesundheit (BMG) sind deshalb als **Operationen ausschließlich** die im **amtlichen Operationenschlüssel nach § 301 SGB V** enthaltenen Leistungen zu erfassen. Vgl. hierzu die Erläuterungen zu Abschnitt „L 5" der LKA.

Der Leitsatz 16 des „Leitfadens zur Erstellung der Diagnosenstatistik" aus dem Jahre 1986, a.a.O., der in der damaligen Situation eine abweichende Definition der „Operation" vorschlug und auf einen Katalog mit GOÄ-Ziffern verwies, sollte deshalb nicht mehr angewendet werden.

Zeile „Insgesamt"

Die Anzahl der Patienten (Abteilungsfälle) und die Anzahl der operierten Patienten sind zu addieren und in einer Gesamtsumme sowie nach Altersgruppen getrennt auszuweisen. Die durchschnittliche Verweildauer über alle Patienten aller Hauptdiagnosen muß mit einer gesonderten Durchschnittsbildung ermittelt werden.

Erläuterungen zur LKA

2.5 Operationsstatistik für die Fachabteilung (L 5)

Krankenhaus:	Seite:	20
Krankenhaus „Gute Besserung"	Datum:	1.9.1998

L 5 Operationsstatistik für die Fachabteilung Allgemeine Chirurgie*)
– abgelaufenes Kalenderjahr
– vollstationär behandelte, entlassene Patienten

OPS-301-Schlüssel[17][**]	Anzahl	weitere OP (Anzahl)	0–4 Jahre	5–14 Jahre	15–44 Jahre	45–64 Jahre	65–74 Jahre	75–84 Jahre	85 u. älter
1	2	3	4	5	6	7	8	9	10
5–385.6	12				5	7			
5–470.0	92	5		30	27	35			
5–511.1	95			10	30	35	14	6	
5–511.2	23	1	4	6	5	8			
5–530.1	91				20	25	22	24	
5–534.1	106	14		25	30	41	10		
5–786.1	17				5	4	8		
5–787.y	95			10	30	35	14	6	
5–790.1	11				5	6			
5–791.2	37		3	14			20		
5–791.4	66						14	28	24
5–793.3	74			4	16	34	10	10	
5–794.2	58	4			15	25	18		
5–803.0	59				25	34			
5–812.1	31			6	13	12			
5–812.5	106	5			24	54	18	7	3
5–820.3	50							35	15
. . .	. . .	. . .	. . .	. . .	. . .	. . .	. . .	. . .	. . .
Operationen insgesamt	2.441	123		435	879	455	298	332	42
davon 5–98***	████								

*) Musterblatt; Lieferung auf maschinellen Datenträgern (§ 17 Abs. 4 Satz 5)
**) Codiert wird der leitende Eingriff während einer OP-Sitzung. Weitere Eingriffe sind in der Spalte 3 als Anzahl auszuweisen. Die Codierhinweise des Operationenschlüssels nach § 301 SGB V sind zu beachten. Mehrfachcodierungen in Spalte 1, d.h. die Dokumentation mehrerer leitender Eingriffe während einer OP-Sitzung, sind nur zulässig für
a) Eingriffe zur Versorgung von Mehrfachverletzungen (5–981) und
b) Eingriffe zur Versorgung von Polytraumen (5–982).
***) Gesondert auszuweisen als Davon-Zahl sind die Codes des Bereichs 5–98 „Mikrochirurgie und Operationen bei speziellen Versorgungssituationen".

Nachdem die Krankenhäuser nach § 301 SGB V verpflichtet wurden, für die Zwecke der Abrechnung von Pflegesätzen die Art der durchgeführten Operationen zu erfassen und patientenbezogen an die Krankenkassen zu melden, waren die Voraussetzungen geschaffen, diese Daten auch für die Zwecke der Budget-/Pflegesatzverhandlungen zu nutzen. Mit der BPflV-1995 wurde deshalb für die Verhandlungen mit den Krankenkassen eine **Operationsstatistik** nach L 5 der LKA eingeführt. Die Vorgaben für diese Statistik wurden bereits mit der 2. ÄndV zum 1. 1. 1996 geändert. Dabei wurden – in Abstimmung mit neuen Vorgaben zur Datenlieferung nach § 301 SGB V – insbesondere Regeln für die Codierung der Operationen und eine Untergliederung nach Altersgruppen der Patienten eingeführt.

2.5.1 Allgemeine Vorgaben

Die Operationsstatistik ist seit dem 1. 1. 1995 zu erheben und seit 1997 für die Pflegesatzverhandlungen vorzulegen. Sie ist für jede operierende Fachabteilung jeweils für das abgelaufene Kalenderjahr zu erstellen.

Es werden nur die Operationen für **vollstationär behandelte Patienten** erfaßt, die bereits **entlassen** wurden. Dabei wird nicht nach Budget- und Fallpauschalen-Patienten unterschieden. Krankenhäuser, die einen großen Anteil von teilstationär behandelten Patienten haben, können diese freiwillig in einer gesonderten Statistik erfassen.

Ausländische Patienten, für die das Krankenhaus das Wahlrecht nach § 3 Abs. 4 BPflV ausgeübt hat, werden nach § 17 Abs. 4 Satz 9 BPflV in Abschnitt „L 5" nicht ausgewiesen.

Die Operationsstatistik nach L 5 ist eine Statistik der **„leitenden Eingriffe"**. Die **Fußnote **)** gibt verbindliche Regeln für die Verschlüsselung vor. Codiert wird grundsätzlich nur der „Leitende Eingriff" während **einer** OP-Sitzung. Im Zweifelsfall muß der zuständige Arzt entscheiden, welcher Eingriff als „leitender Eingriff" ausgewiesen werden soll. Der Ausweis mehrere leitender Eingriffe (**Mehrfachcodierung**) für **eine** OP-Sitzung ist nur zulässig für Eingriffe zur Versorgung von Mehrfachverletzungen (Gruppe 5-981) und für Eingriffe zur Versorgung von Polytraumen (5-982). Da in diesem Falle die einzelnen leitenden Eingriffe in unterschiedlichen Zeilen von L 5 ausgewiesen werden, gibt **Fußnote ***)** vor, daß die Anzahl dieser Mehrfachcodierungen zusätzlich **nachrichtlich** unter der Gesamtsumme der L 5-Statistik ausgewiesen wird. Dadurch soll deutlich werden, wie häufig diese schweren Eingriffe erbracht wurden und in welchem Umfang sie als Mehrfachcodierungen die Operationsstatistik beeinflußt haben.

Die L 5-Statistik hat die **Zielsetzung**, für die Pflegesatzverhandlungen mit den Krankenkassen die Schwerpunkte und Besonderheiten im Leistungsspektrum des Krankenhauses sichtbar zu machen. Die Informationen sollen die Vereinbarung „leistungsgerechter" Budgets und Pflegesätze unterstützen. Dies setzt voraus, daß die Statistiken nicht zu kompliziert aufgebaut sind und mit vernünftigem Aufwand ausgewertet und in Verhandlungsergebnissen umgesetzt werden können. Deshalb wurde vorgegeben, daß **weitere Eingriffe**, die neben dem leitenden Eingriff während **einer** OP-Sitzung erbracht werden (und die nicht zu den Gruppen 5-981 und 5-982 gehören), nicht mit einem ICPM/OPS-301-Schlüssel ausgewiesen werden dürfen. Diese weiteren Eingriffe werden lediglich als Zusatzinformation zum leitenden Eingriff anzahlmäßig in Spalte 3 ausgewiesen; vgl. hierzu die Erläuterungen zu Spalte 3.

Diese Begrenzung für die Operationsstatistik nach L 5 begrenzt lediglich die Vorlagepflicht für die Pflegesatzverhandlung. Sie hindert das Krankenhaus jedoch nicht daran, im Rahmen seiner Basisdokumentation oder für **interne Zwecke** differenziertere Dokumentationen vorzunehmen. Darüber hinaus kann das Krankenhaus im Rahmen der Pflegesatzverhandlung auch zusätzliche Leistungs-Informationen vortragen, die über den Inhalt von L 5 hinausgehen.

Die mit dem Abschnitt L 5 verbindlich vorgegebenen Inhalte der Diagnosestatistik sind nach § 17 Abs. 4 Satz 5 BPflV auf **maschinellen Datenträgern** vorzulegen. Insoweit ist L 5 nur ein Musterblatt; vgl. die Fußnote *). Der Datenträgeraustausch ist wesentliche Voraussetzung für den nach § 17 Abs. 1 Satz 4 KHG durchzuführenden Vergleich der Krankenhäuser. Die Verpflichtung zur Lieferung maschineller Datenträger ist bereits zum 1. 1. 1995 in Kraft getreten. Das einzelne Krankenhaus ist auch dann zur Lieferung der Statistik auf maschinellen Datenträgern verpflichtet, wenn die Verbände der Krankenhäuser und Krankenkassen noch keinen einheitlichen Datensatzaufbau nach § 15 Abs. 2 BPflV vereinbart haben.

2.5.2 Spalteneinteilung

Spalte 1: OPS-301-Schlüssel

Der Operationenschlüssel basiert auf der WHO-Klassifikation „International Classification of Procedures in Medicine", die durch die niederländische WCC zur ICPM-DE (Dutch Extension) erweitert und somit für die klinische Routine nutzbar wurde. Die Friedrich-Winger-Stiftung hat diese niederländische Version ins Deutsche übersetzt und erheblich erweitert. Dabei wurde eine Vielzahl von Experten einbezogen. Das Bundesministerium für Gesundheit hat einen aus dem ICPM-Schlüssel entwickelten amtlichen Operationen-Schlüssel nach § 301 SGB V erstmals am 20. 10. 1994 im Bundesanzeiger bekanntgegeben. Die später eingeführte offizielle Kurzbezeichnung lautet **„OPS-301"**.

In Spalte 1 von L 5 ist die Schlüsselnummer dieses amtlichen Operationenschlüssels OPS-301 einzutragen (vgl. Fußnote 17). Die jeweils aktuelle Fassung und deren Inkrafttreten wird vom Bundesministerium für Gesundheit (BMG) im Bundesanzeiger bekannt gegeben. Auskünfte hierzu erteilt das Deutsche Institut für medizinische Dokumentation und Information (DIMDI) in Köln, das den Schlüssel im Auftrag des BMG herausgibt.

Der Operationen-Schlüssel hat im Rahmen des BPflV eine herausragende Bedeutung. Er wird in den Entgeltkatalogen für die nähere Definition (Abgrenzung) der **Fallpauschalen und Sonderentgelte** genutzt (Spalte 4 der Anlagen 1 und 2 der BPflV). Die Zuordnung eines Operations-Codes entscheidet darüber, ob ein pauschaliertes Entgelt abgerechnet werden kann, oder ob die Krankenhausleistung über den Abteilungspflegesatz und den Basispflegesatz und somit über das Budget vergütet wird (vgl. Nr. 2 der Abrechnungsbestimmungen zum Fallpauschalen-Katalog). Darüber hinaus wird die Operationsstatistik im Rahmen der **Pflegesatzverhandlungen** die bedeutendste Informationsunterlage über die Leistungen chirurgischer Abteilungen sein. Sie ist Voraussetzung für die Vereinbarung leistungsgerechter Abteilungspflegesätze und wird damit auch Grundlage von Krankenhausvergleichen sein (vgl. § 5 BPflV). Die Verschlüsselung der Operationen wird auch für verschiedene **interne Zielsetzungen** genutzt werden, z. B. für die medizinische Basisdokumentation, die Qualitätssicherung und die Ermittlung krankenhausinterner Abteilungsbudgets sowie für die Nachkalkulation der landesweit gültigen Fallpauschalen und Sonderentgelte (vgl. Kapitel I.1.1).

Wegen dieser zentralen Bedeutung der Operations-Verschlüsselung sollte das Krankenhaus besonderen Wert auf die Richtigkeit der Angaben legen. Die Codierung sollte vom ärztlichen Dienst vorgenommen werden. Die Krankenkassen haben die Möglichkeit, die Angaben patientenbezogen über die Daten nach § 301 SGB V zu kontrollieren.

Spalte 2: Anzahl

Es ist die Zahl der „leitenden Eingriffe" anzugeben, also die Zahl der Operationen, die mit dem OPS-301-Schlüssel in Spalte 1 codiert wurden. Da in der Regel nur ein leitender Eingriff je OP-Sitzung codiert werden darf (vgl. Pkt. 2.5.1), gibt die Statistik somit auch Auskunft über die Anzahl der OP-Sitzungen (OP-Termine). Sie läßt damit auch Abschätzungen über den OP-Aufwand der Fachabteilung zu.

Spalte 3: Weitere OP (Anzahl)

Weitere Eingriffe, die während **einer** OP-Sitzung (OP-Termin) neben dem „leitenden Eingriff" (vgl. die Erläuterungen zu Spalte 1) erbracht werden, dürfen nicht mit dem OPS-301-Schlüssel ausgewiesen werden. Sie werden in dieser Spalte lediglich als Zusatzinformation zum leitenden Eingriff (Spalten 1 und 2) **anzahlmäßig** ausgewiesen. Zielsetzung dieser Art des Ausweises ist es, im Rahmen von Krankenhausvergleichen auf **Unterschiede im Schweregrad** hinzuweisen und damit die Verhandlung leistungsgerechter Budgets zu unterstützen. Die

Erläuterungen zur LKA

Angabe „weiterer OP" macht jedoch nur bei solchen Operationsschlüsseln Sinn, bei denen zusätzliche Eingriffe typischerweise in Verbindung mit dem leitenden Eingriff auftreten.

Zum Ausnahmefall mehrerer leitender Eingriffe bei einer OP-Sitzung (Mehrfachcodierung) vgl. die Erläuterungen zur Zeileneinteilung (Kapitel 2.5.3).

Spalten 4 bis 10: Altersgruppen

Die Untergliederung der Altersgruppen ist dieselbe wie bei der Diagnosestatistik. Vgl. dazu die Erläuterungen zu den Spalten 3 bis 9 von L 4 (Kapitel V.2.4.2).

2.5.3 Zeileneinteilung

Für die einzelnen Operationsschlüssel nach dem amtlichen OPS-301 ist jeweils eine Zeile vorgesehen. Am Ende der Statistik werden die Daten aller ausgewiesenen Operationen zusammengefaßt in einer Summenzeile. Diese Zeile weist nicht nur die Zahl der OP-Sitzungen einer Abteilung aus, sondern gibt auch einen Überblick über die Altersverteilung der Patienten.

Unterhalb dieser Summenzeile werden zusätzlich die besonders aufwendigen OP-Sitzungen ausgewiesen, für die die Codierung mehrerer „leitender Eingriffe" zugelassen ist. Diese **Mehrfachcodierung** für **eine** OP-Sitzung ist nur zulässig für Eingriffe zur Versorgung von Mehrfachverletzungen (Gruppe 5-981) und für Eingriffe zur Versorgung von Polytraumen (5-982); vgl. **Fußnote ***). Da die einzelnen leitenden Eingriffe in unterschiedlichen Zeilen von L 5 ausgewiesen werden, faßt der nachrichtliche Ausweis diese Fälle zusammen und verdeutlicht, wie häufig diese schweren Eingriffe erbracht wurden und in welchem Umfang sie als Mehrfachcodierungen die Operationsstatistik beeinflußt haben.

2.5.4 Benutzerhinweise zum OPS-301

Für die Operationsstatistik nach L 5 ist der amtliche Operationenschlüssel nach § 301 SGB V (OPS-301) anzuwenden. Dabei sind die für diesen Schlüssel geltenden Benutzerhinweise zu beachten. Die für die Verwendung des Schlüssels im Rahmen der L 5-Statistik besonders relevanten Teile sind nachfolgend dargestellt:

Reihenfolge und Besetzung der Codes:

Im vorliegenden Schlüssel sind nicht alle vierstelligen Codepositionen besetzt. Auf ein „Aufrücken" der nachfolgenden Codes wurde aus Gründen der Vergleichbarkeit zur ICPM der WHO verzichtet. Die freien Codes stehen für ggf. später erforderliche Erweiterungen zur Verfügung.

Topographische Gliederung:

Der Operationenschlüssel nach § 301 SGB V weist eine topographisch-anatomische Gliederung auf. Auf eine fachgebietsbezogene Gliederung wurde verzichtet. Dies bedeutet, daß Eingriffe, die von mehreren Fachgebieten durchgeführt werden, unter dem jeweiligen Organkapitel zu finden sind. So wurden z. B. die kinderchirurgischen Prozeduren in die jeweiligen organbezogenen Kapitel integriert. Es gibt demnach keine altersbezogene Gliederung.

Informationsgehalt eines Einzelcodes:

Grundprinzip des Operationenschlüssels nach § 301 SGB V ist die Abbildung eines durchgeführten Eingriffs möglichst mit einem Code. Dieses Prinzip wurde auch deshalb gewählt, um komplizierte Abbildungsformen nach Möglichkeit zu vermeiden.

Mehrfachcodierung:

In einigen Bereichen ist eine Codierung von Operationen mit mehreren Codes vorgesehen. Dies ist insbesondere für die Abbildung komplexer Eingriffe erforderlich. In diesen Fällen wurde ein Hinweis formuliert, der auf die gesonderte Codierung von durchgeführten Teilmaßnahmen eines komplexen Eingriffs verweist. Sofern mehrere Codes zur Dokumentation eines komplexen Eingriffs erforderlich sind, ist der **inhaltlich leitende Eingriff** an erster Stelle zu dokumentieren. Die Versorgung von intraoperativen Komplikationen muß gesondert verschlüsselt werden.

Obligate Zusatzinformationen:

Der Operationenschlüssel nach § 301 SGB V sieht vor, weitere ergänzende Angaben zu einer Operation zusätzlich zu codieren. Für diese Angaben steht ein spezieller Bereich am Ende des Kapitels 5 zur Verfügung. Die Zusatzinformationen umfassen:

– Anwendung mikrochirurgischer Technik
  (Unter einem mikrochirurgischen Eingriff werden Operationen verstanden, die mit Hilfe eines Mikroinstrumentariums und einer optischen Vergrößerung in entsprechender Operationstechnik unter maximaler Gewebeschonung durchgeführt werden.),

– Durchführung einer Operation im Rahmen der Versorgung einer Mehrfachverletzung
  (Dieser **Zusatzcode** ist nur für die Versorgung von Patienten anzuwenden, bei denen als Unfallfolge eine Mehrfachverletzung vorliegt, aber keine Lebensgefahr besteht.),

– Durchführung der Operation im Rahmen der Versorgung eines Polytraumas
  (Dieser **Zusatzcode** ist nur für die Versorgung von Patienten anzuwenden,

bei denen als Unfallfolge eine Verletzung mehrerer Organsysteme mit akuter Lebensgefahr besteht.),

– Durchführung einer Reoperation,

– Vorzeitiger Abbruch einer Operation.

Für die **Zwecke der Operationsstatistik nach L 5** dürfen **Zusatzcodes** nur in den dort zugelassenen Fällen ausgewiesen werden; vgl. die Erläuterungen in Kapitel 2.5.1 zu den Fußnoten ******) und *******).

3. Kalkulation von Budget und Pflegesätzen (K)

Auch bei einem leistungsorientierten Entgeltsystem und nach Aufhebung des bisherigen Selbstkostendeckungsprinzips ist es weiterhin erforderlich, in Kostenkategorien zu denken. Jede Leistung beruht auf entstandenen Kosten (Arbeitszeit, Nutzung von Anlagegütern, Verbrauch von Materialien). Kosten sind deshalb die Grundlage jeder kaufmännischen Kalkulation, unabhängig davon, ob der Markt am Ende entsprechend hohe Erlöse erlaubt oder nicht. Dies gilt auch für den Krankenhausbereich. Für die verschiedenen Entgeltbereiche muß festgelegt werden, welche Kostenanteile jeweils mit diesen Entgelten vergütet werden und nach welchen Regeln diese Anteile den Entgelten jeweils zugerechnet (kalkuliert) werden. Es sind somit **Kalkulationsvorgaben** erforderlich. Diese Vorgaben sind jedoch nur Regeln für die Kostenzuordnung. Die Höhe der Vergütung der voll- und teilstationären Krankenhausleistungen richtet sich allein nach den Vorschriften der §§ 3 bis 6 BPflV (vgl. Tuschen/Quaas, a.a.O.).

Nicht in der BPflV werden die Kalkulationsschemata zu den **Fallpauschalen und Sonderentgelten** geregelt. Sie können anhand des Forschungsberichts „Kalkulation von Fallpauschalen und Sonderentgelten für die BPflV 1995" (vgl. a.a.O.) nachvollzogen werden, den die an der Abgrenzung und Kalkulation der Entgelte beteiligten Forschungsinstitute erstellt haben. In einem „Leitfaden zur Einführung von Fallpauschalen und Sonderentgelten gemäß BPflV 1995" (vgl. a.a.O.), geben die beteiligten Forschungsinstitute darüber hinaus praxisorientierte Hilfestellungen für die Kostenermittlung und Kalkulation im Krankenhaus. Beide Broschüren können beim Bundesministerium für Gesundheit oder über den Buchhandel beim Nomos-Verlag, Baden-Baden, bezogen werden. Seit dem 1. Januar 1998 liegt die Verantwortung für die Weiterentwicklung der Entgeltkataloge bei der Selbstverwaltung (Vertragsparteien nach § 15 Abs. 1 BPflV).

Die grundsätzliche Zuordnung der Kosten zu den verschiedenen Entgeltformen einschließlich der Fallpauschalen und Sonderentgelte zeigt die **Übersicht** in Kapitel I.1.4. Die Kalkulationsschemata für den **Budgetbereich** und damit auch für den Basispflegesatz, die Abteilungspflegesätze und die teilstationären Pflegesätze werden in Teil „K" der LKA vorgegeben; vgl. hierzu auch Kapitel III.1.3. Der Teil „K" entspricht zwar vom Ansatz her dem Teil „K" des bisherigen KLN. Nach Aufhebung des Selbstkostendeckungsprinzips wurden jedoch **grundsätzliche Veränderungen** vorgenommen.

Für die LKA wurde das sog. **Nettoprinzip** eingeführt; ausführliche Erläuterungen dazu werden in Kapitel III.4 gegeben. In die LKA gehen die dem Grunde nach pflegesatzfähigen Kosten für die **voll- und teilstationären Leistungen** des Krankenhauses ein, wenn nicht eine besondere Vorschrift der BPflV im Einzelfall etwas anderes bestimmt. Die auf andere, nicht pflegesatzfähige Leistungsbereiche entfallenden oder ihnen zuzurechnenden Kosten sind bereits vor Erstellung der LKA kostenartenweise „auszugliedern", d. h. abzuziehen. Dies gilt für alle im bisherigen KLN der BPflV-1986 unter „K 3" aufgeführten Tatbestände.

Erläuterungen zur LKA

Vorab auszugliedern sind insbesondere die Kosten für Ambulanzen des Krankenhauses, ambulante Leistungen der Ärzte, das ambulante Operieren nach § 115 b SGB V, die Kosten der Forschung und Lehre, und Kosten des Krankenhauses für Leistungen an Dritte, z. B. die Lieferung von Essen an Pflegeheime und Altenheime oder die Apotheken- und Wäscheversorgung für andere Krankenhäuser. Das Nettoprinzip wird unter **Kapitel III.**4 näher erläutert und anhand einer Beispielrechnung dargestellt. Ausnahmen gelten für die **Abzüge nach § 7 Abs.** 2 Satz 2 BPflV, für die weiterhin ein Bruttoverfahren vorgesehen ist. Die Abzüge sind jeweils in den Blättern K 5 bis K 7 in einer Summe abzuziehen.

Nicht in Teil „K" der LKA ausgewiesen werden nach § 17 Abs. 4 Satz 9 BPflV Leistungen für bestimmte **ausländische** Patienten, wenn das Krankenhaus das Wahlrecht nach § 3 Abs. 4 BPflV ausgeübt hat. Die entsprechenden Kosten sind nach dem Nettoprinzip einmalig aus dem Budget auszugliedern.

Für die LKA wurde darüber hinaus auf den Nachweis der **Ist-Kosten** des Krankenhauses verzichtet. Es werden für die Pflegesatzverhandlungen nur noch die letzten Vereinbarungsergebnisse und die Forderungen des Krankenhauses ausgewiesen. Zur Konzeption des Kalkulationsschemas, zum Kalkulationsverfahren und zu den Anforderungen an das innerbetriebliche Rechnungswesen vgl. Kapitel III.2 und 3 sowie Kapitel II.

Zur **Systematik** des Abschnitts „K" siehe **Abbildung 4** in Kapitel III.3. Der grundsätzlich gleiche Aufbau der Blätter K 1 bis K 3 wird unter Kapitel 3.1 für K 1 erläutert. Den Zusammenhang der einzelnen Kalkulationsblätter bei der Ermittlung des Budgets und der Pflegesätze zeigt **Abbildung 12**.

Kalkulation von Budget und Pflegesätzen (K)

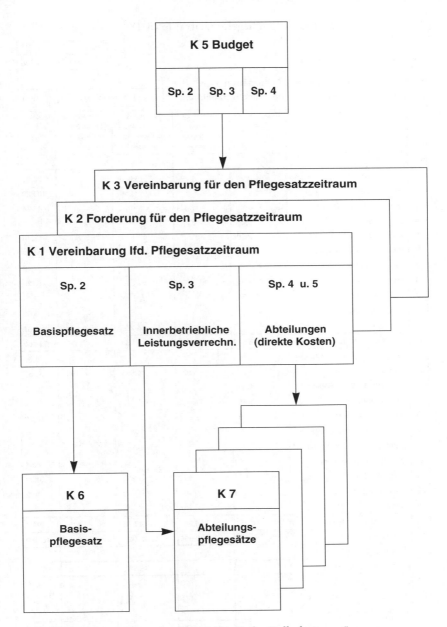

Abbildung 12: Zusammenhang des LKA-Teils „Kalkulation ..."

Erläuterungen zur LKA

3.1 Vereinbarung für den lfd. Pflegesatzzeitraum (K 1)

Krankenhaus:	Seite: 21
Krankenhaus „Gute Besserung"	Datum: 01.01.1998

K Kalkulation von Budget und Pflegesätzen
K 1 Vereinbarung für den laufenden Pflegesatzzeitraum

Tage insgesamt:[7] 127.560

lfd. Nr.	Kostenarten	Basispflegesatz nach § 13 Abs. 3	innerbetriebliche Leistungsverrechnung[18] –insgesamt–	Abt.-Pflegesätze nach § 13 Abs. 2 Satz 1 sowie Abs. 4 –insgesamt–	Pflegesätze nach § 13 Abs. 2 Satz 2 und 3 sowie Abs. 4 –insgesamt–	DM je Tag[7] (Sp. 2 – 5)
	1	2	3	4	5	6
1	Ärztlicher Dienst		4.595	5.388		78,26
2	Pflegedienst			12.956	475	105,29
3	Med.-technischer Dienst		5.834			45,74
4	Funktionsdienst		6.545			51,31
5	Klinisches Hauspersonal[39]	2.100				16,46
6	Wirtsch.- und Versorgs.dienst[39]	3.089				24,22
7	Technischer Dienst[14]	954				7,48
8	Verwaltungsdienst[39]	1.950				15,29
9	Sonderdienste	301				2,36
10	Sonstiges Personal	75				0,59
11	Nicht zurechenbare Pers.ko.	78				0,61
12	Personalkosten insgesamt	8.547	16.974	18.344	475	347,60
13	Lebensm. u. bezog. Leistungen	1.109				8,69
14	Medizinischer Bedarf		5.927	4.555	299	84,52
15	Wasser[19], Energie, Brennst.[39]	1.387				10,87
16	Wirtschaftsbedarf[39]	1.450				11,37
17	Verwaltungsbedarf[39]	1.301				10,20
18	Zentrale Verwaltgs.dienste					
19	Zentrale Gemeinsch.dienste					
20	Steuern, Abgaben, Vers.	1.090				8,54
21	Instandhaltung[20]	1.879	995	202	12	24,21
22	Gebrauchsgüter[21]	35	60	56	4	1,22
23	Sonstiges					
24	Sachkosten, insgesamt	8.251	6.982	4.813	315	159,62
25	Innerbetriebl. Leistungsverr.		23.956	+ 23.028	+ 928	187,80
26	Zinsen für Betr.mittelkredite					
27	Krankenhaus insgesamt	16.798		46.185	1.718	507,22
28	Pers. d. Ausbildungsstätten		520			4,08
29	Sachko. der Ausbildungsstätten		175			1,37
30	Umlagen nach § 9 Abs. 3		78			0,61
31	Ausbildungsstätten insges.[22]		773	+ 754	+ 19	6,06
32	Insgesamt (Nr. 27 und 31)	16.798		46.939	1.736	513,28

Nach Aufhebung des Selbstkostendeckungsprinzips werden im Teil K der LKA keine Ist-Kosten mehr ausgewiesen. Gewinne oder Verluste aus der Überdeckung oder Unterdeckung seiner Kosten verbleiben dem Krankenhaus (§ 17 Abs. 1 Satz 5 KHG). **Ausgangsbasis** der Pflegesatzverhandlungen für den Budgetbereich ist in der LKA – anstelle der Ist-Kosten – die letzte Vereinbarung der Vertragsparteien. Dies ist die Vereinbarung für den noch laufenden Pflegesatzzeitraum, in dem für den folgenden Pflegesatzzeitraum verhandelt wird. Der „Pflegesatzzeitraum" umfaßt ein Kalenderjahr oder mehrere Kalenderjahre (vgl. § 17 Abs. 2 BPflV). Auch wenn in der LKA vom letzten Verhandlungsergebnis ausgegangen wird, hat das Krankenhaus Anspruch auf ein „medizinisch leistungsgerechtes" Budget und entsprechende Pflegesätze. Diese sind nach den Vorschriften der §§ 3 bis 6 BPflV zu bemessen, d. h. auch unter Berücksichtigung von Werten aus Krankenhausvergleichen sowie des Grundsatzes der Beitragssatzstabilität; vgl. dazu die Erläuterungen in Kapitel I. Aufgrund des **Nettoprinzips,** das der LKA zugrunde liegt (vgl. Kapitel III.4), dürfen nur die Kosten für die voll- und teilstationären Leistungen des Krankenhauses in die LKA eingehen.

Der Abschnitt „K 1" hat – wie K 2 und K 3 – nicht nur die Funktion, die vereinbarten Beträge auszuweisen. Gleichzeit enthält er **Kalkulationsvorgaben** für die Zuordnung der Beträge zu den verschiedenen Entgeltbereichen in den Spalten 2, 4 und 5 sowie zur innerbetrieblichen Leistungsverrechnung in Spalte 3. Die **schraffierten Flächen** sperren die Zuordnung der Kostenarten zu einzelnen Spalten. Eine kalkulatorische Berücksichtigung von Kostenarten kann nur in den nicht schraffierten Flächen vorgenommen werden; eine Ausnahme gilt für die Vorgaben der Fußnoten 39 und 40. Die Vorgaben sind verbindlich und dürfen nicht verändert werden. Bei der Konzeption der LKA ist der Verordnungsgeber der Zielsetzung gefolgt, das Kalkulationsschema bewußt einfach zu halten und mögliche Zuordnungsfehler bei allen Krankenhäusern einheitlich zu machen. Zu den Gründen für diese Entscheidung siehe die Erläuterungen unter Kapitel III.2. Ebenso wurde auf einen einheitlichen Kostenausweis unabhängig von der individuellen Organisation des Krankenhauses Wert gelegt. Die Nichteinhaltung dieser Vorschriften würde bei der Pflegesatzverhandlung zu falschen Beurteilungen durch die Krankenkassen führen und den Krankenhausvergleich als wesentlichen Orientierungsmaßstab entwerten (vgl. § 3 Abs. 2 Satz 1 und § 5 BPflV). Krankenhäuser, bei denen diese vereinfachte Kalkulation zu Verzerrungen in den einzelnen Kostenarten führt, können hierauf im Rahmen der Pflegesatzverhandlungen hinweisen; vgl. die Erläuterungen zu Spalte 2.

In der Kopfzeile ist rechts unter „**Tage insges.:**" die Summe aus den Berechnungstagen des Budgetbereichs und den Belegungstagen des Fallpauschalenbereichs einzutragen (vgl. Fußnote 7). Sie dient als Divisor bei der Ermittlung der DM/Tag in Spalte 6. Die Summe wird anhand der Zahlen in L 1 wie folgt ermittelt:

Erläuterungen zur LKA

BT nach L 1, Nr. 4, Spalte 2:
<u>+ Beleg.tage nach L 1, Nr. 8, Spalte 2:</u>
= Tage insges.:

3.1.1 Spalteneinteilung

Spalte 1: Kostenarten

In der Spalte sind die auszuweisenden Kostenarten aufgeführt. Vier Kostenblöcke sind zu unterscheiden:

– Personalkosten,
– Sachkosten,
– Zinsen für Betriebsmittelkredite und
– Kosten der Ausbildungsstätten.

Spalte 2: Basispflegesatz

Dem Basispflegesatz werden – im Gegensatz zum Abteilungspflegesatz – die „nicht-medizinischen" Kosten des Krankenhauses zugeordnet. Über den Basispflegesatz werden z. B. die Kosten der Verwaltung, der Unterkunft und Verpflegung, der Reinigung, der Wäscherei, der Instandhaltung sowie der allgemeinen Vorhaltung finanziert. Aufgrund der Zielsetzung, ein einfaches Kalkulationsschema vorzugeben, wird z. B. die Kostenart „Wasser, Energie, Brennstoffe" nicht aufgegliedert, obwohl bei betriebswirtschaftlicher Betrachtungsweise bestimmte Anteile den medizinisch-technischen Großgeräten, dem OP oder der Intensivmedizin zugeordnet werden könnten. Krankenhäuser, bei denen diese vereinfachte Zuordnung zu erhöhten Werten im Vergleich zu anderen Krankenhäusern führt, sollten mit entsprechender Begründung in den Pflegesatzverhandlungen darauf hinweisen. Obwohl dem Basispflegesatz die meisten Kostenarten zugeordnet worden sind, entfallen auf ihn nur etwa 30 Prozent der Gesamtkosten.

Spalte 3: Innerbetriebliche Leistungsverrechnung (ILV)

Die Kosten der vorgelagerten Leistungsstellen des Krankenhauses (Vorkostenstellen), die Leistungen für die bettenführenden Fachabteilungen (Endkostenstellen) erbringen, müssen verursachungsgerecht den Abteilungen zugerechnet werden. Dies ist Aufgabe der innerbetrieblichen Leistungsverrechnung (ILV), wie sie bereits seit längerem in § 8 der Krankenhaus-Buchführungsverordnung (KHBV) vorgeschrieben ist. Allerdings konnten sich Krankenhäuser bis zu 250 Betten früher unter bestimmten Voraussetzungen von dieser ILV befreien lassen (§ 9 KHBV). Zum 1. 1. 1996 ist diese Befreiungsmöglichkeit auf Krankenhäuser begrenzt worden, die bis zu 100 Betten oder nur eine bettenführende Abteilung haben (Artikel 3 Nr. 2 der VO zur Neuordnung des Pflegesatzrechts; § 9 KHBV).

Detaillierte **Vorgaben zur ILV** im Rahmen der Vergütungsvorschriften der BPflV und der LKA enthält **Fußnote 18**. Danach werden in die ILV die „**Medizinischen Institutionen**" der Kostenstellengruppe 92 einbezogen. Dies sind z. B. die Bereiche (Kostenstellen) Röntgen, Nukleardiagnostik, Laboratorien, Funktionsdiagnostik, sonstige diagnostische Einrichtungen, Anästhesie, OP, Kreißsaal, Physikalische Therapie, sonstige therapeutische Einrichtungen und die Pathologie.

Die LKA geht also, ebenso wie der Kostenstellenrahmen nach Anlage 5 der KHBV, von einer zentralisierten Organisationsform aus. Um für die LKA und die Krankenhausvergleiche auch bei **dezentralen Organisationsformen** einen **einheitlichen Kostenausweis** unabhängig von der Organisation des einzelnen Krankenhauses zu erreichen, wird das Personal des medizinisch-technischen Dienstes und des Funktionsdienstes auch dann in die ILV einbezogen, wenn es nicht in den zentralisierten Medizinischen Institutionen, sondern dezentral in den bettenführenden Abteilungen eingesetzt ist. Dies ist z. B. der Fall, wenn in Krankenhäusern der Maximalversorgung ein Röntgengerät oder ein Labor in einer bettenführenden Fachabteilung betrieben wird. Dies gilt auch für die Schreibkräfte für den ärztlichen und medizinisch-technischen Bereich, wenn sie den Fachabteilungen zugeordnet sind (vgl. Fußnote 18). In diesen Fällen des dezentralen Personaleinsatzes können die Kostenarten „Medizinisch-technischer Dienst" und „Funktionsdienst" aufgrund der schraffierten Flächen in K 1 nicht den Abteilungen zugeordnet werden. Die entsprechenden Kosten sind für die Zwecke der LKA in Spalte 3 auszuweisen, d. h. ihr kalkulatorisch zuzurechnen. Entsprechend sind auch die übrigen, auf diese dezentralisierten Leistungseinheiten entfallenden Kosten (lfd. Nr. 7, 14, 21 und 22) kalkulatorisch der Spalte 3 zuzurechnen, z. B. der Materialbedarf oder die Instandhaltung für die dezentrale Röntgeneinheit oder das dezentrale Labor. Hierauf wird auch in den Erläuterungen zu Abschnitt „K 7" eingegangen.

In die ILV werden nach Fußnote 18 auch die organisatorisch nicht selbständigen **Einrichtungen der Intensivmedizin** einbezogen, soweit für sie kein Intensivpflegesatz nach § 13 Abs. 2 BPflV vereinbart wird. Ist z. B. die Intensiveinheit eines Krankenhauses Bestandteil der Abteilung Chirurgie, so werden die entsprechenden Kosten der Intensiveinheit in K 1 Spalte 3 unter der ILV sowie für die Abteilung Chirurgie in K 7 Nr. 7 ausgewiesen. Dies setzt voraus, daß die Kosten der Intensiveinheit gesondert erfaßt werden, am zweckmäßigsten im Rahmen der Kostenstellenrechnung auf einer eigenen Kostenstelle. Die Kosten dieser organisatorisch unselbständigen Intensiveinheit sind von den direkt zuzuordnenden Kosten (Primärkosten) der bettenführenden Abteilung (z. B. der Chirurgie) abzuziehen (auszugliedern) und unter der ILV auszuweisen. Der

Erläuterungen zur LKA

Ausweis unter der ILV entspricht dem der LKA-Konzeption zugrunde liegenden Grundsatz, daß bestimmte Kosten auch dann zentral ausgewiesen werden, wenn entsprechende Leistungsbereiche dezentral in bettenführenden Abteilungen angesiedelt sind; vgl. oben und in Kapitel III.2. Wird dagegen ein Intensivpflegesatz ermittelt, sind die Kosten nicht in Spalte 3, sondern nach dem normalen Kalkulationsschema direkt in den Spalten 4 und 5 (Abteilungspflegesätze) auszuweisen. Erläuterungen zur Ermittlung von Abteilungspflegesätzen werden in Kapitel V.3.7.3 gegeben.

Zum Teil ist **Personal der bettenführenden Abteilungen** auch in den Organisationsbereichen tätig, die in die ILV einbezogen sind. Z. B. werden Ärzte der Fachabteilungen im OP oder in Funktionsbereichen tätig. In diesen Fällen sind anteilige Personalkosten aus den Primärkosten der Abteilungen (K 7 Nr. 1 bis 6) auszugliedern und in Spalte 3 unter der ILR auszuweisen. Diese Personalkosten werden zusammen mit den Sachkosten der zu verrechnenden Leistungsstellen den bettenführenden Abteilungen entsprechend der tatsächlichen Inanspruchnahme der Leistungen zugerechnet. Sie werden in Abschnitt „K 7" zur Kalkulation des jeweiligen Abteilungspflegesatzes unter „ILV" als Sekundärkosten ausgewiesen, z. B. für Operationen unter K 7 Nr. 8. Soweit Ärzte einer chirurgischen Abteilung Patienten ihrer eigenen Abteilung operieren, werden die entsprechenden Kosten also bei der Kostenart „Ärztlicher Dienst" abgezogen und der Abteilung unter K 7 Nr. 8 anteilig als Sekundärkosten wieder zugeordnet. Soweit diese Ärzte auch Patienten anderer Abteilungen operieren, werden ihre Personalkosten über die ILV anteilig diesen anderen Abteilungen angelastet.

Besondere Kalkulationsvorgaben gelten **für große Krankenhäuser**, soweit für Fallpauschalen und Sonderentgelte das Erlösabzugsverfahren oder die Kostenausgliederung nach § 12 Abs. 2 und 3 BPflV durchgeführt wird; d. h. nach derzeit geltendem Recht bis zum Jahr 2002, später nur für neu vereinbarte Fallpauschalen und Sonderentgelte. Diese Vorgaben für Krankenhäuser mit mehr als zwölf bettenführenden Abteilungen (ohne Belegarztabteilungen) und für Krankenhäuser mit den Fachabteilungen Herzchirurgie, Strahlenheilkunde oder Nuklearmedizin wurden vom Bundesrat als **Fußnoten 39 und 40** in die LKA eingefügt. Die Regelungen zielen darauf ab, den Basispflegesatz der Krankenhäuser von „medizinisch" bedingten Kostenanteilen zu entlasten und diese Anteile den Abteilungspflegesätzen zuzuordnen. Eine solche Entlastung des Basispflegesatzes ist im Hinblick auf die Kostenausgliederung der Fallpauschalen aus dem Krankenhausbudget (vgl. § 12 Abs. 3 BPflV) und deren wirtschaftlichen Folgen für das Krankenhaus grundsätzlich sachgerecht. Die Bundesregierung selbst hat in Ausnahmefällen eine solche Umgliederung bei der Kalkulation der Fallpauschalen für Herz-Operationen und Transplantationen vorgenommen; vgl. den Forschungsbericht zur Kalkulation von Fallpauschalen und Sonderentgelten ..., Hrsg. Bundesministerium für Gesundheit, a.a.O. Die **Fußnote 39** erlaubt es bei den in Spalte 1 damit gekennzeichneten Kostenarten, entsprechende Kostenanteile in Spalte 3 einzutragen, obwohl die Felder schraf-

fiert sind. Nach Fußnote 39 **Buchstabe a** sind den „Einrichtungen" der Intensivmedizin – auf dem Weg über die ILV – anteilige Kosten des „Klinischen Hauspersonals", des „Wirtschafts- und Versorgungsdienstes" und des „Wirtschaftsbedarfs" zuzurechnen, soweit diese Kosten von der Intensivmedizin verursacht
worden sind. Dies gilt auch für intensivmedizinische Einrichtungen, die als
nichtselbständiger Teil einer Abteilung (z. B. der Chirurgie) geführt werden.
Nach Fußnote 39 **Buchstabe b** sind den Abteilungen – auf dem Weg über die
ILV – auch Kosten des „Verwaltungsdienstes", „Wasser, Energie, Brennstoffe"
und „Verwaltungsbedarf"zuzurechnen, „soweit diese auf der Vielfalt der ärztlichen und pflegerischen Tätigkeit oder auf kostenintensiven medizinisch-technischen Leistungen beruhen". In der Begründung des Bundesrates (BR-Drucks.
361/95) zur Einführung der Fußnoten 39 und 40 wurde ausgeführt:

„Einrichtungen der Herzchirurgie, der Nuklearmedizin und der Strahlentherapie zeichnen sich durch den Einsatz von energieintensiven Großgeräten aus.
... Hinzu kommt, daß mit zunehmender Größe des Krankenhauses die Leistungsintensität und die interdisziplinäre Zusammenarbeit wesentlich ansteigen und deswegen auch die administrativen Aufgaben progressiv zunehmen.
Diese zusätzlichen administrativen Leistungen sind den Abteilungspflegesätzen anzulasten. Der individuelle Basispflegesatz erhöht sich aus medizinischen Gründen vor allem durch die Intensivmedizin. Zahlreiche Basisleistungen werden dort durch ärztliche oder pflegerische Aufgaben veranlaßt.
Hierzu gehören häufig auch die Tätigkeiten des klinischen Hauspersonals
und des Wirtschafts- und Versorgungsdienstes, die bei Fremdvergabe als Aufwendungen des Wirtschaftsbedarfs zu Buche schlagen. Die entsprechenden
Kosten des Wirtschaftsbereichs sind der Intensivmedizin in Rechnung zu
stellen."

Die unscharfe Abgrenzung der zuzurechnenden Kosten in Fußnote 39 Buchstabe b eröffnet im Einzelfall erhebliche Spielräume und beeinträchtigt damit
auch Krankenhausvergleiche. Sie ist deshalb höchst unbefriedigend. Mit der
5. ÄndV wurde deshalb eine **zeitliche Befristung** eingeführt; vgl. jeweils Satz 1
der Fußnoten. Nach der endgültigen Kostenausgliederung der Fallpauschalen
und Sonderentgelte dürfen die besonderen Kalkulationsvorgaben nicht mehr
angewendet werden. Damit soll erreicht werden, daß die in den Abschnitten
„K 1" bis „K 3" durch die Schraffierung vorgegebene Zuordnung der Kostenarten zu den Abteilungspflegesätzen und dem Basispflegesatz eingehalten wird
(vgl. amtl. Begründung) und eine eindeutige Zuordnung für Zwecke des Krankenhausvergleichs erfolgt.

Bei der Zuordnung der Kosten zu dem Basispflegesatz einerseits und dem Abteilungspflegesatz andererseits wurde ein **Teilkostenrechnungs-Ansatz** verfolgt.
Grundsätzlich wurden die Gemeinkosten des Krankenhauses – z. B. für Verwaltung, für Wasser, Energie und Brennstoffe, für Heizung, Reinigung und Instandhaltung – dem Basispflegesatz zugeordnet. Diese Kosten, die bei einer Vollko-

stenrechnung nach allgemeinen Verrechnungsschlüsseln (qm, m³, Personalzahlen u. a.) auf die medizinischen Leistungsbereiche und die bettenführenden Fachabteilungen verrechnet würden, werden für die Zwecke der Pflegesatzermittlung nach der BPflV nicht weiterverrechnet. Sie werden über den Basispflegesatz gesondert vergütet. Eine **Umlagenverrechnung** für diese Gemeinkosten ist somit nicht erforderlich. Dies führt dazu, daß die „Medizinischen Institutionen", also die vorgelagerten medizinischen Leistungsstellen, nur mit den in Spalte 3 vorgesehenen Kostenarten belastet werden. Die ILV wird für die Zwecke der Entgeltkalkulation nach der BPflV also mit einem reduzierten Kosteninhalt durchgeführt.

Die **Verrechnung** der Kosten auf die einzelnen bettenführenden Fachabteilungen ist nach Fußnote 18 „für die in Spalte 3 vorgegebenen Kostenarten auf der Grundlage einer sachgerechten Kosten- und Leistungsrechnung nach § 8 KHBV vorzunehmen. Sachgerechte Vereinfachungen, die der Wirtschaftlichkeit des Verfahrens dienen, sind möglich". Weitere **Vorgaben** für die ILV gibt es in der BPflV und der LKA nicht. Die Kosten müssen „richtig" ermittelt und nach einer sachgerechten Methode den Abteilungen (Kostenstellen), die diese Leistungen angefordert bzw. in Auftrag gegeben haben, verursachungsgerecht angelastet werden (vgl. Kapitel II.4 und § 8 Satz 2 Nr. 3 KHBV).

Die Vorgaben zur ILV im Rahmen der BPflV (LKA) bedeuten nicht, daß das Krankenhaus seine **Kosten- und Leistungsrechnung** (Kostenstellenrechnung) nach § 8 KHBV anpassen muß. Für diese ist allein der § 8 KHBV maßgebend. Aus Gründen der internen Betriebsführung können somit die Personal- und Sachkosten dezentralisierter Einheiten in den Kostenstellenblättern der Abteilungen ausgewiesen werden. § 8 Satz 1 KHBV schreibt jedoch vor, daß die Ermittlung der pflegesatzfähigen Kosten sowie die Erstellung der LKA nach den Vorschriften der BPflV möglich sein müssen. Dies bedeutet, daß das Krankenhaus in der Lage sein muß, die Kosten dieser dezentralen Leistungsstellen auch gesondert zu ermitteln (z. B. über die Kostenart oder eine eigene Kostenstellen-Nr.) und im Rahmen der LKA abweichend zuzuordnen. Die Krankenhäuser sollten jedoch überlegen, ob sie das reduzierte Kalkulationsverfahren der LKA auch in die Kosten- und Leistungsrechnung nach § 8 KHBV übernehmen, um Doppelarbeiten zu vermeiden. Der Teilkosten-Ansatz für die „Medizinischen Institutionen" beeinträchtigt nicht die Aussagefähigkeit der Daten für interne Entscheidungsfindungen. Bei Entscheidungen, z. B. über „Eigenfertigung oder Fremdbezug" oder über Einsparmöglichkeiten, müssen in der Regel ohnehin gesonderte Kalkulationen erstellt werden, die die Veränderbarkeit von Kosten (fix/variabel) berücksichtigen. Allerdings sollten bei einem solchen reduzierten Kostenausweis die Verantwortlichen der „Medizinischen Institutionen" und der bettenführenden Abteilungen darauf hingewiesen werden, daß die in den Kostenstellenblättern ausgewiesenen Sekundärkosten aus der ILV nicht den vollen Kostenumfang zeigen.

Spalten 4 und 5: Abteilungspflegesätze

Für jeden Abteilungspflegesatz nach § 13 Abs. 2 ist ein eigenes Kalkulationsblatt „K 7" zu erstellen. Die dieser Kalkulation zugrunde liegenden Beträge sind in K 1 nach Kostenarten untergliedert auszuweisen. Dabei werden die Beträge bestimmter Gruppen von Abteilungspflegesätzen zusammengefaßt; vgl. die Spaltenüberschrift „– insgesamt –". In Spalte 4 werden die Beträge für die hauptamtlich geleiteten bettenführenden Fachabteilungen ausgewiesen (§ 13 Abs. 2 Satz 1). In Spalte 5 werden die Beträge für die Belegpflegesätze sowie die Pflegesätze für „besondere Einrichtungen", das sind Organisationseinheiten unterhalb der Abteilungsebene, dargestellt (§ 13 Abs. 2 Satz 2 und 3). In beiden Spalten sind jeweils auch die entsprechenden teilstationären Pflegesätze einzubeziehen (§ 13 Abs. 2 Satz 4).

Die LKA führt für die Kalkulation von Abteilungspflegesätzen erstmals ein kaufmännisches Kalkulationsverfahren ein, bei dem die Primärkosten, die der Abteilung direkt zugeordnet werden können (vgl. K 7, Nr. 1 bis 6), und die Sekundärkosten von vorgelagerten Leistungsstellen (vgl. K 7, Nr. 7 bis 11) getrennt ausgewiesen werden. Über die Abteilungspflegesätze werden etwa 70 Prozent der Kosten des Krankenhauses vergütet.

Die Primärkosten sind die Kostenarten, die in den Spalten 4 und 5 nicht schraffiert sind. Aufgrund des vereinfachten Kalkulationsverfahrens werden für die Kalkulation der Abteilungspflegesätze nur wenige **Kostenarten** benötigt. Es sind dies der Ärztliche Dienst, der Pflegedienst und der Medizinische Bedarf, soweit sie auf die Stationsversorgung entfallen. Hinzu kommen anteilige Kosten des Technischen Dienstes und der Instandhaltung, soweit sie medizinisch-technische Geräte betreffen, und die Gebrauchsgüter des medizinischen Bedarfs; vgl. die Fußnoten 14, 20 und 21.

Als Sekundärkosten werden den Abteilungen über die **„Innerbetriebliche Leistungsverrechnung"** die Kosten der vorgelagerten medizinischen Leistungsstellen (Medizinischen Institutionen) angelastet, die aufgrund von Leistungsanforderungen der Abteilung entstehen. Dies sind Kosten von z. B. OP, Labor, Röntgen und ggf. Intensivmedizin. Die Sekundärkosten werden in K 1 in „lfd. Nr. 25" als Summe zugerechnet; in Abschnitt „K 7" werden sie untergliedert ausgewiesen (K 7, Nr. 7 bis 10). Näheres zur innerbetrieblichen Leistungsverrechnung siehe in den Erläuterungen zu Spalte 3.

Spalte 6: DM je Tag

In Spalte 6 ist die **Kennzahl „DM/Tag"** anzugeben. Sie soll im Vergleich zu anderen Krankenhäusern erste Einschätzungen über die Höhe der vereinbarten Beträge oder der Forderungen des Krankenhauses ermöglichen. Die Kennzahl hat allerdings nur einen begrenzten Aussagewert, da sie die unter den einzelnen Kostenarten ausgewiesenen Beträge proportionalisiert, d. h. auf die Anzahl der

Tage verteilt. Krankenhäuser mit einer hohen Anzahl von „Tagen" können somit eine niedrigere Kennzahl ausweisen und erscheinen günstiger. Für eine Beurteilung des Krankenhauses müssen deshalb auch die Fallzahlen aus L 1, Nr. 12 bis 18, und die Verweildauer aus L 1, Nr. 7, herangezogen werden.

Zur **Ermittlung der „Tage"** sind nach Fußnote 7 die Berechnungstage des Budgetbereichs und die Belegungstage des Fallpauschalenbereichs zusammenzurechnen. Die Summe wird anhand der Zahlen in L 1 wie folgt errechnet.

- BT nach L 1, Nr. 4, Spalte 3:   108 300
- Beleg.tage nach L 1, Nr. 8, Spalte 3:   19 260

- Tage insges.:   127 560

Die ermittelte Zahl der Tage ist nachrichtlich in das Feld „Tage insges.:" oberhalb der Kopfzeilen einzutragen.

Zur **Berechnung der Kennzahl „DM/Tag"** wird für jede Kostenart (lfd. Nr.) die Summe der in den Spalten 2 bis 5 angegebenen Beträge durch die Zahl der Tage dividiert.

Beispiel: Ärztlicher Dienst

Spalte 2	------------- DM
Spalte 3	4 594 825 DM
Spalte 4	5 388 000 DM
Spalte 5	------------- DM
Summe 2 – 5	9 982 825 DM

$$\frac{9\,982\,825}{127\,560} = 78,26 \text{ DM}$$

3.1.2 Personalkosten

Die Kostenarten in Spalte 1 von K 1 stimmen mit den Konten überein, die im Kontenrahmen nach Anlage 4 der KHBV verbindlich vorgegeben sind (vgl. § 3 Satz 2 KHBV). Die **Zuordnung der Kosten** ergibt sich aus dem Kontenrahmen und aus den „Zuordnungsvorschriften zum Kontenrahmen" in Anlage 4 der KHBV. Im Interesse einer besseren Übersichtlichkeit wird möglichst nicht auf die KHBV in der Anlage dieser Broschüre verwiesen. Die wichtigsten Vorgaben der KHBV werden vielmehr in die Erläuterungen übernommen und bei den entsprechenden Kostenarten zusammengefaßt und dargestellt.

Den einzelnen Dienstarten (Kostenarten) werden jeweils die gesamten **Personalkosten** für diese Dienstart zugerechnet, d. h. Löhne und Gehälter, Vergütungen für Überstunden, Bereitschaftsdienst und Rufbereitschaft, Zuschläge, Zulagen, Sachbezüge, Mutterhausabgaben und Gestellungsgelder, vermögenswirksame Leistungen, gesetzliche Sozialabgaben, Aufwendungen für die Altersversorgung, Übergangsgelder, Ruhegehälter, freiwillige Aufwendungen für Beihilfen und Unterstützungen sowie sonstige Personalaufwendungen (z. B. Zuschüsse zum Mittagessen, Fahrtkosten und Jubiläumsgeschenke). Näheres siehe in den Zuordnungsvorschriften der KHBV zu den Kontengruppen 60 und 61 bis 64.

Lfd. Nr. 1: Ärztlicher Dienst

Zum „Ärztlichen Dienst" gehören alle angestellten und beamteten Ärzte des Krankenhauses. Durch eine Änderung der Zuordnungsvorschriften werden seit dem 1. 1. 1995 unter dieser Dienstart auch die **„Ärzte im Praktikum"** ausgewiesen, soweit diese auf die Besetzung im Ärztlichen Dienst angerechnet werden (§ 9 Abs. 4 BPflV).

Falls **Famuli** eingesetzt werden, gehören diese zur Personalgruppe „Sonstiges Personal". Für **Taschengelder** oder ähnliche Zuwendungen an Studenten in der praktischen Ausbildung im letzten Jahr des Medizinstudiums gilt dies entsprechend.

An **fremde Ärzte** gezahlte Honorare sind keine Personalkosten des Krankenhauses. Sie sind auf dem Konto 6618 zu buchen und unter dem „Sonstigen medizinischen Bedarf" in K 4, Nr. 17 auszuweisen. Hierunter fallen z. B. die Kosten für Konsiliarärzte, und für die Behandlung interkurrenter Erkrankungen (vgl. Tuschen/Quaas, a.a.O.).

Aufgrund des **Nettoprinzips** sind nur die pflegesatzfähigen Kosten des Ärztlichen Dienstes für die voll- und teilstationäre Versorgung in K 1 anzusetzen. Näheres zum Nettoprinzip kann den Ausführungen in Kapitel III.4 entnommen werden.

Beispiel:

Bruttokosten Ärztl. Dienst:	9 748 000 DM
./. Ambulanz des Khses.	227 300 DM
./. ambul. Tätigkeit der Ärzte	152 000 DM
./. Akadem. Lehrkrankenhaus	227 300 DM
./. Rettungsdienst	303 000 DM
Nettokosten K 2	8 838 400 DM

Anteilige Arztkosten für die vor- und nachstationäre Behandlung nach § 115 a SGB V sind nicht hier in K 1 abzuziehen, sondern in den Blättern K 5 und K 7 (vgl. § 7 Abs. 2 Satz 2 Nr. 1 zweiter HS BPflV).

Kostenerstattungen der Ärzte aus wahlärztlicher Tätigkeit oder aus der Erbringung sonstiger voll- oder teilstationärer ärztlicher Leistungen, die sie selbst berechnen können (z. B. bei Begutachtungen), sind nicht hier, sondern in K 5, Nr. 5 und 6, und K 7, Nr. 16 und 17 (Abteilungspflegesatz), abzusetzen. Zu den rechtlichen Vorschriften vgl. § 7 Abs. 2 Satz 2 Nr. 4 bis 6 und § 24 Abs. 2 bis 4 BPflV.

Lfd. Nr. 2: Pflegedienst

Zum „Pflegedienst" gehört das Pflege- und Pflegehilfspersonal im Bereich der voll- und teilstationären Versorgung (Dienst am Krankenbett). Dazu gehören auch Pflegekräfte in Intensivpflege- und -behandlungseinheiten sowie Dialysestationen; ferner Schüler, soweit diese nach § 9 Abs. 2 BPflV auf die Besetzung im Pflegedienst angerechnet werden (vgl. unter „Sonstiges Personal"). Aufgrund einer Änderung der Zuordnungsvorschriften ist unter dem Pflegedienst nun auch die Pflegedienstleitung auszuweisen. Dies gilt auch für Stationssekretärinnen, soweit diese auf die Personalbesetzung des Pflegedienstes angerechnet werden (Artikel 3 Nr. 6 Buchstabe b der VO zur Neuordnung des Pflegesatzrechts vom 26. 9. 1994, BGBl. I S. 2750).

Auch für den Pflegedienst dürfen nur die Kosten der voll- und teilstationären Versorgung über das Budget und die Pflegesätze vergütet werden (§ 1 Abs. 1 BPflV). Entsprechend gilt für die LKA das **Nettoprinzip** (vgl. unter Kapitel III.4). Wird Pflegepersonal z. B. für die Erbringung ambulanter Leistungen des Krankenhauses oder der Krankenhausärzte eingesetzt, sind die auf diese Tätigkeiten entfallenden Personalkosten vor der Erstellung von K 1 und K 2 abzuziehen. Zur Berechnung siehe das Beispiel zum Ärztlichen Dienst.

Anteilige Kosten für die Mitwirkung des Pflegedienstes bei vor- und nachstationären Leistungen werden nicht hier, sondern in K 5, Nr. 2, und in K 7, Nr. 13 (Abteilungspflegesatz), abgesetzt (vgl. § 7 Abs. 2 Satz 2 Nr. 1 zweiter HS BPflV).

Ausgebildete Pflegepersonen, die im medizinisch-technischen Dienst, Funktionsdienst, Wirtschafts- und Versorgungsdienst oder Verwaltungsdienst eingesetzt werden, sind diesen Personalgruppen zuzuordnen.

Lfd. Nr. 3: Medizinisch-technischer Dienst

Nach den Zuordnungsvorschriften zum Kontenrahmen (Anlage 4 der KHBV) sind dieser Personalgruppe zuzuordnen:

– Apothekenpersonal (Apotheker, pharmezeutisch-technische Assistentinnen, Apothekenhelferinnen, Laborantinnen, Dispensierschwestern)
– Arzthelfer
– Audiometristen

- Bio-Ingenieure
- Chemiker
- Chemotechniker
- Cytologieassistenten
- Diätassistenten
- EEG-Assistenten
- Gesundheitsingenieure
- Kardiotechniker
- Krankengymnasten
- Krankenhausingenieure
- Laboranten
- Logopäden
- Masseure
- Masseure und med. Bademeister
- Medizinphysiker
- Medizinisch-technische Assistenten
- Medizinisch-technische Gehilfen
- Medizinisch-technische Laboratoriumsassistenten
- Medizinisch-technische Radiologieassistenten
- Orthoptisten
- Personal für die medizinische Dokumentation
- Physiker
- Physikalisch-technische Assistenten
- Psychagogen
- Psychologen
- Nichtärztliche Psychotherapeuten
- Schreibkräfte im ärztlichen und medizinisch-technischen Bereich
- Sonstige Kräfte im medizinisch-technischen Bereich
- Sozialarbeiter
- Tierpfleger und Sektionsgehilfen
- Zahnärztliche Helferinnen sowie vergleichbares medizinisch-technisches Personal.

Zum medizinisch-technischen Behandlungsbereich gehören nach dem Kontenrahmen der KHBV: Apotheken, Laboratorien einschließlich Stationslaboratorien, Röntgen-, EKG-, EEG-, EMG-, Grundumsatzabteilungen, Bäder- und Massageabteilungen, elektrophysikalische Abteilungen, Sehschulen, Sprachschulen, Körperprüfabteilungen usw.

Es dürfen nur die Kosten der voll- und teilstationären Versorgung über das Budget und die Pflegesätze vergütet werden (§ 1 Abs. 1 BPflV). Entsprechend gilt für die LKA das **Nettoprinzip** (vgl. unter Kapitel III.4). Wird Personal des Medizin.-techn. Dienstes z. B. für die Erbringung ambulanter Leistungen des Krankenhauses oder der Krankenhausärzte eingesetzt, sind die auf diese Tätigkeiten entfallenden Personalkosten abzuziehen.

Erläuterungen zur LKA

Beispiel:

Bruttokosten Med. techn. Dienst	3 842 000 DM
./. Hilfsbetriebe	63 000 DM
./. Ambulanz des Krankenhauses	237 000 DM
./. ambul. Tätigkeit der Ärzte	118 000 DM
<u>./. Akadem. Lehrkrankenhaus</u>	<u>39 000 DM</u>
Nettokosten K 1	<u>3 385 000 DM</u>

Anteilige Kosten für die Mitwirkung des Medizinisch-technischen Dienstes bei vor- und nachstationären Leistungen werden nicht hier, sondern in K 5, Nr. 2, und in K 7, Nr. 13 (Abteilungspflegesatz), abgesetzt (vgl. § 7 Abs. 2 Satz 2 Nr. 1 zweiter HS BPflV). Z. B. sind entsprechende anteilige Personalkosten des Labors oder der Röntgenabteilung abzuziehen.

Lfd. Nr. 4: Funktionsdienst

Nach den Zuordnungsvorschriften zum Kontenrahmen (Anlage 4 der KHBV) gehören zum „Funktionsdienst":

– Krankenpflegepersonal für Operationsdienst
– Krankenpflegepersonal für Anästhesie
– Hebammen und Entbindungspfleger
– Krankenpflegepersonal in der Ambulanz
– Krankenpflegepersonal in Polikliniken
– Krankenpflegepersonal im Bluttransfusionsdienst
– Krankenpflegepersonal in der Funktionsdiagnostik
– Krankenpflegepersonal in der Endoskopie
– Kindergärtnerinnen, soweit zur Betreuung kranker Kinder eingesetzt
– Krankentransportdienst
– Beschäftigungstherapeuten (einschließlich Arbeitstherapeuten)
– Personal der Zentralsterilisation.

Honorare an fremde oder freiberufliche Hebammen und Entbindungspfleger gehören nicht zu den Personalkosten des Krankenhauses. Sie sind auf dem Konto 6617 „Sonstiger medizinischer Bedarf" zu buchen und in K 4, Nr. 17, auszuweisen.

Es dürfen nur die Kosten der voll- und teilstationären Versorgung über das Budget und die Pflegesätze vergütet werden (§ 1 Abs. 1 BPflV). Entsprechend gilt für die LKA das Nettoprinzip (vgl. unter Kapitel III.4). Wird Personal des Funktionsdienstes z. B. für die Erbringung ambulanter Leistungen des Krankenhauses oder der Krankenhausärzte eingesetzt, sind die auf diese Tätigkeiten entfallenden Personalkosten abzuziehen.

Beispiel

Bruttokosten Funktionsdienst	3 957 000
./. Ambulanz des Khses.	74 000
./. ambul. Tätigkeit der Ärzte	74 000
Nettokosten K 1	3 809 000

Anteilige Kosten für die Mitwirkung des Funktionsdienstes bei vor- und nachstationären Leistungen werden nicht hier, sondern in K 5, Nr. 2, und in K 7, Nr. 13 (Abteilungspflegesatz) abgesetzt (vgl. § 7 Abs. 2 Satz 2 Nr. 1 zweiter HS BPflV). Z. B. sind entsprechende anteilige Personalkosten der Endoskopie oder des OP-Dienstes abzuziehen.

Lfd. Nr. 5: Klinisches Hauspersonal

Zum „Klinischen Hauspersonal" gehören nach den Zuordnungsvorschriften das Haus- und Reinigungspersonal der Kliniken und Stationen.

Zentrale Reinigungsdienste des Krankenhauses gehören zur Personalgruppe „Wirtschafts- und Versorgungsdienst". Kosten für die Fremdreinigung durch Firmen gehören zu den Sachkosten. Sie sind beim Wirtschaftsbedarf (Nr. 16) auszuweisen.

Soweit Klinisches Hauspersonal bei großen Krankenhäusern nach **Fußnote 39** für Einrichtungen der Intensivmedizin tätig ist, sind diese anteiligen Kosten in Spalte 3 „Innerbetriebliche Leistungsverrechnung" (ILV) einzutragen. Sie werden mit Hilfe der ILV den Intensiveinrichtungen zugerechnet. Erläuterungen dazu sind unter Kapitel V.3.1.1 Spalte 3 zu finden.

Soweit das „Klinische Hauspersonal" Leistungen für nicht pflegesatzfähige Krankenhausleistungen erbringt, sind die darauf entfallenden Kosten aufgrund des **Nettoprinzips** abzuziehen. Vgl. unter Kapitel II.4 sowie die obigen Beispiele.

Lfd. Nr. 6: Wirtschafts- und Versorgungsdienst

Nach den Zuordnungsvorschriften zum Kontenrahmen ist dem Wirtschafts- und Versorgungsdienst das Personal zuzuordnen, das in folgenden Bereichen bzw. mit folgenden Funktionen eingesetzt wird:

- Desinfektion
- Handwerker
- Hausmeister
- Hof- und Gartenarbeiter
- Hol- und Bringedienste
- Küchen und Diätküchen (einschließlich Ernährungsberaterinnen)

- Lager
- Reinigungsdienst, ausgenommen klinisches Hauspersonal
- Transportdienst (nicht Krankentransportdienst, vgl. Funktionsdienst)
- Wäscherei und Nähstube
- Wirtschaftsbetriebe (z. B. Metzgerei, Schweinemästerei, Gärtnerei, Ökonomien)
- Zentrale Bettenaufbereitung.

Handwerker, die auch Instandhaltungsarbeiten durchführen, sind entsprechend anteilig dem Technischen Dienst zuzuordnen (vgl. dort). Personal, das mit Verwaltungsarbeit beschäftigt ist, wird unter dem Verwaltungsdienst (Nr. 8) ausgewiesen.

Soweit der Wirtschafts- und Versorgungsdienst bei großen Krankenhäusern nach **Fußnote 39** für Einrichtungen der Intensivmedizin tätig ist, sind diese anteiligen Kosten in Spalte 3 „Innerbetriebliche Leistungsverrechnung" (ILV) einzutragen. Sie werden mit Hilfe der ILV den Intensiveinrichtungen zugerechnet. Erläuterungen dazu sind unter Kapitel V.3.1.1 Spalte 3 zu finden.

Soweit der Wirtschafts- und Versorgungsdienst Leistungen für nicht pflegesatzfähige Krankenhausleistungen erbringt, sind die darauf entfallenden Kosten aufgrund des **Nettoprinzips** abzuziehen. Vgl. unter Kapitel III.4 sowie die obigen Beispiele. So sind z. B. anteilige Personalkosten abzuziehen, wenn das Krankenhaus sog. Leistungen an Dritte erbringt, z. B. Pflegeheime oder Altenheime mit Essen versorgt oder einen eigenen Partyservice unterhält.

Lfd. Nr. 7: Technischer Dienst (einschl. Instandhaltung)

Nach den Zuordnungsvorschriften zum Kontenrahmen (Anlage 4 der KHBV) sind dem Technischen Dienst zuzuordnen:

- Betriebsingenieure
- Einrichtungen zur Versorgung mit Heizwärme, Warm- und Kaltwasser, Frischluft, medizinischen Gasen, Strom
- Technische Betriebsassistenten
- Technische Servicezentren
- Technische Zentralen
- Instandhaltung, z. B. Maler, Tapezierer und sonstige Handwerker.

Dem Technischen Dienst ist auch das Personal für die **Instandhaltung** zuzuordnen. Die Instandhaltung ist als Oberbegriff zu verstehen; sie schließt die Instandsetzung mit ein (Fußnote 14). Handwerker, die grundsätzlich unter Nr. 6 „Wirtschafts- und Versorgungsdienst" auszuweisen sind, sind dem Technischen Dienst insoweit anteilig zuzuordnen, wie sie **pflegesatzfähige Instandhaltungsarbeiten** durchführen. Zur Pflegesatzfähigkeit der Instandhaltungskosten siehe die Erläuterungen zu Nr. 21 „Instandhaltung".

Nach Fußnote 14 sind den **Abteilungspflegesätzen,** den Pflegesätzen für besondere Einrichtungen und den Pflegesätzen für Belegpatienten anteilige Personalkosten nur insoweit zuzuordnen, als der Technische Dienst (einschließlich Instandhaltung und Instandsetzung) für den Bereich der **medizinisch-technischen Geräte** arbeitet. Trotz fehlender Schraffierung in Zeile 7 wird die Zuordnung der Personalkosten also nicht generell ermöglicht, sondern auf die anteiligen Kosten für med.-techn. Geräte begrenzt. Dies gilt entsprechend für die Spalte 3 **„Innerbetriebliche Leistungsverrechnung",** über die anteilige Kosten den Abteilungspflegesätzen zugeordnet werden; vgl. Kapitel III.2 zum Teilkostenrechnungs-Ansatz der LKA. Die übrigen Personalkosten werden dem Basispflegesatz zugeordnet.

Führt das Personal Maßnahmen durch, die als **Eigenleistungen** in der Bilanz aktiviert werden (vgl. § 4 Nr. 1 AbgrV) oder die nach dem KHG gefördert werden, sind diese Kosten nicht pflegesatzfähig; sie dürfen hier nicht ausgewiesen werden. Kosten für Instandhaltungs- und Instandsetzungsarbeiten, die von Fremdfirmen ausgeführt werden, sind Sachkosten, die unter Nr. 21 auszuweisen sind.

Soweit der „Technische Dienst" Leistungen für nicht pflegesatzfähige Krankenhausleistungen erbringt, sind die darauf entfallenden Kosten aufgrund des **Nettoprinzips** abzuziehen. Vgl. unter Kapitel III.4 sowie die obigen Beispiele.

Lfd. Nr. 8: Verwaltungsdienst

Nach den Zuordnungsvorschriften zum Kontenrahmen gehören zum Verwaltungsdienst das Personal der engeren und weiteren Verwaltung einschließlich der Registratur sowie das Personal der technischen Verwaltung, soweit dieses nicht dem Technischen Dienst zugeordnet ist (z. B. der Betriebsingenieur). Dem Verwaltungsdienst ist z. B. das Personal folgender Organisationsbereiche oder mit folgenden Aufgaben zuzuordnen:

– Aufnahme- und Pflegekostenabteilung
– Bewachungspersonal
– Botendienste (Postdienst)
– Büchereien
– Einkaufsabteilung
– Inventar- und Lagerverwaltung
– Kasse und Buchhaltung (einschließlich Nebenbuchhaltungen)
– Personalverwaltung
– Pförtner
– Planungsabteilung
– Registratur
– Statistische Abteilung
– Technische Verwaltung, soweit nicht im Technischen Dienst erfaßt

Erläuterungen zur LKA

- Telefonisten und Personal zur Bedienung zentraler Rufanlagen
- Verwaltungsleitung
- Verwaltungsschreibkräfte
- Wirtschaftsabteilung.

Sind in diesen Bereichen zentrale Verwaltungsdienste, z. B. des Krankenhausträgers, tätig, sind deren Kosten unter Nr. 18 „Zentrale Verwaltungsdienste" auszuweisen.

Soweit Kosten des Verwaltungsdienstes bei großen Krankenhäusern nach **Fußnote 39** „auf der Vielfalt der ärztlichen und pflegerischen Tätigkeit oder auf kostenintensiven medizinisch-technischen Leistungen beruhen", sind diese anteiligen Kosten in Spalte 3 „Innerbetriebliche Leistungsverrechnung" (ILV) einzutragen. Sie werden mit Hilfe der ILV den Abteilungspflegesätzen zugerechnet. Erläuterungen dazu sind unter Kapitel IV.3.1.1 Spalte 3 zu finden.

Soweit der „Verwaltungsdienst" Leistungen für nicht pflegesatzfähige Krankenhausleistungen erbringt, sind die darauf entfallenden Kosten aufgrund des **Nettoprinzips** abzuziehen. Vgl. unter Kapitel III.4 sowie die obigen Beispiele.

Lfd. Nr. 9: Sonderdienste

Zum Sonderdienst gehören nach den Zuordnungsvorschriften zum Kontenrahmen folgende Personen:

- Oberinnen
- Hausschwestern
- Heimschwestern
- Schwestern in der Schwesternverwaltung
- Seelsorger
- Krankenhausfürsorger
- Mitarbeiter, die zur Betreuung des Personals und der Personalkinder eingesetzt sind.

Zum Sonderdienst gehören auch Beauftragte für den Datenschutz, den Unfallschutz und die Hygiene sowie Personal für andere zusätzliche Aufgaben des Krankenhauses. Nach Wegfall der früher eigenständigen Personalgruppe „Fort- und Weiterbildungsdienst" sollten diese Mitarbeiter hier zugeordnet werden.

Aufgrund einer Änderung der Zuordnungsvorschriften durch Artikel 3 Nr. 6 der Verordnung zur Neuordnung des Pflegesatzrechts vom 26. 9. 1994 (BGBl. I S. 2750) gehören das leitende Krankenpflegepersonal und die Sozialarbeiter nicht mehr zum Sonderdienst (vgl. Nr. 2 und Nr. 3).

Lfd. Nr. 10: Sonstiges Personal

Zum Sonstigen Personal gehören nach den Zuordnungsvorschriften zum Kontenrahmen z. B.

– Famuli
– Auszubildende (Schüler/-innen) in der Krankenpflege, der Kinderkrankenpflege und der Krankenpflegehilfe, soweit sie auf die Personalbesetzung im Pflegedienst nicht angerechnet werden (vgl. § 9 Abs. 2 BPflV)
– Vorschülerinnen
– Praktikantinnen und Praktikanten jeglicher Art
– Taschengelder und ähnliche Zuwendungen.

Dem Sonstigen Personal sind auch die Zivildienstleistenden zuzuordnen. Erstattungsbeträge des Bundesamtes für den Zivildienst sind von den Aufwendungen abzusetzen.

Famuli sind Studenten, die im Rahmen ihrer ärztlichen Ausbildung zu ihrer Information, nicht zur Mitarbeit, im Krankenhaus tätig sind (Absolventen des praktischen Jahres). Eine Vergütung, z. B. in Form eines Taschengeldes, ist nicht zwingend. Die Famulatur umfaßt einen Zeitraum von vier Monaten und kann frühestens nach Bestehen der ärztlichen Vorprüfung, also in der Zeit zwischen dem ersten und dem dritten klinischen Jahr abgeleistet werden.

Lfd. Nr. 11: Nicht zurechenbare Personalkosten

Hier sind die Personalkosten zu erfassen, die nicht verursachungsgerecht einer der Dienstarten der Nrn. 1 bis 10 oder den heute Beschäftigten zugerechnet werden können. Dazu gehören z. B.

– Umlagen der Berufsgenossenschaften
– Umlagen für die Beamtenversorgung
– Schwerbehindertenabgaben
– Kosten für Betriebsausflüge
– Kosten für einen krankenhausfremden betriebsärztlichen Dienst
– nicht personengebundene Personalaufwendungen aus Gestellungsverträgen
– Aufwendungen für Altersversorgung und Ruhegehälter, soweit sie nicht nach Personalgruppen aufteilbar sind.

Lfd. Nr. 12: Personalkosten insgesamt

In dieser Zeile ist in den Spalten 2 bis 5 jeweils die Summe der Personalkosten aus den Nrn. 1 bis 11 einzutragen. Die Kennzahl „DM je Tag" in Spalte 6 sollte für diese Zeile neu berechnet werden.

3.1.3 Sachkosten

Die Gliederung der Sachkosten in K 1 ergibt sich aus dem **Kontenrahmen** für die Buchführung der Krankenhäuser nach Anlage 4 der Krankenhaus-Buchführungsverordnung (KHBV); vgl. die Kontenklassen 6 und 7 (Kontengruppe 65 ff.). Der Kontenplan ist für die dem Pflegesatzrecht unterliegenden Krankenhäuser verbindlich; vgl. § 1 Abs. 2 und § 3 Satz 2 KHBV. Zur näheren Information über Gliederung und Konteninhalte können der **Musterkontenplan** und die Erläuterungen, die von der damaligen Arbeitsgruppe des Ausschusses für Pflegesatzfragen des Bund-Länder-Ausschusses nach § 7 KHG-1972 erarbeitet wurden, hinzugezogen werden (Bundesarbeitsblatt 1978, S. 229 ff. und 238 ff.). Zu berücksichtigen ist allerdings, daß inzwischen der Kontenrahmen verändert wurde durch die Erste Verordnung zur Änderung der Krankenhaus-Buchführungsverordnung (1. ÄndV KHBV) vom 12. 12. 1985 (BGBl. I S. 2258), die 2. ÄndV KHBV vom 16. 12. 1986 (BGBl. I S. 2511) und durch Artikel 3 der VO zur Neuordnung des Pflegesatzrechts vom 26. 9. 1994 (BGBl. I S. 2750). Weitere Informationen zur KHBV und ihren Änderungen geben Tuschen/ Quaas, a.a.O., Einführung, Kapitel 3.2.

Aufgrund des **Nettoprinzips**, das der LKA zugrunde liegt (vgl. Kapitel III.2), dürfen nur die Sachkosten für die voll- und teilstationären Leistungen des Krankenhauses in die LKA eingehen; zur Ausnahme für vor- und nachstationäre Leistungen vgl. die Erläuterungen zu K 5, Nr. 2. Nur diese Kosten sind pflegesatzfähig (§ 1 Abs. 1 BPflV), wenn nicht eine besondere Vorschrift der BPflV im Einzelfall etwas anderes bestimmt. Die auf andere, nicht pflegesatzfähige Leistungsbereiche entfallenden oder ihnen zuzurechnenden Kosten sind „auszugliedern", d. h. abzuziehen. In die LKA dürfen für jede Kostenart grundsätzlich nur die Nettowerte nach Abzug der nicht pflegesatzfähigen Kosten eingehen. Näheres zum Verfahren der Ausgliederung siehe unter Kapitel III.4.

Lfd. Nr. 13: Lebensmittel und bezogene Leistungen

Zu den Lebensmitteln gehören auch die üblichen Kindernährmittel, die Muttermilch und diätische Nahrungsmittel. Sind kranke Säuglinge in stationärer Behandlung und muß die Muttermilch abgepumpt werden und ins Krankenhaus gebracht werden, sind die entstehenden Kosten, z. B. für die Bereitstellung einer Milchpumpe und die Fahrtkosten zwischen Wohnung und Krankenhaus, pflegesatzfähig. Diese Beschaffung von Nahrungsmitteln für kranke Säuglinge gehört zu den allgemeinen Krankenhausleistungen nach § 2 Abs. 2 BPflV, die vom Krankenhaus zu erbringen sind. Zu den Lebensmittelkosten gehören auch die Kosten für evtl. Untersuchungen von Lebensmittelproben. Ärztlich verordnete Stärkungsmittel sind unter dem „sonstigen medizinischen Bedarf" auszuweisen (K 4, Nr. 17).

Für krankenhausinterne Kontroll- und Steuerungszwecke empfiehlt sich eine Untergliederung der Kostenart in z. B.

- Fleisch- und Wurstwaren
- Fischwaren
- Brot- und Backwaren
- Milch und Milcherzeugnisse
- Getränke
- Obst, Gemüse, Kartoffeln
- Tiefkühlkost
- Konserven
- sonstige Lebensmittel.

Aufgrund einer Änderung der Kontengruppe 65 des Kontenrahmens sind außer den Lebensmitteln in Nr. 13 auch die Kosten für den **Fremdbezug** von Küchenleistungen auszuweisen (vgl. Artikel 3 Nr. 5 Buchstabe f der VO zur Neuordnung des Pflegesatzrechts vom 26. 9. 1994, BGBl. I S. 2750). Hierdurch soll eine größere Vergleichbarkeit von Krankenhäusern mit eigener Küche und Krankenhäusern mit Fremdbelieferung oder Fremdvergabe der Küche erreicht werden.

Soweit für die voll- und teilstationäre Versorgung **Eigenerzeugnisse** des Krankenhauses eingesetzt werden, sind diese mengenmäßig zu erfassen und zu bewerten. Die sich ergebenden Beträge sind ebenfalls unter Nr. 13 auszuweisen.

Die in K 1 auszuweisenden Lebensmittelkosten dürfen aufgrund des **Nettoprinzips** nur Kosten der voll- und teilstationären Leistungen des Krankenhauses, bei Erlösabzug ggf. auch der vor- und nachstationären Behandlung, sein. Abzuziehen sind z. B. anteilige Lebensmittelkosten für die Beköstigung des Krankenhauspersonals und sonstiger Personen, z. B. Bediensteter des Krankenhausträgers, sowie für Leistungen an Dritte, z. B. aus der Belieferung von Pflegeheimen und Altenheimen. Dies gilt entsprechend, wenn ein Teil des Krankenhauses in ein Pflegeheim umgewidmet wird (vgl. § 17 a KHG).

Auch wenn dies aufgrund des Nettoprinzips nicht mehr in der BPflV vorgegeben ist, kann für die Kostenausgliederung der **Personalverpflegung** wohl das in Fußnote 12 zu K 3 des bisherigen KLN vorgeschriebene Verfahren weiter angewendet werden, um ggf. die Kostenausgliederung zu vereinfachen. Fußnote 12 des KLN lautete: „Abzug der Kosten, mindestens in Höhe der Sachbezugswerte (SGB IV, § 17 Abs. 1 Nr. 3)".

Bietet das Krankenhaus eine gesonderte Verpflegung als **Wahlleistung** nach § 22 Abs. 1 BPflV an, sind entsprechende sachgerecht kalkulierte Kostenanteile unter der Position „sonstige nichtärztliche Wahlleistungen" in K 5, Nr. 8 und in K 6, Nr. 4 auszugliedern.

Lfd. Nr. 14: Medizinischer Bedarf

Nach Kontengruppe 66 des Kontenrahmens für die Buchführung (Anlage 4 der KHBV) sind dem „Medizinischen Bedarf" zuzuordnen:

– Arzneimittel, außer Implantate und Dialysebedarf
– Kosten der Lieferapotheke
– Blut, Blutkonserven und Blutplasma
– Verband-, Heil- und Hilfsmittel
– Ärztliches und pflegerisches Verbrauchsmaterial, Instrumente
– Narkose- und sonstiger OP-Bedarf
– Bedarf für Röntgen- und Nuklearmedizin
– Laborbedarf
– Untersuchungen in fremden Instituten
– Bedarf für EKG, EEG, Sonographie
– Bedarf der physikalischen Therapie
– Apothekenbedarf, Desinfektionsmaterial
– Implantate
– Transplantate
– Dialysebedarf
– Kosten für Krankentransporte (soweit nicht Durchlaufposten)
– Sonstiger medizinischer Bedarf.

Einen Einzelnachweis dieser Kostenarten enthält der Abschnitt „K 4". Nähere Erläuterungen werden dort gegeben. Die Summe der Zahlen in Nr. 14 muß mit der Summe in K 4, Nr. 18, Spalte 2 übereinstimmen.

Aufgrund des **Nettoprinzips** sind anteilige Kosten für z. B. die Apothekenversorgung anderer Krankenhäuser oder für die Versorgung eines Pflegeheims des Krankenhausträgers (§ 17 a KHG) auszugliedern (vgl. unter Kapitel III.4).

Lfd. Nr. 15: Wasser, Energie, Brennstoffe

Den Wasserkosten sind nach Fußnote 19 die Kosten für das Abwasser zuzurechnen. Energiekosten sind die Kosten für Strom, Fernwärme und sonstige Energie. Brennstoffe sind Öl, Kohle, Gas sowie Diesel für die Notstromaggregate oder Brennstoff für Blockheizkraftwerke.

Aufgrund des medizinischen Leistungsangebots eines Krankenhauses, z. B. med.-techn. Großgeräte, physikalische Therapie, aufwendige Operationen oder eine große und teure Intensivmedizin, kann ein Krankenhaus hier höhere Kosten als andere Krankenhäuser haben. Bei auffälligen Werten im Rahmen eines Krankenhausvergleichs werden die Krankenkassen nachfragen oder das Krankenhaus wird von sich aus seine höheren Forderungen begründen. Soweit Kosten für

Wasser, Energie und Brennstoffe bei großen Krankenhäusern nach **Fußnote 39** „auf der Vielfalt der ärztlichen und pflegerischen Tätigkeit oder auf kostenintensiven medizinisch-technischen Leistungen beruhen", sind diese anteiligen Kosten in Spalte 3 „Innerbetriebliche Leistungsverrechnung" (ILV) einzutragen. Sie werden mit Hilfe der ILV den Abteilungspflegesätzen zugerechnet. Erläuterungen dazu sind unter Kapitel V.3.1.1 Spalte 3 zu finden.

Aufgrund des **Nettoprinzips** sind anteilige Kosten für z. B. die Versorgung angegliederter Pflegeheime oder Altenheime des Krankenhausträgers mit Warm- und Kaltwasser, Strom und Heizung auszugliedern (vgl. Kapitel III.4). Entsprechendes gilt für Leistungen an Dritte.

Lfd. Nr. 16: Wirtschaftsbedarf

Der Kontenrahmen nach Anlage 4 der KHBV untergliedert den Wirtschaftsbedarf in

– Materialaufwendungen und
– bezogene Leistungen.

Folglich umfaßt der Begriff „Wirtschaftsbedarf" sowohl Verbrauchsgüter als auch bezogene Dienstleistungen. Nach § 2 Nr. 3 der Abgrenzungsverordnung (AbgrV) sind Verbrauchsgüter „die Wirtschaftsgüter, die durch ihre bestimmungsgemäße Verwendung aufgezehrt oder unverwendbar werden oder die ausschließlich von einem Patienten genutzt werden und üblicherweise bei ihm verbleiben. Als Verbrauchsgüter gelten auch die wiederbeschafften, abnutzbaren beweglichen Anlagegüter, die einer selbständigen Nutzung fähig sind und deren Anschaffungs- oder Herstellungskosten für das einzelne Anlagegut ohne Umsatzsteuer 100 Deutsche Mark nicht übersteigen".

Der Kostenart „Wirtschaftsbedarf" sind zuzuordnen:

– Reinigungs- und Desinfektionsmittel
  Hierunter fallen Reinigungmittel aller Art für die Hausreinigung (Fußböden, Wände, Fenster, Einrichtungsgegenstände, Geräte usw.), Mittel zur Grobdesinfektion (für Gegenstände und Raumdesinfektion), u. ä.

– Wäschereinigung und -pflege
  Hierzu gehören alle für die Wäschereinigung und -pflege benötigten Verbrauchsmaterialien einschl. des Bedarfs für chemische Reinigung.

– Haushaltsverbrauchsmittel
  Dies sind Streichhölzer, Toilettenpapier, Servietten, Glühbirnen usw.

– Treibstoffe und Schmiermittel
  Treibstoffe für Kraftfahrzeuge und sonstige motorgetriebene Geräte; Schmiermittel aller Art für Maschinen, Aufzüge, technische Anlagen, Fahrzeuge u. ä.

– Gartenbedarf
Hierzu zählen die Aufwendungen für die Unterhaltung von z. B. Ziergärten, Blumenschmuck im Hause, Parkanlagen des Krankenhausgeländes (Nutzgärtnerei unter Kontenuntergruppe 689).

– Reinigung durch fremde Betriebe
Hierzu gehören die Reinigung durch Fremdunternehmen innerhalb des Krankenhauses, z. B. Gebäude- und Fensterreinigung, Maschinenreinigung, Reinigung der Filter von Lüftungsanlagen.

– Andere Leistungen des „Wirtschaftsbedarfs" durch Dritte
Hierbei handelt es sich z. B. um Wäschereinigung und chemische Reinigung durch fremde Betriebe, nicht jedoch durch zentrale Gemeinschaftseinrichtungen (vgl. Nr. 19).

– Kultureller Sachaufwand für den betrieblichen Bereich
Hierunter fallen die Aufwendungen für die kulturelle Betreuung der Patienten, z. B. Gottesdienste, Ausschmückungen der Kapellen, Bet- und Andachtsräume, Patientenbücherei, Weihnachtsfeiern für Patienten, Musik- und Theateraufführungen.

– Sonstiger Wirtschaftsbedarf
Unter sonstigem Wirtschaftsbedarf sind z. B. Einwegwäsche u. ä. oder Verbrauchstextilien zu verstehen.

Soweit Kosten des „Wirtschaftsbedarfs" bei großen Krankenhäusern nach **Fußnote 39** den Einrichtungen der Intensivmedizin zuzurechnen sind, sind diese anteiligen Kosten in Spalte 3 „Innerbetriebliche Leistungsverrechnung" (ILV) einzutragen. Sie werden mit Hilfe der ILV den Intensiveinrichtungen zugerechnet. Erläuterungen dazu sind unter Kapitel V.3.1.1 Spalte 3 zu finden.

Aufgrund des **Nettoprinzips** sind anteilige Kosten für z. B. die Versorgung angegliederter Pflegeheime oder Altenheime des Krankenhausträgers mit Reinigungs- oder Wäschereileistungen auszugliedern (vgl. unter Kapitel III.4). Entsprechendes gilt für Leistungen an Dritte.

Lfd. Nr. 17: Verwaltungsbedarf

Dem Verwaltungsbedarf sind zuzuordnen:

– Büromaterialien
Büromaterialien sind Verbrauchsgüter, wie z. B. Kugelschreiber, Farbbänder und Papier. Als Verbrauchsgüter gelten nach § 2 Nr. 3 Satz 2 AbgrV auch die wiederbeschafften, abnutzbaren beweglichen Anlagegüter, die einer selbständigen Nutzung fähig sind und deren Anschaffungs- oder Herstellungskosten für das einzelne Anlagegut ohne Umsatzsteuer 100 Deutsche Mark nicht übersteigen, z. B. Stempel, Ordner und Lineale.

– Druckarbeiten
  Hierzu zählen insbesondere Vordrucke aller Art für den gesamten Betriebs-
  bereich.

– Porti, Postfachgebühren, Bankgebühren, Kleinfrachten, Fremdlager
  Zu den Bankgebühren zählen nur die Beträge, die von Banken/Sparkassen für
  die Erledigung von Überweisungsaufträgen und die Unterhaltung der Konten
  berechnet werden, nicht jedoch Kontokorrentzinsen und Kreditprovisionen.
  Frachtkosten sind als unselbständige Nebenkosten den Aufwendungen für das
  Wirtschaftsgut hinzuzurechnen (§ 3 Abs. 4 AbgrV) und wie diese zu buchen.
  Zum Verwaltungsbedarf gehören nur Rollfuhrgebühren, Rückfrachten u. ä.

– Fernsprech- und Fernschreibanlagen, Rundfunk und Fernsehen
  Zum Verwaltungsbedarf gehören die laufenden Postgebühren für Fern-
  sprech- und Fernschreibanlagen, für Telegramme, Rundfunk und Fernsehen.
  Mieten für diese Anlagen sind dem Investitionsbereich zuzuordnen und über
  Fördermittel zu finanzieren; sie sind nicht pflegesatzfähig. Kosten der Wartung oder Instandsetzung sind unter der Kostenart „Instandhaltung" auszuweisen.

– Reisekosten, Fahrgelder, Spesen
  Reisekosten für Dienstreisen und -fahrten sind hier zu verbuchen, jedoch
  nicht die Kosten für Reisen aus Gründen der Aus-, Fort- und Weiterbildung
  (vgl. Nr. 23 „Sonstiges").

– Personalbeschaffungskosten
  Zu Personalbeschaffungskosten zählen die im Rahmen entsprechender Maß-
  nahmen angefallenen Reisekosten sowie Aufwendungen für Inserate und
  Werbeschriften.

– Beratungskosten, Prüfungs-, Gerichts- und Anwaltsgebühren
  Zu den Beratungskosten gehören die Kosten für Steuer- und Wirtschaftsbera-
  tung. Prüfungsgebühren fallen insbesondere für gesetzlich vorgeschriebene
  Abschlußprüfungen an, z. B. für Wirtschaftlichkeitsuntersuchungen und
  -prüfungen sowie Buchprüfungen. Gerichts- und Anwaltsgebühren sind u. a.
  Prozeß- und Beitreibungskosten. Gebühren, die Grundstücksverträge betreffen, sind kein Verwaltungsbedarf.

– Beiträge an Organisationen
  Beiträge an Organisationen, die die Interessen des Krankenhauses vertreten,
  z. B. die Krankenhausgesellschaft, fallen unter diese Position.

– Repräsentationsaufwand
  Hierzu gehören Gästebewirtungen oder Aufwendungen für Blumenge-
  schenke aus besonderem Anlaß.

211

Erläuterungen zur LKA

- EDV- und Organisationsaufwand
  Unter EDV- und Organisationsaufwand sind die Kosten der **Software** für
  krankenhauseigene EDV-Anlagen sowie für die Inanspruchnahme von
  Buchungseinrichtungen und EDV-Anlagen Dritter zu buchen. Aktivierungs-
  pflichtige Anschaffungskosten für Software sind bei der Erstanschaffung
  sowie bei einer Nutzungsdauer von mehr als drei Jahren bei der Wiederbeschaffung über Fördermittel zu finanzieren.
- Sonstiger Verwaltungsaufwand
  Hierzu gehören z. B. Grundstücksbewachung und Kassenverlustentschädi-
  gung für Kassierer sowie Abschreibungen auf uneinbringliche Forderungen
  für allgemeine Krankenhausleistungen.

Soweit Kosten des „Verwaltungsbedarfs" bei großen Krankenhäusern nach
Fußnote 39 „auf der Vielfalt der ärztlichen und pflegerischen Tätigkeit oder auf
kostenintensiven medizinisch-technischen Leistungen beruhen", sind diese
anteiligen Kosten in Spalte 3 „Innerbetriebliche Leistungsverrechnung" (ILV)
einzutragen. Sie werden mit Hilfe der ILV den Abteilungspflegesätzen zugerechnet. Erläuterungen dazu sind unter Kapitel V.3.1.1 Spalte 3 zu finden.

Aufgrund des **Nettoprinzips** sind nur die Kosten pflegesatzfähig, die auf die
voll- und teilstationäre Versorgung entfallen. Kosten, die z. B. angegliederten
Pflegeheimen oder Altenheimen des Krankenhausträgers zuzuordnen sind, müssen ausgegliedert werden (vgl. unter Kapitel III.4). Entsprechendes gilt für Leistungen an Dritte.

Anteilige Kosten des Verwaltungsbedarfs bei vor- und nachstationären Leistungen werden nicht hier, sondern in K 5, Nr. 2 und in K 6, Nr. 2 abgesetzt.

Lfd. Nr. 18: Zentrale Verwaltungsdienste

„Zentrale Verwaltungsdienste" sind Leistungen zentraler Stellen der Trägerver-
waltung, soweit es sich um betriebliche und nicht um aufsichtsbehördliche Leistungen handelt. Außerdem gehören dazu Leistungen, die von Einrichtungen
erbracht werden, die der Krankenhausträger unabhängig vom Krankenhausbetrieb oder in Verbindung mit einem Krankenhaus für mehrere eigene Krankenhäuser betreibt. Dazu zählen auch Einrichtungen, die in der Rechtsform einer
Gesellschaft, eines Zweckverbandes oder aufgrund einer Zweckvereinbarung
von mehreren Krankenhausträgern für ihre Krankenhäuser gemeinsam betrieben werden. Einrichtungen, die von Gesellschaften oder Körperschaften betrieben werden, an denen der Krankenhausträger indirekt über eine Mitgliedschaft,
z. B. bei Spitzenverbänden, beteiligt ist, sind insoweit als Dritte zu betrachten.

Pflegesatzfähig sind nur die Kosten von Leistungen, die für den Bereich der voll-
und teilstationären Krankenhausleistungen sowie im Falle des Erlösabzugs für
vor- und nachstationäre Leistungen erbracht wurden (§ 7 Abs. 2 Satz 2 Nr. 1

BPflV). Leistungen für andere Krankenhausbereiche oder z. B. Pflegeheime dürfen nicht in K 1 einbezogen werden (**Nettoprinzip**, vgl. unter Kapitel III.4). Sie sind ggf. vorher auszugliedern.

Lfd. Nr. 19: Zentrale Gemeinschaftsdienste

Hierunter sind die Kosten (Vereinbarungen) für Dienstleistungen zentraler Gemeinschaftseinrichtungen auszuweisen, die von mehreren Krankenhäusern gemeinsam betrieben werden. Die Rechtsform einer solchen Gemeinschaft ist dabei unbedeutend. „Zentrale Gemeinschaftsdienste" sind z. B.

– Gemeinschaftswäschereien,
– Zentralapotheken,
– Zentralküchen,
– zentrale EDV-Anlagen,
– Zentraleinkauf usw.

Dieser Kostenart werden Dienstleistungen zugeordnet. Leistungen, die überwiegend eine Warenlieferung (z. B. Arzneimittel aus einer Zentralapotheke oder fertige Speisen aus einer Zentralküche) darstellen, sind als Leistungen Dritter zu behandeln. Aufwendungen dafür sind unter den einschlägigen Kostenarten der Nr. 13 bis 17 auszuweisen (vgl. die Erläuterungen zum Musterkontenplan, a.a.O., S. 247).

Soweit eine solche Einrichtung in ihren Preisen auch **Investitionskosten** verrechnet, weil sie über eigene Fördermittel nicht verfügt, sind diese Investitionskostenanteile nicht pflegesatzfähig. Sie gelten als Investitionskosten der einzelnen Krankenhäuser (§ 2 Nr. 3 Buchstabe c KHG) und sind entsprechend zu finanzieren, z. B. aus den Fördermitteln der Länder.

Pflegesatzfähig sind nur die Kosten von Leistungen, die für den Bereich der voll- und teilstationären Krankenhausleistungen sowie im Falle des Erlösabzugs für vor- und nachstationäre Leistungen erbracht wurden (§ 7 Abs. 2 Satz 2 Nr. 1 BPflV). Leistungen für andere Krankenhausbereiche oder z. B. Pflegeheime dürfen nicht in K 1 einbezogen werden (**Nettoprinzip**, vgl. unter Kapitel III.4). Sie sind ggf. vorher auszugliedern.

Lfd. Nr. 20: Steuern, Abgaben, Versicherungen

Zu den **Steuern** gehören insbesondere die Umsatzsteuer und die Kfz.-Steuer. Nicht dazu gehören Lohn- und Kirchensteuern und die Grunderwerbsteuer.

Zu den **Abgaben** gehören insbesondere Gemeindeabgaben, Gebühren für Straßenreinigung, Müllabfuhr und Schornsteinfeger sowie Gebühren für die gesetzlich vorgeschriebene Überwachung von Dampfkesselanlagen, Aufzügen und sonstigen technischen Anlagen.

Die Kosten für **Versicherungen** sind weiterhin pflegesatzfähig, auch wenn sie in § 7 Abs. 1 Satz 2 BPflV nicht mehr ausdrücklich genannt werden; vgl. die amtl. Begründung zu § 7 Abs. 1. Den „Versicherungen" sind insbesondere die Prämien für Sachversicherungen (z. B. Feuer-, Haftpflicht-, Maschinenschaden-, Wasserleitungsschadenversicherung) für Risiken zuzuordnen, die üblicherweise mit der Erbringung der allgemeinen Krankenhausleistungen nach § 2 Abs. 2 BPflV verbunden sind. Prämien für z. B. eine Haftpflicht für ambulante ärztliche Leistungen sind nicht pflegesatzfähig, im Gegensatz zum Beispiel zu den Prämien für eine Feuerversicherung für das Krankenhausgebäude, die pflegesatzfähig sind (vgl. § 13 Abs. 1 Nr. 3 BPflV-1986 und die amtl. Begr.).

Pflegesatzfähig sind nur die Kosten von Leistungen, die für den Bereich der voll- und teilstationären Krankenhausleistungen sowie im Falle des Erlösabzugs für vor- und nachstationäre Leistungen erbracht wurden (§ 7 Abs. 2 Satz 2 Nr. 1 BPflV). Leistungen für andere Krankenhausbereiche oder für z. B. Pflegeheime dürfen nicht in K 1 einbezogen werden (**Nettoprinzip**, vgl. unter Kapitel III.4).

Lfd. Nr. 21: Instandhaltung

Nach Fußnote 20 schließt die „Instandhaltung" als **Oberbegriff** die „Instandsetzung" mit ein. Werden Instandhaltungsmaßnahmen durch Personal des Krankenhauses durchgeführt, sind diese Personen anteilig Nr. 14 „Technischer Dienst" zuzuordnen (vgl. Fußnote 14). Die Kosten für Instandhaltungsarbeiten, die Fremdfirmen durchführen, sind Sachkosten und vollständig hier auszuweisen, soweit sie pflegesatzfähig sind.

Fußnote 20 gibt vor, daß bei den **Abteilungspflegesätzen,** Pflegesätzen für besondere Einrichtungen und Pflegesätzen für Belegärzte nur die Instandhaltung von medizinisch-technischen Geräten einzusetzen ist. Trotz fehlender Schraffierung in Zeile 21 wird die Zuordnung der Instandhaltung also nicht generell ermöglicht, sondern auf die medizin.-techn. Geräte begrenzt. Dies gilt entsprechend für die Spalte 3 „Innerbetriebliche Leistungsverrechnung", über die anteilige Kosten den Abteilungspflegesätzen zugeordnet werden; vgl. Kapitel III.2 zum Teilkostenrechnungs-Ansatz der LKA. Die übrigen Instandhaltungs-Sachkosten werden dem Basispflegesatz zugeordnet.

Nach § 7 Abs. 1 Satz 2 Nr. 4 BPflV gehören zu den pflegesatzfähigen Kosten die „Kosten für die Instandhaltung der Anlagegüter des Krankenhauses nach Maßgabe der Abgrenzungsverordnung" (AbgrV). Instandhaltungsmaßnahmen sind somit nach den **Vorschriften der BPflV und der AbgrV** pflegesatzfähig, soweit sie der voll- und teilstationären Versorgung zuzurechnen sind.

Die AbgrV dient im Rahmen der dualen Krankenhausfinanzierung dem Ziel, die von den Ländern zu finanzierenden Instandhaltungskosten von den pflegesatzfähigen Kosten der Krankenhäuser abzugrenzen. Aufgrund des Urteils des Bundesverwaltungsgerichts (BVerwG) vom 21. 1. 1993 haben sich die Länder (mit

Ausnahme Bayerns) seit 1993 einseitig aus der Finanzierung großer Instandhaltungsmaßnahmen an Gebäuden und Außenanlagen zurückgezogen, die 1977 und erneut 1985 einvernehmlich mit Zustimmung des Bundesrats beschlossen und seitdem praktiziert wurde. Seit dem 1. 1. 1997 regelt die AbgrV in § 4 deshalb auch die Abgrenzung innerhalb der pflegesatzfähigen Instandhaltung, d. h. zwischen der krankenhausindividuell zu vereinbarenden Instandhaltung (vgl. K 1 lfd. Nr. 21) und der für den Zeitraum von 1997 bis 1999 vorgeschriebenen Instandhaltungspauschale für Gebäude und Außenanlagen. § 4 lautet wie folgt:

„(1) Instandhaltungskosten sind die Kosten der Erhaltung oder Wiederherstellung von Anlagegütern des Krankenhauses, wenn dadurch das Anlagegut in seiner Substanz nicht wesentlich vermehrt, in seinem Wesen nicht erheblich verändert, seine Nutzungsdauer nicht wesentlich verlängert oder über seinen bisherigen Zustand hinaus nicht deutlich verbessert wird.

(2) Zu den Kosten nach Absatz 1 gehören auch die Instandhaltungskosten für Anlagegüter, wenn

1. in baulichen Einheiten
   Gebäudeteile, betriebstechnische Anlagen und Einbauten oder

2. Außenanlagen

vollständig oder überwiegend ersetzt werden (Verzeichnis III der Anlage). Für die Beurteilung des überwiegenden Ersetzens sind Maßnahmen, die im Rahmen eines einheitlichen Vorhabens in einem Zeitraum bis zu drei Jahren durchgeführt werden, zusammenzurechnen. Die nach Satz 1 abgegrenzten Kosten werden nach § 7 Abs. 1 Satz 2 Nr. 4 zweiter Satzteil der Bundespflegesatzverordnung pauschal finanziert."

Zur Verdeutlichung der **Begriffe** „bauliche Einheiten", „Gebäudeteile", „betriebstechnische Anlagen und Einbauten" sowie „Außenanlagen" werden im Verzeichnis III der AbgrV verbindliche Beispiele genannt; vgl. dort.

Pflegesatzfähig sind nur die Kosten von Leistungen, die für den Bereich der voll- und teilstationären Krankenhausleistungen sowie im Falle des Erlösabzugs für vor- und nachstationäre Leistungen erbracht wurden (§ 7 Abs. 2 Satz 2 Nr. 1 BPflV). Leistungen für andere Krankenhausbereiche dürfen nicht in K 1 einbezogen werden (**Nettoprinzip**, vgl. unter Kapitel III.4). Dies betrifft z. B. die anteiligen Instandhaltungskosten für Wohnheime, Pflegeheime (z. B. umgewidmete Krankenhausbetten/-abteilungen), Polikliniken, Ambulanzen, das ambulante Operieren sowie für Leistungen an Dritte.

Nicht zu den Instandhaltungskosten gehören Maßnahmen, die als **Eigenleistungen** in der Bilanz zu aktivieren sind (nachträgliche Anschaffungs- oder Herstellungskosten). Dies ist der Fall, wenn eines der in § 4 Abs. 1 AbgrV genannten Kriterien erfüllt ist, also das Anlagegut in seiner Substanz wesentlich vermehrt, in seinem Wesen erheblich verändert, seine Nutzungsdauer wesentlich verlängert oder es über seinen bisherigen Zustand hinaus deutlich verbessert wird.

Die Abgrenzung der großen Instandhaltungsmaßnahmen an Gebäuden und Außenanlagen, die nach § 4 Abs. 2 AbgrV aus der neuen **Instandhaltungspauschale** zu finanzieren sind (§ 17 Abs. 4 b Satz 2 KHG, § 7 Abs. 1 Satz 2 Nr. 4 zweiter HS BPflV), ist die gleiche Abgrenzung, die von 1986 bis 1996 verwendet wurde, um die Finanzierung dieser Maßnahmen den Fördermitteln der Länder zuzuweisen. Die Maßnahmen sind aus der Instandhaltungspauschale zu finanzieren, wenn die Bedingungen nach § 4 Abs. 2 AbgrV erfüllt sind, d. h. wenn Gebäudeteile, betriebstechnische Anlagen und Einbauten in „baulichen Einheiten" oder „Außenanlagen" überwiegend ersetzt werden. Die **Beurteilung des „überwiegenden Ersetzens"** (zu mehr als 50 %) dieser künstlich abgegrenzten Teile des Krankenhausgebäudes (vgl. Verzeichnis III der AbgrV) und der Außenanlagen sollte grundsätzlich anhand einer Kostenschätzung durchgeführt werden, soweit eine mengenmäßige Beurteilung nicht zu gleichen Ergebnissen führt (z. B. Ersetzen von 60 m einer 100 m langen Einfriedung). Für die Beurteilung des „überwiegenden Ersetzens" wird in § 4 Abs. 2 AbgrV ein **Bezugszeitraum** genannt. Maßnahmen, die im Rahmen eines **„einheitlichen Vorhabens"** in einem Zeitraum bis zu drei Jahren durchgeführt werden, sind zusammenzurechnen. Diese Vorschrift soll verhindern, daß eine Finanzierung aus der Instandhaltungspauschale dadurch umgangen wird, daß die Maßnahme in mehrere Teilmaßnahmen aufgeteilt und über mehrere Jahre verteilt wird. „Zusammenzurechnen sind Maßnahmen jedoch nur, soweit sie im Rahmen eines einheitlichen Vorhabens durchgeführt werden. Maßnahmen, die für das Krankenhaus unvorhersehbar waren, bleiben deshalb bei der Zusammenrechnung unberücksichtigt" (vgl. amtl. Begr. zur AbgrV vom 12. 12. 1985).

Lfd. Nr. 22: Gebrauchsgüter

Nach der **Begriffsbestimmung** in § 2 Nr. 2 der AbgrV sind Gebrauchsgüter „die Anlagegüter mit einer durchschnittlichen Nutzungsdauer bis zu drei Jahren (Verzeichnis I der Anlage)". Diese Anlagegüter sind nach § 17 Abs. 4 Nr. 1 KHG im Rahmen der dualen Finanzierung dem über die Pflegesätze zu finanzierenden Bereich zugewiesen, soweit es sich um eine **Wiederbeschaffung** handelt (vgl. § 17 KHG und § 3 Abs. 1 Nr. 1 AbgrV). Bei der Errichtung und Erstausstattung des Krankenhauses sind diese Güter über die Fördermittel der Länder zu finanzieren.

Die Zuordnung der Güter zu den Gebrauchsgütern wird im **Verzeichnis I** der AbgrV verdeutlicht. Unabhängig von ihrer tatsächlichen Nutzungsdauer werden verbindliche Beispiele genannt (vgl. dort). Nach dem Verzeichnis gehören zu den Gebrauchsgütern folgende Gruppen:

- Dienst- und Schutzkleidung, Wäsche, Textilien,
- Glas- und Porzellanartikel,
- Geschirr,
- sonstige Gebrauchsgüter des medizinischen Bedarfs,
- sonstige Gebrauchsgüter des Wirtschafts- und Verwaltungsbedarfs.

Diese Zuordnung gilt nicht, soweit diese Güter nach § 2 Nr. 3 Satz 2 AbgrV als „Verbrauchsgüter" gelten. Als Hilfestellung für die **Zuordnung der Wirtschaftsgüter** zu den Kostenarten hat der Senator für Gesundheit und Soziales Berlin einen „Artikelkatalog" herausgegeben, der auch eine Reihe von Gebrauchsgütern aufführt.

Zur **Pflegesatzfähigkeit** der Gebrauchsgüter bestimmt § 3 Abs. 1 AbgrV:

„Pflegesatzfähig sind

1. die Kosten der Wiederbeschaffung

   a) von beweglichen, selbständig nutzungsfähigen Gebrauchsgütern, deren Anschaffungs- oder Herstellungskosten für das einzelne Gebrauchsgut ohne Umsatzsteuer 800 Deutsche Mark nicht übersteigen, in voller Höhe in dem Pflegesatzzeitraum, in dem sie angeschafft oder hergestellt werden,

   b) von sonstigen Gebrauchsgütern anteilig entsprechend ihrer Abschreibung."

Einem Wirtschaftsgut sind die **Lieferungen und Leistungen** zuzurechnen, die üblicherweise notwendig sind, um das Wirtschaftsgut anzuschaffen oder herzustellen und in Benutzung zu nehmen (§ 3 Abs. 4 AbgrV).

Nach Fußnote 21 sind den **Abteilungspflegesätzen**, den Pflegesätzen für besondere Einrichtungen und den Pflegesätzen für Belegpatienten nur die Gebrauchsgüter für den medizinischen Bedarf zuzurechnen. Trotz fehlender Schraffierung in Zeile 22 wird die Zuordnung der Gebrauchsgüter also nicht generell ermöglicht, sondern auf den medizinischen Bedarf begrenzt. Dies gilt entsprechend für die Spalte 3 „Innerbetriebliche Leistungsverrechnung", über die anteilige Kosten den Abteilungspflegesätzen zugeordnet werden; vgl. Kapitel III.2 zum Teilkostenrechnungs-Ansatz der LKA. Die übrigen Gebrauchsgüter werden dem Basispflegesatz zugeordnet.

Aufgrund des **Nettoprinzips** sind nur die Gebrauchsgüter pflegesatzfähig, die dem Bereich der voll- und teilstationären Krankenhausleistungen sowie im Falle des Erlösabzugs den vor- und nachstationären Leistungen zuzurechnen sind (§ 7 Abs. 2 Satz 2 Nr. 1 BPflV). Gebrauchsgüter, die z. B. für ambulante Leistungen des Krankenhauses oder der Krankenhausärzte, für das ambulante Operieren nach § 115 b SGB V sowie für Pflegeheime oder Altenheime des Krankenhausträgers genutzt werden, müssen ausgegliedert werden (vgl. unter Kapitel III.4).

Entsprechendes gilt für Gebrauchsgüter, die im Zusammenhang mit Leistungen für Dritte anfallen.

Lfd. Nr. 23: Sonstiges

Es werden hier nur die Kosten (bzw. vereinbarten Beträge) ausgewiesen, die den Nr. 13 bis 22 nicht zugeordnet werden können. Dies können z. B. Frachten für betriebliche Lieferungen, die nicht auf einzelne Lieferungen aufgeteilt werden können, Spenden, Schenkungen oder Pauschalwertberichtigungen und Abschreibungen auf Forderungen aus dem pflegesatzfähigen Bereich sein. Ebenfalls sollten hier die Kosten der **„Fort- und Weiterbildung"** ausgewiesen werden, z. B. für krankenhausfremde Lehrkräfte und nebenberuflich tätige Mitarbeiter des Krankenhauses, Lehr- und Lernmittel sowie Lehrgangsgebühren einschl. der anfallenden Reisekosten. Die Kosten von Ausbildungsstätten werden unter den Nrn. 28 bis 30 ausgewiesen.

Die Kosten für **„Abschreibungen auf uneinbringliche Forderungen"** sind weiterhin pflegesatzfähig, auch wenn sie in § 7 Abs. 1 Satz 2 BPflV nicht mehr ausdrücklich genannt sind. Vgl. die amtliche Begründung zu § 7 Abs. 1.

Pflegesatzfähig sind nur die Kosten, die für den Bereich der voll- und teilstationären Krankenhausleistungen sowie im Falle des Erlösabzugs für vor- und nachstationäre Leistungen anfallen (§ 7 Abs. 2 Satz 2 Nr. 1 BPflV). Kosten für andere Krankenhausbereiche dürfen nicht einbezogen werden (**Nettoprinzip**, vgl. unter Kapitel III.4).

Lfd. Nr. 24: Sachkosten insgesamt

In den Spalten 2 bis 5 ist jeweils die Summe der Beträge in den Nrn. 13 bis 23 einzutragen. Die Kennzahl „DM je Tag" in Spalte 6 sollte für diese Zeile neu berechnet werden.

Lfd. Nr. 25: Innerbetriebliche Leistungsverrechnung

Es ist die Summe der Beträge in den Nrn. 1 bis 4, 7, 14, 21 und 22 einzutragen. Die Summe muß übereinstimmen mit der Summe der Beträge in den Nrn. 12 und 24. Der Betrag in Nr. 25 Spalte 3 ist entsprechend den in Anspruch genommenen Leistungen aufzuteilen auf die Spalten 4 und 5. Zu dieser Verrechnung von Kosten der sog. Medizinischen Institutionen auf die Abteilungen vergleiche die Erläuterungen zu Spalte 3 unter Kapitel 3.1.1 sowie zu K 7.

Lfd. Nr. 26: Zinsen für Betriebsmittelkredite

Zinsen für Betriebsmittelkredit gehören weiterhin zu den pflegesatzfähigen Kosten, auch wenn sie – im Vergleich zu § 13 Abs. 1 Satz 2 Nr. 2 BPflV-1986 –

nicht mehr ausdrücklich in § 7 Abs. 1 Satz 2 BPflV hervorgehoben werden (vgl. amtl. Begr. zu § 7 Abs. 1). Nach der amtl. Begründung zur BPflV-1986 sind Zinsen für Betriebsmittelkredite pflegesatzfähig, soweit „die Kreditaufnahme bei sparsamer und wirtschaftlicher Betriebsführung unvermeidbar ist. Zur sparsamen und wirtschaftlichen Betriebsführung gehört insoweit z. B. auch, daß das Krankenhaus Möglichkeiten einer Finanzierung aus Eigenmitteln nutzt, um Kreditaufnahmen zu vermeiden. Die Notwendigkeit, Betriebsmittelkredite aufzunehmen und damit entsprechende Zinsen zu zahlen, wird allerdings durch die Vorschriften der §§ 14 Abs. 9 und 17 Abs. 1 Satz 3 BPflV (Anmerkung: §§ angepaßt) weitgehend eingeschränkt, da das Krankenhaus von den Patienten angemessene Teilzahlungen auf die zu zahlenden Pflegesätze verlangen kann und die Vertragsparteien grundsätzlich verpflichtet sind, Regelungen über monatliche Teilzahlungen und – für den Fall verspäteter Zahlung – über die Erhebung von Verzugszinsen zu treffen."

Auch nach Aufhebung des Selbstkostendeckungsprinzips müssen sich Krankenkassen Betriebsmittelkreditzinsen entgegenhalten lassen, wenn trotz der Muß-Vorschrift des § 17 Abs. 1 Satz 3 BPflV keine Vereinbarungen über zeitnahe monatliche Teilzahlungen (pauschale Abschlagszahlungen auf das übliche Abrechnungsvolumen der einzelnen Krankenkasse) getroffen worden sind oder Krankenkassen zu spät zahlen.

Pflegesatzfähig sind nur die Betriebsmittelkreditzinsen, die für den Bereich der voll- und teilstationären Krankenhausleistungen sowie im Falle des Erlösabzugs für vor- und nachstationäre Leistungen erforderlich sind (§ 7 Abs. 2 Satz 2 Nr. 1 BPflV). Zinsen für andere Krankenhausbereiche oder z. B. Pflegeheime dürfen nicht in K 1 einbezogen werden (**Nettoprinzip**, vgl. unter Kapitel III.4).

Lfd. Nr. 27: Krankenhaus insgesamt

Für die Spalten 2, 4 und 5 ist jeweils die Summe der lfd. Nrn. 12 und 24 bis 26 einzutragen. Die Kennzahl „DM je Tag" in Spalte 6 sollte für diese Zeile neu berechnet werden.

3.1.4 Ausbildungsstätten

Die Kosten der Ausbildungsstätten werden von den Kosten des übrigen Krankenhauses getrennt ausgewiesen, um eine bessere Vergleichbarkeit von Krankenhäusern mit und ohne Ausbildungsstätten zu erreichen. Die Kosten werden in Spalte 3 unter der „Innerbetrieblichen Leistungsverrechnung" ausgewiesen und anteilig auf die bettenführenden Abteilungen verrechnet; vgl. Nr. 31.

Pflegesatzfähig sind nur die Kosten der Ausbildungsstätten, die mit den Krankenhäusern „notwendigerweise verbunden" und staatlich anerkannt sind (vgl. § 17 Abs. 4 a KHG und § 9 Abs. 1 BPflV). Voraussetzung ist, daß die Krankenhäuser Träger oder Mitträger der Ausbildungsstätten sind. § 2 Nr. 1 a KHG gibt eine abschließende Liste der Berufe vor, deren Ausbildungsstätten pflegesatzfähig sind.

Die Kosten werden im Rahmen des Krankenhausbudgets finanziert. Krankenhäuser, die ihre Leistungen ausschließlich mit Fallpauschalen berechnen, finanzieren die Kosten mit einem Zuschlag auf die Fallpauschalen (§ 11 Abs. 5 BPflV).

Die Kosten nicht pflegesatzfähiger Ausbildungsstätten, z. B. für Masseure, dürfen nicht in K 1 ausgewiesen werden (Nettoprinzip).

Lfd. Nr. 28: Personal der Ausbildungsstätten

Nach dem Kontenrahmen der Anlage 4 der KHBV sind dieser Kostenart zuzuordnen:

Lehrkräfte, die für diese Tätigkeit einen Arbeits- oder Dienstvertrag haben (eventuell anteilig). Sonstige Entschädigungen, z. B. Honorare für nebenamtliche Lehrtätigkeit von Krankenhausmitarbeitern oder Honorare nicht fest eingestellter Lehrkräfte, sind dem Sachaufwand der Ausbildungsstätten zuzuordnen (vgl. Nr. 29).

Lfd. Nr. 29: Sachkosten der Ausbildungsstätten

Sachkosten der Ausbildungsstätten sind insbesondere Vergütungen an nebenamtlich tätige Lehrkräfte und Kosten für Lehr- und Arbeitsmittel. Ebenso gehören dazu die den Ausbildungsstätten zuzurechnenden Kosten für z. B. Wasser, Strom, Reinigung, Verbrauchs- und Gebrauchsgüter, Instandhaltung und Verwaltung.

Lfd. Nr. 30: Umlagen nach § 9 Abs. 3

§ 17 Abs. 4 a Satz 2 KHG ermächtigt die Landesregierung, durch Rechtsverordnungen zu bestimmen, daß zwischen Krankenhäusern mit Ausbildungsstätten und Krankenhäusern ohne Ausbildungsstätten ein Ausgleich stattfindet und daß hierzu ein Teil dieser Kosten in den Pflegesätzen der Krankenhäuser ohne solche Ausbildungsstätten angemessen berücksichtigt wird. Diese Ermächtigungsnorm wird von den Bundesländern unterschiedlich bewertet. Bisher haben lediglich Hessen und Nordrhein-Westfalen eine entsprechende Verordnung erlassen. Nach § 9 Abs. 3 BPflV sind die Kosten, die einem Krankenhaus aufgrund einer solchen Rechtsverordnung zugerechnet werden, im Budget zu berücksichtigen. Krankenhäuser, die ihre Leistungen ausschließlich mit Fallpauschalen berechnen, finanzieren auch diese Kosten mit einem Zuschlag auf die Fallpauschalen (§ 11 Abs. 5 BPflV).

Lfd. Nr. 31: Ausbildungsstätten insgesamt

Die Kosten der Ausbildungsstätten sind in Spalte 2 unter der „Innerbetrieblichen Leistungsverrechnung" auszuweisen. In Nr. 31 ist die Summe der Beträge in den Nrn. 28 bis 30 einzutragen. Nach Fußnote 22 sind die Kosten der Ausbildungsstätten auf alle bettenführenden Abteilungen zu verrechnen, da diese Kosten über die Abteilungspflegesätze finanziert werden. Als Verrechnungsschlüssel ist der Wert „DM je BT" zu verwenden. Die Kosten werden also anteilig den Pflegesätzen je Tag zugeordnet.

Lfd. Nr. 32: Insgesamt (Nr. 27 und 31)

Die Summe der Kosten/Beträge, die im laufenden Pflegesatzzeitraum über das Budget und die Pflegesätze finanziert wird, ergibt sich aus der Addition der Beträge in den Nrn. 27 und 31. Die Kennzahl „DM je Tag" in Spalte 6 sollte neu berechnet, d. h. nicht addiert werden.

Erläuterungen zur LKA

3.2 Forderungen für den Pflegesatzzeitraum (K 2)

| Krankenhaus: | Seite: | 22 |
| Krankenhaus „Gute Besserung" | Datum: | 1.9.1998 |

K 2 Forderung für den Pflegesatzzeitraum

Tage insges., [7.)] 125.983

lfd. Nr.	Kostenarten	Basispflege-satz nach § 13 Abs 3	Innerbetriebliche Leistungs-verrechnung [18)] – insgesamt –	Abteilungspflege sätze nach § 13 Abs. 2 Satz 1 sowie Abs.4 – insgesamt –	Pflegesätze nach § 13 Abs. 2 Satz 2 und 3 sowie Abs.4 – insgesamt –	DM je Tag [7)] (Sp. 2–5)
		1	2	3	4	
1	Ärztlicher Dienst		4.669	5.481		80,57
2	Pflegedienst			13.310	488	109,52
3	Med.-technischer Dienst		5.987			47,52
4	Funktionsdienst		6.649			52,78
5	Klinisches Hauspersonal [39)]	2.080				16,51
6	Wirtsch.- und Versorg.sdienst [39)]	2.891				22,95
7	Technischer Dienst [14)]	975				7,74
8	Verwaltungsdienst [39)]	1.891				15,01
9	Sonderdienste	267				2,12
10	Sonstiges Personal	69				0,55
11	Nicht zurechenbare Pers.ko.	75				0,60
12	Personalkosten insgesamt	8.247	17.305	18.791	488	355,85
13	Lebensm. u. bezog. Leistungen	1.248				9,91
14	Medizinischer Bedarf		6.113	4.645	310	87,85
15	Wasser [19)], Energie, Brennstoffe [39)]	1.310				10,40
16	Wirtschaftsbedarf [39)]	1.411				11,20
17	Verwaltungsbedarf [39)]	1.198				9,51
18	Zentrale Verwaltungs.dienste					
19	Zentrale Gemeinsch.dienste					
20	Steuern, Abgaben, Vers.	1.051				8.34
21	Instandhaltung [20)]	1.735	1.117	195	13	24,29
22	Gebrauchsgüter [21)]	24	68	49	4	1,15
23	Sonstiges					
24	Sachkosten insgesat	7.977	7.297	4.889	327	162,64
25	Innerbetriebl. Leistungsverr.		24.602	+ 23.637	+ 966	195,28
26	Zinsen für Betr.mittelkredite					
27	Krankenhaus insgesamt	16.224		47.316	1.781	518,49
28	Pers. d. Ausbildungsstätten		516			4,10
29	Sachko. d. Ausbildungsstätten		173			1,37
30	Umlagen nach § 9 Abs. 3		74			0,59
31	Ausbildungsstätten insges. [22)]		763	+ 736	+ 27	6,06
32	Insgesamt (Nr. 27 u. 31)	16.224		48.052	1.808	524,55

Der Aufbau des Abschnitts „K 2" entspricht dem des Abschnitts „K 1". Das Krankenhaus stellt in diesem Abschnitt seine „Forderungen" für den Pflegesatzzeitraum dar.

Grundsätzlich sollte das Krankenhaus zunächst den voraussichtlich benötigten **Budgetbetrag kalkulieren.** Hinsichtlich des **Kalkulationsverfahrens** werden in der BPflV keine Vorgaben gemacht. Bereits seit Inkrafttreten der BPflV-1986 sollen die Krankenhäuser eine sachgerechte und differenzierte Vorauskalkulation auf der Grundlage der voraussichtlichen Kosten- und Leistungsentwicklung vornehmen. Aufgrund der besonderen und komplexen Bedingungen der Leistungserbringung in Krankenhäusern sowie wegen des derzeitigen Standes des Rechnungswesens und der begrenzten personellen Ausstattung in dem Bereich „Kosten- und Leistungsrechnung" können die meisten Krankenhäuser ihre voraussichtlichen pflegesatzfähigen Kosten jedoch nicht analytisch auf der Grundlage einer differenzierten Leistungsplanung kalkulieren. Es war deshalb bisher üblich, daß die pflegesatzfähigen Kosten für den künftigen Pflegesatzzeitraum aus den Kosten der Vergangenheit abgeleitet wurden.

Für den Budgetbereich wird dieses Verfahren aus Kostengründen auch weiterhin in weiten Bereichen die Regel sein. Dabei wird meist von den tatsächlich angefallenen Kosten für das abgelaufene Geschäftsjahr (Kalenderjahr) ausgegangen. Diese werden für die Vorauskalkulation um Besonderheiten bereinigt, die die Kosten und Leistungen in der Vergangenheit beeinflußt haben. Zusätzlich werden absehbare Veränderungen in der Kosten- und Leistungsstruktur berücksichtigt, wie z. B. die Schließung oder Eröffnung einer Abteilung oder die Veränderungen des Leistungsangebots z. B. aufgrund eines Chefarztwechsels, einer veränderten Leistungsnachfrage durch die Patienten oder aufgrund von Entscheidungen des Krankenhausträgers zur Leistungsstruktur. Die so ermittelten Kostenbeträge werden um die absehbaren Kostenentwicklungen, z. B. die Erhöhung von Tarifgehältern und Veränderungen bei den Sachkosten (Art, Menge und Preis) fortgeschrieben.

Da in der LKA jedoch nicht mehr die Kosten der Krankenhäuser, sondern deren „Forderungen" einzutragen sind (vgl. K 2 oder K 5 bis K 7, Spalte 3), hat das Krankenhaus künftig Spielräume. Neben der internen Kostenbetrachtung können bei der Verhandlung des externen Budgets auch andere Tatbestände und Überlegungen einfließen, z. B. der Anspruch auf ein „medizinisch leistungsgerechtes" Budget/Pflegesätze, auch im Vergleich zu anderen Krankenhäusern (§ 17 Abs. 1 KHG). Andererseits sind die Krankenkassen nach Aufhebung des Selbstkostendeckungsprinzips nicht mehr verpflichtet, die Kosten des Krankenhauses zu finanzieren. Entscheidend für den Umfang der Finanzierung sind die Vorgaben der §§ 3 bis 6 BPflV zur Verhandlung „medizinisch leistungsgerechter" Budgets und Pflegesätze; vgl. Kapitel I.4.

3.3 Vereinbarung für den Pflegesatzzeitraum (K 3)

Krankenhaus:		Seite:	22
Krankenhaus „Gute Besserung"		Datum:	1.9.1998

K 3 Vereinbarung für den Pflegesatzzeitraum

Tage insges., [7.)] 125.983

lfd. Nr.	Kostenarten	Basispflegesatz nach § 13 Abs 3	Innerbetriebliche Leistungsverrechnung[18] – insgesamt –	Abteilungspflege sätze nach § 13 Abs. 2 Satz 1 sowie Abs.4 – insgesamt –	Pflegesätze nach § 13 Abs. 2 Satz 2 und 3 sowie Abs.4 – insgesamt –	DM je Tag[7] (Sp. 2–5)
	1	2	3	4		
1	Ärztlicher Dienst		4.669	5.481		80,57
2	Pflegedienst			13.310	488	109,52
3	Med.-technischer Dienst		5.987			47,52
4	Funktionsdienst		6.649			52,78
5	Klinisches Hauspersonal[39]	2.080				16,51
6	Wirtsch.- und Versorg.sdienst[39]	2.891				22,95
7	Technischer Dienst[14]	975				7,74
8	Verwaltungsdienst[39]	1.891				15,01
9	Sonderdienste	267				2,12
10	Sonstiges Personal	69				0,55
11	Nicht zurechenbare Pers.ko.	75				0,60
12	Personalkosten insgesamt	8.247	17.305	18.791	488	355,85
13	Lebensm. u. bezog. Leistungen	1.248				9,91
14	Medizinischer Bedarf		6.113	4.645	310	87,85
15	Wasser[19], Energie, Brennstoffe[39]	1.310				10,40
16	Wirtschaftsbedarf[39]	1.411				11,20
17	Verwaltungsbedarf[39]	1.198				9,51
18	Zentrale Verwaltungs.dienste					
19	Zentrale Gemeinsch.dienste					
20	Steuern, Abgaben, Vers.	1.051				8.34
21	Instandhaltung[20]	1.735	1.117	195	13	24,29
22	Gebrauchsgüter[21]	24	68	49	4	1,15
23	Sonstiges					
24	Sachkosten insgesat	7.977	7.297	4.889	327	162,64
25	Innerbetriebl. Leistungsverr.		24.602	+ 23.637	+ 966	195,28
26	Zinsen für Betr.mittelkredite					
27	Krankenhaus insgesamt	16.224		47.316	1.781	518,49
28	Pers. d. Ausbildungsstätten		516			4,10
29	Sachko. d. Ausbildungsstätten		173			1,37
30	Umlagen nach § 9 Abs. 3		74			0,59
31	Ausbildungsstätten insges.[22]		763	+ 736	+ 27	6,06
32	Insgesamt (Nr. 27 u. 31)	16.224		48.052	1.808	524,55

Der Aufbau des Abschnitts „K 3" entspricht dem der Blätter „K 1" und „K 2". In diesem Abschnitt sollen die Vertragsparteien ihr Vereinbarungsergebnis für den Pflegesatzzeitraum niederlegen. K 3 ist die neue **Grundlage für Krankenhausvergleiche**, nachdem Vergleiche der Ist-Kosten nicht mehr möglich sind; siehe auch Kapitel III.1.2.

Nach § 5 Abs. 3 BPflV sind die wesentlichen Ergebnisse der Pflegesatzvereinbarung von den Vertragsparteien **gemeinsam festzulegen**. Geschieht dies nur für wesentliche Daten der LKA, so muß das Krankenhaus die weitere Untergliederung sachgerecht vornehmen. Die Krankenhäuser sind verpflichtet, die nach § 5 Abs. 1 BPflV vereinbarten Vergleichsdaten bis zum 30. April jeden Jahres an die Arbeitsgemeinschaft zu übermitteln, die den Krankenhausvergleich nach § 5 BPflV durchführt. Die Arbeitsgemeinschaft wertet die Daten aus und übermittelt die Vergleichsdaten zum Herbst jeden Jahres an die örtlichen Vertragsparteien als Grundlage für die Pflegesatzverhandlungen.

Da das Inkrafttreten des § 5 BPflV und damit der gemeinsame Krankenhausvergleich durch den Bundesrat bis zum 1. 1. 1998 verschoben wurde (vgl. Kapitel I.4.3), gibt es derzeit noch keinen gemeinsamen Betriebsvergleich. Die Krankenkassen müssen also eigene Vergleiche der Krankenhäuser durchführen. Die Verpflichtung zur Berücksichtigung der „Pflegesätze und Leistungen vergleichbarer Krankenhäuser" besteht unabhängig von dem Inkrafttreten des § 5 BPflV aufgrund der übergeordneten Vorschrift des § 17 Abs. 1 Satz 4 KHG.

Erläuterungen zur LKA

3.4 Medizinischer Bedarf (K 4)

Krankenhaus:		Seite:	24
Krankenhaus „Gute Besserung"		Datum:	1.9.1998

K 4 Medizinischer Bedarf Tage insgesamt:[7] 127.560

lfd. Nr.	Medizinischer Bedarf	Vereinbarung für den laufenden Pflegesatzzeitraum	DM je Tag[7]	Pflegesatzzeitraum	
				Forderung	Vereinbarung[2]
	1	2	3	4	5
1	Arzneimittel (außer Nr. 13 u. 15)	3.100	24,30	3.137	3.137
2	Kosten der Lieferapotheke				
3	Blut, Blutkonserven und Blutplasma	320	2,51	324	324
4	Verband-, Heil- u. Hilfsmittel	285	2,23	293	293
5	Ärztliches und pflegerisches Verbrauchsmaterial, Instrumente	2.178	17,07	2.172	2.172
6	Narkose- und sonst. OP-Bedarf	1.250	9,80	1.290	1.290
7	Bedarf für Röntgen- u. Nuklearmedizin	655	5,13	694	694
8	Laborbedarf	730	5,72	755	755
9	Untersuchungen in fremden Instituten	290	2,27	312	312
10	Bedarf für EKG, EEG, Sonographie	75	0,59	85	85
11	Bedarf der physikalischen Therapie	60	0,47	61	61
12	Apothekenbedarf, Desinf.material	70	0,55	65	65
13	Implantate	650	5,10	678	678
14	Transplantate				
15	Dialysebedarf	790	6,19	856	856
16	Kosten für Krankentransporte (soweit nicht Durchlaufposten)	189	1,48	175	175
17	Sonstiger medizinischer Bedarf	139	1,09	172	172
18	Medizinischer Bedarf insgesamt:	10.781	84,52	11.067	11.067

Der „Medizinische Bedarf" wird in Nr. 14 der Blätter „K 1" bis „K 3" ausgewiesen. Aufgrund seiner Bedeutung für die Kosten des Krankenhauses wird er in Abschnitt „K 4" weiter untergliedert. Die Untergliederung stimmt mit der Gliederung der Kontengruppe 66 des Kontenrahmens für die Buchführung in Anlage 4 der KHBV überein.

Spalteneinteilung

Die Einteilung der Spalten entspricht der grundsätzlichen Gliederung der LKA, wie sie bereits in den Blättern „K 1" bis „K 3" zum Ausdruck gekommen ist. In **Spalte 2** werden die Werte eingetragen, die Grundlage der letzten Pflegesatzvereinbarung waren (vgl. zu K 1).

Die Kennzahl „DM je Tag" in Spalte 3 bezieht sich auf den laufenden Pflegesatzzeitraum. Sie entspricht der gleichen Kennzahl in K 1, Spalte 6. Die über der Kopfzeile einzutragenden „Tage insgesamt" müssen denen in K 1 entsprechen; vgl. das Beispiel dort und Fußnote 7. Zur Berechnung der Kennzahl siehe ebenfalls das Beispiel zu K 1, Spalte 6.

In **Spalte 4** trägt das Krankenhaus seine „Forderungen" für den Pflegesatzzeitraum ein (vgl. zu K 2).

In **Spalte 5** sind die für den Pflegesatzzeitraum vereinbarten Beträge einzutragen (vgl. zu K 3).

Folgende Zahlen müssen übereinstimmen:

- die Summe der Spalten 3 bis 5 in K 1, Nr. 14, mit dem Betrag in K 4, Nr. 18, Spalte 2;
- die Summe der Spalten 3 bis 5 in K 2, Nr. 14, mit dem Betrag in K 4, Nr. 18, Spalte 4;
- die Summe der Spalten 3 bis 5 in K 3, Nr. 14, mit dem Betrag in K 4, Nr. 18, Spalte 5;
- die Kennzahl „DM je Tag" in K 1, Nr. 14, Spalte 6, mit der Kennzahl in K 4, Nr. 18, Spalte 3.

Beispiel:

– K 2, Nr. 14, Spalte 3	6 113 000	DM
– K 2, Nr. 14, Spalte 4	4 644 500	DM
– K 2, Nr. 14, Spalte 5	309 900	DM
– K 4, Nr. 18, Spalte 4	11 067 400	DM

Erläuterungen zur LKA

Lfd. Nr. 1: Arzneimittel

Hierzu gehören Aufwendungen für Stoffe und Zubereitungen aus Stoffen im Sinne des § 1 des Arzneimittelgesetzes (AMG) und Infusionslösungen. Ausdrücklich ausgenommen sind Transplantate und der Dialysebedarf, die gesondert ausgewiesen werden (Nrn. 13 und 15).

Es sind nur die Kosten für den Warenwert einschließlich der Bezugskosten (Frachten u. a.) der verbrauchten Arzneimittel (periodengerechte Abgrenzung) auszuweisen. Zusätzliche Kosten z. B. der Lieferapotheke oder von Gemeinschaftsapotheken sind gesondert auszuweisen (vgl. Nr. 2).

Lfd. Nr. 2: Kosten der Lieferapotheke

Hier weisen Krankenhäuser ohne eigene Apotheke die Kosten von Lieferapotheken oder Gemeinschaftsapotheken gesondert aus. Hierdurch wird ein besserer Vergleich der Arzneimittelkosten von Krankenhäusern mit und ohne eigener Apotheke möglich.

Es sind die Rechnungen der Fremdapotheke für z. B. Kontroll- und Beratungstätigkeiten, Mitarbeit in der Arzneimittelkommission und die Kontrolle der Arzneimittelbestände auf den Stationen auszuweisen. Die Kosten dürfen nicht in den übrigen Kostenarten (Nr. 1) enthalten sein, auch wenn sie ggf. als Preisbestandteil verrechnet werden. Die Warenlieferungen einschließlich der Transportkosten sind unter Nr. 1 auszuweisen.

Lfd. Nr. 3: Blut, Blutkonserven und Blutplasma

Unter Nr. 3 sind z. B. Aufwendungen für Blut, Blutkonserven, Blutersatzmittel (Plasmaexpander), Bestandteile des humanen Plasmas und Blutzellkonzentrate (z. B. Erythrocytenkonzentrat, Thrombocytenkonzentrat) und Aufwendungen für den Transport von Blutkonserven auszuweisen. Hier sind auch die Vergütungen an **Blutspender** einschließlich Entschädigung für Verdienstausfall, Fahrgelderstattungen, Untersuchungsgebühren für Spenderblut sowie alle direkt zurechenbaren Sachkosten für die eigene Blutbank (z. B. Kosten für spezielle Verbrauchsgüter, wie Flaschen, Übertragungsgeräte und ähnliches) zu erfassen.

Ebenso sind hier die für die **Eigenblutspende** entstehenden Sachkosten zuzuordnen, sofern die Entnahme von Eigenblut im behandelnden Krankenhaus durchgeführt wird. Da diese Kosten im Zusammenhang mit einer geplanten Behandlung stehen, gehören sie zu den pflegesatzfähigen Kosten, auch wenn die Blutspende ambulant vorstationär durchgeführt wird. Als Sachkosten des Krankenhauses fallen z. B. Kosten für Entnahmebestecke, Blutbeutel u. a. an. Insoweit wird nur ein Teil der Kosten der Eigenblutentnahme unter der Nr. 3 ausgewiesen. Wird die Eigenblutentnahme von einem transfusionsmedizinischen Institut oder einem anderen Krankenhaus durchgeführt, sollten die dafür dem

Krankenhaus in Rechnung gestellten Kosten ebenfalls unter der Nr. 3 erfaßt werden, weil der Kosteninhalt der Eigenblutentnahme in diesem Fall dem Kauf von Fremdblut entspricht.

Lfd. Nr. 4: Verband-, Heil- und Hilfsmittel

Zu den Verbandmitteln gehören z. B. Verbandzellstoff, Verbandwatte, keimfreie Verbandstoffe, Verbandfixiermittel, Tupfer, alle Bindenarten, Wund- und Rheumapflaster sowie Spezialverbandstoffe zur Wundbehandlung. Der Begriff „Verbandmittel" schließt auch Wöchnerinnen-Vorlagen, Gips und Gipsbinden, Augen- und Ohrenklappen sowie Fingerlinge für Verbände ein.

Ausgewiesen werden hier auch orthopädische Hilfsmittel, soweit sie mit dem Pflegesatz abzugelten sind, nicht jedoch Implantate (vgl. Nr. 14). Dieser Position sind auch die „ärztlich verordneten Stärkungsmittel" zuzuordnen.

Lfd. Nr. 5: Ärztliches und pflegerisches Verbrauchsmaterial, Instrumente

Hierzu gehören die Verbrauchsgüter sowie die wiederbeschafften Anlagegüter, deren Anschaffungs- oder Herstellungskosten für das einzelne Anlagegut ohne Umsatzsteuer 100 DM nicht übersteigen (§ 2 Nr. 3 AbgrV), z. B. Moltexunterlagen, Arzneimitteltüten, Papierservietten für Behandlungszwecke, Spritzen.

Instrumente sind nur bis zur Wertgrenze von 100 DM ohne Mehrwertsteuer einzubeziehen. Teuerere Instrumente sind unter den Gebrauchsgütern auszuweisen; vgl. zu K 1, Nr. 22.

Lfd. Nr. 6: Narkose- und sonstiger OP-Bedarf

Hier sind Aufwendungen für Arzneimittel zur Anästhesie, Narkose und Muskelrelaxierung auszuweisen, darüber hinaus spezielles Verbrauchsmaterial im Sinne des § 2 Nr. 3 AbgrV für Operationen und Narkose, z. B. chirurgisches Nahtmaterial, Stiftspäne, Knochenspäne, Marknägel, Knochenplatten und Zubehör, Operations- und Transplantationsfolien, Sterilisationsverpackungsbeutel und -klebebänder, OP-Handschuhe und Handschuhpuder, Stickoxydul, Sauerstoff, sonstiges Verbrauchsmaterial zur Intubation, Atemkalk.

Lfd. Nr. 7: Bedarf für Röntgen- und Nuklearmedizin

Hierunter fallen insbesondere die Kosten für Filme, Röntgenpapier, Röntgenkontrastmittel, Strahlenschutzmeßfilme, Filmtaschen, sonstiges Verbrauchsmaterial, nuklearmedizinische Substanzen und Zubereitungen.

Erläuterungen zur LKA

Lfd. Nr. 8: Laborbedarf

Zum Laborbedarf gehören die Kosten für Laborchemikalien (z. B. Substanzen, Lösungen, Farbstoffe, Indikatoren, Reagenzien), Kontrollseren und -plasmen, Hilfsmittel für Schnellteste (z. B. Teststäbchen und -tabletten), Präparate für die Mikrobiologie und Mikroskopie.

Lfd. Nr. 9: Untersuchungen in fremden Instituten

Kosten z. B. für Röntgendiagnostik, Nuklearmedizin, Laboratoriumsmedizin und Funktionsdiagnostik in fremden Instituten werden hier erfaßt.

Lfd. Nr. 10: Bedarf für EKG, EEG, Sonographie

Hierunter fallen die Kosten für spezielles Verbrauchsmaterial, z. B. EKG-Karte, Registrierpapier, Elektrodengelee.

Lfd. Nr. 11: Bedarf der physikalischen Therapie

Hierzu gehören z. B. Bäderzusätze (auch Badekamillenextrakte), Fango- und Moorpackungen, Massageöle, Spezialfolien für Packungen.

Lfd. Nr. 12: Apothekenbedarf, Desinfektionsmaterial

Hier sind z. B. auszuweisen Kosten für Verbrauchsmaterial zur Rezeptur sowie Analyse im Untersuchungslabor der Krankenhausapotheke, Material zur Eigenherstellung von Arzneimitteln und Infusionen.

Desinfektionsmaterial sind Stoffe und Zubereitungen aus Stoffen zur (Fein)-Desinfektion am menschlichen Körper (Hand-, Haut-, Operationsfeld- und Wunddesinfektionsmittel), auch Äther, Benzin, Alkohol zur Anwendung am menschlichen Körper.

Lfd. Nr. 13: Implantate

Nr. 13 enthält Beschaffungskosten für z. B. Gelenk- und Gefäßprothesen, Herzschrittmacher und Infusionspumpen.

Lfd. Nr. 14: Transplantate

Hierunter fallen Beschaffungskosten für Spenderorgane, z. B. Herz-, Nieren-, Leber- und Knochenmarktransplantate.

Lfd. Nr. 15: Dialysebedarf

Hierzu gehören die Kosten für Verbrauchsmaterialien und Dialyselösungen aller Indikationsbereiche.

Lfd. Nr. 16: Kosten für Krankentransporte

Kosten für innerbetriebliche Transporte sowie für Krankentransporte von stationären Patienten zu auswärtigen Untersuchungen oder Behandlungen, soweit diese zu den pflegesatzfähigen Krankenhausleistungen gehören (§ 2 Abs. 2 BPflV), werden hier erfaßt. Die entsprechenden Kosten entstehen dann, wenn der Patient nicht in das andere Krankenhaus verlegt wird und nach der Untersuchung oder Behandlung zurückkommt (sog. Verbringung). Kosten für den Krankentransport zum oder vom Krankenhaus oder im Falle einer Verlegung gehören nicht zu den Krankenhausleistungen (vgl. Tuschen/Quaas, a.a.O., zu § 2 Abs. 2 BPflV).

Lfd. Nr. 17: Sonstiger medizinischer Bedarf

Hierunter sind diejenigen Kosten auszuweisen, die den Kostenarten 1 bis 16 nicht zugeordnet werden können, z. B. Kosten für die Inanspruchnahme fremder Konsiliarärzte, sonstige Aufwendungen, z. B. Tierhaltung für Tierversuche (weiße Mäuse, Ratten, Meerschweinchen einschl. Futtermittel für diese), Verbrauchsmaterial für beschäftigungstherapeutische Arbeiten.

Lfd. Nr. 18: Medizinischer Bedarf insgesamt

Die in den Nr. 1 bis 17 aufgeführten Beträge sind jeweils in den Spalten 2, 4 und 5 zu addieren. Die Kennziffer „DM je Tag" in Spalte 3 ist anhand des Wertes in Nr. 18, Spalte 2 zu ermitteln.

Erläuterungen zur LKA

3.5 Budget für den Pflegesatzzeitraum (K 5)

K 5 Budget für den Pflegesatzzeitraum

lfd. Nr.	Ermittlung des Budgets	Vereinbarung für laufenden Pflegesatzzeitraum	Pflegesatzzeitraum	
			Forderung	Vereinbarung[2]
1		2	3	4
1	Summe Kostenarten (K1 – K3, Nr. 32, Sp. 2, 4 und 5)	65.473.434	66.083.952	66.083.952
	Abzüge nach § 7 Abs. 2 für:			
2	./. vor- und nachstationäre Behandlung (90 %)	176.104	192.853	192.853
3	(aufgehoben)			
4	./. belegärztliche Leistungen			
5	./. wahlärztliche Leistungen	1.333.500	1.402.500	1.402.500
6	./. sonstige ärztliche Leistungen			
7	./. gesondert berechenb. Unterkunft (K6 Nr. 8)	848.410	829.371	829.371
8	./. sonstige nichtärztliche Wahlleistungen			
9	pflegesatzfähige Kosten	63.115.420	63.659.228	63.659.228
10	./. Fallpauschalen (§ 12 Abs. 2 o. 3)[23]	11.785.179	12.130.005	12.130.005
11	./. Sonderentgelte (§ 12 Abs. 2 o. 3)[24]	4.067.315	4.003.462	4.003.462
12	verbleibende pflegesatzfähige Kosten	47.262.926	47.525.761	47.525.761
13	Instandhaltungspauschale n. § 7 Abs. 1 Nr. 4	506.275	517.556	517.556
12a	Fehlbelegungsabzug n. § 17 Abs. 3 KHG*	464.899	475.258	475.258
	Ausgleiche und Zuschläge:			
14	Ausgleich nach § 12 Abs. 4 und 5	1.558.000	250.000	250.000
15	(aufgehoben) bzw. BAT-Berichtig. nach § 6 Abs. 3 Satz 3*			
16	Ausgleich nach § 21 Abs. 2 Satz 1 zweiter Hs.			
17	Unterschiedsbetrag nach § 12 Abs. 7			
18	Ausgleich nach § 11 Abs. 8	–465.000	290.000	290.000
19	Ausgleiche nach § 28 Abs. 5 und 6			
20	Ausgleiche und Zuschläge insges. (Nr. 14 bis 19)	1.093.000	540.000	540.000
21	Zuschlag nach § 18 b KHG			
22	Vorauskalkuliertes Budget (Nr. 12, 20 und 21)	48.397.302	48.108.059	48.108.059
23	Investitionskosten nach § 8 (anteilig)			
24	Budget mit Investitionskosten nach § 8	48.397.302	48.108.059	48.108.059
25	Nachrichtl.: Tagessatz für § 12 Abs. 5 (Nr. 12 : L1, Lfd. Nr. 4)	436,41	445,77	445,77

*) nicht offizielle Zeile

232

Nach § 10 BPflV werden die allgemeinen Krankenhausleistungen (§ 2 Abs. 2 BPflV), die nicht mit Fallpauschalen und Sonderentgelten vergütet werden, über ein Budget vergütet (vgl. Abb. 1). Dieses erstmals im Jahre 1986 eingeführte Budget ist ein **flexibles Budget**, das in Abhängigkeit von der Belegung des Krankenhauses verändert wird (§ 12 Abs. 4 BPflV). Die Vertragsparteien der Pflegesatzverhandlung können auch eine Veränderung des Budgets in Abhängigkeit von der Entwicklung der Fallzahl und/oder der Verweildauer vereinbaren. Zur Zielsetzung und Funktionsweise der flexiblen Budgetierung siehe Kapitel I.1.2 und Abb. 3. Der Budgetbetrag wird den Patienten oder ihren Kostenträgern (Krankenversicherung) anteilig über **tagesgleiche Pflegesätze** in Rechnung gestellt. Die Abteilungspflegesätze und der Basispflegesatz nach § 13 BPflV haben pflegesatzrechtlich die Funktion von Abschlagszahlungen auf das Budget. Den **Zusammenhang** von Budget und tagesgleichen Pflegesätzen zeigen die Abbildungen 2 und 12.

In den nachfolgenden **Rechenbeispielen** werden jeweils die Zahlen der Beispielrechnung in Kapitel IV verwendet.

Spalteneinteilung

Die Einteilung der Spalten entspricht der grundsätzlichen Gliederung der LKA, wie sie bereits in den Blättern „K 1" bis „K 3" zum Ausdruck gekommen ist. In Spalte 2 ist jeweils der Wert einzutragen, der der letzten Budgetvereinbarung zugrunde liegt. Der Wert in Spalte 3 wird vom Krankenhaus anhand der voraussichtlichen Situation im Pflegesatzzeitraum vorausgeschätzt. In Spalte 4 tragen die Vertragsparteien oder das Krankenhaus die Werte ein, die der neuen Budgetvereinbarung zugrunde liegen.

Lfd. Nr. 1: Summe Kostenarten

In dieser Zeile wird rechentechnisch die Summe der einzelnen Blätter K 1, K 2 und K 3 in die entsprechende Spalte von K 5 übernommen. Der Klammerhinweis (K 1 – K 3, Nr. 32, Sp. 2, 4 und 5) gibt die zu addierenden Beträge an. Die Addition ist für K 1, K 2 und K 3 jeweils gesondert durchzuführen.

Beispiel:

– K 2, Nr. 32, Spalte 2	16 223 983 DM
– K 2, Nr. 32, Spalte 4	48 051 710 DM
– K 2, Nr. 32, Spalte 5	1 808 259 DM
– K 5, Nr. 1, Spalte 2	66 083 952 DM

Erläuterungen zur LKA

In K 5, Nr. 1 ist jeweils einzutragen:

- die Summe von K 1 in die Spalte 2 von K 5,
- die Summe von K 2 in die Spalte 3 von K 5,
- die Summe von K 3 in die Spalte 4 von K 5.

Lfd. Nrn. 2 bis 8: Abzüge nach § 7 Abs. 2

Der LKA beruht auf dem **Nettoprinzip**. Kosten für Leistungen, die nicht zu den allgemeinen Krankenhausleistungen nach § 2 Abs. 2 i. V. mit § 1 Abs. 1 BPflV gehören, gehen grundsätzlich nicht in die LKA ein. Sie sind bereits vor der Erstellung der LKA abzuziehen (vgl. Kapitel III.4). Eine Ausnahme besteht lediglich bei Leistungen, die sehr eng mit der stationären Versorgung zusammenhängen. Für diese sind in § 7 Abs. 2 BPflV besondere Ausgliederungsvorschriften erlassen worden. Die einzelnen Tatbestände werden deshalb nicht vor Erstellung der LKA, d. h. vor den Blättern K 1 bis K 3, sondern erst in K 5 bis K 7 abgezogen (ausgegliedert). Bei diesem **Bruttoprinzip** werden die Kosten der einzelnen Tatbestände – im Gegensatz zum Nettoprinzip – nicht kostenartenweise, sondern als Summe aller auf den Tatbestand entfallenden Kostenarten ausgewiesen.

Der bei der Budgetvereinbarung für die einzelnen Tatbestände abzuziehende Betrag ist für den Pflegesatzzeitraum **vorauszukalkulieren**. Weicht die tatsächliche Entwicklung im Pflegesatzzeitraum von der vorausgeschätzten Entwicklung ab, wird aufgrund des Grundsatzes der prospektiven Budgetvereinbarung (§ 18 Abs. 3 Satz 1 KHG, § 12 Abs. 1 BPflV) keine Korrektur durchgeführt. Entsprechende Mehr- oder Mindererlöse des Krankenhauses werden nicht ausgeglichen. Für das Krankenhaus entstehen Gewinne oder Verluste aus den einzelnen auszugliedernden Tatbeständen. Die Abzüge sind jeweils für den Pflegesatzzeitraum abzuziehen, in dem die Leistungen erbracht werden, also die nicht pflegesatzfähigen Kosten entstehen.

Lfd. Nr. 2: Vor- und nachstationäre Behandlung

Die vor- und nachstationäre Behandlung gehört nicht zu den voll- und teilstationären Leistungen, die nach den Vorschriften der BPflV vergütet werden. Die Vergütung wird nach den Vorschriften des § 115 a SGB V von den Verbänden auf der Landesebene, d. h. nicht krankenhausindividuell, vereinbart. Aufgrund der besonderen Schwierigkeit, die Kosten der vor- und nachstationären Leistungen krankenhausindividuell zu ermitteln und abzuziehen, hat der Verordnungsgeber in § 7 Abs. 2 Satz 2 Nr. 1 BPflV für den Regelfall ein **Erlösabzugsverfahren** vorgeschrieben. Anstelle der Kosten ist die Summe der Erlöse aus der vor- und nachstationären Behandlung abzuziehen. Bei diesem Verfahren hat das Krankenhaus keinen wirtschaftlichen Anreiz, möglichst weitgehend vor- und

nachstationäre Behandlungen durchzuführen. Allerdings besteht die Prüfungs-
verpflichtung nach § 39 Abs. 1 Satz 2 SGB V.

Mit dem Ziel, die vor- und nachstationäre Behandlung zu fördern, hat der Verordnungsgeber vorgeschrieben, daß bei einem Erlösabzug nur 90 % der vorauskalkulierten Erlöse abzuziehen sind. Das Krankenhaus, das 100 % der Erlöse in
Rechnung stellt, kann somit 10 % „Interessenquote" behalten, d. h. es erhält
eine potentielle Gewinnmöglichkeit in dieser Höhe. Die Vertragsparteien können eine niedrigere Ausgliederungsquote vereinbaren; sie können auch das Verfahren der Kostenausgliederung vereinbaren, wenn dieses zu einer niedrigeren
Ausgliederung führt (§ 7 Abs. 2 Satz 2 Nr. 1 BPflV).

Lfd. Nr. 3: (aufgehoben)

Mit Artikel 8 des 2. GKV-Neuordnungsgesetzes ist § 10 KHG zur Großgeräteplanung zum 1. Juli 1997 aufgehoben worden. Als Folgeänderung wurde mit der
5. ÄndV BPflV die Zeile 3 aufgehoben, in der die nach § 7 Abs. 2 BPflV a. F.
nicht pflegesatzfähigen Kosten nicht abgestimmter Großgeräte auszugliedern
waren.

Lfd. Nr. 4: Belegärztliche Leistungen

Die Leistungen für Belegpatienten werden von dem Belegarzt gesondert abgerechnet. Deshalb dürfen mit dem Budget und den Pflegesätzen keine Kosten vergütet werden, die den Leistungen des Belegarztes zuzurechnen sind. Die Belegarztleistungen sind in § 23 Abs. 1 Satz 2 aufgeführt. Als Abzugstatbestand
kommt in der Regel nur die Nr. 3 in Betracht. Dies sind die Erstattungen für die
Inanspruchnahme von nachgeordneten Ärzten des Krankenhauses, die ihn bei
der Behandlung seiner Belegpatienten unterstützen und die in demselben Fachgebiet wie der Belegarzt tätig sind. Hat er die Hilfe eines Arztes aus einem anderen Fachgebiet hinzugezogen, handelt es sich um eine konsiliarärztliche Tätigkeit, die mit dem Pflegesatz abgedeckt ist. Der Belegarzt hat z. B. die Assistenz
bei Operationen, Vertretungen und den Nachtdienst von Ärzten des Krankenhauses für seine Patienten zu erstatten. Die vorauskalkulierten Kostenerstattungen sind hier in Nr. 4 bei der Ermittlung des Budgets abzuziehen.

Lfd. Nr. 5: Wahlärztliche Leistungen

Die Kosten der Leistungen, die von Wahlärzten gesondert berechnet werden,
sind nicht pflegesatzfähig. Sie sind deshalb bei der Ermittlung des Budgets auszugliedern. Aufgrund der Schwierigkeiten, die bei der Kalkulation entsprechender Kosten auftreten, geben § 7 Abs. 2 Satz 2 Nr. 4 und 5 BPflV anstelle der
Kostenausgliederung **pauschalierte Abzüge** vor. Um diese berechnen zu können, muß das Krankenhaus die von den Wahlärzten erbrachten Leistungen und/

oder die Erlöse der Wahlärzte kennen. Nach § 22 Abs. 3 Satz 3 bis 5 BPflV ist „der Arzt oder eine von ihm beauftragte Abrechnungsstelle ... verpflichtet, dem Krankenhaus umgehend die zur Ermittlung der nach § 24 Abs. 2 oder 3 zu erstattenden Kosten jeweils erforderlichen Unterlagen einschließlich einer Auflistung aller erbrachten Leistungen vollständig zur Verfügung zu stellen. Der Arzt ist verpflichtet, dem Krankenhaus die Möglichkeit einzuräumen, die Rechnungslegung zu überprüfen. Wird die Abrechnung vom Krankenhaus durchgeführt, leitet dieses die Vergütung nach Abzug der anteiligen Verwaltungskosten und der nach § 24 Abs. 2 oder 3 zu erstattenden Kosten an den berechtigten Arzt weiter." Näheres zu den rechtlichen Regelungen siehe in Tuschen/Quaas, a.a.O., zu den §§ 7 Abs. 2, 22 Abs. 3 und 24 Abs. 2 und 3.

§ 7 Abs. 2 Satz 2 Nr. 4 bestimmt für sog. **Neuverträge**, d. h. seit dem 1. 1. 1993 zwischen Krankenhaus und Arzt abgeschlossene Verträge, daß bestimmte prozentuale Anteile der von den Wahlärzten erzielten Erlöse bei der Ermittlung des Budgets abzuziehen sind. Dabei wird differenziert nach GOÄ-Gebühren für technische Leistungen (Leistungen mit „kleinem Gebührenrahmen", Abzug: 40 %) und persönlichen Leistungen (Abzug: 20 %). Maßgebend für die **Höhe des Abzugs** sind „jeweils die Gebühren vor Abzug der Gebührenminderung nach § 6 a Abs. 1 Satz 1 GOÄ oder ...". Berechnungsgrundlage für den Abzug sind somit die in Rechnung gestellten Brutto-Gebühren, die sich aus der Multiplikation von Punktzahl, Punktwert und Steigerungssatz/Faktor ergeben (§ 5 Abs. 1 GOÄ). Die Gebührenminderung gegenüber den Patienten nach § 6 a GOÄ oder § 7 GOZ in Höhe von 25 % vermindert nicht die Berechnungsgrundlage. Die Abzüge von 40 bzw. 20 % von der Bruttorechnung entsprechen Abzügen von 53,3 bzw. 26,7 % von der Nettorechnung des Arztes, den Honorareinnahmen.

Beispiel:

1. Brutto-Gebühren aus technischen Leistungen	625 000	DM
40 % der Gebühren	250 000	DM
2. Brutto-Gebühren aus persönlichen Leistungen	1 087 500	DM
20 % der Gebühren	217 500	DM
3. Abzugsbetrag (2. + 3.)	467 500	DM

Bei **Altverträgen**, das sind vor dem 1. 1. 1993 mit dem Krankenhausträger geschlossene Verträge, wird nach Satz 2 Nr. 5 der abzuziehende Betrag auf der Grundlage der vor dem 1. 1. 1993 bestehenden Vertragslage ermittelt. Satz 2 Nr. 5 läßt also die vertragliche Vereinbarung zwischen Krankenhaus und Arzt unberührt. Der Krankenhausträger hat 85 % der vertraglich oder beamtenrechtlich festgelegten Abgaben budgetmindernd abzuziehen. Als Bezugsgröße wird das gesamte **Nutzungsentgelt** herangezogen. Dieses umfaßt die vereinbarte Kostenerstattung für die Inanspruchnahme von Leistungen (Personal und Sachmittel) des Krankenhauses und den sog. **Vorteilsausgleich**, d. h. den auf Grund der Einräumung des Liquidationsrechts vereinbarten Anteil des Krankenhausträgers an den Liquidationserlösen des Arztes.

Aufgrund einer durch den Bundesrat vorgenommenen Änderung wird die **Höhe des Abzugs** nach dem vor dem 1. 1. 1993 bestehenden Vertragsstand bemessen, d. h. auf diesem Stand festgeschrieben. Zielsetzung des Bundesrates war es, daß Krankenhäuser von den liquidationsberechtigten Ärzten künftig einen höheren Vorteilsausgleich verlangen können, ohne diese zusätzlichen Mittel wiederum zu 85 % an das Budget abführen zu müssen. Erhöhungen des Vorteilsausgleichs nach dem 1. 1. 1993 sollen dem Krankenhausträger verbleiben und bei den **Universitätskliniken** zu Mehreinnahmen für die Forschungsförderung führen (vgl. BR-Drucks. 381/94 (Beschluß), Nr. 3). Die Festschreibung des Ausgliederungsbetrages auf den Vertragsstand vor dem 1. 1. 1993 bedeutet auch, daß ein Krankenhausträger entsprechende Beträge verliert, wenn er die Abführungsquoten der Wahlärzte vermindert, da er weiterhin den bisherigen höheren Betrag vom Budget abziehen muß. Die Bundesregierung hat die Höhe des Abzugsbetrages auf den Betrag begrenzt, der sich nach § 7 Abs. 2 Satz 2 Nr. 4 BPflV für sog. Neuverträge ergeben würde. Altverträgler sollen nicht höher belastet werden als Neuverträgler.

Beispiel:

1. Vertraglich vereinbarte Abgaben:
   - vereinbarte Kostenerstattung   175 000 DM
   - Vorteilsausgleich   200 000 DM
   - vergleichbare Abgaben   0 DM

   Summe der Abgaben   375 000 DM
2. Abzugsbetrag (85 %)   318 750 DM

Der bei der Budgetvereinbarung für die einzelnen Tatbestände abzuziehende Betrag ist für den Pflegesatzzeitraum **vorauszukalkulieren**. Dabei sind die voraussichtlichen Honorareinnahmen zu schätzen. Weichen die für den Pflegesatzzeitraum tatsächlich eintretenden Honorareinnahmen von dieser Vorausschätzung ab und würde sich im nachhinein ein anderer Abzugsbetrag ergeben, wird aufgrund des Grundsatzes der prospektiven Budgetvereinbarung (§ 18 Abs. 3 Satz 1 KHG, § 12 Abs. 1 BPflV) keine Korrektur durchgeführt. Entsprechende Mehr- oder Mindereinnahmen des Krankenhauses werden nicht ausgeglichen. Es entstehen Gewinne oder Verluste für das Krankenhaus. Die Abzüge sind jeweils für den Pflegesatzzeitraum abzuziehen, in dem die Leistungen erbracht werden, also die nicht pflegesatzfähigen Kosten entstehen.

Der Arzt ist nach § 24 Abs. 3 verpflichtet, dem Krankenhaus den abzuziehenden Betrag zu erstatten.

Erläuterungen zur LKA

Lfd. Nr. 6: Sonstige ärztliche Leistungen

Hier sind die nicht pflegesatzfähigen Kosten für sonstige voll- oder teilstationäre ärztliche Leistungen auszugliedern, soweit diese Leistungen von Ärzten gesondert in Rechnung gestellt werden können (§ 7 Abs. 2 Satz 2 Nr. 6 BPflV). Hierzu gehören z. B. die Kosten, die dem Krankenhaus durch gesondert berechenbare ärztliche Gutachterleistungen entstehen.

Lfd. Nr. 7: Gesondert berechenbare Unterkunft

Bei der gesonderten Berechnung von Ein- und Zweibettzimmern als Wahlleistung (§ 22 Abs. 4 BPflV) sind die nicht pflegesatzfähigen zusätzlichen Kosten für diese Leistungen vom Budget abzuziehen. Wie bisher schreibt § 7 Abs. 2 Satz 2 Nr. 7 einen **pauschalierten Abzug** vor. Da die bisherigen Abzüge aufgrund der gestiegenen Pflegesätze zu hoch geworden waren, hat die Bundesregierung mit der BPflV-1995 die Höhe der Ausgliederung um etwa 20 Prozent gesenkt. Gleichzeitig wurde die Bezugsgröße für die Berechnung der Abzüge geändert. Anstelle des einheitlichen Pflegesatzes, den es nach Einführung von Abteilungspflegesätzen und Basispflegesatz nicht mehr gibt, wurde der **Basispflegesatz** als Bezugsgröße bestimmt. Dabei bleiben periodenfremde Zu- und Abschläge sowie ggf. Investitionszuschläge nach § 18 b KHG unberücksichtigt. Dies wird früher aufgetretene Schwankungen in der Höhe des Abzugs teilweise vermeiden. Da anstelle eines Pflegesatzes in Höhe von z. B. 450 DM nun ein Basispflegesatz in Höhe von rd. 125 DM als Bezugsgröße getreten ist, mußten die Prozentsätze für den Kostenabzug entsprechend erhöht werden (vgl. § 13 Abs. 3 Nr. 8 BPflV).

Die pauschalierte Kostenausgliederung ist für die auf Ein- und Zweibettzimmerzuschläge entfallenden „Berechnungstage" durchzuführen, also nur für den Budgetbereich. Für den Bereich der Fallpauschalen, in dem es keine Berechnungstage, sondern nur Belegungstage gibt (vgl. die Fußnoten 4 und 9 in Anhang 2 zur LKA), ist die pauschalierte Kostenausgliederung nach § 7 Abs. 2 Satz 2 Nr. 7 BPflV nicht vorzunehmen. Eine Kostenausgliederung bei den **Fallpauschalen** selbst ist nicht möglich, da in den Fallpauschalen keine Mehrkosten aufgrund von Ein- und Zweibettzimmern enthalten sind. Trotzdem ist das sog. Rest-Budget um die Mehrkosten aus gesondert berechenbarer Unterkunft zu bereinigen, soweit diese enthalten und den ausgegliederten Fallpauschalen zuzurechnen sind. Dabei sind die tatsächlichen Mehrkosten (Ist-Kosten) auszugliedern. Diese differenzierte Kostenausgliederung für Fallpauschalen-Patienten ist nach Fußnote 28 Satz 2 und 3 bereits vor der LKA durchzuführen (Nettoprinzip; vgl. Kapitel V.3.1).

Der Ausgliederungsbetrag ist in einer Nebenrechnung als absoluter Betrag zu ermitteln und unter „lfd. Nr. 7" einzutragen. Nach Fußnote 28 in Anhang 2 der LKA wird der Ausgliederungsbetrag nach folgender **Formel** berechnet:

„(Betrag nach K 6, Nr. 18) x (BT für Unterkunft) x (entsprechender Vomhundertsatz nach § 7 Abs. 2 Satz 2 Nr. 7 BPflV)"

Beispiel: Einbettzimmer

126,39 x 6 230 x 0,65 = 511 816,30 DM

Weitere Beispiele siehe unter K 6, Nr. 8 und Nr. 18.

Lfd. Nr. 8: Sonstige nichtärztliche Wahlleistungen

Nach § 22 Abs. 2 BPflV dürfen Krankenhäuser neben den „allgemeinen Krankenhausleistungen" nach § 2 Abs. 2 BPflV weitere Leistungen, sog. Wahlleistungen, anbieten. Damit soll individuellen Wünschen der Patienten entsprochen werden können. Voraussetzung ist, daß die „allgemeinen Krankenhausleistungen", die mit dem Budget finanziert werden, nicht durch die Wahlleistungen beeinträchtigt werden und die gesonderte Berechnung mit dem Krankenhaus vereinbart ist. Die Kostenausgliederung für die nichtärztliche Wahlleistung „Ein- und Zweibettzimmer" wird in Nr. 7 durchgeführt.

Sonstige nichtärztliche Wahlleistungen, deren Kosten nach § 7 Abs. 2 Satz 2 Nr. 8 BPflV auszugliedern sind, sind z. B.: Fernseher, Telefon, eine bessere Verpflegung oder die Unterbringung und Verpflegung einer Begleitperson, ohne daß eine medizinische Notwendigkeit besteht (§ 2 Abs. 2 Satz 2 Nr. 3 BPflV).

Lfd. Nr. 9: Pflegesatzfähige Kosten

In dieser Zeile ist eine Zwischensumme auszuweisen. Nach Abzug der Abzüge nach § 7 Abs. 2 enthält sie die pflegesatzfähigen Kosten für die Bereiche Fallpauschalen, Sonderentgelte und Budget. Die Zwischensumme ergibt sich, wenn von der Summe in Nr. 1 die Beträge in den Nrn. 2 bis 8 subtrahiert werden.

Lfd. Nrn. 10 und 11: Fallpauschalen und Sonderentgelte

In der Übergangszeit von 1995/96 bis 2001 wird zunächst ein gemeinsamer Gesamtbetrag für den Budgetbereich und die Fallpauschalen und Sonderentgelte ermittelt; siehe Nr. 9. Von diesem werden jährlich bei der Vereinbarung von Budget und Pflegesätzen die Fallpauschalen und Sonderentgelte abgezogen (ausgegliedert). Als Ergebnis verbleiben nach dieser **Ausgliederung** die Kostenanteile/Beträge, die dem Budgetbereich zuzuordnen sind (vgl. Nr. 12) und über die weiter verhandelt wird.

Die Ausgliederung der Fallpauschalen und Sonderentgelte kann mit zwei verschiedenen **Verfahren** durchgeführt werden: dem Erlösabzug und der Kostenausgliederung. Siehe hierzu die Erläuterungen in Kapitel I.2. Für die Jahre 1995/96 bis 2001 sieht § 12 Abs. 2 BPflV als Regelverfahren den Erlösabzug vor.

Erläuterungen zur LKA

Im Jahr 2002 werden die Fallpauschalen und Sonderentgelte endgültig vom Budgetbereich getrennt. Deshalb ist für alle Krankenhäuser für das Jahr 2002 die Kostenausgliederung vorgeschrieben (§ 12 Abs. 3 BPflV). Bei beiden Verfahren sind die auszugliedernden Beträge in den Nrn. 10 und 11 auszuweisen (vgl. die Klammerhinweise).

Die Fußnoten 23 und 24 enthalten **Kalkulationsvorschriften** für die Ausgliederung. Bei einem **Erlösabzug** ist für jede Fallpauschale und jedes Sonderentgelt die Summe aus „Menge x landesweitem Preis" auszugliedern. Die auszugliedernden Erlössummen werden in den Blättern „V 2" für die Sonderentgelte und „V 3" für die Fallpauschalen ermittelt. Vgl. die ausführlichen Erläuterungen und Beispiele dort.

Beispiel:

1. Ermittlung des Erlösabzugs für Fallpauschalen (Nr. 10)

– V 3 Abteilg. Allgemeine Chirurgie	3 606 274 DM
– V 3 Abteilg. Frauenheilkunde und Geburtshilfe	5 144 735 DM
– V 3 Abteilg. Hals-, Nasen-, Ohrenheilkunde	1 635 987 DM
– V 3 Abteilg. Augenheilkunde	1 743 009 DM
– Erlössumme aller V 3	12 130 005 DM

2. Ermittlung des Erlösabzugs für Sonderentgelte (Nr. 11)

– V 2 Abteilg. Innere Medizin	1 853 059 DM
– V 2 Abteilg. Allgemeine Chirurgie	892 871 DM
– V 2 Abteilg. Frauenheilkunde und Geburtshilfe	168 055 DM
– V 2 Abteilg. Hals-, Nasen-, Ohrenheilkunde	1 089 477 DM
– Erlössumme aller V 2	4 003 462 DM

Im Falle der Kostenausgliederung sind die individuellen Kosten des Krankenhauses für die Leistungen zu ermitteln (kalkulieren), die mit den Fallpauschalen und Sonderentgelten vergütet werden. Bei Fallpauschalen wird der krankenhausindividuell vereinbarte Basispflegesatz abgezogen. Die bei einer Kostenausgliederung abzuziehenden Beträge werden in Abschnitt „K 8" ausgewiesen. Vgl. die ausführlichen Erläuterungen und Beispiele dort.

Krankenhäuser, die im Rahmen einer „Zusammenarbeit" nach § 14 Abs. 5 Satz 2 und 3 einen Fallpauschalen-Patienten behandeln, müssen die Fallpauschale untereinander aufteilen. Jedes Krankenhaus weist seinen Anteil der Fallpauschale entsprechend in V 3 oder K 8 aus und gliedert ihn in K 5 bis K 7 entsprechend aus.

Lfd. Nr. 12: Verbleibende pflegesatzfähige Kosten

In dieser Zeile ist eine Zwischensumme auszuweisen. Nach Ausgliederung der Fallpauschalen und Sonderentgelte enthält sie die verbleibenden pflegesatzfähigen Kosten für den Budgetbereich. Sie ist Ausgangspunkt für die folgende Berücksichtigung besonderer Tatbestände und Grundlage für die Verhandlungen über das Budget. Die Zwischensumme ergibt sich, wenn von der Zwischensumme in Nr. 9 die Beträge unter den Nrn. 10 und 11 abgezogen werden.

Lfd. Nr. 12 a: Fehlbelegungsabzug nach § 17 a Abs. 3 KHG

Anläßlich der Einführung der gesetzlichen Pflegeversicherung wurde § 17 a Abs. 3 KHG eingeführt. Er verpflichtet die Parteien der Pflegesatzvereinbarung, durch eine entsprechende Bemessung der Budgets nach § 12 BPflV sicherzustellen, daß Fehlbelegungen abgebaut werden. Als **Fehlbelegungen** im Sinne dieser Regelung werden die Berechnungstage für Patienten angesehen,

– die nicht in das Krankenhaus hätten aufgenommen werden dürfen, weil sie ambulant oder vor- oder nachstationär hätten behandelt werden können (§ 39 SGB V),

– die als Pflegefälle nicht im Krankenhaus hätten versorgt und nicht als Krankenhausbehandlung hätten abgerechnet werden dürfen, oder

– die z. B. vor einer Operation unnötig lange im Krankenhaus lagen oder am Ende der Behandlung nicht zügig genug entlassen wurden.

In der Praxis der Pflegesatzverhandlungen haben die Krankenkassen jedoch erhebliche Schwierigkeiten, diese Regelung zügig umzusetzen. u. a. weil über die Ermittlung von Fehlbelegungen und über die Prüfrechte des Medizinischen Dienstes der Krankenkassen gestritten wurde.

Mit Artikel 3 des **Beitragsentlastungsgesetzes** vom 1. November 1996 (BGBl. I S. 1631) wurde § 17 a Abs. 3 KHG deshalb dahingehend geändert, daß in den Jahren 1997 bis 1999 die Krankenhausbudgets mindestens um 1 % pauschal gekürzt werden, wenn im Rahmen der Pflegesatzverhandlungen kein höherer Abzug vereinbart wird. Nachdem es unterschiedliche Auffassungen darüber gegeben hatte, ob die 1 %-ige Kürzung in den drei Jahren kumulativ (im 3. Jahr also 3 %) oder gleichbleibend mit 1 % vorzunehmen sei, wurde mit der 5. ÄndV in § 28 Abs. 3 Satz 2 BPflV klargestellt, daß der Abzug gleichbleibend in Höhe von 1 % durchzuführen ist. Auch über eine Basisabsenkung aufgrund der pauschalen Kürzung im Vorjahr soll keine indirekte kumulative Erhöhung des Abzugs erfolgen. Durch diese Klarstellung zur Höhe des pauschalen Abzugs werden höhere krankenhausindividuelle Abzüge aufgrund einer höheren Fehlbelegung nicht ausgeschlossen.

Für den pauschalen Abzug für Fehlbelegungen wurde **keine offizielle Änderung der LKA** vorgeschrieben, weil solche Änderungen im Rahmen von Gesetzgebungsverfahren schwierig zu handhaben sind. In § 7 Abs. 1 Satz 2 Nr. 4 BPflV ist jedoch vorgegeben worden, daß die Instandhaltungspauschale erst berechnet wird, nachdem der Abzug für Fehlbelegungen vorgenommen worden ist. Eine entsprechende „nicht offizielle Zeile" für den Abzug für Fehlbelegung sollte deshalb als Zeile 12 a in die LKA-Formulare aufgenommen werden. In diese Zeile ist der pauschale Abzug oder ein höherer krankenhausindividueller Abzug einzutragen. Der pauschale Abzug ist für die Jahre 1997 bis 1999 jeweils hier einzutragen.

Ob der pauschale Fehlbelegungsabzug nur vom Basispflegesatz oder auch anteilig von den Abteilungspflegesätzen abzuziehen ist, ist nicht geregelt. Im Rahmen dieses Kommentars wird ein anteiliger Abzug sowohl beim Basispflegesatz als auch bei den Abteilungspflegesätzen vorgenommen. Die Vertragsparteien können sich jedoch auch auf eine andere Vorgehensweise einigen. Im Hinblick auf Krankenhausvergleiche wäre jedoch eine einheitliche Vorgehensweise wünschenswert.

In die Zeile 12 a sollte auch ein höherer **krankenhausindividueller Abzug** für Fehlbelegungen eingetragen werden; dies gilt allerdings nur für das Jahr der Vereinbarung. Da dieser Abzug das Budget dauerhaft kürzt, müßten in den LKA für die nachfolgenden Jahre die Forderungen des Krankenhauses von vornherein entsprechend gekürzt eingetragen werden. In diesen Folgejahren würde also der Abzug nicht mehr in dieser Zeile ausgewiesen.

Lfd. Nr. 13: Instandhaltungspauschale nach § 7 Abs. 1 Nr. 4

Instandhaltungskosten sind die Kosten der Erhaltung oder Wiederherstellung von Anlagegütern. Der Begriff der **„Instandhaltung"** umfaßt somit auch die Instandsetzung. Für den Krankenhausbereich wird der Begriff der Instandhaltungskosten in § 4 Abs. 1 AbgrV grundsätzlich entsprechend dem Handels- und Steuerbilanzrecht abgegrenzt. Zur Abgrenzung von Instandhaltungskosten und Herstellungsaufwand, insbesondere bei Gebäuden, gibt es zahlreiche Urteile und eine umfangreiche Fachliteratur. Bei der Finanzierung der Instandhaltungsmaßnahmen gibt es jedoch eine krankenhausspezifische Sonderregelung, die infolge der dualen Finanzierung im Krankenhausbereich entstanden ist. So wurden seit dem Jahr 1978 **„große"** **Instandhaltungsmaßnahmen** im Bereich der Gebäude und Außenanlagen nicht aus den laufenden Betriebskosten finanziert, sondern mit öffentlichen Mitteln der Länder gefördert. Nachdem die Länder aufgrund eines Urteils des Bundesverwaltungsgerichts die Finanzierung dieser Maßnahmen seit dem Jahr 1993 eingestellt haben (mit Ausnahme Bayerns), hat die Bundesregierung mit dem 2. GKV-Neuordnungsgesetz die Pflegesatzfähigkeit dieser Instandhaltungskosten grundsätzlich und unbefristet klargestellt. Mangels einer kurzfristig umsetzbaren Alternative wurde für die Jahre 1997 bis 1999 eine pauschale Finanzierung dieser „großen" Instandhaltungsmaßnahmen beschlossen. Die Krankenhäuser erhalten zusätzlich 1,1 % ihrer Pflegesatz-

Umsätze, unabhängig davon, ob sie die Mittel in diesem Zeitraum verwenden. Die amtl. Begründung zum 2. GKV-NOG führt hierzu aus. „Krankenhäuser, die in der jeweiligen Periode keine Instandhaltungsaufwendungen haben, sparen den Pauschalbetrag an." In der amtl. Begründung zu der Klarstellung, die mit Artikel 3 der 5. ÄndV in § 4 Abs. 2 AbgrV vorgenommen wurde, wird ausgeführt: „... sind aus der Instandhaltungspauschale zu finanzieren, die unabhängig davon bereitgestellt wird, ob und in welcher Höhe in dem Zeitraum von 1997 bis 1999 entsprechende Instandhaltungskosten angefallen sind." Für die Zeit ab dem Jahr 2000 hat der Gesetzgeber eine Anschlußregelung angekündigt. Dabei wird auch zu entscheiden sein, ob Alter oder Bauzustand der Krankenhäuser stärker berücksichtigt werden sollten.

Beispiel:

– Zeile 12 „verbleibende pflegesatzfähige Kosten"	47 525 761 DM
– Zeile 12 a „Fehlbelegungsabzug": – 1 %	– 475 258 DM
– „Budget"-Zwischensumme nach § 7 Abs. 1 Satz 2 Nr. 4	47 050 503 DM
– Zeile 13 „Instandhaltungspauschale": + 1,1 %	517 556 DM

Lfd. Nrn. 14 bis 19: Ausgleiche und Zuschläge

Sowohl die technische Durchführung der Budgetierung als auch weitere spezielle Regelungen der BPflV erfordern Ausgleichsmechanismen und Berichtigungen, die zu Ausgleichszahlungen zwischen Krankenhaus und Krankenkassen führen. Die Zahlungen werden jedoch nicht gesondert durchgeführt, sondern mit dem folgenden Budget verrechnet. In den folgenden Nr. 14 bis 19 werden die einzelnen Tatbestände ausgewiesen und zu den „verbleibenden pflegesatzfähigen Kosten" in Nr. 12 hinzugezählt oder von ihnen abgezogen. Diese **periodenfremden Verrechnungen** führen zu einer Verfälschung des folgenden Budgets. Bei **Krankenhausvergleichen** dürfen diese Beträge deshalb nicht in den Vergleich einbezogen werden. Hierfür ist der Betrag unter Nr. 12 besser geeignet.

Lfd. Nr. 14: Ausgleich nach § 12 Abs. 4 und 5

Die Grundlagen der Budgetierung sind in Kapitel I.1.2 sowie in Abbildung 3 dargestellt.

Ausgleich nach § 12 Abs. 4

Die Einhaltung des im voraus vereinbarten flexiblen Budgets erfordert Ausgleichszahlungen, wenn über die Pflegesätze als „Abschlagszahlungen" zu viel oder zu wenig Geld eingegangen ist. Diese Mehr- oder Mindererlöse werden

nicht sofort ausgeglichen, sondern über das Budget des folgenden Jahres verrechnet. Im Rahmen der **flexiblen Budgetierung** nach § **12 Abs. 4 BPflV** werden
Mehr- oder Mindererlöse gegenüber dem im voraus vereinbarten Budget jedoch
nicht zu 100 %, sondern nur anteilig ausgeglichen.

Mit dem 2. GKV-NOG wurden die Ausgleichs-Prozentsätze verändert. Hierdurch wurden auch Zielsetzung und Funktion der flexiblen Budgetierung verändert. **Mehrerlöse** gegenüber dem vereinbarten Budget sind vom Krankenhaus zu
85 % bzw. 90 % zurückzuzahlen. Es verbleiben dem Krankenhaus also nur
15 % bzw. 10 % der zusätzlichen abgerechneten tagesgleichen Pflegesätze. Bei
zusätzlich zu behandelnden Patienten ist dies aus betriebswirtschaftlicher Sicht
zu wenig, um die zusätzliche Diagnostik und Therapie sowie Unterkunft und
Verpflegung zu finanzieren. Zielsetzung der neuen Vorgaben ist es, Überschreitungen der prospektiven Budgetvereinbarung und damit Mehrausgaben der
Krankenkassen zu begrenzen (vgl. amtl. Begründung). Bei Mehrerlösen wurde
also der betriebswirtschaftlich orientierte Ansatz der flexiblen Budgetierung
durch einen **ausgabenorientierten Ansatz** ersetzt. Nähere Erläuterungen sowie
eine Abbildung zur neuen, gebrochenen Erlöskurve im Budgetbereich sind in
Kapitel I.1.2 der Einführung zu finden.

Beispiel: Ausgleich von Mehrerlösen nach § 12 Abs. 4

1. Vereinbartes Budget		48 Mio. DM
Erlöse aus tagesgleichen Pflegesätzen		51 Mio. DM
Mehrerlös		3 Mio. DM
2. Erlösausgleich:		
– Mehrerlös bis 5 % zu 85 %	= 2,4 Mio. DM	= 2,04 Mio. DM
– Mehrerlös über 5 % zu 90 %	= 0,6 Mio. DM	= 0,54 Mio. DM
Erlösausgleich insgesamt:		= 2,58 Mio. DM
3. Dem Krankenhaus verbleibender Mehrerlös		= 0,42 Mio. DM

Mindererlöse des Krankenhauses werden nur noch zu 50 % ausgeglichen. Mit
diesem Anteil werden nicht mehr in allen Fällen die Fixkosten des Krankenhauses zu decken sein. Das Krankenhaus wird deshalb – mehr als nach den alten
Regelungen – auf eine ausreichende Belegung achten müssen. Sollte ihm dies
nicht gelingen, wird der niedrigere Ausgleichssatz das Krankenhaus zwingen,
schon bei der prospektiven Budgetvereinbarung über eine niedrigere Belegung
zu verhandeln. Die Regelung könnte somit Strukturveränderungen im Krankenhausbereich fördern.

Beispiel: Ausgleich von Mindererlösen nach § 12 Abs. 4

1. Vereinbartes Budget	48 Mio. DM
Erlöse aus tagesgleichen Pflegesätzen	47 Mio. DM
Mindererlös	1 Mio. DM
2. Erlösausgleich:	
– Mindererlös in Höhe von 50 %	= 0,5 Mio. DM
3. Vom Krankenhaus zu tragender Mindererlös	= 0,5 Mio. DM

Voraussetzung für den Erlösausgleich nach § 12 Abs. 4 ist eine „abweichende Belegung". Diese ist nicht nur gegeben, wenn die gesamten Berechnungstage für das Krankenhaus von der Vorauskalkulation (Budgetvereinbarung) abweichen, sondern auch, wenn Veränderungen bei den einzelnen Abteilungen auftreten. Auch bei insgesamt unveränderter Zahl der Berechnungstage (BT) für das Krankenhaus können sich die BT der Abteilungen abweichend entwickelt haben. Bei unterschiedlichen Abteilungspflegesätzen führen diese strukturellen Veränderungen zu Gesamterlösen für das Krankenhaus, die nicht mehr mit den prospektiv vereinbarten Budget übereinstimmen. Die Voraussetzung einer „abweichenden Belegung" liegt dagegen nicht vor, wenn z. B. Erlösausfälle aufgrund fehlerhafter Rechnungslegung oder nicht bezahlter Rechnungen eintreten.

In den Erlösausgleich sind nach § 12 Abs. 4 Satz 1 zweiter Halbsatz BPflV die Erlöse aus tagesgleichen Pflegesätzen einzubeziehen, die aufgrund der Grenz-Verweildauer-Regelung bei Fallpauschalen erzielt werden (§ 14 Abs. 7 Satz 1); die in diesen Fällen zusätzlich abrechenbaren Pflegesätze führen also nur insoweit zu zusätzlichen Einnahmen, wie dies nach den Regeln des Budgetbereichs möglich ist. Nicht in den Erlösausgleich einbezogen werden dagegen

– die Erlöse, die nach § 3 Abs. 4 BPflV bei bestimmten ausländischen Patienten abgerechnet werden, sowie
– Zu- und Abschläge nach § 21 Abs. 2 Satz 1 erster Halbsatz BPflV, mit denen Mehr- oder Mindererlöse infolge einer verspäteten Pflegesatzvereinbarung verrechnet werden.

Eine genaue Berechnung des Erlösausgleichs kann erst nach Ablauf des Pflegesatzzeitraums vorgenommen werden, weil erst dann die Zahl der tatsächlich angefallenen BT feststeht. Da bei einer prospektiven Budgetvereinbarung aber bereits vor Ablauf des Pflegesatzzeitraums das neue Budget vereinbart werden muß, könnte ein Ausgleich erst im übernächsten Pflegesatzzeitraum erfolgen. Um die mit einem so verspäteten Ausgleich ggf. verbundenen Liquiditätsprobleme und Zinsverluste zu vermeiden, schreibt § 12 Abs. 4 Satz 5 BPflV einen Ausgleich bereits über das Budget „des" Pflegesatzzeitraums vor, der auf das auszugleichende Budget folgt. Satz 6 gibt vor, daß zunächst geschätzte Teilbeträge berücksichtigt werden müssen. Diese stellen eine Abschlagszahlung auf den später festzulegenden endgültigen Ausgleichsbetrag dar. Differenzen zum endgültigen Betrag sind in einem späteren Pflegesatzzeitraum zu verrechnen.

Nach § 12 Abs. 4 Satz 2 und 3 können die Vertragsparteien im voraus **andere Ausgleichsprozentsätze** vereinbaren, wenn dies der Struktur oder der angenommenen Entwicklung von Leistungen und Kosten des Krankenhauses besser entspricht. Die Vertragsparteien können ergänzend oder anstelle des tagesbezogenen Augleichs einen Ausgleich vereinbaren, bei dem Veränderungen der **Fallzahl** und der **Verweildauer** berücksichtigt werden. In diesem Fall müssen sie auch vereinbaren, welche Daten als Bezugsgröße für den Ausgleich herangezogen, wie sie ermittelt werden und wie der Ausgleich zu berechnen ist.

Wird der in dem Budget berücksichtigte Ausgleichs-Teilbetrag aufgrund abweichender BT im folgenden Pflegesatzzeitraum nicht realisiert, gehen Abweichungen automatisch in die endgültige Berechnung des Ausgleichs ein.

Beispiel: Ausgleich für das Jahr 1997

– im Budget 1998 berücksichtigter, geschätzter Teilbetrag	2 500 000 DM
– für das Jahr 1997 ermittelter, endgültiger Ausgleichsbetrag	2 650 000 DM
– im Budget für 1999 zu berücksichtigender Restausgleich für das Jahr 1997	150 000 DM

Eine darüber hinausgehende Ermittlung und Verrechnung nicht realisierter Ausgleichsbeträge ist nach der BPflV nicht vorgesehen. Der pauschalierte Ausgleich wurde möglichst einfach gehalten, weil positive und negative Abweichungen aufgrund von Belegungsschwankungen sich im Mehrjahreszeitraum weitgehend ausgleichen werden. Die bisher in der Praxis in einigen Regionen über mehrere Jahre durchgeführten „Ausgleiche von Ausgleichen" sind zu aufwendig bei begrenztem Nutzen.

Ausgleich nach § 12 Abs. 5

Die Vorschrift des § 12 Abs. 5 ist keine eigenständige Ausgleichsregelung, sondern eine Ergänzung zum „normalen" Budgetausgleich nach Absatz 4. Sie bestimmt, daß der Ausgleich nach Absatz 4 bei bestimmten Fallgestaltungen zum Teil nicht durchgeführt wird.

Die flexible Budgetierung nach § 12 Abs. 4, wie sie in den Jahren 1986 bis 1992 angewandt wurde, hat sich grundsätzlich bewährt. Auch in dem derzeitigen Mischsystem, in dem im Budgetbereich einerseits und im Fallpauschalenbereich andererseits unterschiedliche Vergütungsregeln und Anreizmechanismen gelten, funktioniert die flexible Budgetierung zufriedenstellend, solange für den Fallpauschalenbereich der Erlösausgleich nach § 11 Abs. 8 durchgeführt wird, also im Zeitraum bis zum Jahr 2001.

Nach der endgültigen Trennung der Fallpauschalen und Sonderentgelte vom Budgetbereich, also **ab dem Jahr 2002**, fällt der Erlösausgleich nach § 11 Abs. 8 jedoch weg. Mehrerlöse aus Fallpauschalen (und Sonderentgelten) verbleiben in vollem Umfang dem Krankenhaus, Mindererlöse muß das Krankenhaus in vollem Umfang verkraften. Dies ist in dem neuen Entgeltsystem gewollt und deshalb zu akzeptieren. Allerdings kann es nun in bestimmten Fällen zu einer Fehlfunktion des Budgetausgleichs nach Absatz 4 kommen, indem Tatbestände ausgeglichen werden, die nicht ausgeglichen werden sollten. Dies kann grundsätzlich zu einer Doppelfinanzierung oder Nichtfinanzierung von Fixkosten führen, die nicht erwünscht ist. Diese Fehlfunktion soll durch die Vorschrift des Absatzes 5 vermieden werden.

Eine solche Fehlfunktion kann grundsätzlich angenommen werden, wenn sich die Fallzahlen in den beiden Bereichen **gegenläufig entwickeln**. Die amtl. Begründung zur 5. ÄndV führt hierzu aus:

„Entsprechend der bisherigen Vorgabe des § 12 Abs. 5 gilt die Neuregelung nur für Fälle einer „gegenläufigen Entwicklung" der Fallzahlen im Budgetbereich einerseits und im Fallpauschalenbereich andererseits. Diese ist gegeben, wenn im Pflegesatzzeitraum die Fallzahl im Budgetbereich sinkt und die Fallzahl im Fallpauschalenbereich steigt oder wenn die Fallzahl im Budgetbereich steigt und die Fallzahl im Fallpauschalenbereich sinkt. In diesen Fällen wird der Ausgleich nach Absatz 4 partiell nicht durchgeführt. Eine „gegenläufige Entwicklung" liegt nicht vor, wenn der Entwicklung in einem Bereich entweder keine Entwicklung oder eine Entwicklung in die gleiche Richtung im anderen Bereich gegenübersteht. In diesen Fällen wird der Ausgleich nach Absatz 4 vollständig durchgeführt."

Beispiel 1:

Ein Krankenhaus, das zusätzliche Patienten (Fälle) im Fallpauschalen-Bereich behandelt und entsprechend zusätzliche Fallpauschalen abrechnet, erhält mit diesen Fallpauschalen auch entsprechende Erlösanteile zur Deckung seiner Fixkosten. Führt die Behandlung dieser Fallpauschalen-Patienten nun dazu, daß weniger Patienten (Fälle) im Budgetbereich behandelt werden können (weil Betten nur einmal belegt werden können), führt dies zu Mindererlösen im Budgetbereich. Das Krankenhaus könnte bei der nächsten Pflegesatzverhandlung von den Krankenkassen den 50 %-igen Mindererlösausgleich nach Absatz 4 verlangen. Diesem liegt die Zielsetzung zugrunde, eine grundsätzliche Finanzierung der Fixkosten sicherzustellen – allerdings sind in diesem Fall die Fixkosten bereits grundsätzlich über die zusätzlichen Fallpauschalen finanziert. Der Ausgleich nach Absatz 4 würde somit zu einer **Doppelfinanzierung von Fixkosten** führen, durch die Fallpauschalen und durch den Ausgleich. Dies würden – mit Recht – die Krankenkassen nicht akzeptieren wollen.

Erläuterungen zur LKA

Beispiel 2:

Ein Krankenhaus, das weniger Patienten (Fälle) im Fallpauschalen-Bereich behandelt und entsprechend weniger Fallpauschalen abrechnet, erhält auch entsprechend weniger Erlösanteile zur Deckung seiner Fixkosten. Reagiert das Krankenhaus auf diese verschlechterte Belegungssituation im Fallpauschalenbereich und behandelt es mehr Patienten (Fälle) im Budgetbereich, so erhält es grundsätzlich die benötigte Fixkostendeckung aus den zusätzlichen abgerechneten tagesgleichen Pflegesätzen. Insoweit wäre das Krankenhaus wie andere Unternehmen der Wirtschaft gestellt, die sich aus mehreren Produktbereichen finanzieren. Allerdings sind diese zusätzlichen Erlöse aus tagesgleichen Pflegesätzen „Mehrerlöse", die nach § 12 Abs. 4 zu 85 % oder 90 % an die Krankenkassen zurückzuzahlen wären. Dem Krankenhaus würde somit das für die Fixkostendeckung erforderliche Geld durch den Budgetausgleich genommen, so daß eine **Nichtfinanzierung von Fixkosten** entsteht.

Da diese Fehlfunktion des Absatzes 4 grundsätzlich erst nach Wegfall des Erlösausgleichs nach § 11 Abs. 8 entsteht, wird Absatz 5 erst ab dem Jahr 2002 angewendet. **Satz 1** bestimmt, daß in den nachfolgend eingegrenzten Fällen der Ausgleich nach Absatz 4 nicht durchgeführt wird, d. h. partiell ausgesetzt wird. Eine Voraussetzung für die Anwendung von Absatz 5 ist, daß sich die Fallzahl in den Abteilungen, die Fallpauschalen abrechnen, insgesamt gegenläufig zu der Fallzahl im Fallpauschalenbereich entwickelt. Dabei ist auf die Gesamtheit dieser Abteilungen abzustellen. Wann eine **„gegenläufige Entwicklung"** vorliegt, wird in der amtl. Begründung erläutert. In allen anderen Fällen wird Absatz 5 nicht angewendet, der Erlösausgleich nach Absatz 4 also vollständig durchgeführt. Die **nachfolgende Übersicht** stellt verschiedene Fallkonstellationen dar und zeigt auf, in welchen Fällen § 12 Abs. 5 anzuwenden ist.

Fall	Budgetbereich Fallzahlentwicklung in Abteilungen mit FP insg.	FP-Bereich Entwicklung der Zahl der abgerechneten FP insg.	gegenläufige Entwicklung ?	Anwendung § 12 Abs. 5 ?
1	− 300	+ 400	**ja**	**ja**
2	+ 300	− 400	**ja**	**ja**
3	− 300	− 400	nein	nein
4	+ 300	+ 400	nein	nein
5	+/− 0	+ 400	nein	nein
6	+/− 0	− 400	nein	nein
7	− 300	+/− 0	nein	nein
8	+ 300	+/− 0	nein	nein

Übersicht 9: Anwendungsfälle des § 12 Abs. 5

Eine weitere Voraussetzung ist, daß die Anwendung des Absatzes 4 zu einer **Doppelfinanzierung** oder **Nichtfinanzierung** von Fixkosten führt. Dies kann wohl grundsätzlich unterstellt werden (vgl. die Beispiele 1 und 2). Im Einzelfall könnte dies in besonderen Situationen jedoch anders sein, so daß eine Verständigung hierüber erforderlich ist. Nach Absatz 5 Satz 3 müssen deshalb die Vertragsparteien der Pflegesatzvereinbarung im voraus für den Pflegesatzzeitraum vereinbaren, bei welchen Entwicklungen eine Nicht- oder Doppelfinanzierung von Fixkosten anzunehmen ist und wie die Fallzahlen und die nicht auszugleichenden Mehr- oder Mindererlöse zu ermitteln sind. Die Spielregeln werden somit im voraus anhand von plausiblen Annahmen festgelegt. Eine nachträgliche, rückwirkende Prüfung einer tatsächlichen Kostendeckung wäre nicht mit dem prospektiven Vereinbarungsprinzip der BPflV vereinbar. Unter „**Entwicklungen**" sind nur die Veränderungen zu verstehen, die abweichend von der prospektiven Vereinbarung entstehen. Sie sind nur dann von Bedeutung, wenn sie zu einem Ausgleich nach Absatz 4 führen würden, weil nur dann eine partielle Nichtanwendung des Ausgleichs geprüft werden muß.

Die Vorgaben des § 12 Abs. 5 gelten nur für die Fallpauschalen, die nach § 12 Abs. 3 endgültig aus dem Budgetbereich ausgegliedert sind, für die der Erlösausgleich nach § 11 Abs. 8 also nicht mehr gilt. Davon zu unterscheiden sind ab dem Jahr 2002 die von den Vertragsparteien auf Bundesebene (§ 15 Abs. 1) vereinbarten neuen Fallpauschalen, für die nach Absatz 2 Satz 5 eine Übergangsphase mit prospektivem Erlösabzug und mit nachträglichem Erlösausgleich vereinbart worden ist; für diese Entgelte gilt Absatz 5 nicht.

Da der Fallpauschalenbereich nach dem Willen des Gesetzgebers freier Unternehmensbereich des Krankenhauses ist und grundsätzlich nicht mit den Krankenkassen verhandelt wird (§ 12 Abs. 3 Satz 2 und § 17 Abs. 1 Satz 1 und 2), stellt sich die Frage, inwieweit ein **Informationsinteresse der Krankenkassen** an der Entwicklung im Fallpauschalenbereich berechtigt ist: Aufgrund der begrenzten Zielsetzung dieser Vorschrift ist nur dann von einem berechtigten Informationsinteresse über die Zahl der tatsächlich abgerechneten Fallpauschalen auszugehen, wenn im Budgetbereich ein Mindererlösausgleich zur Diskussion steht, bei dem die Krankenkassen Nachzahlungen leisten müßten. Im Falle von Mehrerlösen im Budgetbereich liegt das Interesse beim Krankenhaus. Es muß von sich aus entsprechende Informationen über den Fallpauschalenbereich vorlegen, wenn es den Mehrerlösausgleich partiell verhindern und damit Rückzahlungen vermeiden will.

Die **Umsetzung des Absatzes 5** erfordert zunächst die Ermittlung der Gesamtzahl der Berechnungstage und/oder des Anteils der Mehr- oder Mindererlöse, die jeweils entfallen auf

– alle Abteilungen, die Fallpauschalen abrechnen, und
– alle Abteilungen, die keine Fallpauschalen abrechnen.

Erläuterungen zur LKA

Absatz 5 wird nur für Abteilungen angewendet, die Fallpauschalen abrechnen. Das folgende **Beispiel** stellt eine von verschiedenen denkbaren Möglichkeiten dar, die Vorschrift des § 12 Abs. 5 umzusetzen. Da es um eine **Nichtanwendung** des Ausgleichs im **Budgetbereich** geht, bleibt die Höhe der Erlöse im Fallpauschalen-Bereich unberücksichtigt.

Beispiel: Möglichkeit einer vereinfachten Berechnung der Nichtanwendung von § 12 Abs. 4

a) Mindererlöse im Budgetbereich (nur Abteilungen mit FP)

1. Es liegt eine gegenläufige Fallzahl-Entwicklung vor:

   + 300 Fälle im Fallpauschalen-Bereich x durchschnittlich 8 Tage Verweildauer = + 2 400 Belegungstage;

   – 400 Fälle im Budgetbereich (Abteilungen mit FP) x durchschnittlich 10 Tage Verweildauer = – 4 000 Berechnungstage.

   – Das Krankenhaus hat im Bereich der Abteilungen mit Fallpauschalen insgesamt also einen Rückgang der Belegung um – 1 600 BT.

2. **Mindererlöse** in Abteilungen mit FP:

   4 000 BT x 500 DM (Basispflegesatz und durchschnittl. Abteilungspflegesatz) = 2 000 000 DM Mindererlös.

3. Nicht auszugleichender Mindererlös (Nichtanwendung des Absatzes 4):

   Es wird angenommen, daß die Mindererlöse im Umfang von 2 400 Tagen durch die Mehrerlöse/Mehrtage im Fallpauschalenbereich grundsätzlich finanziert und deshalb nicht auszugleichen sind.

   2 400 Tage x 500 DM (Basis- und Abteilungspflegesatz) =   1 200 000 DM.

4. Ermittlung der anteilig auszugleichenden Rest-Mindererlöse:

   – Mindererlöse in allen Abteilungen mit FP insgesamt   2 000 000 DM

   – **Nichtanwendung** nach Absatz 5 (Pkt. 3)   1 200 000 DM

   – anteilig nach Abs. 4 auszugleichende Rest-Mindererlöse   800 000 DM

5. Ermittlung des Ausgleichs nach § 12 Abs. 4 für die Abteilungen mit Fallpauschalen:

   50 % von 800 000 DM   400 000 DM

6. Ergebnis für das Krankenhaus:

   Von dem Mindererlös in Höhe von 2 Mio. DM in den Abteilungen mit Fallpauschalen werden 0,4 Mio. DM ausgeglichen. Die nicht ausgeglichenen Mindererlöse in Höhe von 1,6 Mio. DM muß das Krankenhaus mit den Mehrerlösen aus dem Fallpauschalen-Bereich und durch Einsparungen ausfgrund der rückläufigen Belegung im Budgetbereich (variable Kosten) decken.

b) Mehrerlöse im Budgetbereich (nur Abteilungen mit FP)

1. Gleiches Beispiel wie oben, nur mit umgekehrter Fallzahlentwicklung:
   - − 300 Fälle im Fallpauschalen-Bereich
   - + 400 Fälle in allen Abteilungen mit Fallpauschalen

2. **Mehrerlöse** in Abteilungen mit Fallpauschalen: 2 000 000 DM

3. Nicht auszugleichender Mehrerlös (vgl. zu a)):   1 200 000 DM

4. Ermittlung der anteilig auszugleichenden Rest-Mehrerlöse:
   - − Mehrerlöse in allen Abteilungen mit FP insgeamt   2 000 000 DM
   - − Nichtanwendung nach Absatz 5 (Pkt. 3)   <u>1 200 000 DM</u>
   - − anteilig auszugleichende Rest-Mehrerlöse   800 000 DM

5. Ermittlung des Ausgleichs nach § 12 Abs. 4 für die Abteilungen mit Fallpauschalen:
   85 % (angenommen) von 800 000 DM   680 000 DM

6. Ergebnis für das Krankenhaus:
   Von den Mehrerlösen in Höhe von 2 Mio. DM werden 0,68 Mio. DM ausgeglichen. Das Krankenhaus kann für seine Mehrleistungen in den Abteilungen mit Fallpauschalen Mehrerlöse in Höhe von 1,32 Mio. DM behalten und damit Mindererlöse im Fallpauschalenbereich ausgleichen und die zusätzlichen variablen Kosten im Budgetbereich decken.

Nach § 12 Abs. 5 Satz 4 können die Vertragsparteien anstelle der Nichtanwendung des Budgetausgleichs auch eine **Berichtigung** des Budgetausgleichs vereinbaren. Bei einer Berichtigung wird der Ausgleich nach Absatz 4 vollständig durchgeführt, dann jedoch durch eine Gegenrechnung teilweise wieder aufgehoben. Dieses Vorgehen ermöglicht es, die Auswirkungen besonders hoher oder niedriger Abteilungspflegesätze auf die Mehr- oder Mindererlöse zu nivellieren. Das Verfahren der Berichtigung, das durch den Verordnungsgeber für den Zeitraum von 1995 bis 1997 vorgegeben war, schrieb für die Gegenrechnung die Verwendung eines durchschnittlichen Pflegesatzes für das gesamte Krankenhaus vor (vgl. K 5 lfd. Nr. 25 der Leistungs- und Kalkulationsaufstellung). Eine solche Berechnung entspricht eher der Zielsetzung der flexiblen Budgetierung, eine grundsätzliche Fixkostenabsicherung für das gesamte Krankenhaus zu erreichen. Erläuterungen zu diesem Verfahren der Berichtigung, das bis Ende 1997 galt, geben Tuschen/Quaas, a.a.O., 3. Auflage, S. 305 ff. Die amtliche Begründung verweist noch auf eine andere denkbare Regelungsmöglichkeit: Anstelle der in den Sätzen 1 und 3 vorgegebenen fallzahlorientierten Regelung könnte auch eine **umsatzorientierte Regelung** vereinbart werden. Diese würde leichter zu handhaben sein und könnte ggf. in manchen Fällen zu einem sachgerechteren Ergebnis führen. Sie hätte allerdings den Nachteil, daß das Krankenhaus seine Umsatzentwicklung im Fallpauschalenbereich gegenüber den Krankenkassen offenlegen müßte.

Die Verbände auf der Bundesebene sind verpflichtet, zur Umsetzung des Absatzes 5 eine gemeinsame **Empfehlung** abzugeben. Die Vertragsparteien „vor Ort", die für die Umsetzung zuständig sind, sollen eine Hilfestellung erhalten.

Lfd. Nr. 15: (aufgehoben) bzw. BAT-Berichtigung nach § 6 Abs. 3 Satz 3

Die Berichtigungen nach § 12 Abs. 6 Satz 2 und 4 in der Fassung der BPflV-1995 für Fehlschätzungen der BAT-Tarifsteigerungen und der Veränderungsrate der sog. Grundlohnsumme (Krankenkasseneinnahmen je Mitglied) wurden mit dem 2. GKV-Neuordnungsgesetz zum 1. Januar 1997 aufgehoben. Als Folgeänderung wurde Zeile 15 mit der 5. ÄndV aufgehoben.

In **§ 6 Abs. 3 Satz 3 BPflV** wurde jedoch eine neue **Budgetberichtigung** für lineare BAT-Erhöhungen vorgegeben, soweit diese die Veränderungsrate nach § 6 Abs. 1 übersteigen. Bisher wurde in der BPflV für die Verrechnung dieses Berichtigungsbetrags keine Zeile in K 5 neu vorgegeben. Es empfiehlt sich deshalb, hierfür die Zeile 15 zu nutzen, zumal der zu verrechnende Tatbestand fast gleich ist. Die Vorschrift sichert die Krankenhäuser zum Teil gegen höhere **Tarifabschlüsse** ab. Obwohl in den Krankenhäusern je nach Trägerschaft (z. B. öffentlich, freigemeinnützig, privat) und je nach Personalgruppen (Angestellte, Arbeiter, Beamte) unterschiedliche Tarife angewendet werden, ist diese Absicherung in pauschalierter Form vorgegeben worden. Einheitlicher Maßstab ist der Vergütungstarifvertrag nach dem **Bundes-Angestelltentarifvertrag (BAT)**. Dabei werden nicht alle Bestandteile der Tarifvereinbarung herangezogen, sondern nur die von den Tarifvertragsparteien „vereinbarte lineare Erhöhung" sowie ggf. zusätzlich oder ersatzweise vereinbarte Einmalzahlungen berücksichtigt. Nicht berücksichtigt werden dagegen strukturelle Veränderungen, wie z. B. Veränderungen für einzelne Tarif- oder Personalgruppen, sowie Personalkostenänderungen, die sich aus der Anwendung des unveränderten BAT ergeben, z. B. als Folge eines sog. Bewährungsaufstiegs oder der Einstufung von Mitarbeitern in höhere Altersgruppen.

Für die BAT-Berichtigung ist die **Bezugsgröße** nach § 6 Abs. 3 Satz 1 maßgebend, d. h. das sog. **„Rest"-Budget** nach K 5 Nr. 12; vgl. hierzu die ausführlichen Erläuterungen in Tuschen/Quaas, a.a.O. In der amtl. Begründung wird zu der Vorschrift folgendes ausgeführt (BT-Gesundheitsausschuß, Ausschuß-Drucksache 0774 vom 12. 3. 1997):

„Durchschnittlich 67 Prozent der Krankenhauskosten entfallen auf Personalkosten. Falls das Ergebnis der Tarifvereinbarungen für den öffentlichen Dienst (BAT) höher ist als die im Herbst des Vorjahres geschätzte Grundlohnrate, können bei wesentlichen Abweichungen Personalkosten-Unterdeckungen entstehen, auf die die Krankenhäuser kurzfristig nur begrenzt reagieren können. Deshalb wird bezugnehmend auf die bisherige Regelung in § 12 Abs. 6 eine untere Auffanglinie geschaffen, indem die Krankenhäuser einen Ausgleich in Höhe von 50 Prozent auf den Personalkostenanteil (durchschnittlich 67 Prozent des Budgets) erhalten. Hieraus ergibt sich eine Berichtigung des Budgets in Höhe von 33,3 Prozent. Mit dieser Regelung verbleibt den Krankenhäusern ein Restrisiko, das sie im Rahmen des prospektiven Ansatzes und nach Abschaffung des Selbstkostendeckungsprinzips eigenverantwortlich tragen müssen."

Das Krankenhaus erhält nach Satz 3 einen Anspruch auf die Hälfte der BAT-Steigerung, die über der Veränderungsrate nach Absatz 1 (Obergrenze) liegt. Um die **Berechnung des Ausgleichsanspruchs** zu vereinfachen, hat der Gesetzgeber den Ausgleichsanspruch nicht auf den Personalkostenanteil, sondern auf das gesamte „Budget" bezogen; eine sachgerechte Bezugsgröße ist auch hier der Betrag nach K 5 Nr. 12. Ein Ausgleichsanspruch in Höhe von 50 % bezogen auf den Personalkostenanteil in Höhe von 67 % des Budgets entspricht etwa einem Ausgleichsanspruch in Höhe von 33 % bezogen auf das gesamte Budget. Deshalb gibt Satz 3 vor, daß „das Budget um ein Drittel des Unterschieds zwischen beiden Raten berichtigt" wird.

Wird zusätzlich zu einer linearen Tariferhöhung eine Einmalzahlung vereinbart, sind deren durchschnittlichen Kosten-Auswirkungen zusätzlich in die Berichtigungsrate einzurechnen. Gilt die lineare Erhöhung nur für einen Teil des Jahres, und wird für die restliche Zeit des Jahres eine Einmalzahlung vereinbart, so sind die Kostenauswirkungen entsprechend anteilig zu berechnen. In der amtlichen Begründung (BT-Drucksache 14/24 vom 9. 11. 98) wird hierzu ausgeführt:

„Abweichend von der bisherigen Vorgabe wird die lineare Erhöhung nicht mehr für das ganze Jahr vorgegeben, sondern es ist die durchschnittliche Mehrbelastung der Krankenhäuser im jeweiligen Kalenderjahr auf Grund der verschiedenen Vereinbarungstatbestände zu ermitteln. Da die Tarifvereinbarungen die einzelnen Krankenhäuser durchaus unterschiedlich belasten können, ist eine durchschnittliche Rate für das Bundesgebiet zu ermitteln. Die Einbeziehung der verschiedenen Tatbestände der Tarifvereinbarungen erschweren die Berechnung der BAT-Rate erheblich. Deshalb werden die Spitzenverbände auf der Bundesebene beauftragt, eine entsprechende durchschnittliche Berichtigungsrate zu vereinbaren. Im Fall der Nichteinigung entscheidet die Schiedsstelle auf Bundesebene."

Die Berechnung der durchschnittlichen Auswirkungen der Tarifvereinbarung wird nach § 6 Abs. 3 Satz 3 nicht durch oder für das einzelne Krankenhaus, sondern durch die Deutsche Krankenhausgesellschaft und die Spitzenverbände der Krankenkassen auf der Bundesebene für alle Krankenhäuser einheitlich ermittelt. Diese Vertragsparteien vereinbaren darüber hinaus die Differenzrate zwichen der nach § 6 Abs. 1 BPflV vereinbarten Grundlohnrate, die die Obergrenze für Budgeterhöhungen bei den Pflegesatzverhandlungen war, und den höheren BAT-Auswirkungen. Diese Differenz wird nach § 15 Abs. 1 Nr. 3 BPflV als sog. **Berichtigungsrate** festgelegt. Aus ihr errechnet sich der individuelle Anspruch des einzelnen Krankenhauses auf Berichtigung seines Budgets (§ 6 Abs. 3 Satz 3 BPflV).

Beispiel: Berechnung der BAT-Budgetberichtigung

1. Krankenhausbudget (Betrag nach K 5 Nr. 12) = 60 Mio. DM
   davon Personalkostenanteil 40 Mio. DM

2. BAT-Berichtigungsrate nach § 6 Abs. 3 Satz 3 BPflV = 0,2 %

3. Berichtigungsbetrag für das Budget (0,2 % von 60 Mio. DM) = **120 000 DM**

Bei einem Personalkostenanteil in Höhe von 40 Mio. DM entstehen dem Krankenhaus gegenüber der Veränderungsrate nach Absatz 1 Mehrkosten aus der linearen BAT-Erhöhung in Höhe von 240 TDM (0,6 % von 40 Mio. DM; vereinfachtes Beispiel). Davon erhält das Krankenhaus nach Satz 3 die Hälfte als Ausgleichsanspruch (120 TDM).

Lfd. Nr. 16: Ausgleich nach § 21 Abs. 2 Satz 1 zweiter Hs.

Können Pflegesatzverhandlungen nicht bis zum Beginn des neuen Pflegesatzzeitraums (Kalenderjahres) abgeschlossen werden, sind die bisherigen tagesgleichen Pflegesätze so lange weiter abzurechnen, bis die neuen Pflegesätze (und das Budget) genehmigt sind und deren Laufzeit nach den Bestimmungen des § 21 Abs. 1 BPflV beginnt. Mehr- oder Mindererlöse infolge der weiteren Abrechnung der Pflegesätze (die Differenz zu den neuen Pflegesätzen) werden durch einen Zu- oder Abschlag auf die neuen tagesgleichen Pflegesätze ausgeglichen. Zur Ermittlung des Mehr- oder Mindererlöses und des Zu- oder Abschlags-Prozentsatzes vgl. die Erläuterungen zu K 6 lfd. Nr. 19.

Wird der vereinbarte Ausgleichsbetrag (Mehr- oder Mindererlös) durch die im restlichen Pflegesatzzeitraum tatsächlich erhobenen Zu- oder Abschläge über- oder unterschritten, d. h. erhält das Krankenhaus über die Zu- oder Abschläge zuviel oder zuwenig Geld, so wird diese Differenz nach § 21 Abs. 2 Satz 1 zweiter HS BPflV nicht mehr über Zu- oder Abschläge, sondern über das nächste Budget ausgeglichen. Der Betrag wird in K 5 lfd. Nr. 16 eingetragen.

Beispiel:

– auszugleichender Mindererlös	500 000 DM
– Erlöse aus Zuschlägen im restlichen Pflegesatzzeitraum	– 375 000 DM
– Unterschreitung des Ausgleichsbetrags = „abweichender Betrag", der über das nächste Budget verrechnet wird	125 000 DM

Lfd. Nr. 17: Unterschiedsbetrag nach § 12 Abs. 7

Die Vorschrift des § 12 Abs. 7 BPflV läßt eine Kündigung des Budgets zu, wenn wesentliche unvorhersehbare Änderungen das Budget insgesamt in Frage stellen. Auf Verlangen einer Vertragspartei müssen Verhandlungen für eine **Neuvereinbarung** des Budgets durchgeführt werden. Für dieses Pflegesatzverfahren gelten die normalen Regeln der Pflegesatzverhandlung, des Schiedsstellen- und des Genehmigungsverfahrens. Die Vertragsparteien können für bestimmte, im voraus vereinbarte Fälle eine nur teilweise Kündigung vereinbaren. Damit kann flexibler auf mögliche, erwartete Veränderungen und Risiken eingegangen werden.

Nach § 12 Abs. 7 Satz 3 BPflV ist der **Unterschiedsbetrag** zwischen dem alten und dem neuen Budget über das neu vereinbarte Budget, d. h. noch im laufenden Pflegesatzzeitraum abzurechnen. Würden durch diese Verrechnung die tagesgleichen Pflegesätze um mehr als 30 Prozent erhöht, sind übersteigende Beträge im nachfolgenden Budget zu berücksichtigen (§ 21 Abs. 2 Satz 3 BPflV).

Unter Nr. 17 ist also bei der erstmaligen Berücksichtigung der Unterschiedsbetrag ganz oder teilweise (30-%-Grenze) einzutragen. Bei einer nur teilweisen Berücksichtigung ist im folgenden Pflegesatzzeitraum der Restbetrag einzutragen, soweit nicht erneut die Begrenzung nach § 21 Abs. 2 Satz 3 BPflV wirksam wird.

Lfd. Nr. 18: Ausgleich nach § 11 Abs. 8

In einer Übergangszeit von 1995/96 bis 2001, in der noch Erfahrungen mit der Vorausschätzung der voraussichtlichen Menge der Fallpauschalen und Sonderentgelte gesammelt werden müssen, werden die Risiken und Chancen durch einen **Erlösausgleich** für diese Entgelte begrenzt. Ab dem Jahr 2002 kann der Ausgleich für neu vereinbarte Fallpauschalen und Sonderentgelte angewendet werden, wenn dies nach § 12 Abs. 2 Satz 5 BPflV vereinbart wird. Erst darüber hinausgehende Beträge werden zur Hälfte (50 %) ausgeglichen. Der Ausgleich bezieht sich nicht auf die einzelnen Entgelte, sondern auf die Entgeltsumme insgesamt. Mengenveränderungen bei einzelnen Entgelten und daraus folgende Erlösänderungen führen also nur dann zu einem anteiligen Erlösausgleich, wenn die gesamte auf Fallpauschalen und Sonderentgelte entfallende Erlössumme über- oder unterschritten wird. **Mehrerlöse** gegenüber der prospektiv bei der Pflegesatzvereinbarung festgelegten Erlössumme (§ 12 Abs. 2 Satz 1 und 4 BPflV) sind zu 75 % zurückzuzahlen, soweit die Vertragsparteien nach § 6

Abs. 1 auf der Bundesebene nicht einen oder mehrere andere Prozentsätze zwischen 50 und 75 % vereinbart haben. Anstelle der Vertragsparteien hat am 8. Oktober 1998 die Bundesschiedsstelle die Ausgleichsbeträge wie folgt festgesetzt:

bei einem **Sachmittelanteil** der Entgelte

über 50 bis 60 v. H.	auf	70 v. H.
über 60 bis 70 v. H.	auf	65 v. H.
über 70 bis 80 v. H.	auf	60 v. H.
über 80 bis 90 v. H.	auf	55 v. H.
über 90 bis 100 v. H.	auf	50 v. H.

Mit dieser Regelung wird sichergestellt, daß – in pauschalierter Form – grundsätzlich die zusätzlich entstehenden variablen Sachkosten finanziert werden. Der Begriff „Sachmittelanteil" bezieht sich auf Spalte 6 der Fallpauschalen- und Sonderengelt-Kataloge, in der die Punktzahlen für den Sachmittelanteil der Entgelte ausgewiesen sind.

Mindererlöse werden zu 50 % ausgeglichen. Unabhängig davon können die Vertragsparteien für das einzelne Krankenhaus bei der Pflegesatzvereinbarung im voraus **andere Ausgleichssätze** für Mehr- oder Mindererlöse vereinbaren. Eine noch weitergehende Regelungskompetenz der Vertragsparteien besteht nach § 11 Abs. 8 Satz 8 für die Entgelte in der Transplantationsmedizin; um Risiken infolge von Fehlschätzungen aufzufangen (amtl. Begründung) können Ausgleichsregelungen vereinbart werden, die nicht nur von den Prozentsätzen, sondern insgesamt von den Regelungen nach Absatz 8 Satz 1 und 2 abweichen.

Der Erlösausgleich nach § 11 Abs. 8 BPflV gilt nicht für Erlöse aus der Behandlung von bestimmten **ausländischen** Patienten, wenn das Krankenhaus sein Wahlrecht nach § 3 Abs. 4 BPflV ausgeübt hat.

Bezugsgröße für die Berechnung des Ausgleichs nach § 11 Abs. 8 sind 100 % der vorauskalkulierten **Erlössumme** aus allen Fallpauschalen und Sonderentgelten. Diese wird prospektiv im Rahmen des Erlösabzugsverfahrens bei der Pflegesatzvereinbarung festgelegt (K 5 Spalte 4 Nummern 10 und 11).

Beispiel: Ausgleich bei Mehrerlösen

– Vorauskalkulation in 1997 für 1998 (Summe gem. § 12 Abs. 2 Satz 1 oder Satz 4)	15,00 Mio. DM
– tatsächliche Erlössumme aus FP und SE in 1998	<u>15,50 Mio. DM</u>
– Mehrerlös für 1998	0,50 Mio. DM
– Mehrerlös-Ausgleich in 1999 in Höhe von 75 %	<u>0,375 Mio. DM</u>

Soweit aufgrund einer Vereinbarung der Vertragsparteien auf Bundesebene nach § 15 BPflV oder aufgrund der Entscheidung der Bundesschiedsstelle differenziertere Ausgleichs-Prozentsätze festgelegt werden, muß diese Berechnung jeweils für die Entgeltgruppe gesondert durchgeführt werden, für die jeweils der gleiche Prozentsatz gilt.

Nach § 11 Abs. 8 Satz 5 BPflV ist der sich ergebende **Ausgleichsbetrag** unverzüglich, d. h. ohne schuldhaftes Zögern, über das Budget eines folgenden Pflegesatzzeitraums zu **verrechnen.** Nach Satz 6 ist bereits während des noch laufenden Pflegesatzzeitraums bei den Verhandlungen für den nächsten Pflegesatzzeitraum ein **Teilbetrag** des voraussichtlichen Ausgleichs zu berücksichtigen, um Vor- oder Nachteile für die Liquidität des Krankenhauses möglichst weitgehend zu vermeiden. Die Vertragsparteien müssen also in den Pflegesatzverhandlungen im Herbst auf der Basis der Zahlen von z. B. einem Dreivierteljahr den für das ganze Jahr zu erwartenden Ausgleichsbetrag schätzen. Der geschätzte Teilbetrag ist lediglich Abschlagszahlung auf den nach Ablauf des Jahres zu berechnenden endgültigen Ausgleich. Differenzen zum endgültigen Ausgleich sind in der nächsten Pflegesatzvereinbarung zu berücksichtigen.

Lfd. Nr. 19: Ausgleiche nach § 28 Abs. 5 und 6

§ 28 enthält Regelungen für den Übergang von dem **bisherigen Recht** auf die neue BPflV. Absatz 5 stellt sicher, daß die Ausgleichs-, Berichtigungs- und Unterschiedsbeträge nach § 4 Abs. 5 bis 9 BPflV-1993 noch durchgeführt werden können. Die Beträge sind in das neue Budget einzubeziehen.

Absatz 6 übernimmt die Regelungen des bisherigen § 4 a BPflV-1993 zum **BAT-Ausgleich** und stellt dessen Durchführung sicher. Der Ausgleich bezieht sich auf den Dreijahreszeitraum der sog. Deckelungsphase, also die Jahre 1993 bis 1996. Für Krankenhäuser, die bereits zum 1. 1. 1995 die neuen Sonderentgelte und Fallpauschalen eingeführt haben, bezieht sich der Ausgleich nur auf den Zweijahreszeitraum von 1993 bis 1994. Der Ausgleich ist ein pauschalierter Ausgleich, der die durchschnittliche Steigerung der Grundlohnsumme und die durchschnittliche Erhöhung der Vergütung nach dem Bundes-Angestelltentarifvertrag gegenüberstellt, also die individuellen Personalkostensteigerungen des Krankenhauses nicht berücksichtigt. Neben den linearen Erhöhungen des BAT sind auch strukturelle Veränderungen einzubeziehen. Nähere Erläuterungen finden sich in Tuschen/Quaas, a.a.O., zu § 28 Abs. 6 BPflV.

Die Ausgleichsbeträge sind für die Pflegesatzverhandlungen gesondert zu berechnen und nachzuweisen. Die Gesamtsumme aus den Ausgleichen ist hier in Nr. 19 einzutragen.

Mit der **5. ÄndV BPflV** wurden neben anderen Absätzen auch die bisherigen Absätze 5 und 6 gestrichen. Falls Ansprüche nach diesen Vorschriften noch nicht in Budgetvereinbarungen einbezogen worden sind, stellt die Neufassung des § 28 Abs. 1 Satz 1 sicher, daß die Ansprüche noch realisiert werden können.

Lfd. Nr. 20: Ausgleiche und Zuschläge insgesamt

Hier ist für die jeweilige Spalte die Addition der Beträge in den Nrn. 14 bis 19 einzutragen. Diese Summe ist anteilig auf den Basispflegesatz und die Abteilungspflegesätze aufzuteilen; vgl. K 6, Nr. 10, und K 7, Nr. 22 sowie Fußnote 29.

Lfd. Nr. 21: Zuschlag nach § 18 b KHG

Die zum 1. 1. 1996 in Kraft getretene Neufassung des § 18 b KHG schreibt die Finanzierung von **Rationalisierungsinvestitionen** über den Pflegesatz verbindlich vor, wenn die genannten Voraussetzungen erfüllt sind. § 6 Abs. 3 Satz 1 Nr. 3 BPflV stellt die Finanzierung ggf. auch oberhalb der neuen Budgetobergrenze sicher. Krankenhäuser sollten jedoch genau prüfen, inwieweit ein Investitionsvertrag mit den Krankenkassen noch sinnvoll ist. Unter den Finanzierungsbedingungen des neuen Pflegesatzrechts würde das Krankenhaus nach § 18 b KHG die Risiken der Investitionskalkulation allein tragen, müßte aber die Krankenkassen am Rationalisierungserfolg teilnehmen lassen. Kann das Krankenhaus dagegen die Investition allein finanzieren, steht ihm der Rationalisierungserfolg allein zu. Das „leistungsgerecht" zu vereinbarende Budget nach § 3 BPflV bleibt – auch im Rahmen des Krankenhausvergleichs nach § 5 – davon unberührt.

Lfd. Nr. 22: Vorauskalkuliertes Budget

Das vorauskalkulierte Budget enthält

– die auf den Budgetbereich entfallenden pflegesatzfähigen Kosten (Nr. 12),
– die Summe der periodenfremden Ausgleiche und Zuschläge (Verrechnungen; Nr. 20) und
– den Investitionszuschlag nach § 18 b KHG (Nr. 21).

Der Klammerausdruck wurde bisher nicht an den neuen Rechtszustand angepaßt. Zusätzlich sind in Nr. 22 deshalb auch einzubeziehen

– der pauschale Fehlbelegungsabzug nach § 17 a Abs. 3 KHG aus Nr. 12 a und
– die Instandhaltungspauschale nach § 7 Abs. 1 Nr. 4 BPflV aus Nr. 13.

Die entsprechenden Beträge sind zu addieren und als Summe in Nr. 22 auszuweisen. Das „vorauskalkulierte Budget" ist die Summe, über die verhandelt wird und die – je nach Verhandlungsergebnis – Grundlage der Budgetvereinbarung sowie der tagesgleichen Pflegesätze ist.

Lfd. Nr. 23: Investitionskosten nach § 8 (anteilig)

Die Investitionskosten von **nicht oder teilweise geförderten Krankenhäusern** sind pflegesatzfähig. Sie werden nach § 8 Abs. 5 BPflV anteilig den tagesgleichen Pflegesätzen und den Fallpauschalen zugerechnet. In Nr. 23 ist der den tagesgleichen Pflegesätzen, d. h. der dem Budget zugerechnete Anteil auszuweisen. Die Zuordnung der Investitionskosten zu dem Budgetbereich muß sachgerecht vorgenommen werden (vgl. Tuschen/Quaas, a.a.O., zu § 8 Abs. 5). Zur Berechenbarkeit der Pflegesätze gegenüber Sozialleistungsträgern vgl. § 8 Abs. 7 BPflV i. V. mit § 17 Abs. 5 KHG.

Für die Investitionskosten ist der **Teil „Z" der LKA** auszufüllen (Anlage 4 der VO). In Abschnitt „Z 5" ist die Aufgliederung der Investitionskosten auf die verschiedenen Entgeltbereiche auszuweisen. Für die Zuordnung der Investitionskosten zu den tagesgleichen Pflegesätzen sind in der LKA keine gesonderten Zeilen (lfd. Nr.) vorgegeben. Die Vertragsparteien der Pflegesatzvereinbarung können die Höhe des Pflegesatzes, der die Investitionskosten enthält, auf dem jeweiligen Kalkulationsblatt K 6 und K 7 zusätzlich festhalten und/oder den Pflegesatz in der Pflegesatzvereinbarung ausweisen. Aus dem Fehlen entsprechender Zeilen in K 6 und K 7 kann nicht geschlossen werden, daß eine Einrechnung in die Pflegesätze nicht möglich wäre. Der eindeutige Verordnungstext wird nicht dadurch aufgehoben, daß in dem zur Ausführung bestimmten Formblatt dazu keine Zeile vorgesehen ist. Die Pflegesätze sind nur Abschlagszahlungen auf das Budget; die Einbeziehung der Investitionskosten ist in K 5 durch die Nrn. 23 und 24 eindeutig geregelt.

Lfd. Nr. 24: Budget mit Investitionskosten nach § 8

In Nr. 24 wird ein Gesamt-Budget ermittelt. Dazu sind die Beträge in den Nrn. 22 und 23 zu addieren. Die Ermittlung eines **Gesamt-Budgets** ist erforderlich, weil der Erlösausgleich nach § 12 Abs. 4 und 5 sich auch auf den Investitionskostenanteil bezieht. Der frühere gesonderte Ausgleich in Höhe von 100 % (vgl. Z 5.1, Nr. 7, in Anlage 2 zur BPflV-1986) ist entfallen, weil seine Durchführung aufgrund der verschiedenen tagesgleichen Pflegesätze schwierig geworden wäre.

Lfd. Nr. 25: Nachrichtlich: Tagessatz für § 12 Abs. 5

Der in Zeile 25 zu berechnende bzw. auszuweisende Tagessatz diente der Budgetberichtigung nach § 12 Abs. 5 BPflV a. F. Mit der 5. ÄndV BPflV wurde § 12 Abs. 5 neu gefaßt. Das früher vorgeschriebene Verfahren der „Berichtigung" des Budgetausgleichs nach § 12 Abs. 4 wurde durch das direktere Verfahren der „teilweisen Aussetzung" des Budgetausgleichs ersetzt. Die Zeile 25 wird deshalb nur noch dann genutzt, wenn sich die Vertragsparteien der Pflegesatzvereinbarung dazu entschließen, doch das frühere Verfahren der „Berichtigung" anzuwenden (§ 12 Abs. 5 Satz 4 BPflV). Beschreibungen dieses Verfahrens sind in den Broschüren Tuschen/Quaas, Bundespflegesatzverordnung, 3. Auflage, a.a.O., sowie Tuschen/Philippi, Leistungs- und Kalkulationsaufstellung ..., 1. Auflage, Kapitel IV.3.5.2, a.a.O., zu finden.

3.6 Ermittlung des Basispflegesatzes nach § 13 Abs. 3 BPflV (K 6)

| Krankenhaus: | Seite: | 26 |
| Krankenhaus „Gute Besserung" | Datum: | 1.9.1998 |

K 6 Ermittlung des Basispflegesatzes nach § 13 Abs. 3

lfd. Nr.	Ermittlung des Budgets	Vereinbarung für laufenden Pflegesatzzeitraum	Pflegesatzzeitraum	
			Forderung	Vereinbarung[2]
	1	2	3	4
1	Summe Kostenarten (K1 – K3, Nr. 27 Sp. 2)	16.798.000	16.223.983	16.223.983
	Abzüge nach § 7 Abs. 2 für:			
2	./. vor- und nachstat. Behandlung : 30 %[26]	52.831	57.856	57.856
3	(aufgehoben)			
4	./. sonstige nichtärztliche Wahlleistungen			
5	pflegesatzfähige Kosten	16.745.169	16.166.127	16.166.127
6	./. Erlöse aus Fallpauschalen[27]	2.601.096	2.691.087	2.691.087
7	verbleibende pflegesatzfähige Kosten	14.144.073	13.475.040	13.475.040
8	./. gesondert berechenbare Unterkunft[28]	848.410	829.371	829.371
9	Budgetanteil ohne Ausgl. und Zuschläge	13.295.663	12.645.669	12.645.669
9a	Fehlbelegungsabzug n. § 17 Abs. 3 KHG*	136.675	126.067	126.067
9b	Instandhaltungspauschale n. § 7 Abs. 1 Nr. 4*	148.839	137.287	137.287
10	anteilige Ausgl. und Zuschläge (K5, Nr. 20)[29]	337.947	157.516	157.516
11	Zuschlag nach § 18 b KHG			
12	Budgetanteil Basispflegesatz	13.645.774	12.814.405	12.814.405
13	./. Erlöse aus teilstat. Basispflegesatz	650.000	746.893	746.893
14	Budgetanteil vollstationär	12.995.774	12.067.512	12.067.512
15	: vollstationäre Tage[30]	101.800	99.255	99.255
16	= vollstationärer Basispflegesatz	127,66	121,58	121,58
	Nachrichtlich:			
17	1. Pflegesatz o. Ausgl. und Zuschläge	124,34	120,10	120,10
18	2. Bezugsgröße Unterkunft (Nr. 7 : Tage)[41]	130,60	126,39	126,39
19	3. Zu-/Abschlag nach § 21 Abs. 2			
	4. Tage m. gesondert berechenb. Unterkunft			
20	– Einbettzimmer	6.150	6.230	6.230
21	– Einbettzimmer bei Zweibettzimmer als allgemeine Krankenhausleistung			
22	– Zweibettzimmer	9.995	10.050	10.050

*) nicht offizielle Zeile

Für das ganze Krankenhaus wird ein einheitlicher Basispflegesatz ermittelt (vgl. Abb. 1). Dem Basispflegesatz werden – im Gegensatz zum Abteilungspflegesatz – grundsätzlich die „nicht-medizinischen" Kosten zugeordnet. Näheres zur Kostenzuordnung siehe unter Kapitel I.1.4 „Zuordnung der Kosten" einschl. der entsprechenden Übersicht sowie in den Erläuterungen zur Spalteneinteilung von Abschnitt „K 1" in Kapitel V.3.1.1.

Spalteneinteilung

Die Einteilung der Spalten entspricht der grundsätzlichen Gliederung der LKA, wie sie bereits in den Blättern „K 1" bis „K 3" zum Ausdruck gekommen ist. In Spalte 2 ist jeweils der Wert einzutragen, der der letzten Budgetvereinbarung zugrunde liegt. Der Wert in Spalte 3 wird vom Krankenhaus anhand der voraussichtlichen Situation im Pflegesatzzeitraum vorausgeschätzt. In Spalte 3 tragen die Vertragsparteien oder das Krankenhaus die Werte ein, die der neuen Budgetvereinbarung zugrunde liegen.

Lfd. Nr. 1: Summe Kostenarten

In dieser Zeile wird jeweils die Summe der **Spalte 2** aus den Blättern K 1, K 2 und K 3 in die entsprechende Spalte von K 6 übernommen. Der Klammerhinweis gibt die zu übernehmenden Beträge an. Es ist jeweils einzutragen:
– der Betrag von K 1, Spalte 2, in die Spalte 2 von K 6,
– der Betrag von K 2, Spalte 2, in die Spalte 3 von K 6 und
– der Betrag von K 3, Spalte 2, in die Spalte 4 von K 6.

Lfd. Nr. 2: Vor- und nachstationäre Behandlung

Nach § 7 Abs. 2 Satz 2 Nr. 1 BPflV sind bei der Regelvorgabe des **Erlösabzugs 90 %** der voraussichtlichen Erlöse aus vor- und nachstationärer Behandlung vom Budget abzuziehen. Dies geschieht in K 5, Nr. 2. Der Erlösabzug in K 5, Nr. 2, muß auf den Basispflegesatz und die Abteilungspflegesätze aufgeteilt werden. Hierzu gibt Fußnote 26 vor, daß beim Basispflegesatz 30 % des Erlösabzugs abzuziehen sind. Dies sind – anders dargestellt – 30 % von 90 % der vorauskalkulierten Erlöse. Bei dem Basispflegesatz sind somit **27 % der Erlöse** aus vor- und nachstationärer Behandlung abzuziehen.

Beispiel:

– vorauskalkulierte Erlöse	214 280 DM
– Erlösabzug in K 5, Nr. 2 (90 %)	192 853 DM
– Anteil Basispflegesatz (30 % von K 5, Nr. 2)	<u>57 856 DM</u>
– Alternativ-Rechnung: 27 % der Erlöse = 57 856 DM	

Ermittlung des Basispflegesatzes nach § 13 Abs. 3 BPflV (K 6)

Anstelle dieses 90 %-igen Erlösabzugs können die Vertragsparteien der Pflegesatzvereinbarung auch einen niedrigeren Vomhundertsatz oder eine im Ergebnis niedrigere **Kostenausgliederung** vereinbaren (§ 7 Abs. 2 Satz 2 Nr. 1 BPflV).

Lfd. Nr. 3: (aufgehoben)

Mit Artikel 8 des 2. GKV-Neuordnungsgesetzes ist § 10 KHG zur Großgeräteplanung zum 1. Juli 1997 aufgehoben worden. Als Folgeänderung wurde mit der 5. ÄndV BPflV die Zeile 3 aufgehoben, in der nach § 7 Abs. 2 BPflV a. F. nicht pflegesatzfähigen Kosten nicht abgestimmter Großgeräte auszugliedern waren.

Lfd. Nr. 4: Sonstige nichtärztliche Wahlleistungen

Die auf diese Wahlleistungen entfallenden Kosten sind aufzugliedern. Da die Kosten für nichtärztliche Wahlleistungen, z. B. die Bereitstellung von Fernseher, Telefon, bessere Verpflegung o. ä., in aller Regel im Bereich des Basispflegesatzes anfallen, sind hier alle Kosten der nichtärztlichen Wahlleistungen abzusetzen.

Lfd. Nr. 5: Pflegesatzfähige Kosten

In dieser Zeile ist eine Zwischensumme auszuweisen. Nach Abzug der Abzüge nach § 7 Abs. 2 enthält sie die pflegesatzfähigen Kosten für die Bereiche Fallpauschalen, Sonderentgelte und Budget. Die Zwischensumme ergibt sich, wenn von der Summe in Nr. 1 die Beträge in den Nrn. 2 bis 4 subtrahiert werden.

Bei einer Verprobung mit K 5, Nr. 9, und K 7, Nr. 18, ist zu beachten, daß die gesondert berechnete Unterkunft, die zu den Abzügen gehört, aus technischen Gründen erst in Nr. 8 von K 6 abgezogen wird. Sie muß zusätzlich bei der Verprobung berücksichtigt werden.

Beispiel:

– K 6, Nr. 5	16 166 127	DM
– abzüglich K 6, Nr. 8	– 829 371	DM
– = bereinigtes K 6, Nr. 5	15 336 756	DM
– zuzüglich K 7, Nr. 18	+ 48 469 282	DM
– abzüglich Intensivkosten Chirurgie	– 146 810	DM*
– = K 5, Nr. 9	63 659 228	DM

* für Belegungstage auf der Intensivstation bei chirurgischen Fallpauschalen-Patienten

Lfd. Nr. 6: Erlöse aus Fallpauschalen

Nr. 6 ist nur im Falle des **Erlösabzugs** auszufüllen. Die Fußnote 27 stellt – verkürzt – die Rechenformel für die Ermittlung des Erlösanteils der Fallpauschalen dar, der auf den Basispflegesatz entfällt. Die genaue Ermittlung mit der Unterteilung in die Punktzahlen und -werte für Personal- und Sachkosten ist in den Erläuterungen zu Abschnitt „V 3" ausführlich dargestellt. Siehe Kapitel V.1.3.2.

Krankenhäuser, die im Rahmen einer „**Zusammenarbeit**" nach § 14 Abs. 5 Satz 2 i. V. mit Abs. 11 BPflV einen Fallpauschalen-Patienten behandeln, müssen die Fallpauschale untereinander aufteilen. Jedes Krankenhaus weist seinen Anteil der Fallpauschale entsprechend in V 3 und K 8 aus und gliedert ihn in K 5 bis K 7 aus.

Fußnote 27 weist auf das abweichende Verfahren im Falle der **Kostenausgliederung** für Fallpauschalen hin. Dabei werden die auf den Basispflegesatz entfallenden Kosten nicht gesondert kalkuliert. Der Basispflegesatz wird für das ganze Krankenhaus einschließlich des Fallpauschalen-Bereichs einheitlich kalkuliert. Dabei werden die gesamten Basiskosten durch die gesamten Tage (BT und Belegungstage) dividiert. Die Ausgliederung ergibt sich automatisch, weil der so ermittelte Basispflegesatz für Fallpauschalen-Patienten nicht abgerechnet werden darf. Das Krankenhaus verliert also für jeden Belegungstag seinen krankenhausindividuellen Basispflegesatz. Es erhält dafür den in der Fallpauschale einkalkulierten Basispflegesatz.

Lfd. Nr. 7: Verbleibende pflegesatzfähige Kosten

In dieser Zeile ist eine Zwischensumme auszuweisen. Nach der Erlösausgliederung für Fallpauschalen enthält sie die verbleibenden pflegesatzfähigen Kosten für den Budgetbereich. Die Zeilenbezeichnung ist im Falle der Kostenausgliederung nicht zutreffend, vgl. zu Nr. 6. Die Zwischensumme ergibt sich, wenn von der Zwischensumme in Nr. 5 der Betrag unter Nr. 6 abgezogen wird.

Lfd. Nr. 8: Gesondert berechenbare Unterkunft

Die pauschalierte Kostenausgliederung ist nur für die auf Ein- und Zweibettzimmerzuschläge entfallenden „Berechnungstage" durchzuführen, also nur für den Budgetbereich, nicht für die Fallpauschalen. Vgl. hierzu die ausführlichen Erläuterungen zu K 5, Nr. 7. Bei der Berechnung des Ausgliederungsbetrages ist zu beachten, daß der **Entlassungstag, der nicht zugleich Aufnahmetag ist**, nur noch bei teilstationärer Behandlung ein Berechnungstag ist (§ 14 Abs. 2 Satz 1 BPflV) und deshalb ggf. nur bei teilstationärer Behandlung für diesen Tag eine Kostenausgliederung vorzunehmen ist (§ 7 Abs. 2 Satz 2 Nr. 7 BPflV).

Ermittlung des Basispflegesatzes nach § 13 Abs. 3 BPflV (K 6)

Der Ausgliederungsbetrag ist in einer Nebenrechnung als absoluter Betrag zu ermitteln und unter Nr. 8 einzutragen. Nach Fußnote 28 in Anhang 2 der LKA wird der Ausgliederungsbetrag nach folgender Formel berechnet:

„(Betrag nach K 6, Nr. 18) x (BT für Unterkunft) x (entsprechender Vomhundertsatz nach § 7 Abs. 2 Satz 2 Nr. 7 BPflV)"

Beispiel:

1. Betrag nach K 6, Nr. 18 (Bezugsgröße Unterkunft)	126,39 DM	
2. Einbettzimmer:		
– Tage mit gesond. berechenb. Unterkunft (K 6, Nr. 20)	6 230 BT	
– Rechnung: 126,39 x 6 230 x 0,65		511 816,31 DM
3. Einbettzimmer bei Zweibettzimmer:		
– Tage mit gesond. berechenb. Unterkunft (K 6, Nr. 21)	0 BT	
– Rechnung: 126,39 x 0 x 0,35		0,00 DM
4. Zweibettzimmer:		
– Tage mit gesond. berechenb. Unterkunft (K 6, Nr. 22)	10 050 BT	
– Rechnung: 126,39 x 10 050 x 0,25		317 554,88 DM
5. Abzug für gesond. berechenb. Unterkunft in K 6, Nr. 8	829 371,19 DM	

Der in Nr. 8 ausgegliederte pauschalierte Kostenabzug muß aus den Erlösen der Wahlleistung „Ein- oder Zweitbettzimmer" finanziert werden. Nur die über diesen Betrag hinausgehenden Wahlleistungserlöse verbleiben dem Krankenhaus. Sie sind zusätzliche Erlöse, die für andere Zwecke verwendet werden können.

Beispiel:

– Gesamterlöse aus Ein- und Zweibettzimmern	1 551 600 DM
– Abzug für gesond. berechenb. Unterkunft (K 6, Nr. 8)	829 371 DM
– Verbleibender Erlös	722 229 DM

Erläuterungen zur LKA

Lfd. Nr. 9: Budgetanteil ohne Ausgleiche und Zuschläge

In dieser Zeile ist eine Zwischensumme auszuweisen. Nach dem Erlösabzug für Fallpauschalen und der Ausgliederung der Abzüge nach § 7 Abs. 2 BPflV enthält sie die verbleibenden pflegesatzfähigen Kosten für den Budgetbereich. Die Zeilenbezeichnung ist im Falle der Kostenausgliederung nicht zutreffend, vgl. zu Nr. 6. Die Zwischensumme ergibt sich, wenn von der Zwischensumme in Nr. 7 der Betrag unter Nr. 8 abgezogen wird.

Lfd. Nr. 9 a: Fehlbelegungsabzug nach § 17 a Abs. 3 KHG

In den Jahren 1997 bis 1999 werden die Krankenhausbudgets pauschal um 1 % gekürzt, soweit die Vertragsparteien der Pflegesatzvereinbarung nicht krankenhausindividuell einen höheren Abzug vereinbaren. Auch in K 6 wurde keine gesonderte Regelung für den Ausweis dieses Abzugs vorgeschrieben. Es wird deshalb vorgeschlagen, den Abzug in einer neuen, nicht offiziellen Zeile 9 a auszuweisen. Nähere Erläuterungen zu dem Abzug und zur Positionierung der neuen Zeile werden zu K 5 lfd. Nr. 12 a gegeben.

Wie bereits vorne dargestellt wird für die Beispielrechnung von einer anteiligen Berücksichtigung des Fehlbelegungsabzugs auch bei dem Basispflegesatz ausgegangen.

Beispiel:

Pflegesätze	pflegesatzf. Kosten DM	Verr.-Satz %	Verrechng. DM
Budget (K 5, Nr. 12)	47 525 761		
zuzüglich auf Abteilung verrechnete	146 810		
Intensivanteile (FN 42 Satz 5)			
Modifiziertes Ausgangsbudget	**47 672 571**	**100,00**	**475 258**
Basispflegesatz	12 645 669	26,53	126 067
Abteilungspflegesätze			
– Innere Medizin	12 927 900	27,12	128 881
– Allg. Chirurgie	9 648 245	20,24	96 186
– Frauenheilkunde und Geburtshilfe	5 136 926	19,78	51 211
– Hals-, Nasen-, Ohrenheilkunde	2 665 696	5,59	26 575
– Augenheilkunde	327 734	0,69	3 267
– Intensivmedizin	4 320 401	9,06	43 071

Ermittlung des Basispflegesatzes nach § 13 Abs. 3 BPflV (K 6)

Lfd. Nr. 9 b: Instandhaltungspauschale nach § 7 Abs. 1 Nr. 4

Für die neue Instandhaltungspauschale wurde mit dem 2. GKV-Neuordnungs-gesetz in Abschnitt „K 5" eine neue Zeile 13 eingefügt. Diese wurde mit der 5. ÄndV aus den „Ausgleichen und Zuschlägen" herausgenommen. Aufgrund eines redaktionellen Versehens wurde dabei keine entsprechende neue Zeile in K 6 vorgeschrieben. Es wird deshalb vorgeschlagen, die Pauschale an dieser Stelle auszuweisen. Nähere Erläuterungen zur Instandhaltungspauschale und zur Positionierung dieser neuen Zeile werden zu K 5 lfd. Nr. 13 gegeben.

Mit der Pauschale werden in der Praxis regelmäßig Instandhaltungskosten für Gebäude und Außenanlagen finanziert. Daher ist es vertretbar, die Instandhal-tungspauschale – wie die Instandhaltungskosten nach K 2 Nr. 21 – nur dem Basispflegesatz zuzuordnen. Allerdings ist auch eine anteilige Zuordnung zu Basispflegesatz und Abteilungspflegesätzen rechtlich zulässig. Von dieser zwei-ten Alternative wurde im Beispiel Gebrauch gemacht.

Beispiel:

Pflegesätze	pflegesatzf. Kosten DM	Verr.-Satz %	Verrechng. DM
Budget (K 5, Nr. 12)	47 525 761		
zuzüglich auf Abteilung verrechnete	146 810		
Intensivanteile (FN 42 Satz 5)			
Modifiziertes Ausgangsbudget	**47 672 571**	**100,00**	**517 556**
Basispflegesatz	12 645 669	26,53	137 287
Abteilungspflegesätze			
– Innere Medizin	12 927 900	27,12	140 352
– Allg. Chirurgie	9 648 245	20,24	104 746
– Frauenheilkunde und Geburtshilfe	5 136 926	19,78	55 769
– Hals-, Nasen-, Ohrenheilkunde	2 665 696	5,59	28 940
– Augenheilkunde	327 734	0,69	3 558
– Intensivmedizin	4 320 401	9,06	46 904

Lfd. Nr. 10: Anteilige Ausgleiche und Zuschläge

Sowohl die technische Durchführung der Budgetierung als auch weitere spezi-elle Regelungen der BPflV erfordern Ausgleichsmechanismen und Berichtigun-gen, die zu Ausgleichszahlungen zwischen Krankenhaus und Krankenkassen führen. Die Zahlungen werden jedoch nicht gesondert durchgeführt, sondern mit dem folgenden Budget verrechnet. In K 5, Nr. 13 bis 19, werden die einzel-

nen Tatbestände ausgewiesen und den Budgetkosten (Netto-Budget) hinzugerechnet oder abgezogen; siehe die ausführlichen Erläuterungen zu K 5.

Nach Fußnote 29 werden die in der Regel periodenfremden Ausgleiche und
Zuschläge „entsprechend den anteiligen pflegesatzfähigen Kosten" auf die einzelnen Pflegesätze verrechnet. Eine solche **pauschalierte Verrechnung** wurde
verbindlich vorgegeben, um zu große Korrekturen einzelner Pflegesätze zu vermeiden. Periodenfremde Verrechnungen verzerren die Aussagefähigkeit der
Pflegesätze. Sie müssen deshalb in ihrer Auswirkung möglichst gering gehalten
werden, auch im Interesse einer möglichst großen Vergleichbarkeit von Leistungen und Entgelten; vgl. hierzu auch § 39 Abs. 3 SGB V und das dort vorgeschriebene „Verzeichnis stationärer Leistungen und Entgelte". Die Auswirkungen der
Verrechnungen werden minimiert, wenn positive und negative Verrechnungen
sich gegenseitig möglichst aufheben und die Verrechnungen auf eine möglichst
große Bezugsbasis verteilt werden. Aus diesem Grunde wurden die Ausgleiche
und Zuschläge in K 5 Nr. 13 bis 19 auf das Budget bezogen.

Bezugsgröße für die Verrechnung auf die Pflegesätze ist der auf den jeweiligen
Pflegesatzbereich entfallende **Budgetanteil**, d. h. jeweils die letzte Summe der
pflegesatzfähigen Kosten vor der Zurechnung der anteiligen Ausgleiche und
Zuschläge. Dies sind die Beträge in K 5 Nr. 12, K 6 Nr. 9 und K 7 Nr. 21. Bei der
Ermittlung der Bezugsgröße für die Verrechnung der Ausgleiche und Zuschläge
auf die jeweiligen Budgetanteile bleibt der Intensivpflegesatz unberücksichtigt
(vgl. weiter unten). Das folgende Beispiel stellt die **Verrechnung** dar.

Beispiel:

Pflegesätze	pflegesatzf. Kosten DM	Verr.-Satz %	Verrechng. DM
Budget (K 5, Nr. 12)	47 525 761		
Abzüglich Intensivmedizin	4 320 401	0,00	0
Budget (K 5, Nr. 12 ohne Intensiv)	**43 205 360**		
zuzüglich auf Abteilung verrechnete	146 810		
Intensivanteile (FN 42 Satz 5)			
Modifiziertes Ausgangsbudget	**43 352 170**	**100,00**	**540 000**
Basispflegesatz (K 6, Nr. 9)	12 645 669	29,17	157 516
Abteilungspflegesätze (K 7, Nr. 21)			
– Innere Medizin	12 927 900	29,82	161 032
– Allg. Chirurgie	9 648 245	22,26	120 180
– Frauenheilkunde und Geburtshilfe	5 136 926	11,85	63 986
– Hals-, Nasen-, Ohrenheilkunde	2 665 696	6,15	33 204
– Augenheilkunde	327 734	0,76	4 082

Dem Basispflegesatz ist in Nr. 10 also der Verrechnungsbetrag in Höhe von 157 516 DM zuzurechnen.

Bei der Ermittlung des Basispflegesatzes wird im Falle der **Kostenausgliederung** ein abweichendes Verfahren angewendet; vgl. die Erläuterungen zu lfd. Nr. 6 und Fußnote 27. Die Ausgliederung des Basiskostenanteils für Fallpauschalen-Patienten erfolgt durch die Nichtabrechnung des für alle Patienten ermittelten Basispflegesatzes. Dies bedeutet für die anteilig zugerechneten Ausgleiche und Zuschläge, daß sie auch auf Belegungstage für Fallpauschalen-Patienten verrechnet werden, die nicht in Rechnung gestellt werden können. Aufgrund der Nichtabrechnung dieser Basispflegesätze würden die darin anteilig enthaltenen Ausgleiche und Zuschläge nicht in voller Höhe realisiert werden können. In **Fußnote 29** wird deshalb eine **Gewichtung** der anteiligen Verrechnungsbeträge vorgeschrieben, die diesen Effekt ausgleicht und damit sicherstellt, daß die Ausgleiche realisiert werden. Die Fußnote lautet:

„Vollständige Zuordnung der anteiligen Ausgleiche und Zuschläge von K 5, Nr. 20 entsprechend der Budgetanteile des Basispflegesatzes und der Abteilungspflegesätze. Dabei bleibt der Intensivpflegesatz unberücksichtigt; vgl. Fußnote 42. Im Falle der Kostenausgliederung ist bei der Ermittlung des Basispflegesatzes der auf ihn entfallende Betrag wie folgt zu gewichten: DM x (BT + Belegungstage) : BT"

Lfd. Nr. 11: Zuschlag nach § 18 b KHG

Ist ein Investitionsvertrag nach § 18 b KHG zur Finanzierung von Rationalisierungsinvestitionen geschlossen worden, werden die daraus entstehenden Investitions- und Finanzierungskosten ausschließlich dem Basispflegesatz zugeordnet. In Nr. 11 ist also der gleiche Betrag einzutragen, wie er in K 5, Nr. 21 für das Budget ausgewiesen wird. Nähere Erläuterungen zum Investitionszuschlag siehe unter K 5, Nr. 21.

Lfd. Nr. 12: Budgetanteil Basispflegesatz

In dieser Zeile ist eine Zwischensumme zu errechnen. Sie weist den auf den Basispflegesatz entfallenden Budgetanteil aus. Die Zeilenbezeichnung ist im Falle der Kostenausgliederung nicht zutreffend, vgl. zu Nr. 6. Die Zwischensumme ergibt sich, wenn zu der Zwischensumme in Nr. 9 die Beträge in den Nrn. 10 und 11 hinzugezählt oder von ihr abgezogen werden.

Lfd. Nr. 13: Erlöse aus teilstationärem Basispflegesatz

Das Krankenhaus ist nach § 39 Abs. 1 Satz 2 SGB V zur Prüfung verpflichtet, ob eine vollstationäre Behandlung vermieden und das Behandlungsziel durch eine teilstationäre Behandlung erreicht werden kann. Es ist somit zu erwarten, daß künftig zunehmend teilstationär behandelt wird. Nach § 13 Abs. 4 BPflV müssen teilstationäre Pflegesätze vereinbart werden, wenn die über den Basispflegesatz oder die Abteilungspflegesätze vergüteten Leistungen teilstationär erbracht werden.

Die teilstationären Pflegesätze sollen **vereinfacht** aus den vollstationären Pflegesätzen abgeleitet werden. Für die Kalkulation des teilstationären Basispflegesatzes ist deshalb der Abschnitt „K 6" nicht nochmals gesondert auszufüllen (§ 13 Abs. 4 Satz 2 BPflV). Vielmehr stellt das Krankenhaus auf einem gesonderten Blatt die Kostenbeträge zusammen, die bei einer teilstationären Behandlung üblicherweise aus dem vollstationären Pflegesatz gestrichen werden können. Es geht also um die Begründung, weshalb und in welcher Höhe der **durchschnittliche** (nicht patientenbezogene) teilstationäre Basispflegesatz niedriger sein sollte als der durchschnittliche vollstationäre Basispflegesatz. Abgezogen werden könnten die nicht oder in einem geringeren Umfang anfallenden durchschnittlichen Kosten für z. B. Verpflegung, Reinigung oder Energie.

Die Vertragsparteien vereinbaren auf dieser Grundlage einen entsprechenden teilstationären Basispflegesatz. In Nr. 13 sind die voraussichtlichen Gesamterlöse aus diesem teilstationären Pflegesatz abzuziehen. Die Gesamterlöse werden errechnet, indem der teilstationäre Pflegesatz mit der voraussichtlichen Zahl der teilstationären Berechnungstage (BT) multipliziert wird. Dabei ist zu beachten, daß der teilstationäre Pflegesatz auch für den Entlassungstag berechnet wird; vgl. § 14 Abs. 2 Satz 1 BPflV.

Beispiel:

1. Ermittlung des teilstationären Basispflegesatzes (**mit** Ausgl. und Zuschläge):
   - Höhe des geschätzten vollstationären Basispflegesatzes   121,58 DM
   - abzüglich geschätzter Minderkosten der teilstat. Behandlung   <u>21,58 DM</u>
   - teilstationärer Basispflegesatz   <u>100,00 DM</u>

2. Ermittlung der Erlöse aus teilstationärem Basispflegesatz (**mit** Ausgl. und Zuschläge):
   - Formel: (teilstat. Pflegesatz) x (teilstat. BT aus L 1, Nr. 6, Sp. 3)
   - Berechnung für K 6, Nr. 13: 101,48 DM x 7 360 BT   <u>746 893 DM</u>

Lfd. Nr. 14: Budgetanteil vollstationär

Nach Abzug der Erlöse aus teilstationärem Pflegesatz verbleibt in Nr. 14 der Budgetanteil, der auf den vollstationären Basispflegesatz entfällt.

Ermittlung des Basispflegesatzes nach § 13 Abs. 3 BPflV (K 6)

Lfd. Nr. 15 und 16: Divisionskalkulation

Der durchschnittliche und tagesgleiche, vollstationäre Basispflegesatz wird – wie bisher – durch eine Divisionskalkulation ermittelt, bei der der Gesamtbetrag (Budgetanteil von Nr. 14) durch die Zahl der Tage dividiert wird. Ergebnis der Division ist der DM-Betrag, der je BT zu zahlen ist.

Fußnote 30 gibt für die **Ermittlung der „vollstationären Tage"** Vorgaben vor. Dabei ist für den Fall des Erlösabzugs für Fallpauschalen ein anderes Verfahren anzuwenden, als bei einem Kostenabzug.

Bei Anwendung des **Erlösabzugs** sind die Erlöse aus Fallpauschalen bereits in der Zeile Nr. 6 abgezogen worden. In diesem Fall müssen auch die entsprechenden Belegungstage für Fallpauschalen-Patienten ausgegliedert werden. Dabei sind nach Fußnote 30 Buchstabe a in der Fassung der 2. ÄndV die „voraussichtlichen Belegungstage des einzelnen Krankenhauses (voraussichtliche Ist-Tage)" zugrunde zu legen. Es ist somit die voraussichtliche, durchschnittliche Verweildauer der Fallpauschalen-Patienten im Pflegesatzzeitraum zu schätzen. Die ermittelten voraussichtlichen Belegungstage für FP-Patienten sind von den Gesamt-Tagen des Krankenhauses abzuziehen. Die danach verbleibenden voraussichtlichen Berechnungstage des Budgetbereiches werden als Divisor für die Divisionskalkulation genutzt.

Wurde ein teilstationärer Basispflegesatz vereinbart (Nr. 13), sind die darauf entfallenden teilstationären BT vorher abzuziehen.

Beispiel:

1. Ermittlung der Belegungstage für alle FP-Patienten:
   - Ermittlung der Beleg.Tage für eine Fallpauschale nach der **Formel** in Fußnote 30: (voraussichtliche Ist-Tage x Anzahl der Fälle)
   - Ermittlung der Belegungstage über alle Fallpauschalen: durch Addition der Belegungstage der einzelnen FP

2. Ermittlung des Divisors „vollstationäre Tage":
   - BT des Krankenhauses (L 1 Nr. 4)   106 615 Tage
   - abzüglich BT für teilstationäre Patienten (L 1, Nr. 6)   – 7 360 BT teilst.
   - Divisor „vollstationäre Tage"   99 255 Tage vollst.

3. Ermittlung des Basispflegesatzes (Divisionskalkulation):
   - Budgetanteil vollstationär (Nr. 14)   12 067 512 DM
   - dividiert durch „vollstationäre Tage" (Nr. 15; vgl. 2)   99 255 Tage
   - Basispflegesatz   121,58 DM

Erläuterungen zur LKA

Im Falle der **Kostenausgliederung** ist anders vorzugehen. Für die Kostenausgliederung wurde im Bereich des Basispflegesatzes ein besonderes Verfahren vorgegeben; vgl. auch die Erläuterungen zu Nr. 6. Die Basiskosten der Fallpauschalen werden nicht gesondert kalkuliert, sondern mit dem einheitlichen Basispflegesatz des Krankenhauses ausgegliedert. Dazu wird der Basispflegesatz für das ganze Krankenhaus, d. h. für Budget- und Fallpauschalen-Patienten gemeinsam, ermittelt. Die Gesamtkosten des Budget- und des Fallpauschalen-Bereichs werden durch die Gesamt-Tage (BT und Belegungstage) dividiert. Der so ermittelte Basispflegesatz darf jedoch gegenüber Fallpauschalen-Patienten nicht abgerechnet werden. Das Krankenhaus verliert somit Erlöse in Höhe seines krankenhausindividuellen Basispflegesatzes und erhält dafür den Basiskostenanteil in den Fallpauschalen.

Beispiel: Kostenausgliederung

1. Ermittlung der vollstationären Gesamtkosten:
   - Budgetanteil vollstationär (Nr. 14)   12 067 512   DM

   - nur hier im Beispiel: Korrektur des Erlösabzugs
     in Nr. 6   + 2 691 087   DM

   - vollstationärer Budgetanteil (ohne Erlösabzug)   14 758 599   DM

2. Ermittlung des Divisors „vollstationäre Tage":
   - BT im Budgetbereich (L 1, Nr. 4)   106 615   BT

   - abzüglich BT für teilstationäre Patienten (L 1, Nr. 6)   – 7 360   BT teilst.

   - zuzüglich Belegungstage FP-Bereich (L 1, Nr. 8)   + 19 368   Beleg.tage

   - Divisor „vollstationäre Tage"   118 623   Tage vollst.

3. Ermittlung des Basispflegesatzes (Divisionskalkulation):
   - Budgetanteil vollstationär (Nr. 14; ohne Erlösabzug)   14 758 599   DM

   - dividiert durch „vollstationäre Tage" (Nr. 15; vgl. 2)   118 623   Tage

   - Basispflegesatz   124,42   DM

Die beiden Beispielrechnungen zeigen, daß die unterschiedlichen Verfahren bei dem Erlösabzug und der Kostenausgliederung zu einem unterschiedlich hohen Basispflegesatz führen. Dies liegt u. a. daran, daß sich der krankenhausindividuelle Basispflegesatz in Höhe von 121,58 DM von dem in die Fallpauschalenkalkulation eingegangenen durchschnittlichen Basispflegesatz unterscheidet. Je deutlicher sich der krankenhausindividuelle Basispflegesatz von dem Durchschnittswert in den Fallpauschalen entfernt, desto größer sind in der Regel die Unterschiede zwischen Erlösabzug und Kostenausgliederung.

Ermittlung des Basispflegesatzes nach § 13 Abs. 3 BPflV (K 6)

Lfd. Nr. 17: Pflegesatz ohne Ausgleiche und Zuschläge

Im Rahmen von Krankenhausvergleichen dürfen nur Pflegesätze miteinander verglichen werden, die um die Einflüsse periodenfremder Ausgleiche und Zuschläge bereinigt sind. Aus diesem Grunde werden auch in Abschnitt „V 1" die tagesgleichen Pflegesätze bereinigt ausgewiesen. Der in Abschnitt „V 1" auszuweisende Basispflegesatz wird in Abschnitt „K 6" ermittelt und in Nr. 17 ausgewiesen. Auf die Problematik von Pflegesatz-Vergleichen, die insbesondere durch die Divisionskalkulation entsteht, verweisen auch Tuschen/Quaas, a.a.O., zu § 5 Abs. 2 Satz 1 BPflV.

Zur Ermittlung des bereinigten Pflegesatzes muß der Betrag der Ausgleiche und Zuschläge je Tag ermittelt werden. Der Gesamtbetrag der Ausgleiche und Zuschläge (Nr. 10 und Nr. 11) ist in die Nr. 12 eingegangen und anschließend bei der Divisionskalkulation auf den einzelnen Tag zugerechnet worden. Dies gilt grundsätzlich auch für die vereinfacht ermittelten teilstationären Pflegesätze, die als Differenzrechnung zum geschätzten vollstationären Pflegesatz vereinbart werden (vgl. zu Nr. 13). Eine zutreffende Bereinigung des voll- und teilstationären Pflegesatzes kann somit durch Abzug eines einheitlichen Betrages je Tag vorgenommen werden.

Beispiel:

1. Ermittlung des Gesamtbetrags der Ausgleiche und Zuschläge
   - anteilige Ausgleiche und Zuschläge (Nr. 10)   157 516   DM
   - Zuschlag nach § 18 b KHG (Nr. 11)   + 0   DM
   - Gesamtbetrag   157 516   DM

2. Ermittlung des Bereinigungsbetrages je BT:
   - Gesamtbetrag (von 1.)   157 516   DM
   - dividiert durch BT im Budgetbereich (L 1, Nr. 4)   106 615   BT
   - Bereinigungsbetrag je BT   1,48   DM

3. Bereinigung des vollstationären Basispflegesatzes:
   - vollstationärer Basispflegesatz nach K 6, Nr. 16   121,58   DM
   - abzüglich Bereinigungsbetrag von 2.   – 1,48   DM
   - vollstat. Basispflegesatz **ohne** Ausgl. u. Zuschläge   **120,10   DM**

4. Bereinigung des teilstationären Basispflegesatzes:
   - teilstationärer Basispflegesatz (vgl. zu Nr. 13)   101,48   DM
   - abzüglich Bereinigungsbetrag von 2.   – 1,48   DM
   - teilstat. Basispflegesatz **ohne** Ausgl. u. Zuschläge   **100,00   DM**

Erläuterungen zur LKA

Lfd. Nr. 18: Bezugsgröße Unterkunft

Die pauschalierte Kostenausgliederung für die gesonderte berechenbare Unterkunft in Ein- und Zweibettzimmern wird auf der Grundlage der sog. **Bezugsgröße** (des bereinigten Basispflegesatzes) ermittelt, die keine periodenfremden Verrechnungen und keinen Investitionszuschlag nach § 18 b KHG enthält. Dadurch werden die nach altem Recht aufgetretenen Schwankungen in den Ausgliederungsbeträgen und damit z. T. auch in den Entgelten für Ein- und Zweibettzimmer vermieden, soweit diese Schwankungen auf Verrechnungsbeträge zurückzuführen waren. Näheres siehe in den ausführlichen Erläuterungen zu K 5, Nr. 7 sowie zu K 6, Nr. 8.

Zur Ermittlung der „Bezugsgröße Unterkunft" werden die „verbleibenden pflegesatzfähigen Kosten" in Nr. 7 durch die Anzahl der „Tage" dividiert, d. h. aus der Kosten-Zwischensumme in Nr. 7 wird ein bereinigter Basispflegesatz errechnet. Dabei ist im Fall der „Erlösausgliederung" ein anderes Rechenverfahren anzuwenden als im Fall der „Kostenausgliederung". Es ist jeweils mit einer anderen Anzahl von „Tagen" zu dividieren. **Fußnote 41** gibt vor:

„Zur Ermittlung der ‚Bezugsgröße Unterkunft' in K 6, Nr. 18 wird folgender Divisor ‚Tage' verwendet:

a) bei Erlösabzug für Fallpauschalen die ‚BT nach L 1, Nr. 4',
b) bei Kostenausgliederung für Fallpauschalen die Summe aus ‚BT nach L 1, Nr. 4' und den ‚Belegungstagen FP-Bereich nach L 1, Nr. 8'."

Erläuterungen zu dieser unterschiedlichen Vorgehensweise sind unter lfd. Nr. 6 sowie dem „Hinweis" in Fußnote 27 zu finden. Bei einem **Erlösabzug** sind unter der lfd. Nr. 7 nur noch Kosten/Beträge des Budgetbereichs enthalten, so daß in diesem Fall nur durch die BT des Budgetbereichs zu dividieren ist.

Beispiel Erlösabzug:

- K 6, Nr. 7: verbleibende pflegesatzfähige Kosten   13 475 040 DM
- dividiert durch „Tage" (L 1, Nr. 4)   106 615 Tage
- Bezugsgröße Unterkunft (Nr. 18)   126,39 DM

Bei einer **Kostenausgliederung** beinhalten die „verbleibenden pflegesatzfähigen Kosten" in Nr. 7 auch die Kosten der Fallpauschalen- und Sonderentgelt-Leistungen. Ein Erlösabzug in lfd. Nr. 6 wird nicht durchgeführt. Der Betrag in lfd. Nr. 7 entspricht deshalb bei der Kostenausgliederung dem Betrag in lfd. Nr. 5. Bei der Ermittlung der „Bezugsgröße Unterkunft" muß in diesem Fall durch alle „Tage", d. h. durch die Summe der Berechnungstage und der Belegungstage, dividiert werden.

Ermittlung des Basispflegesatzes nach § 13 Abs. 3 BPflV (K 6)

Beispiel: Kostenausgliederung:

– K 6, Nr. 5: pflegesatzfähige Kosten	16 166 127	DM
– dividiert durch „Tage" (L 1, Nr. 4 + Nr. 8)	125 983	Tage
– Bezugsgröße Unterkunft (Nr. 18)	128,32	DM

Lfd. Nr. 19: Zu-/Abschlag nach § 21 Abs. 2

Nach § 21 Abs. 1 BPflV werden die neu vereinbarten tagesgleichen Pflegesätze grundsätzlich vom Beginn des neuen Pflegesatzzeitraums an erhoben. Wird das neue Budget jedoch erst nach diesem Zeitpunkt, d. h. nach dem Jahresbeginn, genehmigt, sind die Pflegesätze erst ab dem ersten Tag des Monats zu erheben, der auf die Genehmigung folgt, soweit in der Pflegesatzvereinbarung oder der Schiedsstellenentscheidung kein anderer zukünftiger Zeitpunkt bestimmt ist. Bis dahin sind die bisher geltenden Pflegesätze weiter zu erheben. Mehr- oder Mindererlöse infolge der verspäteten Anwendung der neuen Pflegesätze werden nach § 21 Abs. 2 BPflV durch Zu- oder Abschläge auf die im restlichen Pflegesatzzeitraum zu erhebenden neuen Pflegesätze ausgeglichen.

Im Gegensatz zu K 5.1, Nr. 8 des KLN der BPflV-1986 wird der Zu- oder Abschlag, der von den Vertragsparteien vereinbart wird, nicht mehr in den Pflegesatz eingerechnet, sondern nur noch nachrichtlich ausgewiesen. Es ist jeweils ein Zu- oder Abschlag für den Basispflegesatz und für die einzelnen Abteilungspflegesätze zu ermitteln (vgl. K 6, Nr. 19 und K 7, nachrichtlich). Der Zu- oder Abschlag wird einheitlich für die voll- und teilstationären Pflegesätze ermittelt. Die Zu- oder Abschläge sollten möglichst einfach mit Hilfe eines prozentualen Zuschlags ermittelt werden.

Beispiel: Ermittlung des Mehr-/Mindererlöses nach § 21 Abs. 2

Formel: (Pflegesatz-Differenz 1998 zu 1997) x (BT in 1998 mit Pflegesätzen 1997)
= Mindererlös

– Basispflegesatz	3,50	DM	x	30 000	BT	=	105 000	DM
– Abteilungspfls. Innere Medizin	4,23	DM	x	10 625	BT	=	44 944	DM
– Abteilungspfls. Allgem. Chirurgie	3,95	DM	x	7 167	BT	=	28 310	DM
– Abteilungspfls. Frauenh./Geburtsh.	1,20	DM	x	4 799	BT	=	5 759	DM
– Abteilungspfls. HNO	0,96	DM	x	562	BT	=	540	DM
– Abteilungspfls. Augenheilkunde	1,11	DM	x	782	BT	=	868	DM
Mindererlös							**185 421**	**DM**

Erläuterungen zur LKA

Beispiel: Ermittlung des Zuschlags-Prozentsatzes für den restlichen Pflegesatzzeitraum am Beispiel des Basispflegesatzes

– noch nicht abgerechneter Budgetanteil	9 050 650 DM
– durch Zuschläge auszugleichender Mindererlös	105 000 DM
– Zuschlags-Prozentsatz für Basispflegesatz	1,16 %

Mit Hilfe dieses Zuschlags-Prozentsatzes kann der in Nr. 19 auszuweisende
Zuschlag für den vollstationären Basispflegesatz wie folgt berechnet werden:

(Basispflegesatz von Nr. 16) x (Zuschlags-Prozentsatz) = Zuschlags-Betrag

Beispiel:

121,58 x 1,16 % = 1,94 DM

Entsprechend wird mit dem gleichen Prozentsatz der Zuschlag für den teilstationären Pflegesatz berechnet.

Lfd. Nrn. 20 bis 22: Tage mit gesondert berechenbarer Unterkunft

Die pauschalierte Kostenausgliederung in Nr. 8 ist nach § 7 Abs. 2 Satz 2 Nr. 7
BPflV nur für die auf Ein- und Zweibettzimmerzuschläge entfallenen „Berechnungstage" durchzuführen, also nur für den Budgetbereich, nicht für die Fallpauschalen. Vgl. hierzu die **ausführlichen Erläuterungen zu K 5**, Nr. 7. Bei der
Berechnung des Ausgliederungsbetrages ist zu beachten, daß der Entlassungstag
(der nicht Aufnahmetag ist) bei vollstationärer Behandlung nicht mehr abgerechnet wird, also kein „Berechnungstag" mehr ist; anders ist dies bei teilstationärer
Behandlung (vgl. § 14 Abs. 2 Satz 1 BPflV).

Als „Tage" sind in den Nrn. 20 bis 22 also nur solche Tage mit gesondert berechenbarer Unterkunft einzutragen, die gleichzeitig auch „Berechnungstage" für
tagesgleiche Pflegesätze sind. Soweit ein Krankenhaus (abweichend von der Vorgabe des § 14 Abs. 2 BPflV für die Abrechnung der tagesgleichen Pflegesätze) in
den privatrechtlichen Verträgen mit Patienten die Abrechnung der Wahlleistung
„Ein- oder Zweibettzimmer" auch für den Entlassungstag bei vollstationärer
Behandlung vereinbart, werden diese Tage für die hier einzutragenden Berech-
nungs-„Tage" nicht mitgezählt.

3.7 Ermittlung des Abteilungspflegesatzes nach § 13 Abs. 2 BPflV (K 7)

| Krankenhaus: | Seite: | 27 |
| Krankenhaus „Gute Besserung" | Datum: | 1. 9. 1998 |

K 7 Ermittlung des Abteilungspflegesatzes nach § 13 Abs. 2

Abteilung ☒   besondere Einrichtung ☐   Belegarzt ☐

Bezeichnung: Hals-, Nasen-, Ohrenheilkunde

lfd. Nr.	Ermittlung des Pflegesatzes (§ 13 Abs. 2 und 4)	Vereinbarung für den laufenden Pflegesatzzeitraum	Pflegesatzzeitraum	
			Forderung	Vereinbarung[2)]
	1	2	3	4
	Direkte Kosten für den Pflegesatz (K 1–K 3)[31)]			
1	Ärztlicher Dienst[32)]	2.290.825	2.359.550	2.359.550
2	Pflegedienst	3.675.077	3.822.080	3.822.080
3	Technischer Dienst[14)]			
4	Medizinischer Bedarf	1.210.000	1.295.000	1.295.000
5	Instandhaltung[20)]	44.000	42.500	42.500
6	Gebrauchsgüter[21)]	14.200	12.500	12.500
	Innerbetriebl. Leistungsverrechnung (K 1–3)[33)]			
7	Intensiv[40) 42)]			
8	OP und Anästhesie	599.675	624.069	624.069
9	Med. Inst.	6.678.000	6.883.794	6.883.794
10	In der Psychiatrie: Sonstige*)			
11	Ausbildungsstätten (ant. K 1–3, Sp. 3, Nr. 31)[22)]	314.054	237.959	237.959
12	Kosten insgesamt	14.825.831	15.277.452	15.277.452
	Abzüge nach § 7 Abs. 2 für:			
13	./. vor- und nachstationäre Behandlung; 70 %[34)]	25.600	28.993	28.993
14	(aufgehoben)			
15	./. belegärztliche Leistungen			
16	./. wahlärztliche Leistungen	430.000	467.500	467.500
17	./. sonstige ärztliche Leistungen			
18	pflegesatzfähige Kosten	14.370.231	14.780.959	14.780.959
19	./. Fallpauschalen (§ 12 Abs. 2 o. 3)[23) 42)]	1.862.002	1.853.059	1.853.059
20	./. Sonderentgelte (§ 12 Abs. 2 o. 3)[24) 42)]			
21	verbleibende pflegesatzfähige Kosten	12.508.229	12.927.900	12.927.900
21a	Fehlbelegungsabzug nach § 17 a Abs. 3 KHG**	120.868	128.881	128.881
21b	Instandhaltungspauschale n. § 7 Abs. 1 Nr. 4**	131.625	140.352	140.352
22	anteilige Ausgl. und Zuschl. von K 5, Nr. 20[29) 42)]	317.932	161.032	161.032
23	./. Erlöse aus teilstat. Abteilungspflegesatz	2.600.000	2.972.115	2.972.115
24	Budgetanteil vollstat. Abteilungspflegesatz	10.236.918	10.128.288	10.128.288
25	: vollstat. gewichtete Berechnungstage[30) 35) 42)]	37.063	34.757	34.757
26	= vollstationärer Abteilungspflegesatz	276,20	291,40	291,40
	Nachrichtlich: 1. Pflegesatz ohne Ausgl. u. Zuschläge[36)] 2. Zu-/ Abschlag nach § 21 Abs. 2	267,63	287,58	287,58

*) In der Psychiatrie: Ausweis der direkt und indirekt zugeordneten Diplom-Psychologen, Ergo-, Bewegungstherapeut und Sozialdienst.

Die allgemeinen Krankenhausleistungen, die nicht mit Fallpauschalen und Sonderentgelten vergütet werden, werden durch das Budget nach § 12 BPflV vergütet. Da dieses Budget den Patienten oder ihren Krankenkassen nicht in einem Gesamtbetrag in Rechnung gestellt werden kann, wird es mit Hilfe von Pflegesätzen je Tag anteilig in Rechnung gestellt. Diese tagesgleichen Pflegesätze haben die Funktion von Abschlagszahlungen auf das Budget (§ 10 Abs. 1 Nr. 2 BPflV). Neben dem Basispflegesatz gibt es die Abteilungspflegesätze. Diese sind das Entgelt für die ärztliche und pflegerische Tätigkeit und die durch diese veranlaßten Leistungen, z. B. des Labors, der Röntgenabteilung oder des OP-Bereiches (§ 13 Abs. 2 BPflV).

3.7.1 Bildung von Abteilungspflegesätzen

Ein Abteilungspflegesatz ist zu bilden

– für jede organisatorisch selbständige bettenführende Abteilung, die
– von einem fachlich nicht weisungsgebundenen Arzt mit entsprechender Fachgebietsbezeichnung geleitet wird.

Es ist die tatsächliche Organisation des Krankenhauses entscheidend, nicht z. B. die Gliederung nach Fachdisziplinen. Hat ein großes Krankenhaus in der „Inneren Medizin" drei Fachabteilungen, so sind drei Abteilungspflegesätze zu bilden. Dies macht Sinn, weil diese Abteilungen unterschiedliche Aufgabenbereiche oder Schwerpunkte in der Leistungserbringung haben werden oder weil sie von verschiedenen Chefärzten geleitet werden, die jeweils für ihren Bereich die Leistungs- und Kostenverantwortlichkeit haben.

Der **Begriff „Abteilungspflegesatz"** der BPflV umfaßt

– die „normalen" vollstationären Abteilungspflegesätze,
– entsprechende Pflegesätze für Belegpatienten,
– die Pflegesätze für „besondere Einrichtungen" und
– jeweils Pflegesätze für die teilstationäre Behandlung in diesen Bereichen.

Unter den genannten Voraussetzungen ist auch ein Pflegesatz für die **Intensivmedizin** zu bilden. Die von der Bundesregierung vorgesehenen besonderen Voraussetzungen für die Bildung von Intensivpflegesätzen sind auf Wunsch des Bundesrates gestrichen worden (BR-Drucks. 381/94 (Beschluß) Nr. 9). Für die Intensivabteilungen gelten nun die gleichen Voraussetzungen wie für andere Abteilungen. Intensivbetten, die in eine Innere oder Chirurgische Abteilung eingegliedert sind, sind keine organisatorisch selbständigen Abteilungen. Für sie kann deshalb kein Intensivpflegesatz gebildet werden. An dieser Stelle wird somit ein Grundsatz durchbrochen, der im Rahmen der LKA ansonsten möglichst durchgehalten wurde: ein vergleichbarer Kostenausweis unabhängig von der individuellen Organisationsstruktur des Krankenhauses. Beim Vergleich von Abteilungen im Rahmen eines Krankenhausvergleichs wird unterschieden werden müssen zwischen Abteilungen mit und ohne Intensiveinheit. Erläuterungen zur Kalkulation von Intensivpflegesätzen werden in Kapitel V.3.7.3 gegeben.

Der **Belegpflegesatz** ist auf die Beleg-Fachrichtung ausgerichtet, nicht auf den Belegarzt. Deshalb ist auch bei einem kooperativen Belegarztsystem nur ein Belegpflegesatz je Fachrichtung zu bilden. Die Ermittlung des Belegpflegesatzes ist grundsätzlich nicht schwieriger als die des Abteilungspflegesatzes, wenn eine eigene Kostenstelle gebildet wird. Soweit z. B. Pflegepersonal einer Abteilung oder Station für die Belegpatienten tätig ist, kann dies in der Kostenstellenrechnung anteilig ausgewiesen werden. Ansonsten kann das Personal bei der LKA-Erstellung kalkulatorisch anteilig zugeordnet werden. Die Möglichkeit, für eine sehr geringe Bettenzahl (vgl. amtl. Begründung) einen **gemeinsamen Belegpflegesatz** für mehrere Beleg-Fachrichtungen zu bilden, dürfte allerdings die Ausnahme bleiben (§ 13 Abs. 2 Satz 2 BPflV). Die Kosten müssen ohnehin für z. B. HNO oder Augen gesondert ermittelt werden, so daß es wenig Sinn macht, vorhandene differenzierte Daten wieder zusammenzufassen. Bei einer Zusammenfassung würden die durchaus unterschiedlichen Kosten verschiedener Beleg-Fachrichtungen nicht mehr differenziert aufgezeigt; die Transparenz würde leiden. Darüber hinaus würden Krankenhausvergleiche erschwert. Ein gemeinsamer Belegpflegesatz „kann" vereinbart werden; bei Nichteinigung entscheidet die Schiedsstelle (§ 19 BPflV).

Für **besondere Einrichtungen** des Krankenhauses **sollen** Abteilungspflegesätze vereinbart werden. Der Begriff „besondere Einrichtungen" bezeichnet eine Organisationseinheit unterhalb der Abteilungsebene. Dabei kann es sich um eine Einrichtung oder auch nur um einige Betten handeln. Voraussetzung für die Bildung eines entsprechenden Pflegesatzes ist, daß diese Einrichtung so abgrenzbar ist, daß sie „ausschließlich oder überwiegend" die genannten Leistungen erbringt. Die „Soll"-Vorschrift verpflichtet die Vertragsparteien grundsätzlich, für die genannten Einrichtungen solche Pflegesätze zu vereinbaren. Sie läßt – im Gegensatz zur „Muß"-Vorschrift – jedoch in begründeten Fällen Ausnahmen zu.

3.7.2 Kalkulation von Abteilungspflegesätzen

Für die Ermittlung von Abteilungspflegesätzen werden nur einige direkt zurechenbare Kostenarten (**Primärkosten**) benötigt (vgl. K 7, Nr. 1 bis 6). Neben dem Ärztlichen Dienst und dem Pflegedienst sind die Verbrauchsgüter (z. B. Medikamente) und die Gebrauchsgüter des medizinischen Bedarfs zu erfassen. Außerdem sind die Kosten einzubeziehen, die im Zusammenhang mit medizinisch-technischen Geräten entstehen (Technischer Dienst und Instandhaltung). Im Rahmen der **innerbetrieblichen Leistungsverrechnung** sind den Abteilungen auch die Kosten der Medizinischen Institutionen zuzuordnen, soweit entsprechende Leistungen in Anspruch genommen werden. Zu diesen Sekundärkosten (vgl. K 7, Nr. 7 bis 11) gehören z. B. Labor, Röntgen, Endoskopie, OP o. ä.

Die Kosten der Intensivmedizin werden den Abteilungen zugerechnet, wenn kein gesonderter Abteilungspflegesatz „Intensiv" gebildet wird oder soweit Fallpauschalen-Patienten behandelt werden, für die ein Intensivpflegesatz nicht gesondert abgerechnet werden darf; vgl.Kapitel V.3.7.3.

Soweit ein Krankenhaus noch keine voll ausgebaute Kostenstellenrechnung hat, können die Abteilungspflegesätze kalkulatorisch ermittelt werden (vgl. § 17 Abs. 2 Satz 2 KHG). So können die Kosten des Ärztlichen Dienstes und des Pflegedienstes berechnet werden, indem die Zahl der beschäftigten Vollkräfte mit den durchschnittlichen Jahreskosten je Vollkraft (L 2, Spalte 5) multipliziert werden. Der medizinische Bedarf kann aus der Materialbuchhaltung entnommen werden, soweit dort der Verbrauch nach Kosten-/Verbrauchsstellen erfaßt wird.

Spalteneinteilung

Die Einteilung der Spalten entspricht der grundsätzlichen Gliederung der LKA, wie sie bereits in den Blättern „K 1" bis „K 3" zum Ausdruck gekommen ist. In Spalte 2 ist jeweils der Wert einzutragen, der der letzten Budgetvereinbarung zugrunde liegt. Der Wert in Spalte 3 wird vom Krankenhaus anhand der voraussichtlichen Situation im Pflegesatzzeitraum vorausgeschätzt. In Spalte 3 tragen die Vertragsparteien oder das Krankenhaus die Werte ein, die der neuen Budgetvereinbarung zugrunde liegen. Näheres siehe in den Erläuterungen zu K 1 bis K 3.

Im Zusammenhang der verschiedenen Blätter „K 7" mit den Blättern „K 1" bis „K 3" müssen übereinstimmen (vgl. Fußnote 31):

a) für „normale" Abteilungen:
   – die Summe aller Blätter „K 7", Spalte 2, mit dem entsprechenden Betrag in **Spalte 4** von K 1,
   – die Summe aller Blätter „K 7", Spalte 3, mit dem entsprechenden Betrag in Spalte 4 von K 2,
   – die Summe aller Blätter „K 7", Spalte 4, mit dem entsprechenden Betrag in Spalte 4 von K 3,

b) für Belegpflegesätze, Pflegesätze für besondere Einrichtungen und teilstationäre Pflegesätze:
   – die entsprechenden Summen aller Blätter „K 7" mit den Beträgen in den **Spalten 5** von K 1 bis K 3.

Lfd. Nr. 1: Ärztlicher Dienst

Die Kosten des Ärztlichen Dienstes sind den Abteilungspflegesätzen **anteilig** nur insoweit direkt zuzuordnen, als die Ärzte in oder für die bettenführenden Abteilungen tätig sind. Bei Ermittlung eines Intensivpflegesatzes wird der im

Bereich Intensivmedizin tätige Ärztliche Dienst ausgewiesen. Soweit die Ärzte in den sog. Medizinischen Institutionen (z. B. Labor, Röntgen, Funktionsdiagnostik) oder im OP tätig sind, sind die Personalkosten anteilig der „Innerbetrieblichen Leistungsverrechnung" (vgl. Kapitel 3.1.1, zu Spalte 3 in Abschnitt „K 1") zuzuordnen (vgl. Fußnote 32). Für die Zuordnung zur Innerbetrieblichen Leistungsverrechnung sollten die **Arbeitszeiten** der Ärzte in den medizinischen Institutionen erfaßt oder wirklichkeitsnah geschätzt werden. Im OP-Bereich können dazu die OP-Bücher herangezogen werden. Soweit die Ärzte in den medizinischen Institutionen für die eigene Abteilung tätig sind, z. B. ihre Patienten operieren, werden die entsprechenden Operationskosten (Personal- und Sachkosten) in den Zeilen (lfd. Nr.) 7 bis 9 der Abteilung zugerechnet.

Werden Ärzte des Krankenhauses z. B. als Konsiliarärzte für andere Krankenhäuser tätig oder werden sie im Rettungsdienst eingesetzt, sind aufgrund des **Nettoprinzips** (vgl. unter Kapitel III.4) die Kosten des Ärztlichen Dienstes, die anteilig auf diese Tätigkeiten entfallen, abzuziehen. Ebenfalls abzuziehen sind z. B. die Kosten für die ärztliche Tätigkeit in der Ambulanz des Krankenhauses oder für ambulante Leistungen der Ärzte, z. B. die Beteiligung an der vertragsärztlichen Versorgung. Insbesondere in Universitätskliniken sind die der **„Forschung und Lehre"** zuzurechnenden Personalkosten des Ärztlichen Dienstes abzuziehen (§ 17 Abs. 3 Nr. 2 KHG).

Lfd. Nr. 2: Pflegedienst

Es sind die Kosten des Personals auszuweisen, das in der Abteilung tätig ist. Teilzeitkräfte sind in Vollkräfte umzurechnen; vgl. die Erläuterungen zu Abschnitt „L 2". Bei wechselndem Personaleinsatz, bei schwankender Auslastung der Abteilung oder bei unterschiedlichem Pflegeaufwand für die Patienten (vgl. die Pflege-Personalregelung) sind die jahresdurchschnittlichen Personalkosten zu ermitteln.

Lfd. Nr. 3: Technischer Dienst

Nach Fußnote 14 sind den Abteilungspflegesätzen nur die anteiligen Personalkosten des Technischen Dienstes zuzurechnen, die auf die Wartung und Instandsetzung **medizinisch-technischer** Geräte entfallen. Die übrigen Kosten werden dem Basispflegesatz zugeordnet; zur weiteren Abgrenzung vgl. die Erläuterungen zu K 1, Nr. 7.

Lfd. Nr. 4: Medizinischer Bedarf

Es ist der von der Abteilung angeforderte und verbrauchte medizinische Bedarf auszuweisen. Erläuterungen zum Medizinischen Bedarf siehe unter K 1, Nr. 14, und K 4.

Erläuterungen zur LKA

Lfd. Nr. 5: Instandhaltung

Nach Fußnote 20 ist den Abteilungspflegesätzen nur die Instandhaltung, das ist die Wartung und Instandsetzung, von medizinisch-technischen Geräten zuzuordnen. Die übrigen Instandhaltungs-Sachkosten werden dem Basispflegesatz zugerechnet. Einzelheiten zur Instandhaltung können den Erläuterungen zu K 1, Nr. 21 entnommen werden.

Lfd. Nr. 6: Gebrauchsgüter

Gebrauchsgüter sind Anlagegüter mit einer durchschnittlichen Nutzungsdauer bis zu drei Jahren. Nach Fußnote 21 sind den Abteilungspflegesätzen nur die Gebrauchsgüter für den medizinischen Bedarf zuzuordnen. Näheres zu den Gebrauchsgütern siehe in den Erläuterungen zu K 1, Nr. 22.

Lfd. Nr. 7 bis 11: Innerbetriebliche Leistungsverrechnung

Im Rahmen der **innerbetrieblichen Leistungsverrechnung (ILR)** sind den Abteilungen auch die Kosten der sog. Medizinischen Institutionen zuzuordnen, soweit entsprechende Leistungen in Anspruch genommen werden. Zu diesen Sekundärkosten (vgl. K 7, Nr. 7 bis 11) gehören z. B. Labor, Röntgen, Endoskopie, OP o. ä. Dabei ist zu berücksichtigen, daß nicht die betriebswirtschaftlichen Vollkosten verrechnet werden, sondern nur die Kostenarten, die in den Blättern „K 1" bis „K 3" der Spalte 3 „Innerbetriebliche Leistungsverrechnung" zugeordnet werden (**Teilkosten-Ansatz**; vgl. Kapitel IV.3.1.1 zu Spalte 3 von K 1). Ausführliche Erläuterungen zur ILR siehe unter Kapitel 3.1.1, zu Spalte 3 von Abschnitt „K 1" sowie Kapitel V.5.

Lfd. Nr. 7: Intensiv

Im Zusammenhang mit „Intensiveinheiten" sind folgende Anwendungsfälle zu unterscheiden, bei denen der Abschnitt „K 7" unterschiedlich genutzt wird:

- für eine eigenständige Intensivabteilung wird ein eigener Intensivpflegesatz ermittelt,
- die auf Fallpauschalen-Patienten entfallenden Kosten-/Pflegesatzanteile einer selbständigen Intensivabteilung werden im Wege der innerbetrieblichen Leistungsverrechnung anderen Abteilungen angelastet oder
- eine nichtselbständige Intensiveinheit wird innerhalb einer bettenführenden Abteilung, z. B. der Chirurgie oder der Inneren Medizin geführt.

Ausführliche Erläuterungen zu diesen Anwendungsfällen werden in **Kapitel V.3.7.3** „Kalkulation und Verrechnungen bei Intensiveinheiten" gegeben.

Lfd. Nr. 8: OP und Anästhesie

Hier werden den Abteilungen die Personal- und Sachkosten des OP-Bereichs angelastet. Die anteiligen Personalkosten können anhand der OP-Zeiten ermittelt werden. Bei den Sachkosten sollten die sog. A-Güter, d. h. die von ihrem Umsatzanteil (Menge x Preis) her besonders aufwendigen Verbrauchsgüter, differenziert ermittelt und nach Verbrauch den Abteilungen zugeordnet werden. Sog. B- und C-Güter, die vom Umsatzanteil her nicht so bedeutend sind, können wirklichkeitsnah geschätzt und/oder mit Verrechnungsschlüsseln den Abteilungen zugerechnet werden. Soweit sachlich vertretbar, kann dies auch mit dem Schlüssel „DM/BT" oder „DM/Schnitt-Naht-Minute" erfolgen. In dieser Zeile sind auch die Kosten der Anästhesie zuzurechnen.

Lfd. Nr. 9: Medizinische Institutionen

Die Personal- und Sachkosten der Medizinischen Institutionen sind den Abteilungen entsprechend der Inanspruchnahme oder Nutzung dieser Einrichtungen zuzurechnen. Dies sind z. B. die Kosten von angeforderten Labor- oder Röntgenleistungen oder von Leistungen der Funktionsdiagnostik und der Physikalischen Therapie; vgl. Kostenstellen-Gruppe 92 in der Anlage 6 der Krankenhaus-Buchführungsverordnung (KHBV).

Lfd. Nr. 10: In der Psychiatrie: Sonstige

Die Leistungsstruktur der psychiatrischen Krankenhäuser weicht von denen der somatisch orientierten Allgemeinkrankenhäuser ab. Die Leistungen der technisch orientierten Medizinischen Institutionen spielen eine geringere Rolle. Statt dessen werden in größerem Umfang folgende Personalgruppen eingesetzt: Diplom-Psychologen, Ergotherapeuten, Bewegungstherapeuten und Sozialdienst. Diese werden deshalb in einer gesonderten Zeile ausgewiesen. Auf einen Ausweis unter den direkten Kosten (Nrn. 1 bis 6) wurde verzichtet, weil die organisatorische Zuordnung zu Abteilungen in den psychiatrischen Krankenhäusern häufig nicht gegeben ist und diese Personalgruppen nur zum Teil den Abteilungen direkt zugewiesen sind. In anderen Krankenhäusern werden sie zentral geführt und eingesetzt. Der gesonderte Ausweis unter der ILV stellt einen einheitlichen Ausweis unabhängig von der tatsächlichen Organisationsform sicher.

Lfd. Nr. 11: Ausbildungsstätten

Die Kosten der pflegesatzfähigen Ausbildungsstätten (vgl. § 2 Nr. 1 a KHG) werden den Abteilungen vereinfacht nach dem Verrechnungsschlüssel „DM/BT" zugeordnet (vgl. Fußnote 22). Sie werden damit über alle Abteilungspflegesätze des Krankenhauses gleichmäßig finanziert. Nähere Erläuterungen siehe unter Kapitel V.3.1.4 (K 1, Nrn. 28 bis 31).

Lfd. Nr. 12: Kosten insgesamt

In dieser Zeile ist eine Zwischensumme zu errechnen. Sie weist die pflegesatzfähigen Gesamt-Kosten der Abteilung für den Budgetbereich und für die Fallpauschalen und Sonderentgelte aus. Die Zwischensumme ergibt sich, wenn je Spalte die Beträge unter den Nrn. 1 bis 11 addiert werden.

Lfd. Nr. 13: Vor- und nachstationäre Behandlung

Nach § 7 Abs. 2 Satz 2 Nr. 1 BPflV sind bei einem **Erlösabzug** 90 % der voraussichtlichen Erlöse aus vor- und nachstationärer Behandlung vom Budget abzuziehen. Dies geschieht in K 5, Nr. 2. Der Erlösabzug in K 5, Nr. 2, muß auf den Basispflegesatz und die Abteilungspflegesätze aufgeteilt werden. Hierzu gibt Fußnote 34 vor, daß bei den Abteilungspflegesätzen 70 % des Erlösabzugs abzuziehen sind. Dies sind – anders dargestellt – 70 % von 90 % der vorauskalkulierten Erlöse. Abzuziehen sind also **63 % der Erlöse** aus vor- und nachstationärer Behandlung. Die von den Abteilungspflegesätzen insgesamt abzusetzende Summe des Erlösabzugs ist auf die einzelnen Abteilungspflegesätze aufzuteilen. Diese Aufteilung ist „verursachungsgerecht" entsprechend den von den einzelnen Abteilungen erzielten Erlösen vorzunehmen. Es sind somit bei jeder Abteilung 63 % der ihr zuzurechnenden Erlöse abzuziehen.

Beispiel:

Abteilung	Erlöse insges. 100 %	Abzug Basispfleges. 27 %	Abzug Abteilg.Pfleges. 63 %
– Innere	46 020	12 425	28 993
– Chirurgie	39 560	10 681	24 923
– Frauenh./Geburtsh.	86 880	23 458	54 734
– Hals-, Nasen-, Ohrenh.	15 900	4 293	10 017
– Augenheilkunde	25 920	6 998	16 330
Insgesamt	214 280	57 856	134 997

Lfd. Nr. 14: (aufgehoben)

Mit Artikel 8 des 2. GKV-Neuordnungsgesetz ist § 10 KHG zur Großgeräteplanung zum 1. Juli 1997 aufgehoben worden. Als Folgeänderung wurde mit der 5. ÄndV BPflV die Zeile 14 aufgehoben, in der die nach § 7 Abs. 2 BPflV a. F. nicht pflegesatzfähigen Kosten nicht abgestimmter Großgeräte auszugliedern waren.

Lfd. Nr. 15: Belegärztliche Leistungen

Die Leistungen für Belegpatienten werden von dem Belegarzt gesondert abgerechnet. Deshalb dürfen mit dem Budget und den Pflegesätzen keine Kosten vergütet werden, die den Leistungen des Belegarztes zuzurechnen sind. Die Belegarztleistungen sind in § 23 Abs. 1 Satz 2 aufgeführt. Als Abzugstatbestand kommt in der Regel nur die Nr. 3 in Betracht. Dies sind die Erstattungen für die Inanspruchnahme von nachgeordneten Ärzten des Krankenhauses, die ihn bei der Behandlung seiner Belegpatienten unterstützen und die in demselben Fachgebiet wie der Belegarzt tätig sind. Hat er die Hilfe eines Arztes aus einem anderen Fachgebiet hinzugezogen, handelt es sich um eine konsiliarärztliche Tätigkeit, die mit dem Pflegesatz abgedeckt ist. Der Belegarzt hat z. B. die Assistenz bei Operationen, Vertretungen und den Nachtdienst von Ärzten des Krankenhauses für seine Patienten zu erstatten. Die vorauskalkulierten Kostenerstattungen sind nur bei der Ermittlung der Abteilungspflegesätze hier in Nr. 15 abzuziehen, nicht bei dem Basispflegesatz.

Lfd. Nr. 16: Wahlärztliche Leistungen

Die Kosten der Leistungen, die von Wahlärzten gesondert berechnet werden, sind nicht pflegesatzfähig. Sie sind deshalb bei der Ermittlung des Budgets auszugliedern. Aufgrund der Schwierigkeiten, die bei der Kalkulation entsprechender Kosten auftreten, geben § 7 Abs. 2 Satz 2 Nr. 4 und 5 BPflV anstelle der Kostenausgliederung **pauschalierte Abzüge** vor. Zu den rechtlichen Grundlagen und zur Berechnung siehe die Erläuterungen und Beispiele zu Abschnitt „K 5", Nr. 5 (Kapitel V.3.5). Die vom Budget abzusetzenden Beträge werden nur bei den Abteilungspflegesätzen abgezogen, nicht bei dem Basispflegesatz.

Lfd. Nr. 17: Sonstige ärztliche Leistungen

Hier sind die nicht pflegesatzfähigen Kosten für sonstige voll- oder teilstationäre ärztliche Leistungen auszugliedern, soweit diese Leistungen von Ärzten gesondert in Rechnung gestellt werden können (§ 7 Abs. 2 Satz 2 Nr. 6 BPflV). Hierzu gehören z. B. die Kosten, die dem Krankenhaus durch gesondert berechenbare ärztliche Gutachterleistungen entstehen. Die vom Budget abzusetzenden Beträge werden nur bei den Abteilungspflegesätzen abgezogen, nicht bei dem Basispflegesatz.

Lfd. Nr. 18: Pflegesatzfähige Kosten

In dieser Zeile ist eine Zwischensumme auszuweisen. Nach Abzug der Abzüge nach § 7 Abs. 2 enthält sie die pflegesatzfähigen Kosten für die Bereiche Fallpauschalen, Sonderentgelte und Budget. Die Zwischensumme ergibt sich, wenn von der Zwischensumme in Nr. 12 die Beträge in den Nrn. 13 bis 17 subtrahiert werden.

Lfd. Nr. 19 und 20: Fallpauschalen und Sonderentgelte

In der Übergangszeit von 1995/96 bis 2001 wird zunächst ein gemeinsamer Gesamtbetrag für den Budgetbereich und die Fallpauschalen und Sonderentgelte ermittelt; siehe Nr. 18. Von diesem werden jährlich bei der Vereinbarung von Budget und Pflegesätzen die Fallpauschalen und Sonderentgelte abgezogen (ausgegliedert). Als Ergebnis verbleiben nach dieser **Ausgliederung** die Kostenanteile/Beträge, die dem Budgetbereich zuzuordnen sind (vgl. Nr. 21) und über die weiter verhandelt wird.

Die Ausgliederung der Fallpauschalen und Sonderentgelte aus dem Budgetbereich und aus den Abteilungspflegesätzen kann mit **zwei verschiedenen Verfahren** durchgeführt werden: der Erlösausgliederung und der Kostenausgliederung. Siehe hierzu die Erläuterungen in Kapitel I.2. § 12 Abs. 2 BPflV sieht für die Jahre 1995/96 bis 2001 als Regelverfahren den Erlösabzug vor. Im Jahre 2002 werden die Fallpauschalen und Sonderentgelte endgültig vom Budgetbereich getrennt. Deshalb ist für alle Krankenhäuser für das Jahr 2002 die Kostenausgliederung vorgeschrieben (§ 12 Abs. 3 BPflV). Bei der Ermittlung des Abteilungspflegesatzes sind bei beiden Verfahren die auszugliedernden Beträge in den Nrn. 19 und 20 auszuweisen (vgl. die Klammerhinweise).

Die Fußnoten 23 und 24 enthalten **Kalkulationsvorschriften** für die Ausgliederung. Bei einem **Erlösabzug** ist für jede Fallpauschale und jedes Sonderentgelt die Summe aus „Menge x landesweitem Preis" auszugliedern. Die auszugliedernden Erlössummen werden in den Abschnitten „V 2" für die Sonderentgelte und „V 3" für die Fallpauschalen ermittelt; vgl. die ausführlichen Erläuterungen und Beispiele dort.

Für die Fallpauschalen ist dabei zu beachten, daß nur der auf den Abteilungspflegesatz entfallende Anteil der Pauschale abgezogen werden darf. Dieser wird in Abschnitt „V 3", Nr. 8 für die Zwecke des Erlösabzugs gesondert ausgewiesen; vgl. die Erläuterungen und das Beispiel dort (Kapitel V.1.3.3 und 1.3.4). Der auf den Basispflegesatz entfallende Anteil der Fallpauschale (V 3, Nr. 7) wird bei der Ermittlung des Basispflegesatzes abgezogen.

Im Falle der **Kostenausgliederung** sind die individuellen Kosten der Abteilung für die Leistungen zu ermitteln (kalkulieren), die mit den Fallpauschalen und Sonderentgelten vergütet werden. Die bei einer Kostenausgliederung abzuziehenden Beträge werden in Abschnitt „K 8" ausgewiesen; vgl. die Erläuterungen und Beispiele zu K 8.

Krankenhäuser, die im Rahmen einer „Zusammenarbeit" nach § 14 Abs. 5 Satz 2 i. V. m. Abs. 11 BPflV einen Fallpauschalen-Patienten behandeln, müssen die Fallpauschale untereinander aufteilen. Jedes Krankenhaus weist seinen Anteil der Fallpauschale entsprechend in V 3 oder K 8 aus und gliedert ihn in K 5 bis K 7 entsprechend aus.

Wird der Abschnitt „K 7" für die Ermittlung eines **Intensivpflegesatzes** verwendet, werden in den Nrn. 19 und 20 keine Fallpauschalen und Sonderentgelte abgezogen, auch nicht die anteilig enthaltenen Intensivkosten; vgl. Fußnote 42 und Kapitel V.3.7.3.

Beispiel:

1. Ermittlung des Erlösabzugs für Fallpauschalen (Nr. 19)

Abteilung	Erlösanteil FP (100 % von V 3, Nr. 8)
– Allgem. Chirurgie	2 747 267 DM
– Frauenheilkunde und Geburtshilfe	4 065 129 DM
– Hals-, Nasen-, Ohrenheilkunde	1 162 327 DM
– Augenheilkunde	1 464 195 DM
– Summe Erlösabzug Abteilungen	9 438 918 DM

2. Ermittlung des Erlösabzugs für Sonderentgelte (Nr. 20)

Abteilung	Erlössumme SE (100 % von V 2, Nr. 6)
– Innere Medizin	1 853 059 DM
– Allgem. Chirurgie	892 871 DM
– Frauenheilkunde und Geburtshilfe	168 055 DM
– Hals-, Nasen-, Ohrenheilkunde	1 089 477 DM
– Summe Erlösabzug	4 003 462 DM

Lfd. Nr. 21: Verbleibende pflegesatzfähige Kosten

In dieser Zeile ist eine Zwischensumme auszuweisen. Nach Ausgliederung der Fallpauschalen und Sonderentgelte enthält sie die verbleibenden pflegesatzfähigen Kosten für den Budgetbereich. Sie ist Ausgangspunkt für die nachfolgende Berücksichtigung besonderer Tatbestände und Grundlage für die Verhandlung des Abteilungspflegesatzes. Die Zwischensumme ergibt sich, wenn von der Zwischensumme in Nr. 18 die Beträge unter den Nrn. 19 und 20 subtrahiert werden.

Lfd. Nr. 21 a: Fehlbelegungsabzug nach § 17 a Abs. 3 KHG

Der Gesetzgeber hat für die Berücksichtigung des Fehlbelegungsabzugs keine bestimmte Zeile in der LKA vorgegeben. In diesem Kommentar wird vorgeschlagen, den insgesamt vom Budget abzuziehenden Betrag auch anteilig bei den Abteilungspflegesätzen abzusetzen. Von der Systematik der LKA her gehört der Abzugsbetrag in die „nicht offizielle" Zeile 21 a, die in der Beispielrechnung entsprechend eingefügt wurde.

Der insgesamt vom Budget abzusetzende Betrag wurde bereits in K 5 Nr. 12 a ermittelt. Die Ermittlung der vom Basispflegesatz und von den Abteilungspflegesätzen abzuziehenden Teilbeträge zeigt das Beispiel zu K 6 Nr. 9 a.

Lfd. Nr. 21 b: Instandhaltungspauschale nach § 7 Abs. 1 Nr. 4

Der Gesetzgeber hat für die Berücksichtigung der Instandhaltungspauschale keine bestimmte Zeile in der LKA vorgegeben. In diesem Kommentar wird vorgeschlagen, die insgesamt im Budget zu berücksichtigende Pauschale auch anteilig den Abteilungspflegesätzen zuzurechnen. Von der Systematik der LKA her gehört der Abzugsbetrag in die „nicht offizielle" Zeile 21 b, die in der Beispielrechnung entsprechend eingefügt wurde.

Der insgesamt vom Budget abzusetzende Betrag wurde bereits in K 5 Nr. 13 ermittelt. Die Ermittlung der dem Basispflegesatz und den Abteilungspflegesätzen zuzurechnenden Teilbeträge zeigt das Beispiel zu K 6 Nr. 9 b. Rechentechnisch ist der Prozentsatz von 1,1 % auf die „Budget"-Zwischensumme zu beziehen, die sich nach Abzug des Fehlbelegungsabzugs ergibt (§ 7 Abs. 1 Satz 2 Nr. 4 BPflV); diese bereits bei der Ermittlung des Gesamt-Abzugsbetrags berücksichtigte Vorgehensweise zeigt das Beispiel zu K 5 Nr. 13.

Lfd. Nr. 22: Anteilige Ausgleiche und Zuschläge

Sowohl die technische Durchführung der Budgetierung als auch weitere spezielle Regelungen der BPflV erfordern Ausgleichsmechanismen und Berichtigungen, die zu Ausgleichszahlungen zwischen Krankenhaus und Krankenkassen führen. Die Zahlungen werden jedoch nicht gesondert durchgeführt, sondern mit dem folgenden Budget verrechnet. In K 5, Nr. 13 bis 19, werden die einzelnen Tatbestände ausgewiesen und den Budgetkosten (Netto-Budget) hinzugerechnet oder abgezogen.

Nach Fußnote 29 werden die in der Regel periodenfremden Ausgleiche und Zuschläge „entsprechend den anteiligen pflegesatzfähigen Kosten" auf die einzelnen Pflegesätze verrechnet. Eine solche **pauschalierte Verrechnung** wurde verbindlich vorgegeben, um zu große Korrekturen einzelner Pflegesätze zu vermeiden. **Bezugsgröße** für die Verrechnung auf die Pflegesätze ist der auf den jeweiligen Pflegesatzbereich entfallende **Budgetanteil**, d. h. jeweils die letzte

Summe der pflegesatzfähigen Kosten vor der Zurechnung der anteiligen Ausgleiche und Zuschläge. Das ist der Betrag in K 7 Nr. 21. Siehe die Erläuterungen und das Rechenbeispiel zu K 6, Nr. 10 (Kapitel V.3.6). Den Intensivpflegesätzen werden keine Ausgleiche und Zuschläge zugeordnet; vgl. die Fußnoten 29 und 42.

Lfd. Nr. 23: Erlöse aus teilstationärem Abteilungspflegesatz

Das Krankenhaus ist nach § 39 Abs. 1 Satz 2 SGB V zur Prüfung verpflichtet, ob eine vollstationäre Behandlung vermieden und das Behandlungsziel durch eine teilstationäre Behandlung erreicht werden kann. Es ist somit zu erwarten, daß künftig zunehmend teilstationär behandelt wird. Nach § 13 Abs. 4 BPflV müssen teilstationäre Pflegesätze vereinbart werden, wenn die über den Basispflegesatz oder die Abteilungspflegesätze vergüteten Leistungen teilstationär erbracht werden.

Die teilstationären Pflegesätze sollen **vereinfacht** aus den vollstationären Pflegesätzen abgeleitet werden. Für die Kalkulation eines teilstationären Abteilungspflegesatzes ist deshalb der Abschnitt „K 7" nicht nochmals gesondert auszufüllen (§ 13 Abs. 4 Satz 2 BPflV). Vielmehr stellt das Krankenhaus auf einem gesonderten Blatt die Kostenbeträge zusammen, die bei einer teilstationären Behandlung üblicherweise aus dem vollstationären Abteilungspflegesatz gestrichen werden können. Es geht also um die Begründung, weshalb und in welcher Höhe der **durchschnittliche** (nicht patientenbezogen) teilstationäre Abteilungspflegesatz niedriger sein sollte als der durchschnittliche vollstationäre Abteilungspflegesatz. Abgezogen werden könnten z. B. die nicht anfallenden durchschnittlichen Kosten für Nachtwachen, Bereitschaftsdienste und ggf. geringere Kosten der Behandlung auf den Stationen.

Die Vertragsparteien vereinbaren auf dieser Grundlage einen entsprechenden teilstationären Abteilungspflegesatz. In Nr. 23 sind die voraussichtlichen Gesamterlöse aus diesem teilstationären Pflegesatz abzuziehen. Die Gesamterlöse werden errechnet, indem der teilstationäre Pflegesatz mit der Zahl der teilstationären Berechnungstage (BT) multipliziert wird.

Beispiel:

Ermittlung der Erlöse aus teilstationärem Abteilungspflegesatz (**mit** Ausgleiche und Zuschläge):

– Formel: (teilstat. Pflegesatz) x (teilstat. BT aus L 3, Nr. 6 Sp. 3)
  Berechnung für K 7, Nr. 23: 403,82 DM x 7 360 BT   **2 972 115 DM**

Erläuterungen zur LKA

Lfd. Nr. 24: Budgetanteil vollstat. Abteilungspflegesatz

Nach Abzug der Erlöse aus teilstationärem Pflegesatz verbleibt in Nr. 24 der Budgetanteil, der auf den vollstationären Abteilungspflegesatz entfällt.

Lfd. Nr. 25 und 26: Divisionskalkulation

Der durchschnittliche und tagesgleiche, vollstationäre Abteilungspflegesatz wird – wie bisher – durch eine Divisionskalkulation ermittelt, bei der der Gesamtbetrag (Budgetanteil von Nr. 24) durch die Zahl der Tage dividiert wird. Ergebnis der Division ist der DM-Betrag, der je vollstationärem BT zu zahlen ist.

Die Fußnoten 30 und 35 geben für die Ermittlung der **„vollstationären gewichteten Berechnungstage"** Vorgaben vor. Nach Fußnote 30 in der Fassung der 2. ÄndV sind bei der Ermittlung des Abteilungspflegesatzes sowohl im Fall des Erlösabzugs als auch im Falle der einmaligen Kostenausgliederung jeweils die Berechnungstage (BT) für Budgetpatienten als Divisor zu verwenden. Diese werden ermittelt, indem von der voraussichtlichen Gesamtbelegung des Krankenhauses die voraussichtlichen Belegungstage für Fallpauschalen-Patienten (voraussichtliche Ist-Tage) abgezogen werden. Es ist somit die voraussichtliche, durchschnittliche Verweildauer der Fallpauschalen-Patienten im Pflegesatzzeitraum zu schätzen. Diese Belegungstage für FP-Patienten sind von den Gesamt-Tagen des Krankenhauses abzuziehen. Die danach verbleibenden voraussichtlichen Berechnungstage des Budgetbereiches werden als Divisor für die Divisionskalkulation genutzt.

Wurde ein teilstationärer Basispflegesatz vereinbart (Nr. 23), sind die darauf entfallenden teilstationären BT ebenfalls abzuziehen.

Fußnote 35 gibt eine **Äquivalenzziffernrechnung** vor, wie sie bereits aus K 5.2 des bisherigen KLN bekannt ist. Die Krankenhäuser müssen in bestimmten Fällen den Abteilungspflegesatz um 20 % ermäßigen, wenn ein Sonderentgelt berechnet wird; vgl. hierzu die Erläuterungen zu Abschnitt „L 1", Nr. 5 (Kapitel V.2.1). Dem Krankenhaus entsteht durch die Ermäßigung zwar ein Erlösausfall, dieser wird jedoch bei der Pflegesatzermittlung kalkulatorisch ausgeglichen. Dies wird dadurch erreicht, daß die BT, für die Abschläge vorgenommen werden, mit dem Faktor 0,8 gewichtet werden. Durch diese **Gewichtung** wird der Divisor „BT" für die Divisionskalkulation kleiner und dadurch das Divisionsergebnis „Abteilungspflegesatz" entsprechend größer. Das Krankenhaus erhält somit einen Ausgleich für die Erlösausfälle. Da dieser Ausgleich jedoch im voraus kalkuliert werden muß, besteht ein Schätzrisiko hinsichtlich der voraussichtlichen Zahl der entsprechenden BT. Die kalkulatorische Berichtigung wird rechentechnisch nur bei den vollstationären BT vorgenommen. Die Ausgleiche und Zuschläge sollten jedoch anteilig in gleichem Umfang auch über die **teilstationären Pflegesätze** mitgetragen werden. Dies ist durchaus möglich, wenn die

Ermittlung des Abteilungspflegesatzes nach § 13 Abs. 2 BPflV (K 7)

Vertragsparteien diesen Tatbestand bei der Schätzung und Vereinbarung der Höhe des teilstationären Pflegesatzes (vgl. zu Nr. 23) berücksichtigen.

Beispiel: Erlösabzug für die Fachabteilung „Allgemeine Chirurgie"

1. Ermittlung der Belegungstage für alle FP-Patienten:
   a) Ermittlung der Belegungstage für **eine** Fallpauschale, z. B. FP 12.05:
      – Formel: (voraussichtliche Ist-Tage) x (Anzahl der Fälle)
      – Rechnung: 7,0 Tage x 75 Fälle = **525** Tage
   b) Ermittlung der Belegungstage über **alle** Fallpauschalen:
      – Addition der Belegungstage-Summen der verschiedenen, einzelnen Fallpauschalen (von a) = Gesamtsumme der voraussichtlichen Belegungstage

2. Ermittlung der ungewichteten Zahl „vollstationäre BT":
– BT der Abteilung (L 3 Nr. 4)	28 670	Tage
– abzüglich BT für teilstationäre Patienten (L 3, Nr. 6)	– 0	BT teilstat.
– ungewichtete vollstationäre BT	28 670	BT vollstat.

3. Ermittlung des **Divisors** „vollstationäre **gewichtete** BT":
– ungewichtete vollstationäre BT (von 2.)	28 670	BT
– abzüglich: BT für Pat. mit SE (L 3, Nr. 5)	–2 762	BT
– zuzüglich: (BT für Pat. mit SE) x 0,8 = 2 762 x 0,8	+2 210	gew. BT
– Divisor „vollstat. gewichtete BT"	**28 118**	**gew. BT**

4. Ermittlung des Abteilungspflegesatzes **(Divisionskalkulation)**:
– Budgetanteil vollstationär (Nr. 24)	9 776 985	DM
– dividiert durch „vollstat. gewichtete Tage" (Nr. 25; vgl. 3.)	28 118	Tage
– Abteilungspflegesatz	**347,71**	**DM**

Eine Sonderregelung ist nach **Fußnote 35** für die Ermittlung von Abteilungspflegesätzen für die **Intensivmedizin** vorgeschrieben. Nach § 14 Abs. 7 Satz 2 kann bei Fallpauschalen, für die im Entgeltkatalog eine zusätzliche Grenz-Verweildauer für die Intensivmedizin angegeben ist, bei Überschreitung dieser Grenz-Verweildauer in bestimmten Fällen nur 50 % des Intensivpflegesatzes berechnet werden. Um diese Regelung bei der Divisionskalkulation zu berücksichtigen, dürfen die entsprechenden Tage auch nur zu 50 % in den Divisor eingehen.

Erläuterungen zur LKA

Nachrichtlich: 1. Pflegesatz ohne Ausgleiche und Zuschläge

Im Rahmen von Krankenhausvergleichen dürfen nur Pflegesätze miteinander verglichen werden, die um die Einflüsse periodenfremder Ausgleiche und Zuschläge bereinigt sind. Aus diesem Grunde werden auch in Abschnitt „V 1" die tagesgleichen Pflegesätze bereinigt ausgewiesen. Der in Abschnitt „V 1" auszuweisende Abteilungspflegesatz wird in Abschnitt „K 7" ermittelt und hier ausgewiesen. Zur Problematik von Pflegesatz-Vergleichen, die insbesondere durch die Divisionskalkulation entsteht, vgl. die Erläuterungen und das Beispiel in Tuschen/Quaas, a.a.O., zu § 5 Abs. 2 Satz 1 BPflV).

Zur Ermittlung des bereinigten Pflegesatzes muß der Betrag der Ausgleiche und Zuschläge je Tag ermittelt werden. Der Gesamtbetrag der Ausgleiche und Zuschläge (Nr. 22) ist in die voll- und teilstationären Pflegesätze eingegangen und anschließend bei der Divisionskalkulation auf den einzelnen Tag zugerechnet worden. Dies gilt grundsätzlich auch für die vereinfacht ermittelten teilstationären Pflegesätze, die als Differenzrechnung zum geschätzten vollstationären Pflegesatz vereinbart werden (vgl. zu Nr. 23). Eine zutreffende Bereinigung des voll- und teilstationären Pflegesatzes kann somit durch Abzug eines einheitlichen Betrages je Tag vorgenommen werden.

Beispiel (zur Verdeutlichung werden hier die Werte **aus K 7 Innere Medizin** verwendet):

1. Ermittlung des Divisors:
   - vollstationär gewichtete BT (K 7 Zeile 25)   34 757 Tage
   - zuzüglich BT für teilstationäre Patienten   7 360 Tage
   - **gewichtete** voll- und teilstationäre BT der Abteilung   42 117 BT

2. Ermittlung des Bereinigungsbetrages je BT:
   - anteilige Ausgleiche und Zuschläge (Nr. 22)   161 032 DM
   - dividiert durch gewichtete BT (von 1.)   42 117 BT
   - Bereinigungsbetrag je BT   3,82 DM

3. Bereinigung des vollstationären Abteilungspflegesatzes:
   - vollstat. Abteilungspflegesatz nach K 7, Nr. 26   291,40 DM
   - abzüglich Bereinigungsbetrag von 2.   – 3,82 DM
   - vollstat. Abteilungspflegesatz **ohne** Ausgl. u. Zuschläge   **287,58 DM**

4. Bereinigung des teilstationären Abteilungspflegesatzes:
   - teilstat. Abteilungspflegesatz (vgl. zu Nr. 13)   403,82 DM
   - abzüglich Bereinigungsbetrag von 2.   – 3,82 DM
   - teilstat. Abteilungspflegesatz **ohne** Ausgl. u. Zuschläge   **400,00 DM**

Nachrichtlich: 2. Zu-/Abschlag nach § 21 Abs. 2

Nach § 21 Abs. 1 BPflV werden die neu vereinbarten tagesgleichen Pflegesätze grundsätzlich vom Beginn des neuen Pflegesatzzeitraums an erhoben. Wird das neue Budget jedoch erst nach diesem Zeitpunkt, d. h. nach dem Jahresbeginn, genehmigt, sind die Pflegesätze erst ab dem ersten Tag des Monats zu erheben, der auf die Genehmigung folgt, soweit in der Pflegesatzvereinbarung oder Schiedsstellenentscheidung kein anderer zukünftiger Zeitpunkt bestimmt ist. Bis dahin sind die bisher geltenden Pflegesätze weiter zu erheben. Mehr- oder Mindererlöse infolge der verspäteten Anwendung der neuen Pflegesätze werden nach § 21 Abs. 2 BPflV durch Zu- oder Abschläge auf die im restlichen Pflegesatzzeitraum zu erhebenden neuen Pflegesätze ausgeglichen.

Die Zu- oder Abschläge sollten möglichst einfach mit Hilfe eines einheitlichen prozentualen Zuschlags für voll- und teilstationäre Pflegesätze ermittelt werden. Zur Berechnung dieses Zuschlags-Prozentsatzes siehe die Erläuterungen zu K 6, Nr. 19 (Kapitel V.3.6).

Mit Hilfe dieses Zuschlags-Prozentsatzes kann der hier auszuweisende Zuschlag für den vollstationären Abteilungspflegesatz wie folgt berechnet werden:

(Abteilungspflegesatz von Nr. 26) x (Zuschlags-Prozentsatz) = Zuschlags-Betrag

Entsprechend wird mit dem gleichen Prozentsatz der Zuschlag für den teilstationären Pflegesatz berechnet.

3.7.3 Kalkulation von Intensivpflegesätzen

Nach § 13 Abs. 2 Satz 1 und 3 BPflV sind Abteilungspflegesätze für Einrichtungen der Intensivmedizin zu vereinbaren, wenn folgende **Voraussetzungen** erfüllt sind:

– es besteht eine „organisatorisch selbständige bettenführende Abteilung" unter Leitung eines fachlich nicht weisungsgebundenen Arztes mit einer entsprechenden Fachgebietsbezeichnung (Satz 1),
– es besteht eine „besondere Einrichtung" für die neonatologische Intensivbehandlung von Säuglingen (Satz 3, 1. HS) oder
– es besteht eine „besondere Einrichtung", für deren Bereich im Fallpauschalen-Katalog eine gesonderte Grenz-Verweildauer für die Intensivmedizin ausgewiesen ist (Satz 3, 2. HS; vgl. unten).

Für die Vereinbarung eines Intensivpflegesatzes sind die Abschnitte „L 3" und „K 7" der LKA zu erstellen. Während L 3 so erstellt wird, wie für andere Abteilungen auch, gelten für die Kalkulation des Abteilungspflegesatzes in K 7 **besondere Kalkulationsvorschriften**. Diese sind insbesondere wegen der **Fallpauschalen** erforderlich geworden. Die Behandlung in der Intensivmedizin ist im Regelfall nur ein Teil der Gesamtbehandlung des Patienten. Dies gilt auch bei

Fallpauschalen. Da die Fallpauschale nicht einzelne Teilleistungen, sondern die gesamte Behandlung des Patienten vergüten soll, ist der Anteil der Intensivmedizin in den Entgeltkatalogen nicht gesondert ausgewiesen. Ein Abzug von Fallpauschalen-Anteilen ist somit bei der Ermittlung des Intensivpflegesatzes nicht möglich. **Fußnote 42** schreibt deshalb ein **besonderes Kalkulationsverfahren** vor.

Ermittlung des Intensivpflegesatzes

Die Zeilen 19 und 20 in K 7 werden nicht ausgefüllt. Es werden keine Fallpauschalen und Sonderentgelte abgezogen. Somit enthält K 7 bei der Intensivmedizin die Kosten/Beträge für alle Patienten (Budgetbereich und Fallpauschalenbereich).

Die Ausgliederung (der Abzug) der Kostenanteile für Fallpauschalen-Patienten wird mit einem besonderen Verfahren durchgeführt, vergleichbar dem Verfahren bei der Kostenausgliederung beim Basispflegesatz: Der Intensivpflegesatz wird für alle Patienten einheitlich ermittelt, d. h. einschließlich der Kosten und einschließlich der Tage für Fallpauschalen-Patienten. Es werden somit die Gesamt-Kosten/Beträge durch die Gesamt-Tage dividiert (Divisionskalkulation in den Zeilen 24 bis 26).

Abrechnung des Intensivpflegesatzes

Der so ermittelte tagesgleiche Pflegesatz wird den Krankenkassen nur bei den Intensiv-Patienten in Rechnung gestellt, deren Behandlung mit tagesgleichen Pflegesätzen vergütet wird (also bei Budget-Patienten, nicht bei Fallpauschalen-Patienten).

Für die Belegungstage der **Fallpauschalen-Patienten** kann der Intensiv-Pflegesatz nicht in Rechnung gestellt werden; die Behandlung des Patienten ist mit der Fallpauschale abgegolten (Ausnahme: Überschreitung der Grenz-Verweildauer). Die entsprechenden Umsatzanteile der Intensivmedizin (Tage für Fallpauschalen-Patienten x Pflegesatz) sind deshalb im Rahmen der **innerbetrieblichen Leistungsverrechnung** den bettenführenden Abteilungen anzulasten, deren Patienten in der Intensivmedizin behandelt wurden und die die Fallpauschalen abrechnen.

Beispiel:

– Pflegesatz je Tag:	1 334,64 DM
– Tage insgesamt:	3 240
– zu verrechnende Gesamtsumme:	4 324 234 DM

Ermittlung des Abteilungspflegesatzes nach § 13 Abs. 2 BPflV (K 7)

Abrechnung gegenüber:	Tage (K 7, Nr. 25)	Abrechnungs-/ Verrechnungs-Betrag
a) Patienten oder Krankenkassen (BT)	3 130	4 177 423 DM
b) anderen Abteilungen (Belegungstage für FP-Patienten):		
– Chirurgie	110	146 810 DM
– Innere	0	0 DM
– interne Verrechnung insgesamt:	110	146 810 DM

Plausibilitätsprüfung:

– Abrechnungssumme unter a)	4 177 423 DM
– Verrechnungssumme unter b)	146 810 DM
– Gesamtbetrag Intensivmedizin	4 324 233 DM

Innerbetriebliche Leistungsverrechnung (ILV)

Die Belastung der **anderen bettenführenden Abteilungen**, z. B. der „Chirurgie" oder der „Inneren" (vgl. das Beispiel oben), mit den anteiligen Intensivkosten/-pflegesätzen für **Fallpauschalenpatienten** erfolgt im Wege der „innerbetrieblichen Leistungsverrechnung". Diese soll „verursachungsgerecht" sein, d. h. die Abteilungen in dem Umfang belasten, in dem sie die Intensivabteilung in Anspruch genommen haben. Aufgrund der unterschiedlichen Länge des Intensivaufenthalts und der hohen Kosten wäre eine Zurechnung z. B. nach „Stunden" des Aufenhalts in der Intensivabteilung als verursachungsgerecht anzusehen. Die Verrechnung eines Tagessatzes für einen z. B. nur zwei- oder dreistündigen Aufenthalt wäre wohl nicht verursachungsgerecht und würde die betroffenen Abteilungen zu hoch belasten.

Diese Belastungen im Wege der innerbetrieblichen Leistungsverrechnung werden in den Abschnitten „K 7" der anderen Abteilungen unter Nr. 7 „Intensiv" ausgewiesen. Sie erhöhen die in K 7 ausgewiesenen Abteilungskosten/-beträge z. B. der Chirurgie um die anteiligen Intensivkosten und schaffen damit die Voraussetzung dafür, daß die gesamte Fallpauschale einschließlich eines ggf. einkalkulierten Intensivanteils sachgerecht bei dieser Abteilung abgezogen werden kann.

Im Gegensatz zum normalen Verfahren der innerbetrieblichen Leistungsverrechnung werden diese Verrechnungsbeträge aufgrund von Intensivpflegesätzen **nicht zusätzlich in Abschnitt „K 2" Spalte 3** ausgewiesen. Die Kosten der Intensivmedizin sind bereits in den Primärkostenarten enthalten, die in K 2 Spalte 4 und 5 den Abteilungen (der Intensivabteilung) direkt zugerechnet werden. Ein zusätzlicher Ausweis der Rückverrechnung auf die anderen Abteilungen würde zu einem Doppelausweis führen.

Erläuterungen zur LKA

Keine Zurechnung von Ausgleichen und Zuschlägen

Die anteiligen Ausgleiche und Zuschläge sind vollständig dem Basispflegesatz und den Abteilungspflegesätzen zuzuordnen. Dabei bleibt jedoch der Intensivpflegesatz ausgenommen. **Fußnote 42** bestimmt, daß die Zeile 22 nicht ausgefüllt wird. Grund für die Ausnahme: Weil Kosten-/Pflegesatzanteile für Fallpauschalenpatienten von der Intensivabteilung auf andere Abteilungspflegesätze zu verrechnen sind (vgl. oben), würden auch die der Intensivabteilung zugerechneten „Ausgleiche und Zuschläge" bei den anderen Abteilungen unter Nr. 7 „Intensiv" ausgewiesen. Dadurch würden diese periodenfremden Verrechnungen erstmals mit anderen Kostenarten vermischt. Der klare, isolierte Ausweis der Verrechnungen würde verschlechtert und die Ermittlung des „Pflegesatzes ohne Ausgleiche und Zuschläge" unter „Nachrichtlich: Nr. 1" erschwert.

Grenz-Verweildauer Intensiv

Bei der Abrechnung von Fallpauschalen können in bestimmten Fällen 50 % des Intensivpflegesatzes zusätzlich zur Fallpauschale abgerechnet werden, wenn eine gesondert ausgewiesene Grenz-Verweildauer für die Versorgung in der Intensivmedizin überschritten wird; vgl. § 14 Abs. 7 Satz 2 BPflV und Nr. 3 der Abrechnungs-Bestimmungen. Voraussetzung ist, daß im Fallpauschalen-Katalog eine solche gesonderte Grenz-Verweildauer ausgewiesen ist; vgl. Herzchirurgie und Transplantationen. Die in diesen Fällen zu 50 % abgerechneten Intensivpflegesätze müssen bei der Kalkulation des Intensivpflegesatzes berücksichtigt werden. Die entsprechenden Tage gehen jedoch nur zu 50 % in den **Divisor** bei der Ermittlung des Pflegesatzes (lfd. Nr. 25) ein. Vgl. hierzu die **Fußnote 35.**

Beispiel:

Die Grenz-Verweildauer für die Intensiveinheit wird um 2 Tage überschritten. Die Gesamt-Verweildauer der Fallpauschale wird **nicht** überschritten.

<u>Abrechnung:</u>   Zusätzlich zur Fallpauschale können 2 x 50 % des Intensivpflegesatzes in Rechnung gestellt werden.

<u>Divisor „Intensiv":</u>   2 Tage x 50 % = 1 zusätzlicher Tag

Um Doppelerfassungen zu vermeiden, dürfen diese zusätzlich abgerechneten Tage in der Berechnungstage-Statistik nach „L 1" und „L 3" **nicht** berücksichtigt werden; vgl. Fußnote 35. Die entsprechende Verweildauer der Fallpauschalen-Patienten wird bereits über die Belegungstage-Statistik erfaßt.

Ausnahmevorschriften für große Krankenhäuser

Für **große Krankenhäuser** mit mehr als zwölf bettenführenden Abteilungen (ohne Belegarztabteilungen) und für Krankenhäuser mit den Fachabteilungen

Herzchirurgie, Strahlenheilkunde oder Nuklearmedizin wurden vom Bundesrat **besondere Kalkulationsvorgaben** durchgesetzt, die die Bundesregierung im Verordnungsverfahren zur 1. ÄndV BPflV akzeptieren mußte. In die LKA wurden die **Fußnoten 39 und 40** eingefügt. Die Regelungen zielen darauf ab, den Basispflegesatz der Krankenhäuser von „medizinisch" bedingten Kostenanteilen zu entlasten und diese Anteile den Abteilungspflegesätzen zuzuordnen (siehe K 7 lfd. Nr. 7). Eine solche Entlastung des Basispflegesatzes ist im Hinblick auf die Kostenausgliederung der Fallpauschalen aus dem Krankenhausbudget (vgl. § 12 Abs. 3 BPflV) und deren wirtschaftlichen Folgen für das Krankenhaus grundsätzlich sachgerecht.

Nach **Fußnote 39** Buchstabe a sind den „Einrichtungen" der Intensivmedizin anteilige Kosten des „Klinischen Hauspersonals", des „Wirtschafts- und Versorgungsdienstes" und des „Wirtschaftsbedarfs" zuzurechnen, soweit diese Kosten von der Intensivmedizin verursacht worden sind. Dies gilt auch für intensivmedizinische Einrichtungen, die als nichtselbständiger Teil einer Abteilung (z. B. der Chirurgie) geführt werden. Nach Fußnote 39 Buchstabe b sind den Abteilungen auch Kosten des „Verwaltungsdienstes", „Wasser, Energie, Brennstoffe" und „Verwaltungsbedarf" zuzurechnen, „soweit diese auf der Vielfalt der ärztlichen und pflegerischen Tätigkeit oder auf kostenintensiven medizinisch-technischen Leistungen beruhen".

Für die nach Fußnote 39 verrechneten Kosten schreibt **Fußnote 40** bei der Ermittlung eines Abteilungspflegesatzes „Intensivmedizin" eine abweichende Nutzung des Abschnitts „K 7" vor. Soweit diese Kosten nicht sachgerecht in den Zeilen 8 bis 11 ausgewiesen werden können, sollen sie in Zeile 7 ausgewiesen werden. Diese Zeile „Intensiv" wird bei der Ermittlung des Intensivpflegesatzes in K 7 im Regelfall nicht benötigt, kann also für diesen Sonderfall genutzt werden.

In der Begründung des Bundesrates (BR-Drucks. 361/95) zur Einführung der Fußnoten 39 und 40 wurde ausgeführt:

„Einrichtungen der Herzchirurgie, der Nuklearmedizin und der Strahlentherapie zeichnen sich durch den Einsatz von energieintensiven Großgeräten aus. ... Hinzu kommt, daß mit zunehmender Größe des Krankenhauses die Leistungsintensität und die interdisziplinäre Zusammenarbeit wesentlich ansteigen und deswegen auch die administrativen Aufgaben progressiv zunehmen. Diese zusätzlichen administrativen Leistungen sind den Abteilungspflegesätzen anzulasten. Der individuelle Basispflegesatz erhöht sich aus medizinischen Gründen vor allem durch die **Intensivmedizin**. Zahlreiche Basisleistungen werden dort durch ärztliche oder pflegerische Aufgaben veranlaßt. Hierzu gehören häufig auch die Tätigkeiten des klinischen Hauspersonals und des Wirtschafts- und Versorgungsdienstes, die bei Fremdvergabe als Aufwendungen des Wirtschaftsbedarfs zu Buche schlagen. Die entsprechenden

Kosten des Wirtschaftsbereichs sind der Intensivmedizin in Rechnung zu stellen."

Die unscharfe Abgrenzung der zuzurechnenden Kosten in Fußnote 39 Buchstabe b eröffnet im Einzelfall erhebliche Spielräume und beeinträchtigt damit auch Krankenhausvergleiche. Sie ist höchst unbefriedigend. Mit der 5. ÄndV wurde deshalb eine **zeitliche Befristung** eingeführt. Die Fußnoten 39 und 40 sind „nur anzuwenden, soweit das Erlösabzugsverfahren oder die Kostenausgliederung nach § 12 Abs. 2 und 3 angewendet wird". Damit wird die Anwendung der Fußnoten zeitlich begrenzt auf den Übergangszeitraum für die Einführung des neuen Entgeltsystems sowie bei der Einführung neuer Entgelte. Nach der endgültigen Kostenausgliederung der Entgelte dürfen die besonderen Kalkulationsvorgaben nicht mehr angewendet werden.

Sonstige Hinweise

Bei der Ermittlung des Abteilungspflegesatzes „Intensiv" sollte auch auf folgende Besonderheiten geachtet werden:

- Von den Abzügen nach § 7 Abs. 2 BPflV (Nrn. 13 bis 17) dürften in der Regel nur die Abzüge für wahlärztliche Leistungen und sonstige ärztliche Leistungen (Nrn. 16 und 17) in Frage kommen.
- Ein teilstationärer Pflegesatz dürfte nicht anfallen (Nr. 23).
- Abschläge in Höhe von 20 % bei Patienten mit Sonderentgelten fallen bei einem Intensivpflegesatz nicht an (§ 14 Abs. 2 Satz 3 BPflV). Es ist somit in Nr. 25 durch die Gesamtzahl der ungewichteten Tage (Berechnungstage und Belegungstage) zu dividieren.

Sonderfall: Intensiveinheit innerhalb einer Fachabteilung

Für Intensiveinheiten innerhalb einer Fachabteilung können im Regelfall keine Intensivpflegesätze vereinbart werden. Ausnahmen sind nur nach § 13 Abs. 2 Satz 3 für „besondere Einrichtungen" zugelassen. Ist also die Internsiveinheit Teil einer anderen Abteilung und liegt ein Ausnahmefall nicht vor, werden die Leistungen der Intensiveinheit über den Abteilungspflegesatz der Abteilung, z. B. der „Chirurgie" oder der „Inneren Medizin", vergütet. Die Kosten/Beträge für die Intensiveinheit sind in diesem Fall in „K 7" der Abteilung unter der **lfd. Nr. 7** auszuweisen; vgl. **Fußnote 42** zweiter Absatz. Diese Vorgabe bewirkt, daß die Kosten der Intensiveinheit gesondert von den übrigen Abteilungskosten ausgewiesen werden. Dadurch bleiben die „normalen" Kosten der Abteilung weiterhin vergleichbar mit anderen Krankenhäusern. Um die Vorgabe erfüllen zu können, sollte für die Intensiveinheit eine sog. fiktive Kostenstelle eingerichtet werden, die die Kosten gesondert erfaßt (wie bei selbständigen Intensivabteilungen). Diese Kosten werden dann in K 7 nicht unter den „Direkten Kosten" in den lfd. Nrn. 1 bis 6, sondern unter „Innerbetriebliche Leistungsverrechnung" als sog. Sekundärkosten in lfd. Nr. 7 ausgewiesen.

In den **Abschnitten „K 1" bis „K 3"** werden die Kosten/Beträge für die Intensivmedizin wie folgt ausgewiesen:

– Wird ein **Intensivpflegesatz** ermittelt, sind die Kosten nach dem normalen Kalkulationsschema direkt in den Spalten 4 und 5 (Abteilungspflegesätze) auszuweisen.

– Wird **kein Intensivpflegesatz** ermittelt, gehen die Kosten der Intensivmedizin in die Kalkulation des Abteilungspflegesatzes z. B. der Inneren ein. Nach **Fußnote 18** sind in diesem Falle die Kosten/Beträge der Intensiveinheiten in K 1 bis K 3 Spalte 3 unter der **„Innerbetrieblichen Leistungsverrechnung"** (ILV) auszuweisen. Diese Kosten werden (in diesem Beispiel) bei der Ermittlung des Abteilungspflegesatzes „Innere" in Abschnitt „K 7" ebenfalls unter der ILV in lfd. Nr. 7 ausgewiesen. Dieser Ausweis unter der ILV entspricht dem der LKA-Konzeption zugrunde liegenden Grundsatz, daß bestimmte Kosten auch dann zentral ausgewiesen werden, wenn entsprechende Leistungsbereiche dezentral in bettenführenden Abteilungen angesiedelt sind; vgl. die Erläuterungen in Kapitel IV.3.1.1 zu Spalte 3. Falls die Intensiveinheit also Teil einer bettenführenden Abteilung (z. B. der Inneren) ist, werden ihre Kosten nur in K 7 Nr. 7 dieser Abteilung ausgewiesen; sie werden nicht auf andere Abteilungen verrechnet. Wird ein Patient der Chirurgie in die Intensiveinheit der Inneren verlegt, wird er Patient der Inneren und es wird für die Dauer der Intensivbehandlung der Pflegesatz der Inneren abgerechnet. Somit gibt es keinen Grund für eine Verrechnung auf andere Abteilungen.

In der Zeile „Nachrichtlich:" von K 7 sollte die Gesamtsumme der intern auf andere Abteilungen zu verrechnenden Intensivpflegesätze sowie die Gesamtzahl der zugehörigen Belegungstage ausgewiesen werden. Hierdurch wird eine Plausibilitätsprüfung der Zurechnungsbeträge in K 7, Nr. 7 der übrigen Abteilungen möglich.

3.8 Kostenausgliederung nach § 12 Abs. 2 und 3 BPflV (K 8)

Krankenhaus:
Krankenhaus „Gute Besserung"

Seite:
Datum: 1. 9. 1998

K 8 Kostenausgliederung nach § 12 Abs. 2 und 3*)

Bezeichnung: Allgemeine Chirurgie

| | | Leistung | | | Kosten für | | | | | | | | | | | | Kosten für Anteil | |
| | | | | | Station | | | Intensiv | | | OP/Anästhesie | | | | Sonst. Med. Institut | | | |
Nr.	Fallpauschale	geplante Anzahl	Bel.tage (je Leistg.)	Ärztl.D.	Pfleged.	Sachmi.	Ärztl.D.	Pfleged.	Sachmi.	Ärztl.D.	Funkt.d.	MTD	Sachmi.**	Pers.ko.	Sachko.	Basispflegesatz (K 6, Nr. 18)	Gesamtkosten
1	2	3	4	5	6	7	8	9	10	11	12	13	14	15	16	17	18
1	12.03	80	10,90	24.720	108.320	25.600	18.560	37.040	16.320	64.400	52.960		32.400	25.344	13.056	106.157	524.877
2	12.04	85	7,40	16.405	69.870	16.235	2.550	6.545	2.805	59.160	55.250		39.780	22.777	11.733	76.574	379.684
3	12.05	75	7,20	14.175	60.825	12.975	1.650	5.775	3.000	32.625	32.625		21.225	15.048	7.752	65.740	273.415
4	12.07	60	6,50	9.068	31.416	11.224	7.290	11.610		30.532	28.126		21.060	11.295	5.160	47.479	195.360
5	17.04	30	18,80	16.950	99.060	16.020			6.960	19.650	20.340		1.091	15.563	8.017	68.661	291.212
6	17.14	30	7,40	5.460	25.350	4.710	11.610			16.290	15.510		10.890	5.425	2.795	27.026	113.456
...	...	...	...	...	...	...	(***)	...	(***)	...	...	...	(****)	(*****)	...	(*****)	...
Nr.	Sonderentgelt																
1	2.02	40	—							41.240	33.000		14.270				88.510
2	12.03	20	—							29.120	22.840		19.780				71.740
3	12.06	25	—							29.800	25.475		19.925				75.200
4	12.20	40	—							20.400	20.080		11.240				51.720
5	12.21	30	—							12.220	13.290		11.760				37.270
6	17.01	15	—							5.760	8.765		7.396				21.921
...	...	...								...	...	...	...				...
	Gesamt																...

*) Musterblatt; EDV-Ausdrucke möglich.

**) Fallpauschalen: Medizinischer Bedarf, Instandhaltung Medizintechnik und Gebrauchsgüter Medizintechnik.

***) Bei den Sonderentgelten für Organtransplantationen sind die Kosten der Einheiten für Intensivmedizin einzubeziehen.

****) Nur medizinischer Bedarf.

*****) In Ausnahmefällen, z. B. für während der Operation angeforderte Leistungen.

Kostenausgliederung nach § 12 Abs. 2 und 3 BPflV (K 8)

Bei Krankenhäusern, deren Leistungen nicht vollständig mit Fallpauschalen berechnet werden, sind für die Pflegesatzzeiträume in den Kalenderjahren 1995 bis 2001 jeweils die vorauskalkulierten Erlöse aus den Fallpauschalen und Sonderentgelten von den pflegesatzfähigen Kosten des Krankenhauses abzuziehen (Erlösabzug, § 12 Abs. 2 BPflV). Für diesen Erlösabzug sind nur die Blätter „V 2" und „V 3" auszufüllen.

Das Krankenhaus kann jedoch verlangen, daß anstelle des Erlösabzugs jeweils die Kosten ausgegliedert werden (vgl. § 12 Abs. 2 Satz 3 BPflV). Das Wahlrecht, die Kosten der mit Fallpauschalen und Sonderentgelten berechneten Leistungen auszugliedern, kann allerdings im Jahr 1999 **nicht erstmalig** ausgeübt werden (vgl. Artikel 7 GKV-SolG, § 1 Abs. 4 des Gesetzes zur Begrenzung der Erlöse für stationäre Krankenhausleistungen im Jahr 1999).

Entgültig sind die Kosten der mit Fallpauschalen und Sonderentgelten berechneten Leistungen für das Kalenderjahr auszugliedern, das auf den letztmaligen Erlösabzug für die jeweiligen Entgelte folgt. Vorgesehen ist dies für den Pflegesatzzeitraum im Kalenderjahr 2002. Danach entsteht für diese Entgelte ein eigenständiger Bereich, der nicht mehr mit dem Budgetbereich zusammenhängt.

Das Verfahren der Kostenausgliederung ist in § 12 Abs. 3 BPflV und in dem Abschnitt „K 8" der LKA geregelt.

3.8.1 Verfahren der Kostenausgliederung

Die Kostenausgliederung erfordert eine krankenhausindividuelle Kalkulation für jede Fallpauschale und jedes Sonderentgelt. Die BPflV gibt in Abschnitt „K 8" vor, in welcher Form die krankenhausindividuellen Kalkulationsergebnisse vorgelegt werden müssen. In der Wahl der Kalkulationsmethodik ist das Krankenhaus frei. Es empfiehlt sich aber, bei der Kostenkalkulation im Krankenhaus die Schemata anzuwenden, die bei der Kalkulation der Bewertungsrelationen nach Anlage 1 und 2 der Verordnung zugrunde gelegt wurden. Die entsprechenden methodischen Ansätze sind insbesondere auf ihre praktische Umsetzbarkeit geprüft worden. Damit ist gewährleistet, daß z. B. auch ohne das Vorliegen einer ausgebauten Kostenträgerrechnung aussagefähige Kalkulationsergebnisse ermittelt werden können. Die Orientierung an der bei der Entwicklung der Fallpauschalen und Sonderentgelte verwendeten Methodik erleichtert auch Vergleiche zwischen den „Ist-Kosten" des Krankenhauses und den „Soll-Erlösen" der Fallpauschalen und Sonderentgelte. Die Kalkulationsergebnisse sind in einem stark **vereinfachten Verfahren** den Krankenkassen vorzulegen. Der Verordnungsgeber hat auf die generelle Vorlage detaillierter Kalkulationsunterlagen verzichtet, da diese kaum kontrollierbar und verhandelbar wären. Soweit Zweifel an den Daten aufkommen, die mit Abschnitt „K 8" vereinfacht vorgelegt werden, können die Krankenkassen aber verlangen, daß **zusätzliche**, detailliertere **Kalkulationsunterlagen** vorgelegt werden (§ 17 Abs. 5 Satz 3 BPflV).

Der Abschnitt „K 8" gibt den Detaillierungsgrad für die Vorlage der Kostenkalkulationen vor. Je Fallpauschale und je Sonderentgelt ist jeweils **eine Zeile des Abschnitts** auszufüllen. Es wurde damit auf die Vorlage von Einzelangaben verzichtet, wie z. B. auf OP-Zeiten, die Besetzung mit Personal während der OP oder auf Stücklisten für Materialverbräuche. Es sind lediglich **Kostensummen** für bestimmte Teilbereiche (Bausteine) der Fallpauschale oder des Sonderentgelts anzugeben. Mengenangaben für die Kalkulation des einzelnen Entgelts sind nicht vorgesehen.

Krankenhäuser, die im Rahmen einer „**Zusammenarbeit**" nach § 14 Abs. 5 Satz 2 und 3 einen Fallpauschalen-Patienten behandeln, müssen die Fallpauschale untereinander aufteilen. Jedes Krankenhaus weist seinen Anteil der Fallpauschale entsprechend in einer Zeile von K 8 aus und gliedert ihn in K 5 und K 7 entsprechend aus.

Um den Krankenkassen Plausibilitätskontrollen zu ermöglichen, schreibt § 17 Abs. 4 Satz 8 BPflV vor, daß der Abschnitt „K 8" für den jeweiligen Pflegesatzzeitraum bereits **zum 31. Mai des Vorjahres vorzulegen** ist. Dies ermöglicht den Krankenkassen, Krankenhausvergleiche durchzuführen. Soweit sich bis zur Pflegesatzverhandlung Veränderungen hinsichtlich der voraussichtlichen Anzahl der Entgelte oder der Entgelthöhe ergeben, werden diese Veränderungen in der Pflegesatzverhandlung berücksichtigt.

Der Abschnitt „K 8" ist **für jeden Abteilungspflegesatz** zu erstellen. Die Kostensummen für die Fallpauschalen und die Sonderentgelte sind in dem jeweiligen Abteilungsblatt „K 7" unter den Nrn. 19 oder 20 abzuziehen. Dabei ist im Falle der Kostenausgliederung von **Fallpauschalen** darauf zu achten, daß in K 7 nur die Kosten abzuziehen sind, die dem Bereich „Abteilungspflegesatz" zuzurechnen sind. Dies ist jeweils die Summe der Spalten 5 bis 16 in K 8. Der Kostenanteil für den Basispflegesatz wird beim Basispflegesatz abgesetzt; dort gibt es ein besonderes Verfahren für die Ausgliederung von Fallpauschalen (vgl. die Erläuterungen zu K 6, Nr. 6 sowie Nr. 15 und 16). Vgl. auch Fußnote 38.

K 8 ist **nicht** zu erstellen, wenn Leistungen einer Abteilung oder Einrichtung ausschließlich mit Fallpauschalen berechnet werden und das Krankenhaus die Kostenausgliederung verlangt hat (vgl. § 17 Abs. 4 BPflV). In einem solchen Fall ist die Kostenausgliederung nach K 7 lfd. Nr. 1 bis 18 vorzunehmen. Die durch die Kostenstellenrechnung ermittelten Kosten der Abteilung insgesamt werden ausgegliedert; eine auf Fallpauschalen bezogene Kostenträgerkalkulation ist nicht vorzulegen.

3.8.2 Zeileneinteilung

Die Fußnote *) in der **Überschrift** weist darauf hin, daß K 8 lediglich ein Musterblatt ist. Entsprechende EDV-Ausdrucke sind möglich. Unter „Bezeichnung" ist die jeweilige Abteilung bzw. der jeweilige Abteilungspflegesatz, z. B. auch für Belegpatienten und für besondere Einrichtungen, einzutragen.

Die **erste Kopfzeile** gliedert den Abschnitt „K 8" in Leistungsangaben (Nr. 1 bis 4), Kostenangaben für den Teilbereich „Abteilungspflegesatz" (Nrn. 5 bis 16) und die Kostenangaben für den Teilbereich „Basispflegesatz" (Nr. 17). Die Gesamtkostensumme in Nr. 18 kann nach Division durch die jeweils angegebene geplante Leistungsanzahl (Spalte 3) der landesweit vorgegebenen Entgelthöhe gegenübergestellt werden. Überschüsse oder Verluste werden sichtbar.

In der **zweiten Kopfzeile** werden die Leistungen untergliedert in die Angaben, welche Fallpauschale oder welches Sonderentgelt ausgewiesen wird, wie häufig das Entgelt voraussichtlich abgerechnet wird und wieviele Belegungstage (Verweildauer) für die jeweilige Fallpauschale kalkuliert werden. Die Kosten des Bereichs „Abteilungspflegesatz" werden in die Kostenblöcke „Station", „Intensiv", „OP/Anästhesie" und „Sonstige Medizinische Institutionen" untergliedert. Diese Gliederung entspricht der Kostenzuordnung in der Grundkonzeption des Entgeltsystems; vgl. Kapitel I.1.4 und Übersicht 2. Sie entspricht auch dem Ausweis der Erhebungsergebnisse zur Ermittlung der Bewertungsrelationen in dem „Forschungsbericht, Kalkulation von Fallpauschalen und Sonderentgelten ...", a.a.O."

Entsprechend des geringeren Leistungs- und Kostenumfangs der **Sonderentgelte** sind im unteren Bereich des Abschnitts „K 8" einige Felder schraffiert worden. Diese Kosten sind in den Sonderentgelten nicht enthalten. Die Fußnoten geben weitere Kalkulationsvorgaben vor. Näheres siehe in den nachfolgenden Erläuterungen.

3.8.3 Spalteneinteilung

Die Spalteneinteilung in K 8 folgt einer kostenstellenbezogenen Betrachtung. Innerhalb der aufgeführten „Kostenstellen" wird dann weiter differenziert nach Kostenarten. Dabei sind – um den Darstellungsaufwand zu begrenzen – einzelne Kostenarten zusammengefaßt worden. Es wird z. B. nur ein Ausweis der Kosten der sonstigen Medizinischen Institutionen getrennt nach Personal- und Sachkosten verlangt, nicht aber eine Differenzierung nach den einzelnen Medizinischen Institutionen. Auch die Darstellung der Kosten für den Anteil des Basispflegesatzes erfolgt nur als Gesamtsumme.

K 8 orientiert sich an der Darstellung der Fallpauschalen- und Sonderentgeltkalkulation, wie sie von den Forschungsinstituten bei der Ermittlung der Fallpauschalen und Sonderentgelte vorgenommen wurde. Auf die ausführlichen Erläuterungen in dem entsprechenden BMG-Forschungsbericht „Kalkulation von Fallpauschalen und Sonderentgelte ...", a.a.O., sei verwiesen. Da K 8 aber – mit Ausnahme der Angabe unter der Spalte 4 – die Kosten je Kostenart für die Erbringung aller geplanten Fallpauschalen und Sonderentgelte ausweist, also nicht bezogen auf die einzelne Fallpauschale oder das einzelne Sonderentgelt, bedarf es für eine solche Gegenüberstellung der Division der Angaben in den einzelnen Spalten durch die Angabe zur geplanten Leistungsmenge (Spalte 3), um zu den Kosten je Fallpauschale/Sonderentgelt zu gelangen.

Entsprechend der unterschiedlichen Kalkulationsweise von Fallpauschalen und Sonderentgelten sind bei einem Teil der Spalten für den Bereich der Sonderentgelte keine Angaben vorgesehen. Die entsprechenden Felder sind K 8 schraffiert.

Im folgenden werden die einzelnen Spalten kommentiert und anhand eines Zahlenbeispiels erläutert. Eine vertiefte Auseinandersetzung mit den Grundlagen der Fallpauschalen- und Sonderentgeltkalkulation kann dem BMG-Bericht „Leitfaden zur Einführung von Fallpauschalen und Sonderentgelten gemäß BPflV 1995", a.a.O., entnommen werden. Den exemplarisch durchgeführten Berechnungen im **folgenden Beispiel** liegt aus der Abteilung Allgemeine Chirurgie die Fallpauschale 12.07 zugrunde.

Spalten 1 und 2: Nr., Fallpauschale, Sonderentgelt

Unter den lfd. Nrn. 1 und 2 sind die Fallpauschalen und Sonderentgelte anzugeben, für die eine Kostenausgliederung vorgenommen wird. Die Nummern und Bezeichnungen sind den Anlagen 1.1 und 1.2 zur BpflV entnehmen.

Spalte 3: geplante Anzahl

Unter der Spalte 3 ist die geplante Anzahl der Fallpauschalen und Sonderentgelte darzustellen. Mit der Angabe sind zeilenweise die ermittelten Kosten, die für die zu erbringende fallpauschalen- und sonderentgeltrelevante Leistung kalkuliert wurden, zu multiplizieren. Der sich ergebende Gesamtbetrag ist unter Spalte 18: „Gesamtkosten" auszuweisen.

Der Wert in Spalte 3 drückt die Einschätzung des Krankenhauses über die künftige Inanspruchnahme durch Patienten mit dem jeweiligen Krankheitsbild aus. Für das Volumen der Kostenausgliederung ist die Angabe über die geplante Anzahl von entscheidender Bedeutung. Fehleinschätzungen haben gravierende Auswirkungen. Schätzt das Krankenhaus insgesamt die geplante Anzahl der jeweiligen Fallpauschalen und Sonderentgelte höher ein, als es der tatsächlichen Inanspruchnahme entspricht, werden mehr Kosten ausgegliedert als realiter angemessen gewesen wären. Für das Krankenhaus entsteht ein Verlust. Im umgekehrten Fall können ceteris paribus Überschüsse erwirtschaftet werden. Es ist aber zu erwarten, daß die Kostenträger sehr sorgfältig darauf achten werden, daß die Planangaben in Spalte 3 von K 8 realitätsnah sind. Zur Untermauerung der eigenen Angaben empfiehlt sich, daß das Krankenhaus vergangenheitsbezogen Trends der Inanspruchnahme (drei bis fünf Jahre) für die Leistungen vorlegt, die mit Fallpauschalen oder Sonderentgelten vergütet werden.

Spalte 4: Belegungstage (je Leistung)

In der Spalte 4 wird die Angabe der geplanten Belegungstage für die jeweilige Fallpauschale gefordert. Die Angabe ist notwendig, um die Kosten für den Anteil Basispflegesatz (Spalte 17) nachvollziehen zu können. In Spalte 4 werden die geplanten Belegungstage **je Leistung** angegeben, also nicht die Gesamtzahl der auf die Fallpauschalenkategorie entfallenden Belegungstage. Spalte 4 ist die einzige Spalte von K 8, die eine Angabe je Leistung verlangt. Alle anderen Spalten sehen Angaben für die Gesamtzahl der geplanten Leistungen vor. Entsprechend der Schraffierung in K 8 ist keine Angabe zur Verweildauer der Patienten bei den Sonderentgelten vorgesehen.

Auch die Verweildauerprognose in Spalte 4 von K 8 ist in ihrer Tragweite von besonderer Bedeutung, weil die Verweildauer bei einem Teil der Kalkulationsmodule als Schlüsselgröße verwendet wird. Hinzu kommt, daß die Ermittlung der Kosten für den Anteil Basispflegesatz (vgl. dazu weiter unten die Erläuterungen zu Spalte 17) maßgeblich durch die Planung der Belegungstage je Leistung beeinflußt wird.

Beispiel:

Fallpauschale 12.07

Hernien – Operation eines Leisten-, Schenkel-
oder Nabelbruchs, einseitig   **6,50** Belegungstage

Spalte 5: Ärztlicher Dienst Station

Unter der Spalte 5 sind die Kosten anzugeben, die für die ärztliche Versorgung der Patienten auf der (Normal-)station anfallen, einschließlich der Kosten für den Bereitschafts- und Rufbereitschaftsdienst. Die Angabe ist nur für Fallpauschalen zu machen. Für die Kalkulation der Kosten des Ärztlichen Dienstes auf der Normalstation können zwei sich grundlegend voneinander unterscheidende Vorgehensweisen abgegrenzt werden:

(1) Zum einen kann die zeitliche Bindung des Ärztlichen Dienstes auf der Normalstation erfaßt werden, und zwar systematisiert nach den verschiedenen Einzeltätigkeiten (Untersuchungen, Visiten, Anordnungen, Patienten- und Angehörigengespräch, Patientendokumentation usw.). Die ermittelten Zeitanteile sind in einem zweiten Schritt mit den durchschnittlichen Personalkosten zu bewerten.

Für eine solche Vorgehensweise spricht der hohe Genauigkeitsgrad. Allerdings wird dieser Genauigkeitsgrad mit erheblichem Erfassungsaufwand „erkauft". Hinzu kommt, daß ein Teil der Tätigkeit des Stationsarztes auch bei einer differenzierten Zeiterfassung nicht eindeutig einem Patienten zugerechnet werden kann. Beispielhaft seien hier der Bereitschaftsdienst oder die Visiten genannt.

(2) Vor allem das Bestreben, den Kalkulationsaufwand zu minimieren, hat die zweite Vorgehensalternative maßgeblich beeinflußt. Dabei werden die Kosten des Ärztlichen Dienstes auf der Normalstation über die Belegung geschlüsselt. Dazu ist es notwendig, zunächst die Kosten des Ärztlichen Dienstes auf der Normalstation zu ermitteln. Die entsprechenden Angaben liegen in den Krankenhäusern grundsätzlich nicht vor, da die Kosten des Ärztlichen Dienstes von wenigen Ausnahmen abgesehen nicht den verschiedenen Leistungsstellen im Krankenhaus kostenstellenmäßig zugerechnet werden. Die Kosten des Ärztlichen Dienstes werden üblicherweise auf einer Kostenstelle „Allgemeine Chirurgie" gebucht, ohne eine Aufteilung auf Normal-, Intensivstation, OP, Funktionsbereiche und Ambulanzen. Durch Auswertung weiterer Informationen (Dienstplan, Stellenplan, Personalbedarfsberechnung etc.) sind die Gesamtkosten des Ärztlichen Dienstes verursachungsgerecht auf die verschiedenen Leistungsstellen aufzuteilen. Daraus ergeben sich Bruttopersonalkosten der Fachabteilung für die Leistungsstelle „Normalstation", gegebenenfalls noch differenziert für unterschiedliche Stationen (z. B. bei Fachabteilungen für Frauenheilkunde in gynäkologische und geburtshilfliche Stationen). Die ermittelten Bruttopersonalkosten lassen sich dann in Relation zu den Pflegetagen (Berechnungs- und Belegungstage) setzen, die in der Fachabteilung (oder der Station) erbracht wurden. Es ergibt sich ein Kostensatz, mit dem die Plan-Belegungstage je Leistung (Spalte 4) bewertet werden können.

Beispiel:

Bruttopersonalkosten Ärztlicher Dienst Fachabteilung „Allgemeine Chirurgie": 1 700 000 DM : 12,0 Vollkräfte = 141 167 DM durchschnittliche Personalkosten je Vollkraft x 3,2 Vollkräfte für den Ärztlichen Dienst auf der Normalstation : 19 500 Berechnungs- und Belegungstage = 23,25 DM durchschnittliche Kosten „je Tag".

Die zweitgenannte Vorgehensweise ist vor allem dann angemessen, wenn das Patientenklientel einer Station in bezug auf die stationsärztliche Versorgung weitgehend homogen ist.

Beispiel:

60 Leistungen (aus Spalte 3) x 6,50 Belegungstage (aus Spalte 4) x 23,25 DM = gerundet **9 068** DM

Da die ärztliche Versorgung der Patienten auf der Station nicht Bestandteil des Sonderentgelts ist, ist in Spalte 5 für den Sonderentgelt-Bereich keine Angabe möglich.

Spalte 6: Pflegedienst Station

Spalte 6 weist die Kostenkalkulation für den Pflegedienst auf der (Normal-)station aus, einschließlich der Kosten des Nachtdienstes. Zur Kalkulation der Kosten des Pflegedienstes auf der Normalstation bedarf es einer Aussage über die durchschnittliche Pflegeintensität der Patienten der zu kalkulierenden Fallgruppe. Es bietet sich an, auf die Informationen der Pflege-Personalregelung – Pflege-PR zurückzugreifen; vgl. Regelung über Maßstäbe und Grundsätze für den Personalbedarf in der stationären Krankenpflege vom 21. Dezember 1992 (BGBl. I S. 2266, zuletzt geändert durch die Verordnung zur Neuordnung des Pflegesatzrechts vom 26. September 1994, BGBl. I S. 2750). Auch wenn die Pflege-PR als verbindliche Grundlage für die Bemessung des Personalbedarfs in der Pflege inzwischen nicht mehr gilt, hat die überwiegende Zahl der Krankenhäuser die Klassifikation der Patienten nach den Schweregrad-Kategorien der Pflege-PR beibehalten. Für die Kalkulation der Kosten der Pflege auf der Normalstation – nur dafür hat die Pflege-PR gegolten – liegen leistungsorientierte Verrechnungsgrößen vor.

Der Weg, um die Kosten der Pflege auf der Normalstation zu kalkulieren, umfaßt zwei Schritte:

(1) In einem ersten Schritt sind die Kosten je Pflege-Minute nach der Systematik der Pflege-PR abteilungs- oder stationsbezogen für die jeweilige Leitungsstelle zu ermitteln: Vereinfacht bedeutet dies, daß den Bruttopersonalkosten des Pflegedienstes die Leistungsminuten nach der Pflege-PR gegenübergestellt werden, um den Verrechnungssatz je Minute zu ermitteln. Exemplarisch seien die Bruttopersonalkosten im Pflegedienst der Fachabteilung „Allgemeine Chirurgie" des Beispielkrankenhauses herangezogen. K 7 weist 3 011 080 DM aus. Bei prognostizierten 4 301 543 Leistungsminuten nach Pflege-PR in der Abteilung ergibt sich ein Kostensatz in Höhe von 0,70 DM je Minute.

(2) Dieser Kostensatz kann dann als Verrechnungsgröße für die Ermittlung der Kosten für den Pflegedienst auf der Normalstation verwandt werden.

Unter Berücksichtigung der Pflegeintensität der Patienten der zu kalkulierenden Fallpauschale ist bei der internen Kalkulation folgendes Ergebnis ermittelt worden:

Erläuterungen zur LKA

Beispiel:

Pflege-Kategorien (1)	Pflegeminuten-je Pflegekategorie* (2)	Belegungstage je Pflegekategorie (3)	Minutenwert je Pflegeminute (4)	Gesamtkosten je Pflegekategorie (2x3x4)
A1/S1	82	2,80	0,70 DM	160,72 DM
A1/S2	92	1,20	0,70 DM	77,28 DM
A1/S3	118	1,00	0,70 DM	82,60 DM
A2/S2	138	1,00	0,70 DM	96,60 DM
A2/S3	164	0,50	0,70 DM	57,40 DM
Fallwert	70	(1,00)	0,70 DM	49,00 DM
Gesamt		6,50		523,60 DM

*einschließlich Pflegegrundwert pro Tag

Bei 60 geplanten Leistungen ist in Spalte 6 also folgende Angabe einzutragen:

60 Leistungen x 523,60 DM = **31 416** DM

Da die pflegerische Versorgung der Patienten auf der Station nicht Bestandteil des Sonderentgelts ist, ist in Spalte 5 für den Sonderentgelt-Bereich keine Angabe möglich.

Spalte 7: Sachmittel Station

Der Verbrauch an Sachmitteln (Medikamente, medizinisch-pflegerisches Verbrauchsmaterial usw.) auf der Normalstation wird patientenbezogen regelmäßig „nur" in der Krankenakte bzw. Patientenkurve erfaßt. Eine Auswertung dieser Primärinformationen ist grundsätzlich möglich, aber mit erheblichem Aufwand verbunden. Für aufwendige Artikel (sog. A-Artikel), wie z. B. teure Medikamente, kann auf eine Auswertung der patientenbezogenen Verbräuche nicht verzichtet werden. Um retrospektive Auswertungen von Krankenakten zu vermeiden, empfiehlt sich eine gesonderte manuelle oder EDV-gestützte Erfassung der A-Artikel. Für den übrigen Sachmittelverbrauch auf der Station genügt dann in der Regel eine Schlüsselung über den Tag. Mittels eines solchen differenzierten Verfahrens kann ein Kompromiß zwischen den Anforderungen an eine hinreichende Genauigkeit und dem Erfassungsaufwand erreicht werden.

Zu beachten ist bei der Kalkulation der Sachmittel auf der Normalstation – und auch bei den anderen Leistungsstellen –, daß die Sachmittel nicht nur den Medizinischen Bedarf umfassen. In Spalte 7 sind auch anteilige Kosten der Instandhaltung und der Gebrauchsgüter zu berücksichtigen, sofern diese medizinische oder medizinisch-technische Ursachen haben. Beide Kostenarten können genauso wie die nicht direkt dem Patienten zugeordneten Kosten des Medizinischen Bedarfs pauschal über den Tag geschlüsselt werden.

Kostenausgliederung nach § 12 Abs. 2 und 3 BPflV (K 8)

In dem Beispielkrankenhaus ist festgestellt worden, daß bei der Fallpauschale 12.07 keine A-Artikel auf der Normalstation verbraucht werden. Die sonstigen Kosten der Sachmittel auf der Normalstation werden über den Pflegetag geschlüsselt.

Beispiel:

Kosten Sachmittel Normalstation gesamt p.a.:	1 151 400 DM
./. Kosten direkt zuzuordnender A-Artikel:	./. 150 000 DM
= zu schlüsselnde Kosten	= 1 001 400 DM
: Tage (Berechnungs- und Belegungstage)	: 34 795 Tage
= Sachmittelkosten pro Tag	= 28,78 DM

Spalte 7 weist entsprechend folgenden Betrag aus:

60 Leistungen x 6,50 Tage x 28,78 DM = gerundet **11 224** DM

Da die Versorgung der Patienten mit Sachmitteln auf der Station nicht Bestandteil des Sonderentgelts ist, ist in Spalte 5 für den Sonderentgelt-Bereich keine Angabe möglich.

Spalte 8: Ärztlicher Dienst Intensiv

Unter der Spalte 8 sind die Kosten des Ärztlichen Dienstes auf der Intensivstation auszuweisen.

Diese Kosten sollten entsprechend der Versorgungsintensität der Patienten (Intensivüberwachung, -behandlung, -beatmung) und der daraus resultierenden Personalbindung ermittelt werden. Welche Möglichkeiten für die Kalkulation der Personal- und Sachkosten auf der Intensivstation bestehen, zeigen die Unterlagen zur Kalkulation der Fallpauschalen und Sonderentgelte auf; vgl. die BMG-Berichte „Kalkulation von ...", a.a.O., und „Leitfaden ...", a.a.O.

Für die beispielhaft kalkulierte Fallkategorie wurde keine intensivmedizinische Betreuung vorgesehen, so daß in Spalte 8 und den beiden folgenden Spalten 9 und 10 Angaben unterbleiben.

Grundsätzlich enthält das Sonderentgelt keine Kosten für die intensivmedizinische Versorgung. K 8 sieht hier jedoch eine Ausnahme vor (vgl. die *** zu K 8, Sp. 8 bis 10). Bei Organtransplantationen, bei denen die intensivmedizinische Versorgung regelmäßig die weitaus höheren Kosten verursacht als der Eingriff selbst, sind die Kosten für Intensivmedizin – abweichend von der sonstigen

Erläuterungen zur LKA

Regelung bei der Kalkulation einzubeziehen – und werden über das Sonderentgelt auch abgerechnet.

Spalte 9: Pflegedienst Intensiv

Für den Pflegedienst gelten die bei der Spalte 8 getroffenen Ausführungen entsprechend.

Spalte 10: Sachmittel Intensiv

Für die Sachmittel gelten die bei der Spalte 8 getroffenen Ausführungen entsprechend. Zu kalkulieren sind die durchschnittlichen Sachmittel für jede geplante Fallkategorie.

Spalte 11: Ärztlicher Dienst OP/Anästhesie

Unter der Spalte 11 sind die Kosten für den ärztlichen Dienst im OP einschließlich der anästhesiologischen Versorgung zu kalkulieren. Es handelt sich dabei um anteilige Kosten der in den K-Blättern der LKA unter der Innerbetrieblichen Leistungsverrechnung der jeweiligen Fachabteilung ausgewiesenen Gesamtkosten für OP/Anästhesie.

Für die Kalkulation werden die Zeitdauer der Operation einschließlich der Vor- und Nachbereitungszeiten, ggf. differenziert nach den beteiligten Operateuren, und die Zeitdauer der Anästhesie benötigt. Die ermittelte durchschnittlichen Personaleinsatzzeiten je Fallkategorie oder Sonderentgeltkategorie sind dann mit den entsprechenden Personalkostensätzen unter Einbeziehung der Bereitschaftsdienst- und Rufbereitschaftsdienstkosten zu bewerten. Genauso wie für den Ärztlichen Dienst auf der Station (vgl. die Ausführungen zu Spalte 5) ist auch hier Voraussetzung, daß die jahresdurchschnittliche Personalbesetzung der OP-Einheiten durch Operateure und Anästhesisten ermittelt wird. Dann können die Personalkosten des ärztlichen Dienstes der Fachabteilung für den OP oder des anästhesieärztlichen Dienstes errechnet werden.

Beispiel:

Anteilige Bruttopersonalkosten Ärztlicher Dienst für den OP:　　　1 147 500　DM

: OP-Minuten Arztdienst ((Schnitt-Naht-Zeiten der Periode:　((180 000 + 90 000) x 2,5)
+ patientenbezogene Rüstzeiten)

x durchschnittliche Anzahl Operateure je OP)

= Kostensatz operativer Arztdienst je Leistungsminute　　　　　=　<u>1,70　DM</u>

Kostenausgliederung nach § 12 Abs. 2 und 3 BPflV (K 8)

Auf dem gleichen Weg lassen sich die Kosten der Anästhesisten je Anästhesieminute ermitteln. Da bei den Anästhesisten die Erfassung der Vor- und Nachbereitungszeiten (Rüstzeiten) aufwendig ist, kann vereinfachend die zeitliche Bindung der Anästhesisten durch die Spanne zwischen der Einleitung der Narkose und der Ausleitung abgebildet werden. Daraus resultiert eine geringere Zahl an Leistungsminuten, die aber durch einen höheren Kostensatz je Leistungsminute kompensiert wird.

Mit den ermittelten Kostensätzen werden die für die Fallkategorie 12.07 erhobenen durchschnittlichen fallbezogenen Zeiten bewertet.

Dienstart (1)	Minuten (2)	Kosten je Minute (3)	Gesamtkosten (2 x 3)
Arztdienst OP	176	1,70 DM	299,20 DM
Arztdienst Anästhesie	87	2,41 DM	209,67 DM
Gesamt			508,87 DM

In Spalte 11 ist einzutragen: 60 Leistungen x 508,87 DM = gerundet **30 532** DM

Spalte 12: Funktionsdienst OP/Anästhesie

Unter der Spalte 12 sind die Kosten für den Funktionsdienst im OP zu kalkulieren. Dazu gehört der operative Funktionsdienst und der anästhesiologische Funktionsdienst. Zu berücksichtigen sind auch die Leistungen des Funktionsdienstes für die Sterilisation der OP-Instrumente. Sofern die Sterilisation nicht unmittelbar im OP erfolgt, sondern in einer Zentralsterilisation, sind entsprechende Stellenanteile des Personals der Zentralsterilisation zu ermitteln und den Kosten des operativen Funktionsdienstes hinzuzurechnen.

Auch die Ermittlung der Kosten für den Funktionsdienst sollte auf der Grundlage der zeitlichen Personalbindung und einer Bewertung der Leistungsminuten vorgenommen werden. Die Vorgehensweise entspricht dem Weg, wie für den Ärztlichen Dienst beschrieben.

Beispiel:

Dienstart (1)	Minuten (2)	Kosten je Minute (3)	Gesamtkosten (2 x 3)
Funktionsdienst OP	219	1,46 DM	319,74 DM
Funktionsdienst Anästhesie	87	1,59 DM	138,33 DM
Funktionsdienst Sterilisation	10	1,07 DM	10,70 DM
Gesamt			468,77 DM

In Spalte 11 ist einzutragen: 60 Leistungen x 468,77 DM = gerundet **28 126** DM

Erläuterungen zur LKA

Spalte 13: MTD OP/Anästhesie

Im Regelfall erbringt Personal des Medizinisch-technischen Dienstes keine unmittelbar während der Operation notwendigen Leistungen. Ausnahmen können sich dadurch ergeben, daß in den Operationsbereich diagnostische Einheiten unmittelbar integriert sind (z. B. ein Akutlabor) oder daß Eingriffe unter diagnostischer Kontrolle ablaufen (z. B. röntgenologische Kontrolle mittels eines C-Bogens). Für solche Ausnahmefälle sieht Spalte 13 die Möglichkeit vor, die jeweiligen Kosten des eingesetzten Medizinisch-technischen Personals angeben zu können. Alle anderen Leistungen des Medizinisch-technischen Dienstes werden unter Spalte 15 als Gesamtsumme ausgewiesen.

Bei der Beispielkalkulation fallen keine Kosten für den MTD an.

Spalte 14: Sachmittel OP/Anästhesie

Die durch den Eingriff und die Anästhesie verursachten Sachkosten sind in Spalte 14 darzustellen. Gemäß der Anmerkung zu Spalte 14 (vgl. **) sind hierbei die Kosten für den Medizinischen Bedarf anzugeben. Entsprechend der Kalkulationsmethodik, die der Ermittlung der Bewertungsrelationen zugrundegelegen hat, sind in Spalte 14 bei der Kalkulation der Kosten der Fallpauschalen darüberhinaus anteilige Kosten für die Instandhaltung Medizintechnik und die Gebrauchsgüter Medizintechnik für OP und Anästhesie anzugeben. Diese Angaben entfallen bei der Kalkulation der Sonderentgelte (vgl. auch Anmerkung **** zu K 8), weil bei den Sonderentgeltleistungen die entsprechenden Kosten in den Abteilungspflegesatz derjenigen Abteilung eingehen, welche die Leistung erbringt. Bei den Sonderentgelten sind nur die Kosten des Medizinischen Bedarfs anzugeben.

Die Kalkulation der Sachmittel OP/Anästhesie sollte sich insbesondere auf eine exakte Erfassung und Bewertung der kostenintensiven Artikel konzentrieren. Dazu zählen die „großen" Implantate (Endoprothesen, Schrittmacher etc.), das Nahtmaterial, Blut und Blutersatzstoffe und ggf. intraoperativ verwendete Arzneimittel (z. B. Antibiotika). Für diese Artikelkategorien ist eine vollständige operationsbegleitende Erfassung anzustreben. Für alle übrigen Artikel kann interdisziplinär ein „Standard je Leistungskategorie" gebildet werden, dessen Gültigkeit stichprobenhaft überprüft wird.

Beispiel:

Durch begleitende Erhebungen ist im Beispielkrankenhaus ermittelt worden, daß die Sachkosten für den Eingriff und die Anästhesie einschließlich der anteiligen Kosten für Instandhaltung und Gebrauchsgüter der entsprechenden Leistungsbereiche 351,00 DM betragen. Es ergibt sich folgender Betrag für Spalte 14:

60 Leistungen x 351,00 DM = **21 060 DM**

Kostenausgliederung nach § 12 Abs. 2 und 3 BPflV (K 8)

Spalte 15: Personalkosten Sonstige Medizinische Institutionen

K 8 sieht eine vereinfachte Darstellung des Ausweises der Personal- und Sachkosten der Medizinischen Institutionen vor, die Leistungen für die jeweilige Fall- oder Sonderentgeltkategorie erbringen. Ein differenzierter Nachweis der auf die einzelnen Medizinischen Institutionen, z. B. Labor, Röntgen, EKG, Physikalische Therapie usw., entfallenden Kosten unterbleibt. Für die Sonderentgelte beschränkt sich der Ausweis von Kosten Medizinischer Institutionen auf die unmittelbar während der Operation angeforderten Leistungen, z. B. einen Schnellschnitt (vgl. Anmerkung ***** zu K 8). Alle anderen Leistungen Medizinischer Institutionen werden bei den Sonderentgelten in den Abteilungspflegesatz eingerechnet.

Da der ärztliche Schreibdienst unter der Dienstart „Medizinisch-technischer Dienst" ausgewiesen wird, sind die entsprechenden Kosten auch in Spalte 15 auszuweisen.

Beispiel:

Folgende durchschnittliche Personalkosten für Leistungen Medizinischer Institutionen sind kalkuliert worden:

Medizinische Institutionen	Personalkosten je Fallkategorie
Labor	50,25 DM
Radiologie/Nuklearmedizin/CT	35,00 DM
EKG	20,00 DM
Sonographie	20,00 DM
Ärztlicher Schreibdienst	63,00 DM
Gesamt	188,25 DM

Für die geplante Anzahl von Leistungen der zu kalkulierenden Fallkategorien ergeben sich:

60 Leistungen x 188,25 DM = **11 295** DM

Spalte 16: Sachkosten Sonstige Medizinische Institutionen

Die Ermittlung der Sachkosten Medizinischer Institutionen erfolgt nach den gleichen Grundsätzen wie die Personalkosten. Es sind die Sachkosten des Medizinischen Bedarfs zu kalkulieren sowie bei den Fallpauschalen die anteiligen Kosten der Instandhaltung Medizintechnik und der Gebrauchsgüter Medizintechnik der jeweiligen Medizinischen Institution. Ggf. angeforderte Fremdlei-

Erläuterungen zur LKA

stungen oder Fremdkonsile sind ebenfalls unter den Sachkosten Medizinischer
Institutionen auszuweisen.

Beispiel:

Medizinische Institutionen	Sachkosten je Fallkategorie
Labor	25,00 DM
Radiologie/Nuklearmedizin/CT	10,00 DM
EKG	8,00 DM
Sonographie	8,00 DM
Fremdleistungen/-konsile	35,00 DM
Gesamt	86,00 DM

In Spalte 16 sind einzutragen:
60 Leistungen x 86,00 DM = **5 160** DM

Spalte 17: Kosten für Anteil Basispflegesatz

In Spalte 17 sind die Kosten für den Anteil „Basispflegesatz" auszuweisen. Fußnote 38 verweist hierzu auf das besondere **Verfahren** zur Ermittlung des Basispflegesatzes nach Fußnote 27, „Hinweis"; vgl. die Erläuterungen zu Abschnitt
K 6 Nr. 6 in Kapitel V.3.6.

Die **Formel** für die Ermittlung des in K 8, Spalte 17 auszuweisenden Anteils
wird in Fußnote 38 vorgegeben. Der in K 6 Nr. 9 ausgewiesene „Budgetanteil
ohne Ausgleiche und Zuschläge" wird durch die Zahl der Tage nach Fußnote 41
Buchstabe b dividiert. Bei dem Verfahren der Kostenausgliederung werden
unter K 6 Nr. 9 die Kosten/Beträge sowohl für Budget-Patienten als auch für
Fallpauschalen-Patienten ausgewiesen. Deshalb muß auch durch die Summe der
Tage für Budget- und Fallpauschalen-Patienten (Summe aus Berechnungstagen
und Belegungstagen) dividiert werden. Der so ermittelte „Anteil Basispflegesatz" ist mit der Anzahl der voraussichtlich abzurechnenden Fälle (Spalte 3) und
der Verweildauer (Belegungstage aus Spalte 4) zu multiplizieren.

Beispiel:

1. Gesamtzahl der Tage (Divisor):
   - BT nach L 1, Nr. 4   106 615
   - Belegungstage nach L 1, Nr. 8   19 368
   - Summe: 125 983

314

Kostenausgliederung nach § 12 Abs. 2 und 3 BPflV (K 8)

2. Divisionskalkulation:

– K 6, Nr. 5	16 166 127 DM
– ./. K 6 Nr. 8	829 371 DM
– = K 6 Nr. 9	15 336 756 DM
– : Divisor (von 1.)	: 125 983 Tage
– Basisanteil je Tag	121,74 DM

3. In Spalte 17 auszuweisender Anteil:
   60 Fälle x 6,50 Belegungstage x 121,74 DM Basisanteil/Tag =
   47 478,60 DM = gerundet **47 479 DM**

Spalte 18: Gesamtkosten

Unter der Spalte 18 werden die Gesamtkosten je Fallpauschale oder Sonderentgelt ausgewiesen, d. h. die Summe der Angaben in den Spalten 5 bis 17. Im Beispiel ergeben sich Gesamtkosten in Höhe von 195 360 DM. Bei 60 geplanten Leistungen beträgt die Kostenausgliederung je Leistung 3 256,00 DM.

Bei dem Erlösabzug ergäbe sich – die Punktwerte des Gesamtbeispiels vorausgesetzt – ein Wert in Höhe von 3 808,95 je Leistung (vgl. dazu V 3 für die Fachabteilung „Allgemeine Chirurgie", lfd. Nr. 12.07). Die Kosten des Krankenhauses liegen also um ca. 550 DM deutlich unter den vorgesehenen Erlösen. Ein Erklärungsansatz dafür ist, daß die kalkulierte krankenhausindividuelle Verweildauer mit 6,50 Tagen deutlich unter der Verweildauer von 7,94 Tagen liegt, die den Bewertungsrelationen der Fallpauschalen zugrundelag (vgl. Anlage 1.1 zu § 11 Abs. 1 BPflV, FP Nr. 12.07, Spalte 12).

4. Ergänzende Kalkulationsaufstellung für nicht oder teilweise geförderte Krankenhäuser (Z)

Mit dem Krankenhausfinanzierungsgesetz (KHG) von 1972 wurde das sog. duale Finanzierungssystem eingeführt. Nach § 4 KHG werden die Krankenhäuser „dadurch wirtschaftlich gesichert, daß

1. ihre Investitionskosten im Wege öffentlicher Förderung übernommen werden und sie

2. leistungsgerechte Erlöse aus den Pflegesätzen, die nach Maßgabe dieses Gesetzes auch Investitionskosten enthalten können, sowie Vergütungen für vor- und nachstationäre Behandlung und ambulantes Operieren erhalten".

Grundsätzlich gilt für das duale Finanzierungssystem, daß Investitionskosten durch Fördermittel der öffentlichen Hand übernommen werden und die laufenden Behandlungs- und Betriebskosten von den Patienten oder ihren Krankenkassen über die Pflegesätze zu tragen sind. Ausnahmen enthalten § 17 Abs. 4 Nr. 1 und § 18 b KHG.

Die Krankenhäuser haben Anspruch auf öffentliche Förderung, soweit und solange sie in den Krankenhausplan und bei Investitionen nach § 9 Abs. 1 Nr. 1 KHG in das Investitionsprogramm aufgenommen sind (§ 8 Abs. 1 Satz 1 KHG).

Bei Krankenhäusern oder Teilen von Krankenhäusern, deren Investitionskosten weder nach dem Krankenhausfinanzierungsgesetz noch nach dem Hochschulbauförderungsgesetz gefördert werden, sind nach § 8 BPflV in dem Budget nach § 12 und den Pflegesätzen nach § 13 auch Abschreibungen auf Anlagegüter zu berücksichtigen (zu § 8 BPflV vgl. Tuschen/Quaas, a.a.O.). Als zusätzliche Investitionskosten können berücksichtigt werden:

– Rücklagen zur Anpassung an die diagnostisch-therapeutische Entwicklung in Höhe eines Vomhundertsatzes der Absetzung für Abnutzung,

– Zinsen für Fremdkapital,

– Zinsen für Eigenkapital.

Eine Berechnung der um diese Investitionskosten erhöhten Pflegesätze ist gegenüber Sozialleistungsträgern und sonstigen öffentlich-rechtlichen Kostenträgern nur im Rahmen des § 17 Abs. 5 KHG möglich (vgl. § 8 Abs. 7 BPflV).

Als Verhandlungsunterlage für die Pflegesatzverhandlungen ist für diese Investitionskosten eine Ergänzung zur Leistungs- und Kalkulationsaufstellung (LKA) nach dem Muster der Anlage 4 der BPflV, dem Teil „Z", zu erstellen.

Die **Musterblätter** sind gegenüber der Fassung des KLN der BPflV-1986 weitgehend unverändert geblieben. Die **Spalteneinteilung** wurde insoweit verändert, als der Nachweis für das abgelaufene Geschäftsjahr entfallen ist. Hinsichtlich der auszuweisenden Zeiträume entspricht die Spalteneinteilung derjenigen der LKA nach Anlage 3 der Verordnung. Wenn es vom Thema der einzelnen Blätter her erforderlich ist, sind **drei Spalten** mit den folgenden Inhalten vorgesehen:

– Informationen zu den Ergebnissen der letzten Pflegesatzvereinbarung. Diese betreffen den noch „laufenden Pflegesatzzeitraum", d. h. in der Regel das laufende Kalenderjahr, in dem die Vertragsparteien im Herbst prospektiv für den folgenden „Pflegesatzzeitraum" verhandeln,

– die „Forderungen" des Krankenhauses für den künftigen „Pflegesatzzeitraum" und

– die „Vereinbarungen", d. h. das schriftliche Festhalten der Ergebnisse der Pflegesatzvereinbarung als Grundlage für die nächsten Verhandlungen und für den Krankenhausvergleich (vgl. Fußnote ***) und Kapitel III.1.2).

Aufgrund des **Nettoprinzips**, das der Leistungs- und Kalkulationsaufstellung (LKA) zugrunde liegt (vgl. Kapitel III.2 und Kapitel V.3.1), dürfen nur die zusätzlichen Kosten nach § 8 BPflV in den Teil „Z" eingehen, die den **voll- und teilstationären Leistungen** des Krankenhauses sachgerecht zuzuordnen sind. Die auf andere, nicht pflegesatzfähige Bereiche entfallenden oder ihnen zuzurechnenden Kosten sind bereits **vor der Erstellung des Teils „Z" auszugliedern**, d. h. abzuziehen. Dies betrifft vor allem die entsprechenden Kosten für Ambulanzen des Krankenhauses, ambulante Leistungen der Ärzte, das ambulante Operieren nach § 115 b SGB V sowie für Hilfsbetriebe des Krankenhauses und für Leistungen an Dritte, z. B. die Lieferung von Essen an Pflegeheime und Altenheime oder die Wäscheversorgung für solche Einrichtungen.

Erläuterungen zur LKA

4.1 Abschreibungen auf Anlagegüter (Z 1)

Krankenhaus:	
Krankenhaus „Schöne Aussicht"	

Seite:	1
Datum:	1.9.1998

Z Ergänzende Kalkulationsaufstellung für nicht oder teilweise geförderte Krankenhäuser

Z 1 Abschreibungen auf Anlagegüter *)

lfd. Nr.	Anlagegüter mit einer Nutzungsdauer von mehr als 3 Jahren (Abgelaufenes Geschäftsjahr)	An-schaf-fungs-jahr	Steuerrechtlich zulässiger Wert (§ 8 Abs. 1)	Ab-schrei-bungs-satz	Abschreibung		
					Vereinbarung für den lfd. Pflege-satzzeitraum	Pflegesatzzeitraum	
						Forderung	Vereinbarung ***)
	1	2	3	4	5	6	7
1	Katheter-Meßplatz	1997	1.800.000	12,50%	225.000	225.000	225.000
2	OP-Säule	1996	100.000	12,50%	12.500	12.500	12.500
	...						
	...						
	...						
	...						
	...						
	Abschreibungen insgesamt				2.250.000	2 500 000	2.500.000
	./. Erlöse aus dem Verkauf von Anlagegütern **)						
	./. Abschreibungen § 8 Abs. 4						
Z 1	Berücksichtigungsfähige Abschreibungen insgesamt				2.250.000	2 500 000	2.500.000

*) Anlagegüter mit einem Wert unter 20 000 DM können zusammengefaßt werden. Ergänzende Angaben auf beson-derem Blatt. Pauschale Beträge nach § 8 Abs. 2 sind entsprechend einzusetzen.
**) Abzüglich Restbuchwert
***) Vom Krankenhaus für die Verhandlung nicht vorzulegen. Die Spalte „Vereinbarung" für den Pflegesatzzeitraum ist Grundlage für den Krankenhausvergleich nach § 5 BPflV. Die für die Pflegesatzvereinbarung wesentlichen Ergebnisse sind von den Vertragsparteien gemeinsam festzulegen; das Krankenhaus nimmt eine weitere sachge-rechte Untergliederung vor.

318

Nach § 8 Abs. 1 Satz 1 BPflV sind die Abschreibungen nach denselben Grundsätzen zu berücksichtigen, wie sie für dieselben Anlagegüter nach steuerrechtlichen Vorschriften zulässig sind; Sonderabschreibungen bleiben unberücksichtigt.

In Spalte 1 sind nur die Anlagegüter mit einer Nutzungsdauer von mehr als 3 Jahren aufzunehmen. Anlagegüter mit einer ND bis zu 3 Jahren gehören zu den pflegesatzfähigen Kosten nach § 7 BPflV; sie gehen als Gebrauchsgüter direkt in die LKA ein (vgl. K 1, Nr. 22 sowie § 2 Nr. 2 i. V. mit § 3 Abs. 3 AbgrV).

Von der Summe der Abschreibungen sind die Erlöse aus dem Verkauf von Anlagegütern abzuziehen; dabei ist der Restbuchwert abzusetzen (vgl. Fußnote **). Ebenso abzusetzen sind nach § 8 Abs. 4 BPflV die Abschreibungsanteile (Investitionskosten), die den Leistungen zuzurechnen sind, die nach § 7 Abs. 2 BPflV von den Kosten des Krankenhauses abzuziehen sind.

4.2 Rücklagen (Z 2)

Krankenhaus:	Seite:	2
Krankenhaus „Schöne Aussicht"	Datum:	1.9.1998

Z 2   Rücklagen § 8 Abs. 1 Satz 2 Nr. 1

	Rücklagen	Vereinbarung für den lfd. Pflegesatz-zeitraum	Pflegesatzzeitraum	
			Forderung	Vereinbarung **)
Z 2	Abschreibung (Summe Z 1, Spalte 7) 2.500.000 DM x 15 v.H.	337 500	375.000	375.000

Nach § 8 Abs. 1 Satz 2 Nr. 1 BPflV können Rücklagen zur Anpassung an die diagnostisch-therapeutische Entwicklung berücksichtigt werden. Gegenüber dem früheren Teil „Z" des KLN der BPflV-1986 wird nicht mehr der Begriff „Rückstellungen", sondern der zutreffende Begriff „Rücklagen" verwendet. Die Rücklagen sind als Prozentsatz von den Abschreibungen nach Z 1 zu ermitteln.

Erläuterungen zur LKA

4.3 Zinsen für Fremdkapital (Z 3)

Z 3   Zinsen für Fremdkapital *) (§ 8 Abs. 1 Satz 2 Nr. 2)

lfd. Nr.	Kreditaufnahme		Zinssatz % p.a.	Dauer der Laufzeit in Monaten	Darlehensstand am Ende des		Zinsen im Pflegesatzzeitraum	
	am	DM			lfd. Pflegesatzzeitraums	Pflegesatzzeitraums	Forderung	Vereinbarung **)
	1	2	3	4	5	6	7	8
1	1.7.98	8.000.000	5,5	120	7.600.000	6.800.000	418.000	418.000
2	1.1.99	8.000.000	5,5	120		7.200.000	440.000	418.000
Z 3	Zinsen für Fremdkapital insgesamt						858.000	858.000

Nach § 8 Abs. 1 Satz 2 Nr. 2 BPflV können Zinsen für Fremdkapital zusätzlich in dem Budget und den Pflegesätzen berücksichtigt werden. Die Fußnote *) weist darauf hin, daß dies nur für diejenigen Zinsen gilt, die nicht zu den Betriebsmittelkreditzinsen gehören, die in Anlage 3 in K 1 bis K 3, Nr. 26, ausgewiesen werden. Die Zinsen für Fremdkapital sind nur für den (künftigen) Pflegesatzzeitraum auszuweisen.

Bezugsgröße für die Zinsberechnung ist der Darlehensstand am Ende des jeweiligen Pflegesatzzeitraums. Für die Zinsberechnung ist der für das jeweilige Darlehen vertraglich vereinbarte Zinssatz zugrunde zu legen. Für neue, noch nicht aufgenommene Kredite ist der voraussichtliche marktübliche Zinssatz zu berücksichtigen.

320

4.4 Zinsen für Eigenkapital (Z 4)

Krankenhaus:
Krankenhaus „Schöne Aussicht"

Seite:	4
Datum:	1.9.1998

Z 4 Zinsen für Eigenkapital (§ 8 Abs. 1 Satz 2 Nr. 3)

	Eigenkapital am Ende des		Zinssatz im Pflege- satz- zeitraum	Vereinbarung für den laufenden Pflegesatzzeitraum	Zinsen		
lfd. Nr.	lfd. Pflegesatzzeitraums	Pflegesatzzeitraums			Pflegesatzzeitraum		
					Forderung	Vereinbarung **)
	1	2	3	4	5	6
1	5.500.000	6 000 000	8 %	440.000	330.,000	330 000
Z 4	Zinsen für Eigenkapital insgesamt				330 000	330.000

*) Hier sind nur diejenigen Zinsen zu berücksichtigen, die nicht bereits als Betriebsmittelkreditzinsen in Anlage 3 auf- geführt sind.

) siehe Bemerkung zu *) bei Z 1

Nach § 8 Abs. 1 Satz 2 Nr. 3 BPflV können Zinsen für Eigenkapital berücksichtigt werden. Die bisherige Anbindung an den Zinssatz für Spareinlagen mit gesetzlicher Kündigungsfrist ist entfallen, weil dieser Zinssatz seine Bedeutung als Bezugsgröße verloren hat. Es können somit marktübliche Verzinsungen für Eigenkapital berücksichtigt werden. Die Vertragsparteien haben darauf zu achten, daß keine überhöhten Zinszahlungen in die Pflegesätze eingehen.

Bezugsgröße für die Zinsberechnung ist die Höhe des Eigenkapitals am Ende des jeweiligen Pflegesatzzeitraums. Für die Zinsberechnung ist der voraussichtliche, marktübliche Zinssatz für den Pflegesatzzeitraum zu berücksichtigen.

Erläuterungen zur LKA

4.5 Kalkulation der zusätzlichen Investitionskosten nach § 8 BPflV (Z 5)

Krankenhaus:		Seite:	5
Krankenhaus „Schöne Aussicht"		Datum:	1.9.1998

Z 5   Kalkulation der zusätzlichen Investitionskosten nach § 8

lfd. Nr.		Vereinbarung für den laufenden Pflegesatzzeitraum	Pflegesatzzeitraum	
			Forderung	Vereinbarung *)
1	Abschreibungen (Z 1)	2.250.000	2.500.000	2.500.000
2	Rücklagen (Z 2)	337.500	375.000	375.000
3	Zinsen für Fremdkapital (Z 3)	390.000	858.000	858.000
4	Zinsen für Eigenkapital (Z 4)	440.000	330.000	330.000
5	= zusätzliche pflegesatzfähigen Kosten nach § 8	3.417.500	4 063.000	4.063.000
6	./. öffentliche Forderung (§ 8 Abs. 1 Satz 4)			
7	= zusätzliche Investitionskosten	3.417.500	4.063.000	4.063.000
	Aufteilung von Nr. 7 auf die Entgeltbereiche:			
8	1. Basispflegesatz			
9	2. Abteilungspflegesätze			
10	3. Fallpauschalen			

*) siehe Bemerkung zu ***) bei Z 1

Die einzelnen Kostenarten der zusätzlichen Investitionskosten werden in Z 5 zusammengefaßt. In den Nrn. 1 bis 4 werden die Ergebnisse der Blätter Z 1 bis Z 4 übernommen und in Nr. 5 die Summe dieser Beträge eingetragen. In Nr. 6 werden diese zusätzlichen pflegesatzfähigen Kosten vermindert um öffentliche Fördermittel, die außerhalb des KHG oder des Hochschulbauförderungsgesetzes gewährt worden sind (§ 8 Abs. 1 Satz 4 BPflV). Hierdurch soll eine Doppelfinanzierung vermieden werden.

Nach dieser Korrektur ergeben sich in Nr. 7 die **zusätzlichen Investitionskosten** für nicht oder teilweise geförderte Krankenhäuser.

Nach § 8 Abs. 5 BPflV werden die Investitionskosten „anteilig den tagesgleichen Pflegesätzen, und den Fallpauschalen zugerechnet". Da eine nähere Vorgabe fehlt, bestehen auch bei einer sachgerechten Kalkulation Spielräume. Grundsätzlich sollten die Kosten entsprechend der tatsächlichen Nutzung (Leistungsmenge, Nutzungszeiten) zugerechnet werden. Bei Gebäudekosten, bei denen dies nicht möglich ist, ist eine anderweitige sachgerechte Zuordnung vorzunehmen. Die vom Krankenhaus geforderte oder die mit den Vertragsparteien vereinbarte Zuordnung ist in den Nrn. 8 bis 11 auszuweisen.

Dem **Budget nach K 5 der LKA** ist in K 5, Nr. 23 lediglich der anteilige Betrag zuzurechnen, der sich aus der Addition der Nrn. 8 und 9 ergibt. Der Betrag ist allen voll- und teilstationären Pflegesätzen anteilig zuzuordnen. Diese Krankenhäuser haben somit ein **Gesamtbudget**, das die Investitionskosten beinhaltet; vgl. K 5, Nr. 24. Da sich der Erlösausgleich nach § 12 Abs. 4 BPflV auf dieses Gesamtbudget bezieht, werden auch die zusätzlichen Investitionskosten nur zu 75 % ausgeglichen. Der bisherige gesonderte Ausgleich in Höhe von 100 % (vgl. Z 5.1, Nr. 7 in Anlage 2 zur BPflV-1986) ist entfallen, weil seine Durchführung aufgrund der verschiedenen tagesgleichen Pflegesätze schwierig geworden wäre.

Für die Zuordnung der Investitionskosten zu den tagesgleichen Pflegesätzen sind in den Abschnitten „K 6“ und „K 7“ keine gesonderten Zeilen (lfd. Nrn.) vorgegeben. Die Vertragsparteien können die Höhe des Pflegesatzes, der die Investitionskosten enthält, auf dem jeweiligen Abschnitt „K 6“ und „K 7“ zusätzlich festhalten und/oder den Pflegesatz in der Pflegesatzvereinbarung ausweisen. Aus dem Fehlen entsprechender Zeilen in K 6 und K 7 kann nicht geschlossen werden, daß eine Einrechnung in die Pflegesätze nicht möglich wäre. Der eindeutige Verordnungstext wird nicht dadurch aufgehoben, daß in dem zur Ausführung bestimmten Formblatt dazu keine Zeile vorgesehen ist. Die Pflegesätze sind nur Abschlagszahlungen auf das Budget. Die Einbeziehung der Investitionskosten ist in K 5 durch die Nrn. 23 und 24 eindeutig geregelt.

Die **Äquivalenzziffernrechnung**, die in Z 5.2 der „Ergänzung zum KLN“ vorgegeben war, ist entfallen, nachdem der bisherige Wahlarzt- und der Belegarztabschlag vom Pflegesatz entfallen sind. Die bisher über diese Äquivalenzziffernrechnung ebenfalls durchgeführte Ausgliederung für die gesondert berechenbare Unterkunft in Ein- und Zweibettzimmern, wird in K 6, Nr. 8 mit einem absoluten Abzugs-Betrag durchgeführt. Die Höhe des Betrages ist in § 7 Abs. 2 Satz 2 Nr. 7 BPflV vorgegeben. Eine darüber hinausgehende Ausgliederung für Investitionskostenanteile ist nicht erforderlich. Das nicht oder teilweise nicht geförderte Krankenhaus erhält aufgrund der Vorschrift des § 17 Abs. 5 KHG von Sozialleistungsträgern und sonstigen öffentlich-rechtlichen Kostenträgern nur die Pflegesätze vergleichbarer voll geförderter Krankenhäuser, die keine Investitionskosten enthalten. Diese Pflegesätze sollen nach dem neuen Pflegesatzrecht „leistungsgerecht“ sein. Sie stehen dem vergleichbaren nicht geförderten Krankenhaus damit ohnehin zu.

VI. Weitere Entwicklung

Mit der Novellierung der BPflV im Jahr 1994 haben sich die Vorgaben für die Vergütung von Krankenhausleistungen grundlegend geändert. Damit verknüpft war die Entwicklung der Leistungs- und Kalkulationsaufstellung als wichtigste Grundlage für die prospektive Planung der Leistungen und Erlöse der Krankenhäuser und die Verhandlungen mit den Kostenträgern.

Die bisherigen Erfahrungen mit den neuen Entgeltregelungen zeigen, daß der Weg eines moderaten Einstiegs in leistungsbezogene Vergütungen mit einer begrenzten Zahl von Fallpauschalen und Sonderentgelten richtig war. Krankenhäuser und Kostenträger haben die Zeit genutzt, um Erfahrungen mit der leistungsorientierten Vergütung zu sammeln. Mit der Übernahme der Verantwortung für die Weiterentwicklung des Systems zum 1.1.1998 hat die Selbstverwaltung dokumentiert, daß sie bereit und in der Lage ist, dem ersten Schritt weitere Schritte folgen zu lassen.

Deutlich ist aber auch geworden, daß ein Mischsystem aus tagesbezogenen Pflegesätzen und leistungsorientierten Entgelten mit der Notwendigkeit, flankierende Regelungen für die „korrespondierenden Röhren" zu schaffen, durch einen hohen Komplexitätsgrad geprägt ist. Im übrigen erfassen die leistungsorientierten Vergütungen derzeit auch nur etwa 20 bis 25 % der Krankenhausleistungen. Wesentliche Leistungsbereiche der stationären Versorgung sind bislang nicht einbezogen worden. Abgesehen von wenigen Sonderentgelten gilt dies z. B. für die gesamte konservative Medizin.

Die weitere Entwicklung des Vergütungssystems der Krankenhäuser soll nach dem Willen der Bundesregierung Bestandteil der Gesundheits-Reform 2000 sein. Dabei zeichnen sich – bezogen auf die Krankenhausvergütung – folgende Ziele ab:

– Einführung eines Globalbudgets, um Beitragssatzstabilität zu erreichen,
– Entwicklung eines pauschalierten Preissystems zur Sicherstellung der leistungsgerechten Mittelverteilung für den gesamten stationären Behandlungsablauf,
– Ablösung des bisherigen Mischsystems aus tagesbezogenen und leistungsbezogenen Vergütungen durch ein umfassendes fallorientiertes Vergütungssystem
– Schrittweise Überführung des dualistischen Finanzierungssystems in eine monistische Finanzierung

Zum gegenwärtigen Zeitpunkt läßt sich noch nicht abschätzen, wie diese Perspektiven umgesetzt werden in die Gesetzgebung. Als Alternativen für die Vergütung der Krankenhausleistungen werden insbesondere die in den USA und in Österreich verwendeten Systeme der umfassenden leistungsorientierten Vergütung erörtert. Damit verbunden wäre eine weitgehende Ablösung der tagesbezogenen Entgelte durch diagnosebezogene Fallpauschalen.

Entscheidend für die Wirkungen eines solchen Schritts wird sein, wie das Vergütungssystem in das ordnungspolitische Gesamtkonzept der Angebotssteuerung und Finanzierung von Gesundheitsleistungen eingebunden wird. Dies betrifft sowohl die Krankenhausplanung als auch die Mittelbereitstellung. Die Erkenntnisse aus den bisherigen Erfahrungen mit den Fallpauschalen und Sonderentgelten belegen, daß ein leistungsorientiertes Vergütungssystem die interne und externe Transparenz fördert, daß die Leistungsgerechtigkeit der Vergütung zunimmt und wichtige Impulse für Anpassungsmaßnahmen ausgelöst werden. Wie weit diese Impulse gehen, hängt aber primär von grundlegenden Steuerungsparametern des Gesundheitssystems ab.

Die LKA wird in der vorliegenden Form bis zum Inkrafttreten der Regelungen, die im Rahmen der Strukturreform 2000 gefunden werden, weitgehend unverändert bleiben. In Abhängigkeit von den neuen Regelungen wird sich dann aber erneut die Frage stellen, ob die Grundlage der Leistungs- und Kostenplanung und der Verhandlungen mit den Kostenträgern in der jetzigen Ausprägung weiter verwendet werden kann. Modifikationen sind mit Sicherheit zu erwarten. Dies gilt insbesondere bei einem Übergang zu einem vollständigen System der fallbezogenen Vergütung. Eine Grundlage für die Vereinbarung von Leistungsstrukturen und Leistungsmengen wird aber auch bei einem anderen Vergütungssystem nicht verzichtbar sein. Die LKA wird insofern in den kommenden Jahren eine Fortentwicklung erfahren müssen.

Anhang

Krankenhausfinanzierungsgesetz (KHG)

GKV-Solidaritätsstärkungsgesetz (GKV-SolG)

Bundespflegesatzverordnung (BPflV)

Abgrenzungsverordnung (AbgrV)

Krankenhaus-Buchführungsverordnung (KHBV)

Bundesweit gültige Entgeltkataloge für Fallpauschalen
und Sonderentgelte – Auszüge –

Gesetz zur wirtschaftlichen Sicherung der Krankenhäuser und zur Regelung der Krankenhauspflegesätze (Krankenhausfinanzierungsgesetz – KHG)

in der Fassung der Bekanntmachung vom 10. April 1991 (BGBl. I S. 885), zuletzt geändert durch Artikel 9 des Gesetzes über die Berufe des psychologischen Psychotherapeuten . . . vom 16. Juni 1998 (BGBl. I S. 1311)

Inhaltsübersicht

1. ABSCHNITT: Allgemeine Vorschriften

§ 1 Grundsatz

(1) Zweck dieses Gesetzes ist die wirtschaftliche Sicherung der Krankenhäuser, um eine bedarfsgerechte Versorgung der Bevölkerung mit leistungsfähigen, eigenverantwortlich wirtschaftenden Krankenhäusern zu gewährleisten und zu sozial tragbaren Pflegesätzen beizutragen.

(2) Bei der Durchführung des Gesetzes ist die Vielfalt der Krankenhausträger zu beachten. Dabei ist nach Maßgabe des Landesrechts insbesondere die wirtschaftliche Sicherung freigemeinnütziger und privater Krankenhäuser zu gewährleisten. Die Gewährung von Fördermitteln nach diesem Gesetz darf nicht mit Auflagen verbunden werden, durch die die Selbständigkeit und Unabhängigkeit von Krankenhäusern über die Erfordernisse der Krankenhausplanung und der wirtschaftlichen Betriebsführung hinaus beeinträchtigt werden.

§ 2 Begriffsbestimmungen

Im Sinne dieses Gesetzes sind

1. Krankenhäuser

   Einrichtungen, in denen durch ärztliche und pflegerische Hilfeleistung Krankheiten, Leiden oder Körperschäden festgestellt, geheilt oder gelindert werden sollen oder Geburtshilfe geleistet wird und in denen die zu versorgenden Personen untergebracht und verpflegt werden können,

1a. mit den Krankenhäusern notwendigerweise verbundene Ausbildungsstätten

   staatlich anerkannte Einrichtungen an Krankenhäusern zur Ausbildung für die Berufe

   a) Ergotherapeut, Ergotherapeutin,

   b) Diätassistent, Diätassistentin,

   c) Hebamme, Entbindungspfleger, Wochenpflegerin,

   d) Krankengymnast, Krankengymnastin, Physiotherapeut, Physiotherapeutin,

   e) Krankenschwester, Krankenpfleger,

   f) Kinderkrankenschwester, Kinderkrankenpfleger,

   g) Krankenpflegehelferin, Krankenpflegehelfer,

   h) medizinisch-technischer Laboratoriumsassistent,

   medizinisch-technische Laboratoriumsassistentin,

   i) medizinisch-technischer Radiologieassistent,

   medizinisch-technische Radiologieassistentin,

   j) Logopäde, Logopädin,

   k) Orthoptist, Orthoptistin,

   l) medizinisch-technischer Assistent für Funktionsdiagnostik, medizinisch-technische Assistentin für Funktionsdiagnostik,

   wenn die Krankenhäuser Träger oder Mitträger der Ausbildungsstätte sind,

2. Investitionskosten

a) die Kosten der Errichtung (Neubau, Umbau, Erweiterungsbau) von Krankenhäusern und der Anschaffung der zum Krankenhaus gehörenden Wirtschaftsgüter, ausgenommen der zum Verbrauch bestimmten Güter (Verbrauchsgüter),

b) die Kosten der Wiederbeschaffung der Güter des zum Krankenhaus gehörenden Anlagevermögens (Anlagegüter);

zu den Investitionskosten gehören nicht die Kosten des Grundstücks, des Grundstückserwerbs, der Grundstückserschließung sowie ihrer Finanzierung,

3. für die Zwecke dieses Gesetzes den Investitionskosten gleichstehende Kosten

a) die Entgelte für die Nutzung der in Nummer 2 bezeichneten Anlagegüter,

b) die Zinsen, die Tilgung und die Verwaltungskosten von Darlehen, soweit sie zur Finanzierung der in Nummer 2 sowie in Buchstabe a bezeichneten Kosten aufgewandt worden sind,

c) die in Nummer 2 sowie in den Buchstaben a und b bezeichneten Kosten, soweit sie gemeinschaftliche Einrichtungen der Krankenhäuser betreffen,

d) Kapitalkosten (Abschreibungen und Zinsen) für die in Nummer 2 genannten Wirtschaftsgüter,

e) Kosten der in Nummer 2 sowie in den Buchstaben a bis d bezeichneten Art, soweit sie die mit den Krankenhäusern notwendigerweise verbundenen Ausbildungsstätten betreffen und nicht nach anderen Vorschriften aufzubringen sind,

4. Pflegesätze

die Entgelte der Benutzer oder ihrer Kostenträger für stationäre und teilstationäre Leistungen des Krankenhauses,

5. pflegesatzfähige Kosten

die Kosten des Krankenhauses, deren Berücksichtigung im Pflegesatz nicht nach diesem Gesetz ausgeschlossen ist.

§ 3 Anwendungsbereich

Dieses Gesetz findet keine Anwendung auf

1. Krankenhäuser, deren Träger der Bund ist,

2. Krankenhäuser im Straf- oder Maßregelvollzug,

3. Polizeikrankenhäuser,

4. Krankenhäuser der Träger der gesetzlichen Rentenversicherung der Arbeiter oder der Angestellten oder der gesetzlichen Unfallversicherung und ihrer Vereinigungen; das gilt nicht für Fachkliniken zur Behandlung von Erkrankungen der Atmungsorgane, soweit sie der allgemeinen Versorgung der Bevölkerung mit Krankenhäusern dienen.

§ 28 bleibt unberührt.

§ 4 Wirtschaftliche Sicherung der Krankenhäuser

Die Krankenhäuser werden dadurch wirtschaftlich gesichert, daß

1. ihre Investitionskosten im Wege öffentlicher Förderung übernommen werden und sie

2. leistungsgerechte Erlöse aus den Pflegesätzen, die nach Maßgabe dieses Gesetzes auch Investitionskosten enthalten können, sowie Vergütungen für vor- und nachstationäre Behandlung und für ambulantes Operieren erhalten.

§ 5 Nicht förderungsfähige Einrichtungen

(1) Nach diesem Gesetz werden nicht gefördert

1. Krankenhäuser, die nach dem Hochschulbauförderungsgesetz vom 1. September 1969 (BGBl. I S. 1556), zuletzt geändert durch das Gesetz vom 26. Januar 1976 (BGBl. I S. 185), gefördert werden; dies gilt für Krankenhäuser, die Aufgaben der Ausbildung von Ärzten nach der Approbationsordnung für Ärzte in der Fassung der Bekanntmachung vom 3. April 1979 (BGBl. I S. 425), 609), zuletzt geändert durch die Verordnung vom 19. Dezember 1983 (BGBl. I S. 1482), erfüllen, nur hinsichtlich der nach dem Hochschulbauförderungsgesetz förderungsfähigen Maßnahmen,

2. Krankenhäuser, die nicht die in § 67 der Abgabenordnung bezeichneten Voraussetzungen erfüllen,

3. Einrichtungen in Krankenhäusern,

   a) soweit die Voraussetzungen nach § 2 Nr. 1 nicht vorliegen, insbesondere Einrichtungen für Personen, die als Pflegefälle gelten,

   b) für Personen, die im Maßregelvollzug auf Grund strafrechtlicher Bestimmungen untergebracht sind,

4. Tuberkulosekrankenhäuser mit Ausnahme der Fachkliniken zur Behandlung von Erkrankungen der Atmungsorgane, soweit sie nach der Krankenhausplanung des Landes der allgemeinen Versorgung der Bevölkerung mit Krankenhäusern dienen,

5. Krankenhäuser, deren Träger ein nicht bereits in § 3 Satz 1 Nr. 4 genannter Sozialleistungsträger ist, soweit sie nicht nach der Krankenhausplanung des Landes der allgemeinen Versorgung der Bevölkerung mit Krankenhäusern dienen,

6. Versorgungskrankenhäuser,

7. Kurkrankenhäuser sowie Vorsorge- oder Rehabilitationseinrichtungen nach § 107 Abs. 2 des Fünften Buches Sozialgesetzbuch, soweit die Anwendung dieses Gesetzes nicht bereits nach § 3 Satz 1 Nr. 4 ausgeschlossen ist,

8. die mit den Krankenhäusern verbundenen Einrichtungen, die nicht unmittelbar der stationären Krankenversorgung dienen, insbesondere die nicht für den Betrieb des Krankenhauses unerläßlichen Unterkunfts- und Aufenthaltsräume,

9. Einrichtungen, die auf Grund bundesrechtlicher Rechtsvorschriften vorgehalten oder unterhalten werden; dies gilt nicht für Einrichtungen, soweit sie auf Grund des § 37 des Bundes-Seuchengesetzes in der Fassung der Bekanntmachung vom 18. Dezember 1979 (BGBl. I S. 2262; 1980 I S. 151), das zuletzt durch das Gesetz vom 27. Juni 1985 (BGBl. I S. 1254) geändert worden ist, vorgehalten werden,

10. Einrichtungen, soweit sie durch die besonderen Bedürfnisse des Zivilschutzes bedingt sind.

(2) Durch Landesrecht kann bestimmt werden, daß die Förderung nach diesem Gesetz auch den in Absatz 1 Nr. 2 bis 8 bezeichneten Krankenhäusern und Einrichtungen gewährt wird.

§ 6 Krankenhausplanung und Investitionsprogramme

(1) Die Länder stellen zur Verwirklichung der in § 1 genannten Ziele Krankenhauspläne und Investitionsprogramme auf; Folgekosten, insbesondere die Auswirkung auf die Pflegesätze, sind zu berücksichtigen.

(2) Hat ein Krankenhaus auch für die Versorgung der Bevölkerung anderer Länder wesentliche Bedeutung, so ist die Krankenhausplanung insoweit zwischen den beteiligten Ländern abzustimmen.

(3) Die Länder stimmen ihre Krankenhausplanung auf die pflegerischen Leistungserfordernisse nach dem Elften Buch Sozialgesetzbuch ab, insbesondere mit dem Ziel, Krankenhäuser von Pflegefällen zu entlasten und dadurch entbehrlich werdende Teile eines Krankenhauses nahtlos in wirtschaftlich selbständige ambulante oder stationäre Pflegeeinrichtungen umzuwidmen. Die Zahl der in die Krankenhauspläne aufgenommenen Krankenhausbetten ist ab dem 1. Juli 1996 unverzüglich um die Zahl der fehlbelegten Betten zu verringern, die insbesondere durch die in § 17a vorgesehenen Maßnahmen entbehrlich werden. Dabei soll die diesem Ziel dienende Förderung nach § 9 Abs. 2 Nr. 6 vorrangig solchen Krankenhausträgern gewährt werden, die sich aus eine Umwidmung in Pflegeeinrichtungen nach Satz 1 vornehmen.

(4) Das Nähere wird durch Landesrecht bestimmt.

§ 6a

(weggefallen)

§ 7 Mitwirkung der Beteiligten

(1) Bei der Durchführung dieses Gesetzes arbeiten die Landesbehörden mit den an der Krankenhausversorgung im Lande Beteiligten eng zusammen; das betroffene Krankenhaus ist anzuhören. Bei der Krankenhausplanung und der Aufstellung der Investitionsprogramme sind einvernehmliche Regelungen mit den unmittelbar Beteiligten anzustreben.

(2) Das Nähere wird durch Landesrecht bestimmt.

2. ABSCHNITT: Grundsätze der Investitionsförderung

§ 8 Voraussetzungen der Förderung

(1) Die Krankenhäuser haben nach Maßgabe dieses Gesetzes Anspruch auf Förderung, soweit und solange sie in den Krankenhausplan eines Landes und bei Investitionen nach § 9 Abs. 1 Nr. 1 in das Investitionsprogramm aufgenommen sind. Die zuständige Landesbehörde und der Krankenhausträger können für ein Investitionsvorhaben nach § 9 Abs. 1 eine nur teilweise Förderung mit Restfinanzierung durch den

Krankenhausträger vereinbaren; Einvernehmen mit den Landesverbänden der Krankenkassen, den Verbänden der Ersatzkassen und den Vertragsparteien nach § 18
Abs. 2 ist anzustreben. Die Aufnahme oder Nichtaufnahme in den Krankenhausplan
wird durch Bescheid festgestellt. Gegen den Bescheid ist der Verwaltungsrechtsweg
gegeben.

(2) Ein Anspruch auf Feststellung der Aufnahme in den Krankenhausplan und in das
Investitionsprogramm besteht nicht. Bei notwendiger Auswahl zwischen mehreren
Krankenhäusern entscheidet die zuständige Landesbehörde unter Berücksichtigung
der öffentlichen Interessen und der Vielfalt der Krankenhausträger nach pflicht-
gemäßem Ermessen, welches Krankenhaus den Zielen der Krankenhausplanung des
Landes am besten gerecht wird.

(3) Für die in § 2 Nr. 1a genannten Ausbildungsstätten gelten die Vorschriften dieses
Abschnitts entsprechend.

§ 9 Fördertatbestände

(1) Die Länder fördern auf Antrag des Krankenhausträgers Investitionskosten, die
entstehen, insbesondere

1. für die Errichtung von Krankenhäusern einschließlich der Erstausstattung mit den
   für den Krankenhausbetrieb notwendigen Anlagegütern,
2. für die Wiederbeschaffung von Anlagegütern mit einer durchschnittlichen Nutzungsdauer von mehr als drei Jahren.

(2) Die Länder bewilligen auf Antrag des Krankenhausträgers ferner Fördermittel

1. für die Nutzung von Anlagegütern, soweit sie mit Zustimmung der zuständigen
   Landesbehörde erfolgt,
2. für Anlaufkosten, für Umstellungskosten bei innerbetrieblichen Änderungen sowie
   für Erwerb, Erschließung, Miete und Pacht von Grundstücken, soweit ohne die
   Förderung die Aufnahme oder Fortführung des Krankenhausbetriebs gefährdet
   wäre,
3. für Lasten aus Darlehen, die vor der Aufnahme des Krankenhauses in den Krankenhausplan für förderungsfähige Investitionskosten aufgenommen worden sind,
4. als Ausgleich für die Abnutzung von Anlagegütern, soweit sie mit Eigenmitteln des
   Krankenhausträgers beschafft worden sind und bei Beginn der Förderung nach
   diesem Gesetz vorhanden waren,
5. zur Erleichterung der Schließung von Krankenhäusern,
6. zur Umstellung von Krankenhäusern oder Krankenhausabteilungen auf andere
   Aufgaben, insbesondere zu ihrer Umwidmung in Pflegeeinrichtungen oder selbständige, organisatorisch und wirtschaftlich vom Krankenhaus getrennte Pflegeabteilungen.

(3) Die Länder fördern die Wiederbeschaffung kurzfristiger Anlagegüter sowie kleine
bauliche Maßnahmen durch feste jährliche Pauschalbeträge, mit denen das Krankenhaus im Rahmen der Zweckbindung der Fördermittel frei wirtschaften kann; § 10 bleibt
unberührt. Die Pauschalbeträge sollen nicht ausschließlich nach der Zahl der in den
Krankenhausplan aufgenommenen Betten bemessen werden. Sie sind in regelmäßigen Abständen an die Kostenentwicklung anzupassen.

(3 a) Der vom Land bewilligte Gesamtbetrag der laufenden und der beiden folgenden Jahrespauschalen nach Absatz 3 steht dem Krankenhaus unabhängig von einer Verringerung der tatsächlichen Bettenzahl zu, soweit die Verringerung auf einer Vereinbarung des Krankenhausträgers mit den Landesverbänden der Krankenkassen und den Verbänden der Ersatzkassen nach § 109 Abs. 1 Satz 4 oder 5 des Fünften Buches Sozialgesetzbuch beruht und ein Fünftel der Planbetten nicht übersteigt. § 6 Abs. 3 bleibt unberührt.

(4) Wiederbeschaffung im Sinne des Gesetzes ist auch die Ergänzung von Anlagegütern, soweit diese nicht über die übliche Anpassung der vorhandenen Anlagegüter an die medizinische und technische Entwicklung wesentlich hinausgeht.

(5) Die Fördermittel sind nach Maßgabe dieses Gesetzes und des Landesrechts so zu bemessen, daß sie die förderungsfähigen und unter Beachtung betriebswirtschaftlicher Grundsätze notwendigen Investitionskosten decken.

§ 10

(aufgehoben)

§ 11 Landesrechtliche Vorschriften über die Förderung

Das Nähere zur Förderung wird durch Landesrecht bestimmt. Dabei kann auch geregelt werden, daß Krankenhäuser bei der Ausbildung von Ärzten und sonstigen Fachkräften des Gesundheitswesens besondere Aufgaben zu übernehmen haben; soweit hierdurch zusätzliche Sach- und Personalkosten entstehen, ist ihre Finanzierung zu gewährleisten.

§§ 12 bis 15

(weggefallen)

3. ABSCHNITT: Vorschriften über Krankenhauspflegesätze

§ 16 Verordnung zur Regelung der Pflegesätze

Die Bundesregierung wird ermächtigt, durch Rechtsverordnung mit Zustimmung des Bundesrates Vorschriften zu erlassen über

1. die Pflegesätze der Krankenhäuser,

2. die Abgrenzung der allgemeinen stationären und teilstationären Leistungen des Krankenhauses von den Leistungen bei vor- und nachstationärer Behandlung (§ 115a des Fünften Buches Sozialgesetzbuch), den ambulanten Leistungen einschließlich der Leistungen nach § 115b des Fünften Buches Sozialgesetzbuch, den Wahlleistungen und den belegärztlichen Leistungen,

3. die Nutzungsentgelte (Kostenerstattung und Vorteilsausgleich sowie diesen vergleichbare Abgaben) der zur gesonderten Berechnung ihrer Leistungen berechtigten Ärzte an das Krankenhaus, soweit diese Entgelte pflegesatzmindernd zu berücksichtigen sind,

4. die Berücksichtigung der Erlöse aus der Vergütung für vor- und nachstationäre Behandlung (§ 115a des Fünften Buches Sozialgesetzbuch), für ambulante Leistungen einschließlich der Leistungen nach § 115b des Fünften Buches Sozialgesetzbuch und für Wahlleistungen des Krankenhauses sowie die Berücksichtigung sonstiger Entgelte bei der Bemessung der Pflegesätze,

5. die nähere Abgrenzung der in § 17 Abs. 4 bezeichneten Kosten von den pflegesatzfähigen Kosten,

6. das Verfahren nach § 18,

7. die Rechnungs- und Buchführungspflichten der Krankenhäuser,

8. ein Klagerecht des Verbandes der privaten Krankenversicherung gegenüber unangemessen hohen Entgelten für nichtärztliche Wahlleistungen.

Die Ermächtigung kann durch Rechtsverordnung auf die Landesregierungen übertragen werden; dabei kann bestimmt werden, daß die Landesregierungen die Ermächtigung durch Rechtsverordnung auf oberste Landesbehörden weiter übertragen können.

§ 17 Grundsätze für die Pflegesatzregelung

(1) Die Pflegesätze und die Vergütung für vor- und nachstationäre Behandlung nach § 115a des Fünften Buches Sozialgesetzbuch sind für alle Benutzer einheitlich zu berechnen. Die Pflegesätze sind im voraus zu bemessen. Sie müssen medizinisch leistungsgerecht sein und einem Krankenhaus bei wirtschaftlicher Betriebsführung ermöglichen, den Versorgungsauftrag zu erfüllen. Bei der Ermittlung der Pflegesätze ist der Grundsatz der Beitragssatzstabilität (§ 141 Abs. 2 des Fünften Buches Sozialgesetzbuch) zu beachten; dabei sind die zur Erfüllung des Versorgungsauftrags ausreichenden und zweckmäßigen Leistungen, die Pflegesätze und Leistungen vergleichbarer Krankenhäuser und die Empfehlungen nach § 19 angemessen zu berücksichtigen. Überschüsse verbleiben dem Krankenhaus; Verluste sind vom Krankenhaus zu tragen.

(1 a) In den Jahren 1993, 1994 und 1995 ist die Entwicklung der beitragspflichtigen Einnahmen der Mitglieder aller Krankenkassen je Mitglied (§§ 270 und 270a des Fünften Buches Sozialgesetzbuch) der Bemessung der Pflegesätze zugrunde zu legen. Übersteigt in diesem Gesamtzeitraum die durchschnittliche Erhöhung der Vergütung nach dem Bundes-Angestelltentarifvertrag die durchschnittliche Entwicklung der beitragspflichtigen Einnahmen nach Satz 1, ist der übersteigende Betrag der Personalkosten pflegesatzfähig. Mehreinnahmen der Krankenhäuser aus der Kostenerstattung für wahlärztliche Leistungen und Mehrkosten auf Grund der Pflege-Personalregelung, der Psychiatrie-Personalverordnung, anderer nach dem 31. Dezember 1992 in Kraft tretender krankenhausspezifischer Rechtsvorschriften, einer Empfehlung nach § 19 Abs. 1 zum Bedarf an Hebammen und Entbindungspflegern sowie vom 1. Januar 1994 an Instandhaltungskosten nach Maßgabe der Abgrenzungsverordnung für Krankenhäuser in dem in Artikel 3 des Einigungsvertrages genannten Gebiet sind zu berücksichtigen. Die auf Grund der Sätze 1 bis 3 in der Rechtsverordnung nach § 16 Satz 1 Nr. 1 getroffene Regelung wird für diejenigen Krankenhäuser auf die Jahre 1993 und 1994 beschränkt, die vom 1. Januar 1995 an die Fallpauschalen und Sonderentgelte nach den auf Grund des Absatzes 2 getroffenen Regelungen anwenden.

(2) Zur Verwirklichung der Ziele des Absatzes 1 kann in der Rechtsverordnung nach § 16 Satz 1 Nr. 1 bestimmt werden, daß

1. neben oder an Stelle von tagesbezogenen Entgelten, Fallpauschalen oder anderen pauschalierten Entgelten einzelne Leistungen oder Leistungsgruppen gesondert vergütet werden,

2. die Vergütung von Krankenhausleistungen für einen künftigen Zeitraum als fester oder veränderlicher Gesamtbetrag festgelegt wird (Budgetierung) oder

3. die Vergütung nach einem System berechnet wird, das sich aus einer Verbindung dieser Vergütungsarten ergibt.

Die Kosten der Krankenhausleistungen sind nach Maßgabe der Krankenhaus-Buchführungsverordnung auf der Grundlage der kaufmännischen Buchführung und einer Kosten- und Leistungsrechnung zu ermitteln.

(2 a) Für die Vergütung von allgemeinen Krankenhausleistungen sind schrittweise Fallpauschalen und Sonderentgelte mit Vorgabe bundeseinheitlicher Bewertungsrelationen einzuführen, die der Abrechnung von Krankenhausleistungen spätestens vom 1. Januar 1996 an zugrunde zu legen sind. Die Entgelte werden bis zum 31. Dezember 1997 in der Rechtsverordnung nach § 16 Satz 1 Nr. 1 bestimmt. Erstmals für den Pflegesatzzeitraum 1998 vereinbaren die Spitzenverbände der Krankenkassen und der Verband der privaten Krankenversicherung gemeinsam mit der Deutschen Krankenhausgesellschaft die Entgeltkataloge und deren Weiterentwicklung; § 213 Abs. 2 des Fünften Buches Sozialgesetzbuch gilt entsprechend mit der Maßgabe, daß das Beschlußgremium um einen Vertreter des Verbandes der privaten Krankenversicherung erweitert wird und die Beschlüsse der Mehrheit von mindestens sieben Stimmen bedürfen. Der Bundesärztekammer ist Gelegenheit zur Stellungnahme zu geben, soweit medizinische Fragen der Entgelte und der zugrundeliegenden Leistungsabgrenzungen betroffen sind. Kommt eine Einigung nicht zustande, entscheidet auf Antrag einer der Vertragsparteien die Schiedsstelle nach § 18 a Abs. 6. Die Entgeltkataloge sind für die Träger von Krankenhäusern unmittelbar verbindlich, die Mitglied einer Landeskrankenhausgesellschaft sind; ist der Träger nicht Mitglied einer Landeskrankenhausgesellschaft, sind die Entgeltkataloge der Pflegesatzvereinbarung zugrunde zu legen. Die in der Rechtsverordnung nach § 16 Satz 1 Nr. 1 bestimmten Fallpauschalen und Sonderentgelte gelten ab dem 1. Januar 1998 als vertraglich vereinbart. Erstmals vereinbarte Fallpauschalen und Sonderentgelte sind ab Beginn eines folgenden Kalenderjahres aus dem Budget des Krankenhauses auszugliedern. Die Vereinbarung weiterer Fallpauschalen und pauschalierter Sonderentgelte durch die Landesverbände der Krankenkassen und den Verband der privaten Krankenversicherung gemeinsam mit der Landeskrankenhausgesellschaft ist möglich, die Vertragsparteien nach § 18 Abs. 2 können darüber hinaus zeitlich begrenzte Modellvorhaben zur Entwicklung neuer pauschalierter Entgelte vereinbaren. Mit den Fallpauschalen werden die gesamten Leistungen des Krankenhauses für einen bestimmten Behandlungsfall vergütet. Das vom Krankenhaus kalkulierte Budget ist für die Pflegesatzverhandlungen abteilungsbezogen zu gliedern. Zur Vergütung der Leistungen des Krankenhauses, die nicht durch Fallpauschalen oder Sonderentgelte vergütet werden, sind Abteilungspflegesätze als Entgelt für ärztliche und pflegerische Leistungen und ein für das Krankenhaus einheitlicher Basispflegesatz als Entgelt für nicht durch ärztliche oder pflegerische Tätigkeit veranlaßte Leistungen vorzusehen.

(3) Im Pflegesatz sind nicht zu berücksichtigen

1. die Kosten für Leistungen, die nicht der stationären oder teilstationären Krankenhausversorgung dienen,

2. Kosten für wissenschaftliche Forschung und Lehre, die über den normalen Kran-kenhausbetrieb hinausgehen.

(4) Bei Krankenhäusern, die nach diesem Gesetz voll gefördert werden, und bei den in § 5 Abs. 1 Nr. 1 erster Halbsatz bezeichneten Krankenhäusern sind außer den in Absatz 3 genannten Kosten im Pflegesatz nicht zu berücksichtigen

1. Investitionskosten, ausgenommen die Kosten der Wiederbeschaffung von Wirt-schaftsgütern mit einer durchschnittlichen Nutzungsdauer bis zu drei Jahren und die Kosten der Finanzierung von Rationalisierungsinvestitionen nach § 18b,

2. Kosten der Grundstücke, des Grundstückserwerbs, der Grundstückserschließung sowie ihrer Finanzierung,

3. Anlauf- und Umstellungskosten,

4. Kosten der in § 5 Abs. 1 Nr. 8 bis 10 bezeichneten Einrichtungen; Absatz 4a bleibt unberührt,

5. Kosten, für die eine sonstige öffentliche Förderung gewährt wird;

dies gilt im Falle der vollen Förderung von Teilen eines Krankenhauses nur hinsicht-lich des geförderten Teils.

(4 a) Die Kosten der in § 2 Nr. 1a genannten Ausbildungsstätten und der Ausbil-dungsvergütung sind im Pflegesatz zu berücksichtigen, soweit diese Kosten nicht nach anderen Vorschriften aufzubringen sind. Die Landesregierungen werden ermächtigt, durch Rechtsverordnung zu bestimmen, daß zwischen Krankenhäusern mit solchen Ausbildungsstätten und Krankenhäusern ohne solche Ausbildungsstätten wegen der nach Satz 1 berücksichtigungsfähigen Kosten ein Ausgleich stattfindet und daß hierzu ein Teil dieser Kosten in den Pflegesätzen der Krankenhäuser ohne solche Ausbildungsstätten angemessen berücksichtigt wird.

(4 b) Instandhaltungskosten sind im Pflegesatz zu berücksichtigen. Dazu gehören auch Instandhaltungskosten für Anlagegüter, wenn in baulichen Einheiten Gebäude-teile, betriebstechnische Anlagen und Einbauten oder wenn Außenanlagen vollständig oder überwiegend ersetzt werden. Die in Satz 2 genannten Kosten werden in den Jah-ren 1997 bis 1999 pauschal in Höhe eines Betrages von 1,1 vom Hundert der für die allgemeinen Krankenhausleistungen vereinbarten Vergütung finanziert. Die Pflege-satzfähigkeit für die in Satz 2 genannten Kosten entfällt für alle Krankenhäuser in einem Bundesland, wenn das Land diese Kosten für die in den Krankenhausplan auf-genommenen Krankenhäuser im Wege der Einzelförderung oder der Pauschalförde-rung trägt.

(5) Bei Krankenhäusern, die nach diesem Gesetz nicht oder nur teilweise öffentlich gefördert werden, dürfen von Sozialleistungsträgern und sonstigen öffentlich-rechtli-chen Kostenträgern keine höheren Pflegesätze gefordert werden, als sie von diesen für Leistungen vergleichbarer nach diesem Gesetz voll geförderter Krankenhäuser zu entrichten sind. Krankenhäuser, die nur deshalb nach diesem Gesetz nicht gefördert werden, weil sie keinen Antrag auf Förderung stellen, dürfen auch von einem Kran-kenhausbenutzer keine höheren als die sich aus Satz 1 ergebenden Pflegesätze for-dern. Soweit bei teilweiser Förderung Investitionen nicht öffentlich gefördert werden und ein vergleichbares Krankenhaus nicht vorhanden ist, dürfen die Investitionskosten in den Pflegesatz einbezogen werden, soweit die Landesverbände der Krankenkas-sen und die Verbände der Ersatzkassen der Investition zugestimmt haben. Die Ver-tragsparteien nach § 18 Abs. 2 vereinbaren die nach den Sätzen 1 und 2 maßgeben-den Pflegesätze.

§ 17 a Abbau von Fehlbelegungen

(1) Der Krankenhausträger stellt sicher, daß keine Patienten in das Krankenhaus aufgenommen werden oder dort verbleiben, die nicht oder nicht mehr der stationären Krankenhausbehandlung bedürfen.

(2) Die Krankenkassen wirken insbesondere durch gezielte Einschaltung des Medizinischen Dienstes der Krankenversicherung darauf hin, daß Fehlbelegungen vermieden und bestehende Fehlbelegungen zügig abgebaut werden. Zu diesem Zweck darf der Medizinische Dienst der Krankenversicherung Einsicht in die Krankenunterlagen nehmen. Der Medizinische Dienst hat der Krankenkasse das Ergebnis der Begutachtung und die erforderlichen Angaben über den Befund mitzuteilen.

(3) Die Parteien der Pflegesatzvereinbarung (§ 18 Abs. 2) sind verpflichtet, durch entsprechende Bemessung des Budgets nach § 12 der Bundespflegesatzverordnung sicherzustellen, daß Fehlbelegungen abgebaut werden; dabei ist für die Jahre 1997 bis 1999 jeweils mindestens 1 vom Hundert des um Ausgleiche und Zuschläge bereinigten Budgetbetrags, wie er ohne Abzug für Fehlbelegungen vereinbart würde, abzuziehen. Bei Fallpauschalen und Sonderentgelten nach § 11 der Bundespflegesatzverordnung wird in den Jahren 1997 bis 1999 der Rechnungsbetrag um 1 vom Hundert gekürzt. Soweit Teile des Krankenhauses in Pflegeeinrichtungen umgewidmet worden sind, sollen in der Pflegesatzvereinbarung Regelungen getroffen werden, die einer möglichst nahtlosen Übernahme von Krankenhauspersonal durch die neuen Pflegeeinrichtungen förderlich sind.

§ 18 Pflegesatzverfahren

(1) Die Pflegesätze werden zwischen dem Krankenhausträger und den Sozialleistungsträgern nach Absatz 2 vereinbart. Die Landeskrankenhausgesellschaft, die Landesverbände der Krankenkassen, die Verbände der Ersatzkassen und der Landesausschuß des Verbandes der privaten Krankenversicherung können sich am Pflegesatzverfahren beteiligen. Die Pflegesatzvereinbarung bedarf der Zustimmung der Landesverbände der Krankenkassen und des Landesausschusses des Verbandes der privaten Krankenversicherung. Die Zustimmung gilt als erteilt, wenn die Mehrheit der Beteiligten nach Satz 3 der Vereinbarung nicht innerhalb von zwei Wochen nach Vertragsschluß widerspricht.

(2) Parteien der Pflegesatzvereinbarung (Vertragsparteien) sind der Krankenhausträger und

1. Sozialleistungsträger, soweit auf sie allein, oder
2. Arbeitsgemeinschaften von Sozialleistungsträgern, soweit auf ihre Mitglieder insgesamt

im Jahre vor Beginn der Pflegesatzverhandlungen mehr als fünf vom Hundert der Berechnungstage des Krankenhauses entfallen.

(3) Die Vereinbarung soll nur für zukünftige Zeiträume getroffen werden. Der Krankenhausträger hat auf Verlangen einer Vertragspartei die für die Ermittlung der Pflegesätze erforderlichen Kosten- und Leistungsnachweise vorzulegen. Die in Absatz 1 Satz 2 genannten Beteiligten vereinbaren die Höhe der Fallpauschalen und der pauschalierten Sonderentgelte nach § 17 Abs. 2 a mit Wirkung für die Vertragsparteien nach Absatz 2; die Vereinbarung eines pauschalierten Entgelts für Unterkunft und Verpflegung ist anzustreben. In der Rechtsverordnung nach § 16 Satz 1 Nr. 1 kann

bestimmt werden, unter welchen Voraussetzungen die Vertragsparteien nach § 18 Abs. 2 Zuschläge oder Abschläge für Krankenhäuser vereinbaren können.

(4) Kommt eine Vereinbarung über die Pflegesätze oder die Höhe der Entgelte nach Absatz 3 Satz 3 innerhalb von sechs Wochen nicht zustande, nachdem eine Vertragspartei schriftlich zur Aufnahme der Pflegesatzverhandlungen aufgefordert hat, so setzt die Schiedsstelle nach § 18 a Abs. 1 auf Antrag einer Vertragspartei die Pflegesätze unverzüglich fest. Die Schiedsstelle kann zur Ermittlung der vergleichbaren Krankenhäuser gemäß § 17 Abs. 5 auch gesondert angerufen werden.

(5) Die vereinbarten oder festgesetzten Pflegesätze werden von der zuständigen Landesbehörde genehmigt, wenn sie den Vorschriften dieses Gesetzes und sonstigem Recht entsprechen; die Genehmigung ist unverzüglich zu erteilen. Gegen die Genehmigung ist der Verwaltungsrechtsweg gegeben. Ein Vorverfahren findet nicht statt; die Klage hat keine aufschiebende Wirkung.

§ 18 a Schiedsstelle

(1) Die Landeskrankenhausgesellschaften und die Landesverbände der Krankenkassen bilden für jedes Land oder jeweils für Teile des Landes eine Schiedsstelle. Ist für ein Land mehr als eine Schiedsstelle gebildet worden, bestimmen die Beteiligten nach Satz 1 die zuständige Schiedsstelle für mit landesweiter Geltung zu treffende Entscheidungen.

(2) Die Schiedsstellen bestehen aus einem neutralen Vorsitzenden sowie aus Vertretern der Krankenhäuser und Krankenkassen in gleicher Zahl. Der Schiedsstelle gehört auch ein von dem Landesausschuß des Verbandes der privaten Krankenversicherung bestellter Vertreter an, der auf die Zahl der Vertreter der Krankenkassen angerechnet wird. Die Vertreter der Krankenhäuser und deren Stellvertreter werden von der Landeskrankenhausgesellschaft, die Vertreter der Krankenkassen und deren Stellvertreter von den Landesverbänden der Krankenkassen bestellt. Der Vorsitzende und sein Stellvertreter werden von den beteiligten Organisationen gemeinsam bestellt; kommt eine Einigung nicht zustande, werden sie von der zuständigen Landesbehörde bestellt.

(3) Die Mitglieder der Schiedsstelle führen ihr Amt als Ehrenamt. Sie sind in Ausübung ihres Amtes an Weisungen nicht gebunden. Jedes Mitglied hat eine Stimme. Die Entscheidungen werden mit der Mehrheit der Mitglieder getroffen; ergibt sich keine Mehrheit, gibt die Stimme des Vorsitzenden den Ausschlag.

(4) Die Landesregierungen werden ermächtigt, durch Rechtsverordnung das Nähere über

1. die Zahl, die Bestellung, die Amtsdauer und die Amtsführung der Mitglieder der Schiedsstelle sowie die ihnen zu gewährende Erstattung der Barauslagen und Entschädigung für Zeitverlust,

2. die Führung der Geschäfte der Schiedsstelle,

3. die Verteilung der Kosten der Schiedsstelle,

4. das Verfahren und die Verfahrensgebühren

zu bestimmen; sie können diese Ermächtigung durch Rechtsverordnung auf oberste Landesbehörden übertragen.

(5) Die Rechtsaufsicht über die Schiedsstelle führt die zuständige Landesbehörde.

(6) Die Spitzenverbände der Krankenkassen und die Deutsche Krankenhausgesellschaft bilden eine Schiedsstelle; diese entscheidet in den ihr nach diesem Gesetz oder der Bundespflegesatzverordnung zugewiesenen Aufgaben. Die Schiedsstelle besteht aus Vertretern der Spitzenverbände der Krankenkassen und der Deutschen Krankenhausgesellschaft in gleicher Zahl sowie einem unparteiischen Vorsitzenden und zwei weiteren unparteiischen Mitgliedern. Der Schiedsstelle gehört ein vom Verband der privaten Krankenversicherung bestellter Vertreter an, der auf die Zahl der Vertreter der Krankenkassen angerechnet wird. Die unparteiischen Mitglieder werden von den beteiligten Organisationen gemeinsam bestellt. Die unparteiischen Mitglieder werden durch den Präsidenten des Bundessozialgerichts berufen, soweit eine Einigung nicht zustande kommt. Durch die Beteiligten zuvor abgelehnte Personen können nicht berufen werden. Absatz 3 gilt entsprechend. Die Spitzenverbände der Krankenkassen und die Deutsche Krankenhausgesellschaft vereinbaren das Nähere über die Zahl, die Bestellung, die Amtsdauer, die Amtsführung, die Erstattung der baren Auslagen und die Entschädigung für den Zeitaufwand der Mitglieder der Schiedsstelle sowie die Geschäftsführung, das Verfahren, die Höhe und die Erhebung der Gebühren und die Verteilung der Kosten. Kommt eine Vereinbarung nach Satz 8 bis zum 31. August 1997 nicht zustande, bestimmt das Bundesministerium für Gesundheit ihren Inhalt durch Rechtsverordnung. Die Rechtsaufsicht über die Schiedsstelle führt das Bundesministerium für Gesundheit. Gegen die Entscheidung der Schiedsstelle ist der Verwaltungsrechtsweg gegeben. Ein Vorverfahren findet nicht statt; die Klage hat keine aufschiebende Wirkung.

§ 18 b[1]) Investitionsverträge

(1) Die Vertragsparteien nach § 18 Abs. 2 vereinbaren die Finanzierung von Rationalisierungsinvestitionen über den Pflegesatz. Voraussetzung für eine Vereinbarung nach Satz 1 ist, daß aus der damit bewirkten Einsparung von Betriebskosten in einem Zeitraum von längstens sieben Jahren (Amortisationszeitraum) die Investitions- und Finanzierungskosten gedeckt sind sowie das Budget entlastet wird. Weicht die tatsächliche Entwicklung im Amortisationszeitraum von den der Vereinbarung zugrunde gelegten Berechnungsgrundlagen ab, wird dies im Pflegesatz nicht berücksichtigt, es sei denn, die Abweichung beruht auf Preisentwicklungen, die das Krankenhaus nicht beeinflussen konnte. Soweit erforderlich, ist durch einen unabhängigen Sachverständigen zu beurteilen, ob die Voraussetzungen nach Satz 2 gegeben sind. Kommt eine Vereinbarung nicht zustande, entscheidet die Schiedsstelle nach § 18 a Abs. 1 auf Antrag einer Vertragspartei.

(2) Der Abschluß von Investitionsverträgen berührt nicht die Verpflichtung des Landes, die Investitionskosten durch Fördermittel gemäß § 4 und § 9 zu decken. Das Krankenhaus übermittelt den Investitionsvertrag der zuständigen Landesbehörde.

§ 19 Empfehlungen

Die Deutsche Krankenhausgesellschaft und die Spitzenverbände der Träger der gesetzlichen Krankenversicherung erarbeiten unter Beachtung der medizinischen und

---

[1]) Gemäß Artikel 14 Abs. 3 Satz 3 des Gesundheits-Strukturgesetzes (GSG) findet § 18 b KHG in den neuen Bundesländern in den Jahren 1995 bis 2004 keine Anwendung.

technischen Entwicklung gemeinsam Empfehlungen über Maßstäbe und Grundsätze für die Wirtschaftlichkeit und Leistungsfähigkeit der Krankenhäuser, insbesondere für den Personalbedarf und die Sachkosten. Unbeschadet der Vorschrift des § 17 Abs. 1 Satz 1 sind dabei auch die Empfehlungen der Konzertierten Aktion im Gesundheitswesen angemessen zu berücksichtigen. Die Empfehlungen nach Satz 1 sind in enger Zusammenarbeit mit den Berufsverbänden der im Krankenhaus Beschäftigten, der Ärzteschaft, den Gewerkschaften, den Arbeitgebern und mit dem Verband der privaten Krankenversicherung zu erarbeiten.

§ 20 Nichtanwendung von Pflegesatzvorschriften

Die Vorschriften des Dritten Abschnitts mit Ausnahme des § 17 Abs. 5 finden keine Anwendung auf Krankenhäuser, die nach § 5 Abs. 1 Nr. 2, 4 oder 7 nicht gefördert werden. § 17 Abs. 5 ist bei den nach § 5 Abs. 1 Nr. 4 und 7 nicht geförderten Krankenhäusern mit der Maßgabe anzuwenden, daß an die Stelle der Pflegesätze vergleichbarer nach diesem Gesetz voll geförderten Krankenhäuser die Pflegesätze vergleichbarer öffentlicher Krankenhäuser treten.

4. ABSCHNITT: Überleitungsvorschriften aus Anlaß der Herstellung der Einheit Deutschlands

§ 21 Überleitung

(1) Dieses Gesetz ist in dem in Artikel 3 des Einigungsvertrages genannten Gebiet mit Ausnahme der in Absatz 2 genannten Vorschriften ab 1. Januar 1991 anzuwenden. Das gleiche gilt für die auf Grund dieses Gesetzes erlassenen Rechtsverordnungen, soweit in Anlage I Kapitel VIII Sachgebiet G Abschnitt III Nr. 5 und 6 des Einigungsvertrages nichts anderes bestimmt ist. Bis zum 31. Dezember 1990 gilt das bis zum Wirksamwerden des Beitritts in der Deutschen Demokratischen Republik geltende Krankenhausfinanzierungsrecht weiter.

(2) In dem in Artikel 3 des Einigungsvertrages genannten Gebiet treten § 9 am 1. Januar 1994 und § 17 Abs. 5 Satz 1 am 1. Januar 1996 in Kraft. In dem genannten Gebiet gelten die §§ 22, 23, 24 und 26 bis zum 31. Dezember 1993 und § 25 bis zum 31. Dezember 1995.

§ 22 Einzelförderung

(1) Die Länder bewilligen auf Antrag des Krankenhausträgers Fördermittel

1. für die Errichtung (Neubau, Sanierung, Erweiterungsbau, Umbau) von Krankenhäusern einschließlich der Erstausstattung mit den für den Krankenhausbetrieb notwendigen Anlagegütern,

2. für Anlaufkosten, für Umstellungskosten bei innerbetrieblichen Änderungen sowie für Erwerb, Erschließung, Miete und Pacht von Grundstücken, soweit ohne die Förderung die Aufnahme oder Fortführung des Krankenhausbetriebs gefährdet wäre,

3. für Lasten aus Darlehen, die vor der Aufnahme des Krankenhauses in den Krankenhausplan für förderungsfähige Investitionen aufgenommen worden sind,

4. als Ausgleich für die Abnutzung von Anlagegütern, soweit sie mit Eigenmitteln des Krankenhausträgers beschafft worden sind und bei Beginn der Förderung nach diesem Gesetz vorhanden waren,

5. zur Erleichterung der Schließung von Krankenhäusern,

6. zur Umstellung von Krankenhäusern oder Krankenhausabteilungen auf andere Aufgaben, insbesondere zu ihrer Umstellung in Pflegeeinrichtungen oder selbständige, organisatorisch und wirtschaftlich vom Krankenhaus getrennte Pflegeabteilungen.

Die Förderung kann mit Zustimmung des Krankenhausträgers ganz oder teilweise durch Festbetrag erfolgen; dieser kann auch auf Grund pauschaler Kostenwerte festgelegt werden.

(2) Die Fördermittel sind so zu bemessen, daß sie die förderungsfähigen und unter Beachtung betriebswirtschaftlicher Grundsätze notwendigen Investitionskosten einschließlich des investiven Nachholbedarfs decken.

§ 23 Pauschale Förderung

(1) Durch feste jährliche Beträge (Jahrespauschalen) werden auf Antrag des Krankenhausträgers von den Ländern gefördert

1. die Instandhaltung und Instandsetzung der Anlagegüter des Krankenhauses,

2. die Wiederbeschaffung, Ergänzung, Nutzung und Mitbenutzung von Anlagegütern mit einer durchschnittlichen Nutzungsdauer von mehr als drei Jahren,

3. kleine Baumaßnahmen nach § 22 Abs. 1 Satz 1 Nr. 1, wenn die Anschaffungs- oder Herstellungskosten für das einzelne Vorhaben 100000 DM ohne Umsatzsteuer nicht übersteigen.

Der Krankenhausträger kann mit der Jahrespauschale im Rahmen der Zweckbindung der Fördermittel nach Satz 1 frei wirtschaften. Soweit er damit die Anschaffung, Nutzung oder Mitbenutzung medizinisch-technischer Großgeräte finanzieren will, bedarf es hierzu der vorherigen Zustimmung der zuständigen Landesbehörden; § 10 bleibt unberührt.

(2) Die Fördermittel nach Absatz 1 betragen jährlich für jedes nach § 8 Abs. 1 als förderungsfähig und bedarfsnotwendig anerkannte Krankenhausbett (Planbett) bei Krankenhäusern

1. der Grundversorgung
(Orts- und Stadtkrankenhäuser)   8 000 DM,

2. der Regelversorgung
(Kreiskrankenhäuser und Kreiskrankenhäuser
mit erweiterter Aufgabenstellung)   10 000 DM,

3. der Schwerpunktversorgung
(Bezirkskrankenhäuser)   15 000 DM,

4. der Zentralversorgung
(Fachkrankenhäuser)   15 000 DM.

Abweichend von Satz 1 kann ein anderer Betrag festgesetzt werden, soweit dies wegen des Bau- oder Ausstattungszustandes oder zur Erhaltung der Leistungsfähigkeit des Krankenhauses unter Berücksichtigung seiner im Krankenhausplan bestimmten Aufgaben notwendig oder ausreichend ist. § 22 Abs. 2 gilt entsprechend. Die Pauschalbeträge sind in regelmäßigen Abständen an die Entwicklung anzupassen.

(3) Freigemeinnützige und private Krankenhäuser sind von der zuständigen Landesbehörde auf Antrag ihrer Träger für Zwecke dieser Vorschrift entsprechend ihrer Aufgabenstellung einer Krankenhausgruppe nach Absatz 2 Satz 1 zuzuordnen.

§ 24 Vorläufige Krankenhausförderliste

(1) Soweit und solange nach Inkrafttreten dieses Gesetzes in einem Land ein Krankenhausplan oder ein Investitionsprogramm nach § 6 noch nicht aufgestellt ist, tritt an deren Stelle für die Anwendung des § 8 die Feststellung der zuständigen Landesbehörde, daß die Voraussetzungen für eine Förderung nach den §§ 22 und 23 vorliegen (vorläufige Krankenhausförderliste).

(2) In die vorläufige Krankenhausförderliste sind auf Antrag ihrer Träger alle öffentlichen, freigemeinnützigen, privaten und sonstigen Krankenhäuser aufzunehmen, die am 30. Juni 1990 in Betrieb waren, soweit sie für eine ausreichende stationäre Versorgung der Bevölkerung erforderlich sind.

(3) Mit den Landesverbänden der Krankenkassen, den Verbänden der Ersatzkassen, dem Landesausschuß des Verbandes der privaten Krankenversicherung sowie mit der Landeskrankenhausgesellschaft oder den Vereinigungen der Krankenhausträger im Lande gemeinsam sind bei der Aufstellung der Krankenhausförderliste einvernehmliche Regelungen anzustreben. Das betroffene Krankenhaus ist anzuhören.

§ 25 Nicht oder teilweise geförderte Krankenhäuser

Krankenhäuser, deren Investitionskosten nicht oder nur teilweise öffentlich gefördert werden, erhalten von den Sozialleistungsträgern und anderen öffentlich-rechtlichen Kostenträgern keine höheren Pflegesätze als vergleichbare voll geförderte Krankenhäuser in dem in Artikel 3 des Einigungsvertrages genannten Gebiet.

§ 26 Vorsorge- oder Rehabilitationseinrichtungen

(1) Die §§ 22 und 23 gelten entsprechend für Vorsorge- oder Rehabilitationseinrichtungen in dem in Artikel 3 des Einigungsvertrages genannten Gebiet, die am 30. Juni 1990 in Betrieb waren, soweit sie für eine leistungsfähige und wirtschaftliche Versorgung der Bevölkerung mit stationären oder teilstationären medizinischen Leistungen zur Vorsorge oder Rehabilitation einschließlich der Anschlußheilbehandlung notwendig sind.

(2) Die in § 23 genannten Jahrespauschalen sind unter Beachtung des § 22 Abs. 2 ohne Anknüpfung an Bettenzahlen nach dem Versorgungsauftrag sowie dem Bau- und Ausstattungszustand der einzelnen Einrichtung zu bemessen.

(3) Die nach Absatz 1 förderungsfähigen Vorsorge- oder Rehabilitationseinrichtungen werden auf Antrag ihrer Träger im Einvernehmen mit den Landesverbänden der Krankenkassen und den Verbänden der Ersatzkassen sowie im Benehmen mit dem Verband Deutscher Rentenversicherungsträger in eine Förderliste aufgenommen; § 8 Abs. 1 Satz 2 und 3 gilt entsprechend.

5. ABSCHNITT: Sonstige Vorschriften

§ 27 Zuständigkeitsregelung

Die in diesem Gesetz den Landesverbänden der Krankenkassen zugewiesenen Aufgaben nehmen für die Ersatzkassen die nach § 212 Abs. 5 des Fünften Buches Sozialgesetzbuch gebildeten Verbände, für die knappschaftliche Krankenversicherung die Bundesknappschaft und für die Krankenversicherung der Landwirte die örtlich zuständigen landwirtschaftlichen Krankenkassen wahr.

§ 28 Auskunftspflicht und Statistik

(1) Die Träger der nach § 108 des Fünften Buches Sozialgesetzbuch zur Krankenhausbehandlung zugelassenen Krankenhäuser und die Sozialleistungsträger sind verpflichtet, dem Bundesminister für Gesundheit sowie den zuständigen Behörden der Länder auf Verlangen Auskünfte über die Umstände zu erteilen, die für die Beurteilung der Bemessung und Entwicklung der Pflegesätze nach diesem Gesetz benötigt werden. Unter die Auskunftspflicht fallen insbesondere die personelle und sachliche Ausstattung sowie die Kosten der Krankenhäuser, die im Krankenhaus in Anspruch genommenen stationären und ambulanten Leistungen sowie allgemeine Angaben über die Patienten und ihre Erkrankungen. Die zuständigen Landesbehörden können darüber hinaus von den Krankenhausträgern Auskünfte über Umstände verlangen, die sie für die Wahrnehmung ihrer Aufgaben bei der Krankenhausplanung und Krankenhausfinanzierung nach diesem Gesetz benötigen.

(2) Die Bundesregierung wird ermächtigt, für Zwecke dieses Gesetzes durch Rechtsverordnung mit Zustimmung des Bundesrates jährliche Erhebungen über Krankenhäuser einschließlich der in den §§ 3 und 5 genannten Krankenhäuser und Einrichtungen als Bundesstatistik anzuordnen. Die Bundesstatistik kann folgende Sachverhalte umfassen:

1. Art des Krankenhauses und der Trägerschaft,

2. im Krankenhaus tätige Personen nach Geschlecht, Beschäftigungsverhältnis, Tätigkeitsbereich, Dienststellung, Aus- und Weiterbildung,

3. sachliche Ausstattung und organisatorische Einheiten des Krankenhauses,

4. Kosten nach Kostenarten,

5. in Anspruch genommene stationäre und ambulante Leistungen,

6. Patienten nach Alter, Geschlecht, Wohnort, Erkrankungen nach Hauptdiagnosen,

7. Ausbildungsstätten am Krankenhaus.

Auskunftspflichtig sind die Krankenhausträger gegenüber den statistischen Ämtern der Länder; die Rechtsverordnung kann Ausnahmen von der Auskunftspflicht vorsehen. Die Träger der nach § 108 des Fünften Buches Sozialgesetzbuch zur Krankenhausbehandlung zugelassenen Krankenhäuser teilen die von der Statistik umfaßten Sachverhalte gleichzeitig den für die Krankenhausplanung und -finanzierung zuständigen Landesbehörden mit. Dasselbe gilt für die Träger der nach § 111 des Fünften Buches Sozialgesetzbuch zur Vorsorge- oder Rehabilitationsbehandlung zugelassenen Einrichtungen.

(3) Die Befugnis der Länder, zusätzliche, von Absatz 2 nicht erfaßte Erhebungen über Sachverhalte des Gesundheitswesens als Landesstatistik anzuordnen, bleibt unberührt.

§ 29 Übergangsvorschriften

(1) Bis zum Inkrafttreten des Landesrechts nach § 6 Abs. 3, § 7 Abs. 2 und § 11 gelten die entsprechenden Vorschriften des Zweiten Abschnitts sowie die Abgrenzungsverordnung vom 5. Dezember 1977 (BGBl. I S. 2355) in der bis zum 31. Dezember 1984 geltenden Fassung weiter. Bewilligungen von Fördermitteln, die vor Inkrafttreten des Landesrechts erteilt worden sind, werden nach den der Bewilligung zugrundeliegenden Vorschriften abgewickelt.

(2) Ab dem 1. Januar 1985 sind die Aufwendungen für die Förderung nach diesem Gesetz allein von den Ländern zu tragen. Über die in den Jahren 1983 und 1984 in Anspruch genommenen Finanzhilfen findet eine Abrechnung zwischen Bund und Ländern nicht statt.

§ 30 Darlehen aus Bundesmitteln

Lasten aus Darlehen, die vor der Aufnahme des Krankenhauses in den Krankenhausplan für förderungsfähige Investitionskosten aus Bundesmitteln gewährt worden sind, werden auf Antrag des Krankenhausträgers erlassen, soweit der Krankenhausträger vor dem 1. Januar 1985 von diesen Lasten nicht anderweitig freigestellt worden ist und solange das Krankenhaus in den Krankenhausplan aufgenommen ist. Für die in § 2 Nr. 1a genannten Ausbildungsstätten gilt Satz 1 entsprechend.

§ 31 Berlin-Klausel

(gegenstandslos)

§ 32 (Inkrafttreten)

Gesetz zur Stärkung der Solidarität in der gesetzlichen Krankenversicherung (GKV-Solidaritätsstärkungsgesetz – GKV-SolG)

Vom Dezember 1998

– Auszug –

Der Bundestag hat mit Zustimmung des Bundesrates das folgende Gesetz beschlossen:

Artikel 6 Änderung der Bundespflegesatzverordnung

Die Bundespflegesatzverordnung vom 26. September 1994 (BGBl. I S. 2750), zuletzt geändert durch die Verordnung vom 9. Dezember 1997 (BGB. I S. 2874), wird wie folgt geändert:

1. § 6 wird wie folgt geändert:

   a) Absatz 1 Satz 4 wird gestrichen.

   b) Absatz 3 Satz 3 wird wie folgt gefaßt:

   „Übersteigen die durchschnittlichen Auswirkungen der von den Tarifvertragsparteien vereinbarten linearen Erhöhung des Vergütungstarifvertrags nach dem Bundes-Angestelltentarifvertrag und einer vereinbarten Einmalzahlung die Veränderungsrate nach Absatz 1, wird das Budget um ein Drittel des Unterschieds zwischen beiden Raten berichtigt; von den Vertragsparteien nach Absatz 1 Satz 1 wird eine entsprechende Berichtigungsrate vereinbart."

2. In § 11 Abs. 8 Satz 1 wird die Angabe „und 1999" durch die Angabe „bis 2001" ersetzt.

3. § 12 wird wie folgt geändert:

   a) Absatz 2 wird wie folgt geändert:

   aa) In Satz 1 wird die Zahl „1999" durch die Zahl „2001" ersetzt.

   bb) In Satz 5 wird die Zahl „1999" jeweils durch die Zahl „2001" ersetzt.

   b) In Absatz 5 Satz 1 wird die Zahl „2000" durch die Zahl „2002" ersetzt.

4. § 15 wird wie folgt geändert:

   a) Absatz 1 wird wie folgt geändert:

   aa) In Satz 1 Nr. 1 wird das Wort „und" nach dem Komma gestrichen.

   bb) In Satz 1 Nr. 2 werden der Punkt durch ein Komma ersetzt und das Wort „und" angefügt.

   cc) Folgende Nummer wird eingefügt:

   „3. die Berichtigungsrate nach § 6 Abs. 3 Satz 3."

   b) Folgender Absatz wird angefügt:

„(4) Kommt in den Fällen des Absatzes 1 Nr. 1 und 3 und des Absatzes 2 eine Vereinbarung nicht zustande, entscheidet auf Antrag einer der Vertragsparteien die Schiedsstelle nach § 18 a Abs. 6 des Krankenhausfinanzierungsgesetzes. Kommt im Falle des Absatzes 1 Nr. 2 eine Vereinbarung für das folgende Kalenderjahr bis zum 30. September nicht zustande, setzt diese Schiedsstelle die voraussichtliche Veränderungsrate nach § 6 Abs. 1 fest; dabei ist eine nach § 6 Abs. 1 Satz 3 vereinbarte Berücksichtigung einer Fehlschätzung einzubeziehen."

Artikel 7 Gesetz zur Begrenzung der Erlöse für stationäre Krankenhausleistungen im Jahr 1999

§ 1 Begrenzung von Erlössteigerungen

(1) Abweichend von dem Krankenhausfinanzierungsgesetz und der Bundespflegesatzverordnung ist für das Jahr 1999 ein Gesamtbetrag für die Erlöse eines Krankenhauses aus Pflegesätzen zu vereinbaren. Dieser Gesamtbetrag darf nicht höher sein als die Summe aus der Berechnungsgrundlage nach § 2 für das Jahr 1998, die um die vom Bundesministerium für Gesundheit nach Artikel 18 Satz 3 des GKV-Solidaritätsstärkungsgesetzes für das Beitrittsgebiet und für das übrige Bundesgebiet jeweils bekanntgemachte Veränderungsrate erhöht wird, und den Beträgen nach Absatz 3 (Obergrenze). Für die Krankenhäuser im Beitrittsgebiet ist eine Angleichung der Höhe der Vergütung nach dem Bundes-Angestelltentarifvertrag an die im übrigen Bundesgebiet geltende Höhe zusätzlich einzubeziehen.

(2) Übersteigen die durchschnittlichen Auswirkungen der von den Tarifvertragsparteien vereinbarten Änderungen des Bundes-Angestelltentarifvertrags die Veränderungsrate nach Absatz 1 Satz 2, wird der Gesamtbetrag erhöht; der Gesamtbetrag, abzüglich der auf Fallpauschalen und Sonderentgelte entfallenden Anteile, wird um ein Drittel des Unterschieds zwischen den beiden Raten berichtigt. Für den Berichtigungsbetrag gilt § 12 Abs. 4 Satz 5 bis 7 der Bundespflegesatzverordnung entsprechend.

(3) Bei der Vereinbarung des Gesamtbetrags für das Jahr 1999 sind vorgeschriebene Ausgleiche und Berichtigungen für Vorjahre durchzuführen, insbesondere die Ausgleiche für im Jahr 1998 entstandene Mehrerlöse. Darüber hinaus sind Finanzierungsbeträge für Rationalisierungsinvestitionen nach § 18 b des Krankenhausfinanzierungsgesetzes und Folgekosten auf Grund einer ergänzenden Vereinbarung nach § 109 Abs. 1 Satz 5 des Fünften Buches Sozialgesetzbuch über die Zulassung einer besonderen Einheit zur Behandlung von Schlaganfallpatienten sowie Folgekosten zusätzlicher Kapazitäten für medizinische Leistungen hinzuzurechnen, soweit diese auf Grund des Krankenhausplans oder des Investitionsprogramms des Landes erstmals für das Jahr 1999 wirksam und nicht durch einen gleichzeitigen Kapazitätsabbau ausgeglichen werden. Dies gilt auch für zusätzliche Kapazitäten für medizinische Leistungen, die für Hochschulkliniken von der nach Landesrecht zuständigen Stelle beschlossen oder genehmigt wurden, oder die bei Krankenhäusern mit Versorgungsvertrag nach § 109 in Verbindung mit § 108 Nr. 3 des Fünften Buches Sozialgesetzbuch den Festlegungen des Versorgungsvertrags entsprechen. Folgekosten von Veränderungen nach § 6 Abs. 3 Nr. 1 bis 3 der Bundespflegesatzverordnung, die für das Jahr 1998 vereinbart oder festgesetzt wurden, sind zusätzlich einzubeziehen, soweit sie in

der Berechnungsgrundlage nicht ganzjährig enthalten sind. Entsprechendes gilt für ein zugelassenes Krankenhaus (§ 108 Fünftes Buch Sozialgesetzbuch), das im Jahr 1998 erstmals in Betrieb genommen worden ist.

(4) Für das Jahr 1999 kann ein Krankenhaus das Wahlrecht zur Kostenausgliederung nach § 12 Abs. 2 Satz 3 der Bundespflegesatzverordnung nicht erstmalig wahrnehmen. § 3 Abs. 4 der Bundespflegesatzverordnung bleibt unberührt.

(5) Bereits für das Jahr 1999 vereinbarte oder festgesetzte Pflegesätze sind unter Zugrundelegung der Vorschriften dieses Gesetzes erforderlichenfalls anzupassen.

§ 2 Berechnungsgrundlage

Berechnungsgrundlage für die Ermittlung der Obergrenze ist die Summe aus den Beträgen nach Abschnitt K 5 Nr. 9 Spalte 4 und Nr. 23 Spalte 4 der Leistungs- und Kalkulationsaufstellung nach Anlage 3 der Bundespflegesatzverordnung für das Jahr 1998 sowie den gesetzlich vorgeschriebenen Beträgen für die Instandhaltungspauschale (§ 17 Abs. 4 b des Krankenhausfinanzierungsgesetzes) und den pauschalierten Fehlbelegungsabschlag in Höhe von 1 vom Hundert (§ 17 a Abs. 3 des Krankenhausfinanzierungsgesetzes in Verbindung mit § 28 Abs. 3 Satz 3 der Bundespflegesatzverordnung); entsprechende Erlöse auf Grund von Sonderentgelten nach § 28 Abs. 2 und Modellvorhaben nach § 26 der Bundespflegesatzverordnung sind einzubeziehen. Diese Summe ist bei Krankenhäusern, die die Kostenausgliederung für Fallpauschalen und Sonderentgelte nach § 12 Abs. 2 der Bundespflegesatzverordnung im Jahr 1998 durchgeführt haben, um die Differenz zwischen den ausgegliederten Kosten und den entsprechenden Erlösen einschließlich der vereinbarten Zu- und Abschläge zu erhöhen. Berechnungsgrundlage bei Krankenhäusern, die keine tagesgleichen Pflegesätze abrechnen, ist die Erlössumme aus Fallpauschalen und Sonderentgelten einschließlich der vereinbarten Zu- und Abschläge. Erlöse aus der Behandlung von Blutern sowie außerordentliche Beträge, deren Finanzierungsgrund im Jahr 1999 ganz oder teilweise nicht mehr vorliegt, sind abzuziehen.

§ 3 Erlösausgleiche

Mehr- oder Mindererlöse des Krankenhauses sind nach § 11 Abs. 8 und § 12 Abs. 4 der Bundespflegesatzverordnung auszugleichen.

Verordnung zur Regelung der Krankenhauspflegesätze (Bundespflegesatzverordnung – BPflV)

Vom 26. September 1994 (BGBl. I S. 2750), zuletzt geändert durch Artikel 6 des GKV-Solidaritätsstärkungsgesetzes vom 19. Dezember 1998 (BGBl. I S. 3853).

Inhaltsübersicht

ERSTER ABSCHNITT: Allgemeine Vorschriften

§ 1 Anwendungsbereich

(1) Die vollstationären und teilstationären Leistungen der Krankenhäuser werden nach dieser Verordnung vergütet.

(2) Diese Verordnung gilt nicht für

1. die Krankenhäuser, auf die das Krankenhausfinanzierungsgesetz nach seinem § 3 Satz 1 Nr. 1 bis 4 keine Anwendung findet,

2. die Krankenhäuser, die nach § 5 Abs. 1 Nr. 2, 4 oder 7 des Krankenhausfinanzierungsgesetzes nicht gefördert werden.

(3) Die vor- und nachstationäre Behandlung wird für alle Benutzer einheitlich nach § 115 a des Fünften Buches Sozialgesetzbuch vergütet. Die ambulante Durchführung von Operationen im Krankenhaus wird für die gesetzlich versicherten Patienten nach § 115 b des Fünften Buches Sozialgesetzbuch und für sonstige Patienten nach den für sie geltenden Vorschriften, Vereinbarungen oder Tarifen vergütet.

§ 2 Krankenhausleistungen

(1) Krankenhausleistungen nach § 1 Abs. 1 sind insbesondere ärztliche Behandlung, Krankenpflege, Versorgung mit Arznei-, Heil- und Hilfsmitteln, die für die Versorgung im Krankenhaus notwendig sind, sowie Unterkunft und Verpflegung; sie umfassen allgemeine Krankenhausleistungen und Wahlleistungen. Zu den Krankenhausleistungen gehören nicht die Leistungen der Belegärzte (§ 23) sowie der Beleghebammen und -entbindungspfleger.

(2) Allgemeine Krankenhausleistungen sind die Krankenhausleistungen, die unter Berücksichtigung der Leistungsfähigkeit des Krankenhauses im Einzelfall nach Art und Schwere der Krankheit für die medizinisch zweckmäßige und ausreichende Versorgung des Patienten notwendig sind. Unter diesen Voraussetzungen gehören dazu auch

1. die während des Krankenhausaufenthalts durchgeführten Maßnahmen zur Früherkennung von Krankheiten im Sinne des Fünften Buches Sozialgesetzbuch,

2. die vom Krankenhaus veranlaßten Leistungen Dritter,

3. die aus medizinischen Gründen notwendige Mitaufnahme einer Begleitperson des Patienten,

4. die besonderen Leistungen von Tumorzentren und onkologischen Schwerpunkten für die stationäre Versorgung von krebskranken Patienten.

Nicht zu den Krankenhausleistungen gemäß Nummer 2 gehört eine Dialyse, wenn hierdurch eine entsprechende Behandlung fortgeführt wird, das Krankenhaus keine eigene Dialyseeinrichtung hat und ein Zusammenhang mit dem Grund der Krankenhausbehandlung nicht besteht.

ZWEITER ABSCHNITT: Grundlagen der Entgeltbemessung

§ 3 Allgemeine Grundlagen

(1) Das Budget und die Pflegesätze sind für einen zukünftigen Zeitraum (Pflegesatzzeitraum) zu vereinbaren. Grundlage ihrer Bemessung sind die allgemeinen Krankenhausleistungen im Rahmen des Versorgungsauftrags des Krankenhauses (§ 4). Das Budget und die Pflegesätze nach § 10 müssen medizinisch leistungsgerecht sein und einem Krankenhaus bei wirtschaftlicher Betriebsführung ermöglichen, den Versorgungsauftrag zu erfüllen. Die Rechtsverordnungen nach § 16 Satz 1 Nr. 5 und § 19 Abs. 2 des Krankenhausfinanzierungsgesetzes sind anzuwenden; die Empfehlungen nach § 19 Abs. 1 des Krankenhausfinanzierungsgesetzes sind angemessen zu berücksichtigen. Der Grundsatz der Beitragssatzstabilität ist nach den Vorgaben des § 6 zu beachten.

(2)[1] Bei der Bemessung des Budgets und der tagesgleichen Pflegesätze (§ 10 Abs. 1 Nr. 2) nach den Vorgaben des Absatzes 1 haben die Vertragsparteien nach § 18 Abs. 2 des Krankenhausfinanzierungsgesetzes (Vertragsparteien) Orientierungsmaßstäbe, die sich aus einem Krankenhausvergleich nach § 5 ergeben, angemessen zu berücksichtigen. Dabei sind insbesondere Unterschiede der Krankenhäuser in Art und Anzahl der Leistungen sowie die medizinischen Besonderheiten bei der Behandlung der Patienten zu beachten. Bei der Beurteilung, ob das Budget und die tagesgleichen Pflegesätze medizinisch leistungsgerecht sind, bleiben die in das Budget einzurechnenden Ausgleiche und Berichtigungen für vorhergehende Pflegesatzzeiträume außer Ansatz. Abweichend von Absatz 1 Satz 3 kann das Budget mit Ausnahme der Ausgleiche und Zuschläge mit der Veränderungsrate nach § 6 Abs. 1 fortgeschrieben werden.

(3) Die pflegesatzfähigen Leistungen und Kosten sind nach den §§ 7 bis 9 abzugrenzen. Die Vorlage von Unterlagen für die Pflegesatzverhandlungen richtet sich nach § 17 Abs. 4 und 5.

(4) Auf Verlangen des Krankenhauses werden Leistungen für ausländische Patienten, die mit dem Ziel einer Krankenhausbehandlung in die Bundesrepublik Deutschland einreisen, nicht über das Bußgeld vergütet. § 14 Abs. 1 Satz 1 bleibt unberührt.

§ 4 Versorgungsauftrag

Der nach § 17 Abs. 1 Satz 3 des Krankenhausfinanzierungsgesetzes bei der Bemessung der Pflegesätze zugrunde zu legende Versorgungsauftrag des Krankenhauses ergibt sich

1. bei den Plankrankenhäusern aus den Festlegungen des Krankenhausplans in Verbindung mit den Bescheiden zu seiner Durchführung nach § 6 Abs. 1 in Verbindung mit § 8 Abs. 1 Satz 3 des Krankenhausfinanzierungsgesetzes sowie ergänzenden Vereinbarungen nach § 109 Abs. 1 Satz 4 und 5 des Fünften Buches Sozialgesetzbuch,

---

1) Nach Artikel 10 Abs. 2 der VO zur Neuordnung des Pflegesatzrechts tritt § 3 Abs. 2 Satz 1 am 1. Januar 1998 in Kraft.

2. bei Hochschulkliniken aus der Aufnahme der Hochschule in das Hochschulverzeichnis nach § 4 des Hochschulbauförderungsgesetzes und dem Krankenhausplan nach § 6 Abs. 1 des Krankenhausfinanzierungsgesetzes sowie ergänzenden
Vereinbarungen nach § 109 Abs. 1 Satz 4 und 5 des Fünften Buches Sozialgesetzbuch,

3. bei anderen Krankenhäusern aus dem Versorgungsvertrag nach § 108 Nr. 3 des
Fünften Buches Sozialgesetzbuch.

§ 5 Krankenhausvergleich[1])

(1) Zur Unterstützung der Vertragsparteien bei der Ermittlung vergleichbarer Krankenhäuser und der Bemessung von medizinisch leistungsgerechten Budgets und
tagesgleichen Pflegesätzen erstellen die Deutsche Krankenhausgesellschaft oder die
Bundesverbände der Krankenhausträger gemeinsam und die Spitzenverbände der
Krankenkassen gemeinsam einen Krankenhausvergleich. Die Krankenhäuser sollen
länderbezogen verglichen werden, soweit dies ausreichend ist, um die in Satz 1
genannten Zwecke zu erreichen. Bis zum 31. März 1998 ist eine Vereinbarung insbesondere über die Maßstäbe und Grundsätze für den Vergleich sowie die organisatorische Einrichtung, Durchführung und Finanzierung des Vergleiches zu schließen. In
die Vereinbarung ist eine Regelung über den maschinellen Datenträgeraustausch von
Daten der Leistungs- und Kalkulationsaufstellung der Krankenhäuser sowie eine
Regelung über die Anonymisierung der Daten vor ihrer Herausgabe für Vergleichszwecke aufzunehmen. Zur Durchführung des Krankenhausvergleichs bilden die Vertragsparteien nach Satz 1 eine Arbeitsgemeinschaft.

(2) In den Krankenhausvergleich sollen insbesondere die Leistungen, die der letzten
Budgetvereinbarung zugrunde liegenden Beträge und die Pflegesätze einbezogen
werden. Der Vergleich soll das notwendige Maß nicht überschreiten. Er kann auf eine
sachgerechte Auswahl von Krankenhäusern begrenzt werden.

(3) Die für den Vergleich wesentlichen Ergebnisse der letzten Vereinbarung sind von
den Vertragsparteien gemeinsam festzulegen; das Krankenhaus nimmt eine weitere
sachgerechte Untergliederung vor. Die Krankenhäuser sind verpflichtet, die nach
Absatz 1 vereinbarten Daten bis zum 30. April jeden Jahres an die Arbeitsgemeinschaft nach Absatz 1 Satz 5 zu übermitteln. Die Arbeitsgemeinschaft stellt den Vertragsparteien und den Beteiligten nach § 18 Abs. 1 Satz 2 des Krankenhausfinanzierungsgesetzes die Vergleichsdaten zur Verfügung. Sie sind so rechtzeitig zu
übermitteln, daß die Vorklärungen nach § 17 Abs. 6 durchgeführt werden können.

(4) Bis zum Vorliegen der Orientierungsdaten auf Grund des gemeinsamen Krankenhausvergleichs sind diejenigen Orientierungsdaten angemessen zu berücksichtigen,
die sich aus den Vergleichen der Krankenhäuser ergeben, die jeweils von den Verbänden oder Arbeitsgemeinschaften der Krankenkassen und Krankenhäuser erstellt
werden.

---

1) Nach Artikel 10 Abs. 2 der VO zur Neuordnung des Pflegesatzrechts tritt § 5 am 1. Januar 1998
in Kraft.

BPflV § 6

§ 6 Grundsatz der Beitragssatzstabilität

(1) Maßstab für die Beachtung des Grundsatzes der Beitragssatzstabilität (§ 141 Abs. 2 des Fünften Buches Sozialgesetzbuch) ist die von den Spitzenverbänden der Krankenkassen und dem Verband der privaten Krankenversicherung gemeinsam und der Deutschen Krankenhausgesellschaft geschätzte Veränderungsrate der beitragspflichtigen Einnahmen der Mitglieder aller Krankenkassen je Mitglied (§ 267 Abs. 1 Nr. 2 des Fünften Buches Sozialgesetzbuch); § 213 Abs. 2 des Fünften Buches Sozialgesetzbuch gilt entsprechend mit der Maßgabe, daß das Beschlußgremium um einen Vertreter des Verbandes der privaten Krankenversicherung erweitert wird und die Beschlüsse der Mehrheit von mindestens sieben Stimmen bedürfen. Die Veränderungsrate ist für das Beitrittsgebiet und das übrige Bundesgebiet getrennt zu vereinbaren; für das Beitrittsgebiet ist eine Angleichung der Höhe der Vergütung nach dem Bundes-Angestelltentarifvertrag an die im übrigen Bundesgebiet geltende Höhe zusätzlich einzubeziehen. Die Vertragsparteien auf Bundesebene können vereinbaren, daß eine Fehlschätzung der Veränderungsrate für ein vorausgegangenes Kalenderjahr ganz oder teilweise bei der Vereinbarung der Veränderungsrate berücksichtigt wird.

(2) Bei der Vereinbarung der Höhe der Fallpauschalen und Sonderentgelte auf Landesebene nach § 16 Abs. 1 darf die Veränderungsrate nach Absatz 1 nicht überschritten werden.

(3) Bei der Vereinbarung des Budgets für das einzelne Krankenhaus darf die Veränderungsrate nach Absatz 1 nur überschritten werden, soweit

1. Veränderungen der medizinischen Leistungsstruktur oder der Fallzahlen,

2. zusätzliche Kapazitäten für medizinische Leistungen auf Grund der Krankenhausplanung oder des Investitionsprogramms des Landes oder

3. die Finanzierung von Rationalisierungsinvestitionen nach § 18b des Krankenhausfinanzierungsgesetzes

dies erforderlich machen. Satz 1 Nr. 2 gilt entsprechend für Hochschulkliniken, wenn die nach Landesrecht zuständigen Stellen zusätzliche Kapazitäten für medizinische Leistungen beschlossen oder genehmigt haben, und für Krankenhäuser mit Versorgungsvertrag nach § 109 in Verbindung mit § 108 Nr. 3 des Fünften Buches Sozialgesetzbuch, wenn die zusätzlichen Kapazitäten für medizinische Leistungen den Festlegungen des Versorgungsvertrages entsprechen. Übersteigen die durchschnittlichen Auswirkungen der von den Tarifvertragsparteien vereinbarten linearen Erhöhung des Vergütungstarifvertrags nach dem Bundes-Angestelltentarifvertrag und einer vereinbarten Einmalzahlung die Veränderungsrate nach Absatz 1, wird das Budget um ein Drittel des Unterschieds zwischen beiden Raten berichtigt; von den Vertragsparteien nach Absatz 1 Satz 1 wird eine entsprechende Berichtigungsrate vereinbart. Für den Berichtigungsbetrag gilt § 12 Abs. 4 Satz 5 bis 7 entsprechend. Werden Leistungen, die bisher mit tagesgleichen Pflegesätzen berechnet worden sind, in dem Pflegesatzzeitraum mit Fallpauschalen oder Sonderentgelten berechnet, so ist die Veränderungsrate auf Grund dieser Entlastung des Budgets entsprechend zu vermindern. Ausgleichs- und Berichtigungsbeträge nach dieser Verordnung sowie Veränderungen in Folge des Erlösabzugs oder der Kostenausgliederung für Fallpauschalen und Sonderentgelte sind unabhängig von der Veränderungsrate zu berücksichtigen.

§ 7 Pflegesatzfähige Kosten bei geförderten Krankenhäusern

(1) Mit dem Budget und den Pflegesätzen nach § 10 werden die allgemeinen Krankenhausleistungen vergütet, soweit die Kosten nach dem Krankenhausfinanzierungsgesetz dem Grunde nach pflegesatzfähig sind. Zu den pflegesatzfähigen Kosten gehören auch

1. Kosten der Qualitätssicherung,

2. Kosten der Organbereitstellung für Transplantationen, wenn diese nicht gesondert vergütet wird,

3. Kosten für Prüfungen nach § 17 Abs. 6 Satz 3 und Wirtschaftlichkeitsprüfungen nach § 113 des Fünften Buches Sozialgesetzbuch,

4. Kosten für die Instandhaltung der Anlagegüter des Krankenhauses nach Maßgabe der Abgrenzungsverordnung; die Instandhaltungskosten nach § 4 Abs. 2 der Abgrenzungsverordnung sind für die Jahre 1997 bis 1999 pauschal in Höhe von 1,1 vom Hundert des Budgets einzurechnen, wie es ohne Ausgleiche, Berichtigungen und Zuschläge und nach dem gesetzlich vorgeschriebenen Abzug für Fehlbelegungen vereinbart würde; bei Fallpauschalen und Sonderentgelten wird in diesem Zeitraum ein Zuschlag in Höhe von 1,1 vom Hundert erhoben,

5. Kosten der betriebsnotwendigen Fort- und Weiterbildung der Beschäftigten des Krankenhauses.

(2) Mit dem Budget und den Pflegesätzen nach § 10 dürfen Leistungen, die nicht zu den allgemeinen Krankenhausleistungen gehören, nicht vergütet werden. Von den nach Blatt K 3 der Leistungs- und Kalkulationsaufstellung vereinbarten Gesamtbeträgen sind die nicht pflegesatzfähigen Kosten insbesondere folgender Leistungen abzuziehen:

1. vor- und nachstationäre Behandlung nach § 115 a des Fünften Buches Sozialgesetzbuch einschließlich der Behandlung von Privatpatienten; als Kosten sind 90 vom Hundert der vorauskalkulierten Erlöse abzuziehen; die Vertragsparteien können im voraus einen niedrigeren Vomhundertsatz oder eine im Ergebnis niedrigere Kostenausgliederung vereinbaren,

2. (gestrichen)

3. belegärztliche Leistungen nach § 23,

4. wahlärztliche Leistungen bei Verpflichtung zur Erstattung nach § 24 Abs. 2 (Neuverträge und diesen vergleichbare Rechtsverhältnisse) oder wahlärztliche Leistungen, die das Krankenhaus in Rechnung stellt; als Kosten sind

   a) 40 vom Hundert der Gebühren für die in den Abschnitten A, E, M und O des Gebührenverzeichnisses der Gebührenordnung für Ärzte genannten Leistungen und

   b) 20 vom Hundert der Gebühren für die in den übrigen Abschnitten des Gebührenverzeichnisses der Gebührenordnung für Ärzte sowie die im Gebührenverzeichnis der Gebührenordnung für Zahnärzte genannten Leistungen abzuziehen;

   maßgebend sind jeweils die Gebühren vor Abzug der Gebührenminderung nach § 6 a Abs. 1 Satz 1 der Gebührenordnung für Ärzte oder § 7 Satz 1 der Gebührenordnung für Zahnärzte; für nach § 6 Abs. 2 der Gebührenordnung für Ärzte und nach § 6 Abs. 2 der Gebührenordnung für Zahnärzte berechnete Gebühren ist dem

Kostenabzug der Vomhundertsatz zugrunde zu legen, der für die als gleichwertig herangezogene Leistung des Gebührenverzeichnisses der Gebührenordnung für Ärzte oder der Gebührenordnung für Zahnärzte gilt,

5. wahlärztliche Leistungen bei Verpflichtung zur Erstattung nach § 24 Abs. 3 (Altverträge und diesen vergleichbare Rechtsverhältnisse); als Kosten sind 85 vom Hundert des für diese Leistungen vor dem 1. Januar 1993 zwischen dem Krankenhaus und dem Arzt vereinbarten oder auf Grund beamtenrechtlicher Vorschritten zu entrichtenden Nutzungsentgelts (Kostenerstattung und Vorteilsausgleich sowie diesen vergleichbare Abgaben) abzuziehen, höchstens jedoch ein dem Abzug nach Nummer 4 entsprechender Betrag,

6. sonstige vollstationäre oder teilstationäre ärztliche Leistungen, soweit diese von Ärzten berechnet werden können,

7. gesondert berechenbare Unterkunft; als Kosten sind für die darauf entfallenden Berechnungstage folgende Anteile des Betrages nach Abschnitt K 6 lfd. Nr. 18 Spalte 4 der Leistungs- und Kalkulationsaufstellung abzuziehen:

a) Einbettzimmer: 65 vom Hundert,

b) Einbettzimmer in Krankenhäusern, bei denen die Unterbringung im Zweibettzimmer zu den allgemeinen Krankenhausleistungen gehört: 35 vom Hundert,

c) Zweibettzimmer: 25 vom Hundert,

8. sonstige nichtärztliche Wahlleistungen nach § 22.

Werden die Leistungen einer Abteilung oder Einrichtung nach § 13 Abs. 2 ausschließlich mit Fallpauschalen berechnet, werden die Abzüge für wahlärztliche Leistungen nach den Nummern 4 und 5 als Abschlag von den Fallpauschalen dieser Abteilung oder Einrichtung berücksichtigt (§ 11 Abs. 6). Übt das Krankenhaus sein Wahlrecht nach § 3 Abs. 4 aus, sind abweichend von Satz 2 Nr. 4 bis 7 die entsprechenden Kosten des einzelnen Krankenhauses bereits vor Erstellung der Leistungs- und Kalkulationsaufstellung auszugliedern (Nettoprinzip). Anstelle dieser Kostenausgliederung können die Vertragsparteien einen einmaligen Erlösabzug vereinbaren.

§ 8 Investitionskosten bei nicht oder teilweise geförderten Krankenhäusern

(1) Bei Krankenhäusern oder Teilen von Krankenhäusern, deren Investitionskosten weder nach dem Krankenhausfinanzierungsgesetz noch nach dem Hochschulbauförderungsgesetz gefördert werden, sind in dem Budget nach § 12 und den Pflegesätzen nach § 13 zusätzlich zu den nach § 7 pflegesatzfähigen Kosten Abschreibungen auf Anlagegüter (Absetzungen für Abnutzung) nach denselben Grundsätzen zu berücksichtigen, wie sie für dieselben Anlagegüter nach steuerrechtlichen Vorschriften zulässig sind; Sonderabschreibungen bleiben unberücksichtigt. Ferner können berücksichtigt werden:

1. Rücklagen zur Anpassung an die diagnostisch-therapeutische Entwicklung in Höhe eines Vomhundertsatzes der Absetzungen für Abnutzung,

2. Zinsen für Fremdkapital,

3. Zinsen für Eigenkapital.

Nutzungsentgelte für Anlagegüter können bis zur Höhe der Aufwendungen berücksichtigt werden, die bei Anschaffung oder Herstellung der Anlagegüter nach Satz 1 oder 2 zu berücksichtigen wären. Eine außerhalb des Krankenhausfinanzierungsgesetzes oder des Hochschulbauförderungsgesetzes gewährte öffentliche Förderung für berücksichtigte pflegesatzfähige Kosten ist von den pflegesatzfähigen Kosten abzusetzen.

(2) An Stelle des Verfahrens nach Absatz 1 Satz 1 können pauschale Abschreibungsbeträge vereinbart werden, die unter Berücksichtigung der durchschnittlichen Nutzungsdauer der Anlagegüter bei sparsamer und wirtschaftlicher Betriebsführung angemessen sind.

(3) Für die pflegesatzfähigen Kosten nach Absatz 1 oder 2 ist eine Ergänzung zur Leistungs- und Kalkulationsaufstellung nach dem Muster der Anlage 4 zu erstellen.

(4) Zu den nach § 7 Abs. 2 abzuziehenden Kosten gehören auch die auf die genannten Leistungen entfallenden Investitionskosten. Dies gilt nicht im Fall des Erlösabzugs für vor- und nachstationäre Behandlung.

(5) Die nach Absatz 1 oder 2 im Budget zu berücksichtigenden Investitionskosten werden anteilig den tagesgleichen Pflegesätzen und den Fallpauschalen zugerechnet.

(6) Für Krankenhäuser oder Teile von Krankenhäusern, die auf Grund einer Vereinbarung nach § 8 Abs. 1 Satz 2 des Krankenhausfinanzierungsgesetzes nur teilweise gefördert werden, gelten die Absätze 1 bis 5 entsprechend.

(7) Eine Berechnung der nach den Absätzen 1 bis 6 ermittelten Pflegesätze ist nur im Rahmen des § 17 Abs. 5 des Krankenhausfinanzierungsgesetzes möglich. Dabei bleiben Ausgleiche und Berichtigungen für vorhergehende Pflegesatzzeiträume außer Ansatz.

§ 9 Ausbildungskosten

(1) Die Kosten der in § 2 Nr. 1 a des Krankenhausfinanzierungsgesetzes genannten Ausbildungsstätten und der Ausbildungsvergütung sind nach Maßgabe des § 17 Abs. 4 a des Krankenhausfinanzierungsgesetzes im Budget zu berücksichtigen; § 11 Abs. 5 bleibt unberührt. Kosten der Unterbringung von Auszubildenden sind nicht pflegesatzfähig, soweit die Vertragsparteien nichts anderes vereinbaren.

(2) Personen, die in der Krankenpflege oder Kinderkrankenpflege ausgebildet werden, sind im Verhältnis 7 zu 1 auf die Stelle einer in diesen Berufen voll ausgebildeten Person anzurechnen. Personen, die in der Krankenpflegehilfe ausgebildet werden, sind im Verhältnis 6 zu 1 auf die Stelle einer voll ausgebildeten Person nach Satz 1 anzurechnen.

(3) Werden Ausbildungskosten auf Grund einer Rechtsverordnung nach § 17 Abs. 4 a Satz 2 des Krankenhausfinanzierungsgesetzes einem Krankenhaus zugerechnet, sind diese Kosten im Budget zu berücksichtigen; § 11 Abs. 5 bleibt unberührt.

(4) Die Kosten der Beschäftigung von Ärzten im Praktikum nach § 3 Abs. 1 Satz 1 Nr. 5 der Bundesärzteordnung sind pflegesatzfähig, soweit Stellen nachgeordneter Ärzte auf Ärzte im Praktikum aufgeteilt werden.

DRITTER ABSCHNITT: Entgeltarten und Abrechnung

§ 10 Vergütung der allgemeinen Krankenhausleistungen

(1) Die allgemeinen Krankenhausleistungen werden vergütet durch

1. Pflegesätze nach § 11 (Fallpauschalen und Sonderentgelte),

2. einen Gesamtbetrag nach § 12 (Budget) sowie tagesgleiche Pflegesätze nach § 13, durch die das Budget den Patienten oder ihren Kostenträgern anteilig berechnet wird.

(2) Mit den Pflegesätzen werden alle für die Versorgung des Patienten erforderlichen allgemeinen Krankenhausleistungen vergütet. Falls bei einem Neugeborenen eine Fallpauschale nicht berechnet werden kann, werden die allgemeinen Krankenhausleistungen mit den für die Versorgung der Mutter berechneten Pflegesätzen abgegolten; dies gilt nicht für Abteilungen oder besondere Einrichtungen, in die das Neugeborene verlegt wird (krankes Neugeborenes), insbesondere pädiatrische Abteilungen und neonatologische Intensivbehandlungen.

§ 11 Fallpauschalen und Sonderentgelte

(1) Mit den Fallpauschalen werden die allgemeinen Krankenhausleistungen für einen Behandlungsfall vergütet, für den ein Entgelt in den Entgeltkatalogen nach § 15 Abs. 1 Nr. 1 oder § 16 Abs. 2 bestimmt ist.

(2) Mit den Sonderentgelten wird ein Teil der allgemeinen Krankenhausleistungen für einen in den Entgeltkatalogen nach § 15 Abs. 1 Nr. 1 oder § 16 Abs. 2 bestimmten Leistungskomplex eines Behandlungsfalles vergütet. Sie umfassen im Rahmen der Leistungsabgrenzung insbesondere die Kostenarten nach den Nummern 1 bis 4 und 14 in Blatt K 1 der Leistungs- und Kalkulationsaufstellung. Abweichend von Satz 2 können Sonderentgelte für die Behandlung von Blutern mit Blutgerinnungsfaktoren in der Vereinbarung nach § 16 Abs. 2 auf die Vergütung dieser Arzneimittel begrenzt werden.

(3) Die Vertragsparteien sind an die Höhe der Entgelte gebunden, die von den in § 18 Abs. 1 Satz 2 des Krankenhausfinanzierungsgesetzes genannten Beteiligten (Vertragsparteien auf Landesebene) nach § 16 vereinbart worden ist. Die Vertragsparteien vereinbaren für einzelne dieser Fallpauschalen und Sonderentgelte Zuschläge, soweit dies erforderlich ist, um

1. eine bedarfsgerechte Versorgung der Bevölkerung sicherzustellen, wenn das Krankenhaus die mit den Fallpauschalen und Sonderentgelten abzurechnenden Leistungen bei wirtschaftlicher Betriebsführung insgesamt ohne Verlust nicht erbringen kann, oder

2. bei einem Krankenhaus in dem in Artikel 3 des Einigungsvertrages genannten Gebiet eine bedarfsgerechte Versorgung der Bevölkerung sicherzustellen, wenn eine Leistungserbringung auf Grund baulicher Gegebenheiten bei im übrigen wirtschaftlicher Betriebsführung ohne Verlust nicht möglich ist; dies gilt während der Laufzeit des Krankenhausinvestitionsprogramms nach Artikel 14 des Gesundheitsstrukturgesetzes bis zum 31. Dezember 2004;

ein Zuschlag darf jeweils 30 vom Hundert des Entgelts nicht übersteigen. Die Vertragsparteien vereinbaren für Fallpauschalen und Sonderentgelte einen Abschlag, soweit dies erforderlich ist, um

1. die besonderen Gegebenheiten von Krankenhäusern und von vollständig über Fallpauschalen abrechnenden Abteilungen, die nicht an der stationären Notfallversorgung teilnehmen, oder

2. eine auf ungewöhnlich wenige Leistungsarten begrenzte Leistungserbringung von Fachkrankenhäusern und Abteilungen in Krankenhäusern sowie von Belegkrankenhäusern und -abteilungen

angemessen zu berücksichtigen.

(4) Soweit das Krankenhaus sich an Maßnahmen zur Qualitätssicherung auf der Grundlage von § 137 des Fünften Buches Sozialgesetzbuch beteiligt, ist ein Zuschlag zu einzelnen Fallpauschalen und Sonderentgelten zu vereinbaren.

(5) Bei Krankenhäusern oder Abteilungen, die ihre Leistungen ausschließlich mit Fallpauschalen berechnen, werden über einen Zuschlag die auf sie anteilig entfallenden Kosten der in § 2 Nr. 1 a des Krankenhausfinanzierungsgesetzes genannten Ausbildungsstätten einschließlich eines Ausgleiches nach § 17 Abs. 4 a Satz 2 des Krankenhausfinanzierungsgesetzes finanziert. Dies gilt entsprechend für die Kosten der Ausbildungsvergütung für die nach § 9 Abs. 2 anzurechnenden Personen, soweit sie über die Kosten für die anzurechnenden Stellen hinausgehen.

(6) Bei Krankenhäusern, Abteilungen oder Einrichtungen nach § 13 Abs. 2, die ihre Leistungen ausschließlich mit Fallpauschalen berechnen, werden über einen einheitlichen Abschlag von den Fallpauschalen dieser Organisationseinheiten die auf sie entfallenden Abzüge für wahlärztliche Leistungen nach § 7 Abs. 2 Satz 2 Nr. 4 und 5 abgezogen.

(7) Bei nicht oder nur teilweise geförderten Krankenhäusern sind Zuschläge für Fallpauschalen zu vereinbaren, um die Finanzierung der nach § 8 pflegesatzfähigen Kosten zu ermöglichen. § 17 Abs. 5 des Krankenhausfinanzierungsgesetzes bleibt unberührt.

(8) Weichen bei Fallpauschalen und Sonderentgelten, bei denen das Erlösabzugsverfahren nach § 12 Abs. 2 angewendet wird oder in den Jahren 1998 bis 2001 die Kosten ausgegliedert werden, die auf einen Pflegesatzzeitraum entfallenden Erlöse von den vorauskalkulierten Erlösen nach § 12 Abs. 2 Satz 1 oder Satz 4 ab, werden Mehrerlöse zu 75 vom Hundert und Mindererlöse zu 50 vom Hundert ausgeglichen. Für Mehrerlöse bei Entgelten mit einem Sachmittelanteil von über 50 vom Hundert können die Vertragsparteien nach § 6 Abs. 1 Satz 1 einen oder mehrere niedrigere Vomhundertsätze vereinbaren, mindestens jedoch 50 vom Hundert; kommt eine Vereinbarung ganz oder teilweise nicht zustande, setzt die Schiedsstelle nach § 18a Abs. 6 des Krankenhausfinanzierungsgesetzes auf Antrag einer Vertragspartei den Vomhundertsatz fest. Nicht ausgeglichen werden Erlöse aus Sonderentgelten für die Behandlung von Blutern. Die Vertragsparteien können im voraus einen von Satz 1 abweichenden Ausgleich vereinbaren. Der Ausgleichsbetrag ist unverzüglich über das Budget eines folgenden Pflegesatzzeitraums zu verrechnen. Steht bei der Pflegesatzverhandlung der Ausgleichsbetrag noch nicht fest, sind Teilbeträge als Abschlagszahlungen auf den Ausgleich zu berücksichtigen. Krankenhäuser oder Abteilungen, die ihre Leistungen ausschließlich mit Fallpauschalen berechnen, erheben den Ausgleichsbetrag anteilig über einen Zu- oder Abschlag auf die Fallpauschalen. Für die

Fallpauschalen und Sonderentgelte in der Transplantationsmedizin können von Satz 1 und 2 abweichende Regelungen vereinbart werden. Übt das Krankenhaus sein Wahlrecht nach § 3 Abs. 4 aus, gelten die Sätze 1 bis 8 nicht für Entgelte, die gegenüber diesen Patienten oder ihren Versicherungen abgerechnet worden sind.

§ 12 Flexibles Budget

(1) Die Vertragsparteien vereinbaren für den Pflegesatzzeitraum das Budget auf der Grundlage der voraussichtlichen Leistungsstruktur und -entwicklung des Krankenhauses, soweit die Leistungen nicht mit Fallpauschalen und Sonderentgelten nach § 11 berechnet werden.

(2) Bei Krankenhäusern, deren Leistungen nicht vollständig mit Fallpauschalen berechnet werden, sind für die Pflegesatzzeiträume in den Kalenderjahren 1995 bis 2001 jeweils die vorauskalkulierten Erlöse aus den Fallpauschalen und Sonderentgelten von den pflegesatzfähigen Kosten des Krankenhauses abzuziehen (Erlösabzug); Zu- oder Abschläge auf Fallpauschalen oder Sonderentgelte nach § 11 Abs. 3 sind einzubeziehen. Für die Sonderentgelte nach § 11 Abs. 1 Satz 3 für die Behandlung von Blutern sind anstelle des Erlösabzugs die entsprechenden Kosten auszugliedern. Das Krankenhaus kann verlangen, daß anstelle des Erlösabzugs nach Satz 1 jeweils die Kosten ausgegliedert werden (Kostenausgliederung); dies kann auf Abteilungen, die ausschließlich Fallpauschalen berechnen, begrenzt werden. In diesem Fall vereinbaren die Vertragsparteien als Grundlage für den Erlösausgleich nach § 11 Abs. 8 die Summe der vorauskalkulierten Erlöse aus den Fallpauschalen und Sonderentgelten sowie den Zu- und Abschlägen nach § 11 Abs. 3. Vereinbaren die Vertragsparteien nach § 15 Abs. 1 Nr. 1 oder § 16 Abs. 2 neue Fallpauschalen und Sonderentgelte für einen Pflegesatzzeitraum nach dem 31. Dezember 2001, können sie auch vereinbaren, daß für diese Entgelte in den ersten zwei Kalenderjahren ihrer Anwendung der Erlösabzug nach Satz 1 angewendet werden kann; für die Kalenderjahre 1998 bis 2001 gelten die Sätze 1 bis 4.

(3) Bei Krankenhäusern, deren Leistungen nicht vollständig mit Fallpauschalen berechnet werden, sind die Kosten der mit Fallpauschalen und Sonderentgelten berechneten Leistungen einmalig für das Kalenderjahr auszugliedern, das auf den letztmaligen Erlösabzug für die jeweiligen Entgelte nach § 12 Abs. 2 Satz 1 oder 5 folgt. Über Art und Anzahl der ausgegliederten Fallpauschalen und Sonderentgelte wird in den folgenden Kalenderjahren nicht mehr verhandelt; dies gilt nicht für Zu- und Abschläge nach § 11 Abs. 3 bis 7.

(4) Weicht die Summe der auf den Pflegesatzzeitraum entfallenden Gesamterlöse des Krankenhauses aus den Pflegesätzen nach § 13 von dem Budget ab, werden die durch eine abweichende Belegung entstandenen Mindererlöse zu 50 vom Hundert, Mehrerlöse bis zur Höhe von 5 vom Hundert zu 85 vom Hundert und Mehrerlöse über 5 vom Hundert zu 90 vom Hundert ausgeglichen (flexible Budgetierung); die auf Grund von § 14 Abs. 7 Satz 1 berechneten Pflegesätze sind einzubeziehen, Erlöse nach § 3 Abs. 4 sowie Zu- und Abschläge nach § 21 Abs. 2 Satz 1 erster Halbsatz bleiben außer Betracht. Die Vertragsparteien können im voraus andere Vomhundertsätze vereinbaren, wenn dies der Struktur oder der angenommenen Entwicklung von Leistungen und Kosten des Krankenhauses besser entspricht. Die Vertragsparteien können ergänzend oder anstelle des Ausgleichs nach Satz 1 einen Ausgleich vereinbaren, bei dem Veränderungen der Fallzahl und der Verweildauer berücksichtigt werden. Mehr- oder Mindererlöse im Sinne des Satzes 1, die einem Zuschlag nach § 18 b des

Krankenhausfinanzierungsgesetzes zuzurechnen sind, werden abweichend von Satz 1 in voller Höhe ausgeglichen. Der Ausgleichsbetrag ist über das Budget des folgenden Pflegesatzzeitraums abzurechnen. Steht bei der Pflegesatzverhandlung der Ausgleichsbetrag noch nicht fest, sind Teilbeträge als Abschlagszahlung auf den Ausgleich zu berücksichtigen. Krankenhäuser, die ihre Leistungen im folgenden Pflegesatzzeitraum ausschließlich mit Fallpauschalen berechnen, rechnen den Ausgleichsbetrag durch Zu- oder Abschläge auf die Fallpauschalen entsprechend § 14 Abs. 6 Nr. 6 ab.

(5) Ab dem Jahr 2002 wird der Budgetausgleich nach Absatz 4 für alle Abteilungen, die Fallpauschalen abrechnen, nicht durchgeführt, soweit der Entwicklung der Fallzahlen dieser Abteilungen insgesamt eine gegenläufige Entwicklung der Zahl der abgerechneten Fallpauschalen gegenübersteht und der Ausgleich nach Absatz 4 zu einer Doppelfinanzierung oder Nichtfinanzierung von Fixkosten führen würde. Maßgebend für die Entwicklung im Fallpauschalenbereich sind die nach § 12 Abs. 3 endgültig ausgegliederten Fallpauschalen. Die Vertragsparteien vereinbaren im voraus, bei welchen Entwicklungen eine Nicht- oder Doppelfinanzierung von Fixkosten anzunehmen ist sowie Näheres zur Ermittlung der Fallzahlen und zur Ermittlung der im Budgetbereich nicht auszugleichenden Mehr- oder Mindererlöse. Sie können anstelle einer Nichtanwendung nach Satz 1 auch eine entsprechende Berichtigung des Ausgleichs nach Absatz 4 vereinbaren. Die Deutsche Krankenhausgesellschaft, die Spitzenverbände der Krankenkassen und der Verband der privaten Krankenversicherung geben hierzu gemeinsam eine Empfehlung ab.

(6) *(aufgehoben)*

(7) Die Vertragsparteien sind an das Budget gebunden. Auf Verlangen einer Vertragspartei ist bei wesentlichen Änderungen der der Vereinbarung eines Budgets zugrunde gelegten Annahmen das Budget für den laufenden Pflegesatzzeitraum neu zu vereinbaren. Die Vertragsparteien können im voraus vereinbaren, daß in bestimmten Fällen das Budget nur teilweise neu vereinbart wird. Der Unterschiedsbetrag zum bisherigen Budget ist über das neu vereinbarte Budget abzurechnen; Abs. 4 Satz 7 und § 21 Abs. 2 Satz 3 gelten entsprechend.

§ 13 Tagesgleiche Pflegesätze

(1) Die Vertragsparteien vereinbaren auf der Grundlage des Budgets und der voraussichtlichen Belegung Abteilungspflegesätze, einen Basispflegesatz und entsprechende teilstationäre Pflegesätze. Die Pflegesätze sind nach Maßgabe der Leistungs- und Kalkulationsaufstellung zu ermitteln.

(2) Als Entgelt für ärztliche und pflegerische Tätigkeit und die durch diese veranlaßten Leistungen ist für jede organisatorisch selbständige bettenführende Abteilung, die von einem fachlich nicht weisungsgebundenen Arzt mit entsprechender Fachgebietsbezeichnung geleitet wird, ein Abteilungspflegesatz für die Leistungen zu vereinbaren, die nicht mit Fallpauschalen und Sonderentgelten nach § 11 vergütet werden. Pflegesätze nach Satz 1 sind auch für die Behandlung von Belegpatienten zu vereinbaren; für Fachbereiche mit sehr geringer Bettenzahl kann ein gemeinsamer Belegpflegesatz vereinbart werden. Abteilungspflegesätze sollen darüber hinaus für besondere Einrichtungen des Krankenhauses vereinbart werden, die ausschließlich oder überwiegend der Behandlung von Querschnittsgelähmten, Schwerst-Schädel-Hirn-Verletzten, Schwerbrandverletzten, AIDS-Patienten, mucoviszidosekranken Patienten, onkolo-

gisch zu behandelnden Patienten, Transplantationspatienten, Dialysepatienten oder der neonatologischen Intensivbehandlung von Säuglingen dienen; wenn in den Entgeltkatalogen nach § 15 Abs. 1 Nr. 1 oder § 16 Abs. 2 eine gesonderte Grenz-Verweildauer für die Intensivmedizin ausgewiesen ist, sind entsprechende Pflegesätze auch für Einrichtungen der Intensivmedizin, die innerhalb der die Hauptleistung erbringenden Abteilung geführt werden, zu vereinbaren.

(3) Als Entgelt für nicht durch ärztliche und pflegerische Tätigkeit veranlaßte Leistungen des Krankenhauses ist ein Basispflegesatz zu vereinbaren. Haben die Vertragsparteien auf Landesebene nach § 16 Abs. 3 ein pauschaliertes Entgelt für Unterkunft und Verpflegung vereinbart und steht dieses Entgelt bei dem Abschluß der Pflegesatzvereinbarung fest, ist dieses bei Vereinbarung des Basispflegesatzes anstelle der entsprechenden Kosten des Krankenhauses einzubeziehen; die nach § 16 Abs. 3 Satz 4 vereinbarte Abgrenzung der Kosten ist anzuwenden.

(4) Soweit die nach den Absätzen 2 und 3 zu vergütenden Leistungen teilstationär erbracht werden, sind entsprechende Pflegesätze zu vereinbaren. Sie sollen vereinfacht aus den vollstationären Pflegesätzen abgeleitet werden. Eine Kalkulationsaufstellung nach Abschnitt K 6 oder K 7 der Anlage 3 ist nicht vorzulegen.

§ 14 Berechnung der Pflegesätze

(1) Die Pflegesätze für allgemeine Krankenhausleistungen sind für alle Benutzer einheitlich zu berechnen; § 17 Abs. 5 des Krankenhausfinanzierungsgesetzes bleibt unberührt. Fallpauschalen und Sonderentgelte dürfen nur im Rahmen des Versorgungsauftrags berechnet werden; dies gilt nicht für die Behandlung von Notfallpatienten und im Falle des Absatzes 6 Nr. 1. Die Berechnung von Sonderentgelten und tagesgleichen Pflegesätzen ist ausgeschlossen, wenn die Berechnung einer Fallpauschale möglich ist; Absatz 6 Nr. 1 und 2 bleibt unberührt. Für die Höhe einer Fallpauschale oder eines Sonderentgelts ist der Tag der Aufnahme in das Krankenhaus maßgeblich.

(2) Die Abteilungspflegesätze und der Basispflegesatz sowie die entsprechenden teilstationären Pflegesätze werden für den Aufnahmetag und jeden weiteren Tag des Krankenhausaufenthalts berechnet (Berechnungstag); der Entlassungs- oder Verlegungstag wird nur bei teilstationärer Behandlung berechnet. Satz 1 erster Halbsatz gilt entsprechend bei internen Verlegungen; wird ein Patient an einem Tag mehrfach intern verlegt, berechnet nur die zuletzt aufnehmende Abteilung den Pflegesatz. Bei Berechnung eines Sonderentgelts wird der Abteilungspflegesatz um 20 vom Hundert ermäßigt, höchstens jedoch für 12 Berechnungstage; dies gilt nicht bei tagesgleichen Pflegesätzen für Intensivmedizin, neonatologische Intensivbehandlung und Psychiatrie. Zusätzlich zu dem Abteilungspflegesatz kann ein teilstationärer Pflegesatz für Dialysepatienten nach § 13 Abs. 2 Satz 3 berechnet werden, wenn die Behandlung des Nierenversagens nicht die Hauptleistung ist. Wird ein Patient wegen Komplikationen wieder in dasselbe Krankenhaus aufgenommen, für den zuvor eine Fallpauschale berechnet wurde, darf für die Kalendertage innerhalb der Grenzverweildauer dieser Fallpauschale nach Absatz 7 Satz 1 kein tagesgleicher Pflegesatz berechnet werden.

(3) Sonderentgelte werden für die Leistungskomplexe berechnet, die in den Sonderentgelt-Katalogen nach § 15 Abs. 1 Nr. 1 und § 16 Abs. 2 bestimmt sind. Sie werden zusätzlich zu dem Abteilungspflegesatz und dem Basispflegesatz oder entsprechenden teilstationären Pflegesätzen berechnet.

(4) Fallpauschalen werden für die Behandlungsfälle berechnet, die in den Fallpauschalen-Katalogen nach § 15 Abs. 1 Nr. 1 und § 16 Abs. 2 bestimmt sind. Werden die mit einer Fallpauschale vergüteten Leistungen ohne Verlegung des Patienten durch mehrere Krankenhäuser erbracht, wird die Fallpauschale durch das Krankenhaus berechnet, das den Patienten stationär aufgenommen hat. Eine vorstationäre Behandlung nach § 115 a des Fünften Buches Sozialgesetzbuch ist neben der Fallpauschale nicht gesondert berechenbar; eine nachstationäre Behandlung ist gesondert berechenbar, soweit die Summe aus den stationären Belegungstagen und den vor- und nachstationären Behandlungstagen die Grenz-Verweildauer nach Absatz 7 Satz 1 übersteigt; dies gilt auch für eine entsprechende Behandlung von Privatpatienten als allgemeine Krankenhausleistung.

(5) Eine Fallpauschale wird nicht berechnet, wenn

1. der Patient vor Abschluß des bestimmten Behandlungsfalls verlegt wird, es sei denn, eine Berechnung der Pflegesätze nach den Absätzen 2 und 3 ergibt einen höheren Gesamtbetrag, oder

2. eine Behandlung vor Erbringung der Hauptleistung beendet wird.

Satz 1 Nr. 1 gilt nicht bei Verlegungen im Rahmen einer Zusammenarbeit nach Absatz 11. Werden Fallpauschalen nach Satz 1 nicht berechnet, sind die Pflegesätze nach den Absätzen 2 und 3 zu berechnen. Krankenhäuser oder Abteilungen, deren Leistungen ausschließlich mit Fallpauschalen vergütet werden, rechnen anstelle der Pflegesätze nach Absatz 2 je Belegungstag einen Betrag in Höhe von 260 Deutsche Mark ab. Dieser Betrag ist ab dem 1. Januar 1996 jährlich entsprechend der Veränderung der Punktwerte nach § 16 Abs. 1 Satz 1 gegenüber dem Vorjahr zu verändern; dabei sind der Punktwert für den Personalkostenanteil mit 67 vom Hundert und der Punktwert für den Sachkostenanteil mit 33 vom Hundert zu gewichten.

(6) Zusätzlich zu einer Fallpauschale darf berechnet werden:

1. ein Sonderentgelt in den Fällen, in denen dies in den Entgeltkatalogen nach § 15 Abs. 1 Nr. 1 und § 16 Abs. 2 zugelassen ist, sowie bei der Behandlung von Blutern (§ 11 Abs. 2 Satz 3),

2. ein teilstationärer Pflegesatz für Dialysepatienten,

3. Zuschläge oder ein Abschlag nach § 11 Abs. 3,

4. ein Zuschlag nach § 11 Abs. 4 für Maßnahmen der Qualitätssicherung,

5. ein Zuschlag für Investitionskosten bei nicht oder teilweise geförderten Krankenhäusern nach § 8 und

6. ein allgemeiner Zu- oder Abschlag auf die Fallpauschale, mit dem die einzelnen Zu- oder Abschläge nach § 11 Abs. 5, Abs. 6 und Abs. 8 Satz 7 und § 12 Abs. 4 Satz 7 insgesamt in Rechnung gestellt werden; der Zu- oder Abschlag wird mit einem für alle Fallpauschalen einheitlichen Vomhundertsatz ermittelt, der auf die Höhe der Fallpauschale bezogen wird.

Zusätzlich zu einem Sonderentgelt darf berechnet werden:

1. ein weiteres Sonderentgelt in den Fällen, in denen dies in den Entgeltkatalogen nach § 15 Abs. 1 Nr. 1 und § 16 Abs. 2 zugelassen ist, sowie bei der Behandlung von Blutern (§ 11 Abs. 2 Satz 3).

2. Zu- und Abschläge nach Satz 1 Nr. 3 und 4.

(7) Wird eine Fallpauschale nach Absatz 4 berechnet und übersteigt die Verweildauer des Patienten eine in den Entgeltkatalogen nach § 15 Abs. 1 Nr. 1 und § 16 Abs. 2 bestimmte Grenz-Verweildauer, werden ab dem ausgewiesenen Tag die Pflegesätze nach Absatz 2 berechnet. Für Fallpauschalen, bei denen eine zusätzliche Grenz-Verweildauer insbesondere für die Intensivmedizin ausgewiesen ist, können in den Entgeltkatalogen abweichende Regelungen festgelegt werden. Die nach den Sätzen 1 und 2 berechneten Pflegesätze werden in den Ausgleich nach § 12 Abs. 4 einbezogen. Krankenhäuser oder Abteilungen, deren Leistungen ausschließlich mit Fallpauschalen vergütet werden, rechnen anstelle der Pflegesätze nach Absatz 2 je Belegungstag den Betrag nach Absatz 5 Satz 5 ab; Absatz 5 Satz 6 gilt entsprechend.

(8) Krankenhäuser in dem in Artikel 3 des Einigungsvertrages genannten Gebiet berechnen für jeden Berechnungstag den Investitionszuschlag nach Artikel 14 Abs. 3 des Gesundheitsstrukturgesetzes bis zum 31. Dezember 2014. Absatz 2 Satz 1 gilt entsprechend.

(9) Für Krankenhausaufenthalte, die voraussichtlich länger als eine Woche dauern, kann das Krankenhaus angemessene Vorauszahlungen verlangen. Soweit Kostenübernahmeerklärungen von Sozialleistungsträgern, sonstigen öffentlich-rechtlichen Kostenträgern oder privaten Krankenversicherungen vorliegen, können Vorauszahlungen nur von diesen verlangt werden. Die Sätze 1 und 2 gelten nicht, soweit andere Regelungen über eine zeitnahe Vergütung der allgemeinen Krankenhausleistungen in für das Krankenhaus verbindlichen Regelungen nach den §§ 112 bis 114 des Fünften Buches Sozialgesetzbuch oder in der Pflegesatzvereinbarung getroffen werden.

(10) In den Jahren 1997 bis 1999 wird zur Finanzierung der pauschalierten Instandhaltungskosten nach § 7 Abs. 1 Satz 2 Nr. 4 ein Zuschlag zu den Fallpauschalen und Sonderentgelten in Höhe von 1,1 vom Hundert der Entgelthöhe berechnet.

(11) Werden die mit einer Fallpauschale vergüteten Leistungen von mehreren Krankenhäusern im Rahmen einer auf Dauer angelegten Zusammenarbeit erbracht und der Patient verlegt, wird die Fallpauschale von dem Krankenhaus berechnet, das die für die Fallpauschale maßgebende Behandlung erbracht hat; der Abschluß eines Vertrages ist nicht erforderlich. Die Grenz-Verweildauer nach Absatz 7 gilt entsprechend für die Gesamtverweildauer des Patienten in beiden Krankenhäusern. Die Krankenhäuser vereinbaren eine Aufteilung der Fallpauschale untereinander. Kommt eine Einigung der beteiligten Krankenhäuser über die Aufteilung der Fallpauschale nicht zustande, hat das abrechnende Krankenhaus an das weiterbehandelnde Krankenhaus den Betrag nach Absatz 5 Satz 4 und 5 für die Anzahl von Tagen abzugeben, die sich vom Verlegungstag bis zum aufgerundeten Mittelwert aus Grenz-Verweildauer (Absatz 7) und der Verweildauer, die der Fallpauschale zugrundegelegt wurde, ergibt.

(12) Das Krankenhaus hat dem selbstzahlenden Patienten oder seinem gesetzlichen Vertreter die für ihn voraussichtlich maßgebenden Pflegesätze so bald wie möglich schriftlich bekanntzugeben; gesetzlich versicherte Patienten können dies verlangen. Dabei ist mitzuteilen, welcher Teilbetrag für Unterkunft und Verpflegung in dem Basispflegesatz nach § 13 Abs. 3 enthalten ist. Stehen bei der Aufnahme eines selbstzahlenden Patienten die Pflegesätze nach § 13 noch nicht endgültig fest, ist hierauf hinzuweisen. Dabei ist mitzuteilen, daß der Unterschiedsbetrag zum neuen Pflegesatz auszugleichen ist, wenn dieser rückwirkend in Kraft tritt, oder daß der zu'zahlende Pflegesatz sich erhöht, wenn der neue Pflegesatz während der stationären Behandlung des Patienten in Kraft tritt. Die voraussichtliche Pflegesatzsteigerung ist anzugeben.

VIERTER ABSCHNITT: Pflegesatzverfahren

§ 15 Vereinbarung auf Bundesebene

(1) Die Spitzenverbände der Krankenkassen und der Verband der privaten Kranken-versicherung gemeinsam vereinbaren mit der Deutschen Krankenhausgesellschaft (Vertragsparteien auf Bundesebene)

1. mit Wirkung für die Vertragsparteien nach § 17 die bundesweit geltenden Entgelt-kataloge für Fallpauschalen und Sonderentgelte nach § 17 Abs. 2a des Krankenh-ausfinanzierungsgesetzes und deren Weiterentwicklung einschließlich der Abrech-nungsbestimmungen,

2. die für die Beachtung des Grundsatzes der Beitragssatzstabilität maßgebliche Ver-änderungsrate nach § 6 Abs. 1, und

3. die Berichtigungsrate nach § 6 Abs. 3 Satz 3.

Sie können nach § 11 Abs. 8 Satz 2 die Vomhundertsätze für den Mehrerlösausgleich bei Fallpauschalen und Sonderentgelten vereinbaren.

(2) Die Spitzenverbände der Krankenkassen und die Deutsche Krankenhausgesell-schaft vereinbaren den einheitlichen Aufbau der Datensätze und die Grundsätze für die Übermittlung

1. der Diagnose- und der Operationsstatistik nach § 17 Abs. 4 Satz 5 und

2. der weiteren Teile der Leistungs- und Kalkulationsaufstellung.

Für die Verbindlichkeit der Vereinbarungen gilt § 17 Abs. 2a Satz 6 des Krankenhaus-finanzierungsgesetzes entsprechend.

(3) Bei der Vereinbarung der Entgeltkataloge bestimmen die Vertragsparteien nach Absatz 1 die mit Fallpauschalen und Sonderentgelten zu vergütenden Leistungen sowie bundeseinheitliche Bewertungsrelationen. Die Fallpauschalen sind für einen Behandlungsfall nach der Art der zu erbringenden Leistungen oder nach Diagnosen, die Sonderentgelte sind nach der Abgrenzung des § 11 Abs. 2 zu bestimmen. Die Ent-gelte sind an die Entwicklung der medizinischen Wissenschaft und Technik sowie der Kosten anzupassen. Soweit zur Leistungsabgrenzung Diagnose- oder Operationen-schlüssel verwendet werden, sind die in § 301 Abs. 2 des Fünften Buches Sozialge-setzbuch bestimmten Klassifikationen in der jeweils vom Bundesministerium für Gesundheit in Kraft gesetzten Fassung zu verwenden. Die Vertragsparteien geben die Entgeltkataloge oder deren Änderungen einschließlich der Abrechnungsbestimmun-gen in geeigneter Form gemeinfrei und kostenlos bekannt.

(4) Kommt in den Fällen des Absatzes 1 Nr. 1 und 3 und des Absatzes 2 eine Verein-barung nicht zustande, entscheidet auf Antrag einer der Vertragsparteien die Schieds-stelle nach § 18 a Abs. 6 des Krankenhausfinanzierungsgesetzes. Kommt im Falle des Absatzes 1 Nr. 2 eine Vereinbarung für das folgende Kalenderjahr bis zum 30. September nicht zustande, setzt diese Schiedsstelle die voraussichtliche Verän-derungsrate nach § 6 Abs. 1 fest; dabei ist eine nach § 6 Abs. 1 Satz 3 vereinbarte Berücksichtigung einer Fehlschätzung einzubeziehen.

§ 16 Vereinbarung auf Landesebene

(1) Zur Bestimmung der Höhe der Fallpauschalen und Sonderentgelte nach § 11 vereinbaren die Vertragsparteien auf Landesebene mit Wirkung für die Vertragsparteien jeweils einen landesweit geltenden Punktwert für den Personalkosten- und den Sachkostenanteil der Entgelte. Die Bemessungsgrundlagen nach den §§ 3 bis 6 sind entsprechend zu beachten. In dem in Artikel 3 des Einigungsvertrages genannten Gebiet wird ein niedrigerer Punktwert für den Personalkostenanteil vereinbart, soweit die Höhe der Vergütung nach dem Bundes-Angestelltentarifvertrag unter der im übrigen Bundesgebiet geltenden Höhe liegt.

(2) Die Vertragsparteien auf Landesebene können für das folgende Kalenderjahr mit Wirkung für die Vertragsparteien über die in den Entgeltkatalogen nach § 15 Abs. 1 Nr. 1 bestimmten Leistungen hinaus für weitere Behandlungsfälle und Leistungskomplexe landesweit geltende Fallpauschalen und Sonderentgelte vereinbaren. Dabei sind die Erfahrungen aus Modellvorhaben nach § 26 zu berücksichtigen. Für die Entgelte sind Bewertungsrelationen in Form von Punktzahlen zu vereinbaren. Die Punktwerte nach Absatz 1 Satz 1 gelten auch für diese Entgelte. Die Vertragsparteien auf Landesebene sollen eine wissenschaftliche Begleitung für diese Entgelte vereinbaren.

(3) Von den Vertragsparteien auf Landesebene ist mit Wirkung für die Vertragsparteien die Vereinbarung eines landeseinheitlichen pauschalierten Entgelts für Unterkunft und Verpflegung anzustreben. Es ist Bestandteil des Basispflegesatzes nach § 13 Abs. 3. In das Entgelt sind die den Patientenzimmern zuzurechnenden anteiligen Kosten für Wasser, Strom, Heizung, normale Reinigung und die durch die Unterbringung verursachte Wäschereinigung sowie die Kosten der Küche und für Lebensmittel einzubeziehen; die Investitionskosten nicht geförderter Krankenhäuser werden nicht einbezogen. In der Vereinbarung ist festzulegen, wie die dem Entgelt zugrunde liegenden Kosten abzugrenzen sind.

(4) Die Vertragsparteien auf Landesebene geben den Vertragsparteien rechtzeitig die Punktwerte und die sich daraus ergebende Höhe der Entgelte, die nach Absatz 2 vereinbarten Entgelte und deren Bewertungsrelationen und Entgelthöhe sowie das Entgelt nach Absatz 3 nach deren Genehmigung (§ 20) bekannt. Entsprechendes gilt für die Abgrenzung der Kosten nach Absatz 3 Satz 4.

(5) Die Vereinbarung nach Absatz 1 ist bis zum 15. Oktober, die Vereinbarungen nach den Absätzen 2 und 3 sind bis zum 31. August jedes Jahres zu schließen. Die Vertragsparteien auf Landesebene nehmen die Verhandlungen unverzüglich auf, nachdem eine Partei dazu schriftlich aufgefordert hat. Die Vereinbarung kommt durch Einigung zwischen den Parteien zustande, die an der Verhandlung teilgenommen haben; sie ist schriftlich abzuschließen. Kommt eine Vereinbarung nach Absatz 1 bis zu diesem Zeitpunkt nicht zustande, setzt die Schiedsstelle nach § 18a Abs. 1 des Krankenhausfinanzierungsgesetzes den Punktwert auf Antrag einer Vertragspartei auf Landesebene unverzüglich fest.

(6) Auf Verlangen einer Vertragspartei auf Landesebene ist bei wesentlichen Änderungen der der Vereinbarung der Punktwerte zugrunde gelegten Annahmen der jeweilige Punktwert für den verbleibenden laufenden Pflegesatzzeitraum neu zu vereinbaren. Kommt eine Vereinbarung innerhalb von sechs Wochen nicht zustande, nachdem eine Vertragspartei auf Landesebene zur Aufnahme der Verhandlungen aufgefordert hat, setzt die Schiedsstelle nach § 18a Abs. 1 des Krankenhausfinanzierungsgesetzes den Punktwert auf Antrag fest.

§ 17 Pflegesatzvereinbarung der Vertragsparteien

(1) Die Vertragsparteien regeln in der Pflegesatzvereinbarung das Budget und Art, Höhe und Laufzeit der tagesgleichen Pflegesätze, die Zu- und Abschläge auf Fallpauschalen und Sonderentgelte sowie den Erlösausgleich nach § 11 Abs. 8. Bei Krankenhäusern, deren Leistungen vollständig mit Fallpauschalen berechnet werden, regeln die Vertragsparteien die Zu- und Abschläge auf Fallpauschalen und Sonderentgelte nach § 11 Abs. 3 bis 8. Die Pflegesatzvereinbarung muß auch Bestimmungen enthalten, die eine zeitnahe Zahlung der Pflegesätze an das Krankenhaus gewährleisten; hierzu sollen insbesondere Regelungen über angemessene monatliche Teilzahlungen und Verzugszinsen bei verspäteter Zahlung getroffen werden. Die Pflegesatzvereinbarung kommt durch Einigung zwischen den Vertragsparteien zustande, die an der Pflegesatzverhandlung teilgenommen haben; sie ist schriftlich abzuschließen.

(2) Der Pflegesatzzeitraum beträgt ein Kalenderjahr, wenn das Krankenhaus ganzjährig betrieben wird. Ein Pflegesatzzeitraum, der mehrere Kalenderjahre umfaßt, kann vereinbart werden.

(3) Die Vertragsparteien nehmen die Pflegesatzverhandlung unverzüglich auf, nachdem eine Vertragspartei dazu schriftlich aufgefordert hat. Die Verhandlung soll unter Berücksichtigung der Sechswochenfrist des § 18 Abs. 4 des Krankenhausfinanzierungsgesetzes so rechtzeitig abgeschlossen werden, daß das neue Budget und die neuen Pflegesätze mit Ablauf des laufenden Pflegesatzzeitraumes in Kraft treten können.

(4)[1]) Der Pflegesatzverhandlung sind insbesondere die Daten zugrunde zu legen, die nach § 5 Abs. 1 für den Krankenhausvergleich zu übermitteln sind. Der Krankenhausträger übermittelt auf Verlangen einer Vertragspartei zur Vorbereitung der Pflegesatzverhandlung den anderen Vertragsparteien, den in § 18 Abs. 1 Satz 2 des Krankenhausfinanzierungsgesetzes genannten Beteiligten und der zuständigen Landesbehörde die Leistungs- und Kalkulationsaufstellung nach dem Muster der Anlagen 3 und 4 oder Teile davon; ab dem Kalenderjahr 2001 wird die Aufstellung einschließlich ihres Anhangs 3 nur noch für das Budget nach § 12 und das Erlösabzugs- und Kostenausgliederungsverfahren nach § 12 Abs. 2 und 3 erstellt. Die Leistungs- und Kalkulationsaufstellung enthält insbesondere Angaben zu den vereinbarten Vergütungen, den Leistungen und den Kalkulationen von Budget und tagesgleichen Pflegesätzen des Krankenhauses. Die Leistungsaufstellung umfaßt insbesondere

1. eine anonymisierte, abteilungsbezogene Diagnosestatistik nach dem vierstelligen Schlüssel der Internationalen Klassifikation der Krankheiten (ICD) mit Angaben zu Verweildauer und Alter der Patienten sowie dazu, ob der Patient im Zusammenhang mit der Hauptdiagnose operiert wurde, und

2. eine anonymisierte, abteilungsbezogene Operationsstatistik nach dem Schlüssel der Internationalen Klassifikation der Prozeduren in der Medizin

---

1) Nach Artikel 10 Abs. 2 der VO zur Neuordnung des Pflegesatzrechts tritt § 17 Abs. 4 Satz 1 am 1. Januar 1998 in Kraft.

in der jeweils vom Bundesministerium für Gesundheit nach § 301 Abs. 2 Satz 2 des Fünften Buches Sozialgesetzbuch in Kraft gesetzten Fassung. Die Diagnose- und die Operationsstatistik sind auf maschinellen Datenträgern vorzulegen. Die Leistungs- und Kalkulationsaufstellung wird von Krankenhäusern, deren Leistungen vollständig über Fallpauschalen berechnet werden, nicht vorgelegt. Werden die Leistungen einer Abteilung oder Einrichtung nach § 13 Abs. 2 ausschließlich mit Fallpauschalen berechnet und hat das Krankenhaus die Kostenausgliederung verlangt, werden die Abschnitte V 2, V 3 und K 8 nicht vorgelegt; die Kostenausgliederung ist nach Abschnitt K 7 Nr. 1 bis 18 vorzunehmen. Für die Kostenausgliederung nach § 12 Abs. 3 sind die Abschnitte V2, V3 und K8 zum 31. Mai des Vorjahres vorzulegen; Veränderungen insbesondere des Leistungsumfangs können bis zur Pflegesatzverhandlung nachgereicht werden. Übt das Krankenhaus sein Wahlrecht nach § 3 Abs. 4 aus, werden die Kosten und Leistungen für diese Patienten nicht in der Leistungs- und Kalkulationsaufstellung, sondern nach deren Anhang 3 ausgewiesen.

(5) Soweit dies zur Beurteilung der Leistungen des Krankenhauses im Rahmen seines Versorgungsauftrags im Einzelfall erforderlich ist, hat das Krankenhaus auf gemeinsames Verlangen der anderen Vertragsparteien nach § 18 Abs. 2 Nr. 1 und 2 Krankenhausfinanzierungsgesetz zusätzliche Unterlagen vorzulegen und Auskünfte zu erteilen. Bei dem Verlangen nach Satz 1 muß der zu erwartende Nutzen den verursachten Aufwand deutlich übersteigen. Soweit dies zur Beurteilung der Höhe der Kostenausgliederung bei Fallpauschalen und Sonderentgelten nach Abschnitt K 8 der Leistungs- und Kalkulationsaufstellung, der Kostenausgliederung ganzer Abteilungen und zur Beurteilung der vom Krankenhaus nach § 11 Abs. 3 geforderten Zuschläge erforderlich ist, können die anderen Vertragsparteien verlangen, daß zusätzliche Kalkulationsunterlagen vorgelegt werden.

(6) Die Vertragsparteien sind verpflichtet, wesentliche Fragen zum Versorgungsauftrag und zur Leistungsstruktur des Krankenhauses sowie zur Höhe der medizinisch leistungsgerechten Vergütung eines Krankenhauses so frühzeitig gemeinsam vorzuklären, daß die Pflegesatzverhandlung zügig durchgeführt werden kann. Können wesentliche Fragen bis zur Pflegesatzverhandlung nicht geklärt werden, sollen das Budget und die Pflegesätze auf der Grundlage der verfügbaren Daten vereinbart werden. Soweit erforderlich, kann eine Prüfung dieser Fragen vereinbart werden. Das Ergebnis der Prüfung ist in der nächsten Pflegesatzverhandlung zu berücksichtigen.

(7) Die Vertragsparteien können auch Rahmenvereinbarungen abschließen, die insbesondere ihre Rechte und Pflichten, die Vorbereitung, den Beginn und das Verfahren der Pflegesatzverhandlung näher bestimmen sowie festlegen, welche Krankenhäuser vergleichbar sind.

(8) Absatz 1 Satz 3, Absatz 5 und Absatz 7 gelten nicht, soweit für das Krankenhaus verbindliche Regelungen nach den §§ 112 bis 115 des Fünften Buches Sozialgesetzbuch getroffen worden sind.

(9) Die im Rahmen einer Vereinbarung von Pflegesätzen übermittelten Einzelangaben über persönliche oder sachliche Verhältnisse einer bestimmten oder bestimmbaren natürlichen Person dürfen von den Empfängern nicht zu anderen Zwecken verarbeitet oder genutzt werden.

§ 18 Vorläufige Pflegesatzvereinbarung

(1) Können sich die Vertragsparteien über die Höhe des Budgets nicht einigen und soll wegen der Gegenstände, über die keine Einigung erzielt werden konnte, die Schiedsstelle angerufen werden, vereinbaren die Vertragsparteien ein vorläufiges Budget in der unstrittigen Höhe.

(2) Die auf dem vorläufigen Budget beruhenden tagesgleichen Pflegesätze sind zu erheben, bis die endgültig maßgebenden tagesgleichen Pflegesätze in Kraft treten. Mehr- oder Mindererlöse des Krankenhauses infolge der nach Satz 1 erhobenen vorläufigen tagesgleichen Pflegesätze werden durch Zu- oder Abschläge auf die Pflegesätze des laufenden oder eines folgenden Pflegesatzzeitraumes ausgeglichen.

§ 19 Schiedsstelle

(1) Kommt eine Pflegesatzvereinbarung nach § 16 Abs. 1 und 6 oder § 17 Abs. 1 und § 12 Abs. 7 ganz oder teilweise nicht zustande, entscheidet die Schiedsstelle nach § 18 a Abs. 1 des Krankenhausfinanzierungsgesetzes auf Antrag einer der in § 16 oder § 17 genannten Vertragsparteien. Sie ist dabei an die für die Vertragsparteien geltenden Rechtsvorschriften gebunden.

(2) Die Schiedsstelle entscheidet innerhalb von sechs Wochen über die Gegenstände, über die keine Einigung erreicht werden konnte.

(3) Die Schiedsstelle entscheidet nicht über die Anwendung folgender Vorschriften: § 3 Abs. 2 Satz 4, § 6 Abs. 1 Satz 3, § 8 Abs. 2, § 9 Abs. 1 Satz 2, § 11 Abs. 8 Satz 4, § 12 Abs. 2 Satz 3 und Abs. 4 Satz 2 und 3 und Abs. 5 Satz 4 und Abs. 7 Satz 3, § 16 Abs. 2 Satz 1 und Abs. 3 Satz 1, § 17 Abs. 2 Satz 2 und Abs. 6 Satz 3 und Abs. 7, § 26 Abs. 1 Satz 1 und 2 und Abs. 2 Satz 1 und Abs. 4 Satz 1.

§ 20 Genehmigung

(1) Die Genehmigung der nach § 12 Abs. 7 und den §§ 16 bis 18 vereinbarten oder von der Schiedsstelle festgesetzten Pflegesätze ist von einer der in § 16 oder § 17 genannten Vertragsparteien bei der zuständigen Landesbehörde zu beantragen.

(2) Die Vertragsparteien und die Schiedsstellen haben der zuständigen Landesbehörde die Unterlagen vorzulegen und die Auskünfte zu erteilen, die für die Prüfung der Rechtmäßigkeit erforderlich sind. Im übrigen sind die für die Vertragsparteien bezüglich der Pflegesatzverhandlung geltenden Rechtsvorschriften entsprechend anzuwenden. Die Genehmigung kann mit Nebenbestimmungen verbunden werden, soweit dies erforderlich ist, um rechtliche Hindernisse zu beseitigen, die einer uneingeschränkten Genehmigung entgegenstehen.

(3) Wird die Genehmigung eines Schiedsspruches versagt, ist die Schiedsstelle auf Antrag verpflichtet, unter Beachtung der Rechtsauffassung der Genehmigungsbehörde erneut zu entscheiden.

§ 21 Laufzeit

(1) Die neuen tagesgleichen Pflegesätze werden vom Beginn des neuen Pflegesatzzeitraums an erhoben. Wird das neue Budget erst nach diesem Zeitpunkt genehmigt, sind die Pflegesätze ab dem ersten Tag des Monats zu erheben, der auf die Geneh-

migung folgt, soweit in der Pflegesatzvereinbarung oder Schiedsstellenentscheidung kein anderer zukünftiger Zeitpunkt bestimmt ist. Bis dahin sind die bisher geltenden tagesgleichen Pflegesätze weiter zu erheben. Sie sind jedoch um die darin enthaltenen Ausgleichsbeträge zu bereinigen, wenn und soweit dies in der bisherigen Pflegesatzvereinbarung oder -festsetzung so bestimmt worden ist. Ein rückwirkendes Erheben der Pflegesätze ist bei der Schließung eines Krankenhauses zulässig.

(2) Mehr- oder Mindererlöse infolge der Weitererhebung der bisherigen tagesgleichen Pflegesätze nach Absatz 1 Satz 3 werden durch Zu- und Abschläge auf die im restlichen Pflegesatzzeitraum zu erhebenden neuen tagesgleichen Pflegesätze ausgeglichen; wird der Ausgleichsbetrag durch die Erlöse aus Zu- und Abschlägen im restlichen Pflegesatzzeitraum über- oder unterschritten, wird der abweichende Betrag über das nächste Budget ausgeglichen. Wird das neue Budget erst nach Ablauf des neuen Pflegesatzzeitraums genehmigt, erfolgt der Ausgleich über das nächste Budget. Würden die tagesgleichen Pflegesätze durch diesen Ausgleich und einen Betrag nach § 12 Abs. 7 Satz 3 insgesamt um mehr als 30 vom Hundert erhöht, sind übersteigende Beträge bis jeweils zu dieser Grenze in nachfolgenden Budgets auszugleichen. Ein Ausgleich von Mindererlösen entfällt, soweit die verspätete Genehmigung des Budgets von dem Krankenhaus zu vertreten ist.

(3) Der Höhe nach neu vereinbarte oder festgesetzte Fallpauschalen und Sonderentgelte werden von dem in der Pflegesatzvereinbarung nach § 16 Abs. 1 oder in der Pflegesatzfestsetzung bestimmten Zeitpunkt an erhoben. Werden die neuen Fallpauschalen und Sonderentgelte erst nach diesem Zeitpunkt genehmigt, ist Absatz 1 Satz 2 und 3 entsprechend anzuwenden. Ein sich dadurch ergebender Mehr- oder Mindererlös ist durch entsprechende Bemessung des Punktwerts bei der nächsten Pflegesatzvereinbarung nach § 16 Abs. 1 angemessen auszugleichen, soweit nicht bei der Vereinbarung oder Festsetzung des Punktwerts das spätere Erheben nach Satz 2 bereits berücksichtigt worden ist.

(4) Für Zu- und Abschläge auf Fallpauschalen und Sonderentgelte nach § 11 Abs. 3 bis 8 gelten die Absätze 1 und 2 entsprechend.

FÜNFTER ABSCHNITT: Gesondert berechenbare ärztliche und andere Leistungen

§ 22 Wahlleistungen

(1) Neben den Pflegesätzen dürfen andere als die allgemeinen Krankenhausleistungen als Wahlleistungen gesondert berechnet werden, wenn die allgemeinen Krankenhausleistungen durch die Wahlleistungen nicht beeinträchtigt werden und die gesonderte Berechnung mit dem Krankenhaus vereinbart ist. Diagnostische und therapeutische Leistungen dürfen als Wahlleistungen nur gesondert berechnet werden, wenn die Voraussetzungen des Satzes 1 vorliegen und die Leistungen von einem Arzt erbracht werden. Die Entgelte für Wahlleistungen dürfen in keinem unangemessenen Verhältnis zu den Leistungen stehen; sie müssen mindestens die hierfür nach § 7 Abs. 2 Satz 2 Nr. 4, 5 und 7 abzuziehenden Kosten decken. Die Deutsche Krankenhausgesellschaft und der Verband der privaten Krankenversicherung können Empfehlungen zur Bemessung der Entgelte für nichtärztliche Wahlleistungen abge-

ben. Verlangt ein Krankenhaus ein unangemessen hohes Entgelt für nichtärztliche Wahlleistungen, kann der Verband der privaten Krankenversicherung die Herabsetzung auf eine angemessene Höhe verlangen; gegen die Ablehnung einer Herabsetzung ist der Zivilrechtsweg gegeben.

(2) Wahlleistungen sind vor der Erbringung schriftlich zu vereinbaren; der Patient ist vor Abschluß der Vereinbarung über die Entgelte der Wahlleistungen und deren Inhalt im einzelnen zu unterrichten. Die Art der Wahlleistungen ist der zuständigen Landesbehörde zusammen mit dem Genehmigungsantrag nach § 20 mitzuteilen.

(3) Eine Vereinbarung über wahlärztliche Leistungen erstreckt sich auf alle an der Behandlung des Patienten beteiligten Ärzte des Krankenhauses, soweit diese zur gesonderten Berechnung ihrer Leistungen im Rahmen der vollstationären und teilstationären sowie einer vor- und nachstationären Behandlung (§ 115 a des Fünften Buches Sozialgesetzbuch) berechtigt sind, einschließlich der von diesen Ärzten veranlaßten Leistungen von Ärzten und ärztlich geleiteten Einrichtungen außerhalb des Krankenhauses; darauf ist in der Vereinbarung hinzuweisen. Ein zur gesonderten Berechnung wahlärztlicher Leistungen berechtigter Arzt des Krankenhauses kann eine Abrechnungsstelle mit der Abrechnung der Vergütung für die wahlärztlichen Leistungen beauftragen oder die Abrechnung dem Krankenhausträger überlassen. Der Arzt oder eine von ihm beauftragte Abrechnungsstelle ist verpflichtet, dem Krankenhaus umgehend die zur Ermittlung der nach § 24 Abs. 2 oder 3 zu erstattenden Kosten jeweils erforderlichen Unterlagen einschließlich einer Auflistung aller erbrachten Leistungen vollständig zur Verfügung zu stellen. Der Arzt ist verpflichtet, dem Krankenhaus die'Möglichkeit einzuräumen, die Rechnungslegung zu überprüfen. Wird die Abrechnung vom Krankenhaus durchgeführt, leitet dieses die Vergütung nach Abzug der anteiligen Verwaltungskosten und der nach § 24 Abs. 2 oder 3 zu erstattenden Kosten an den berechtigten Arzt weiter. Die'Übermittlung von personenbezogenen Daten an eine beauftragte Abrechnungsstelle außerhalb des Krankenhauses darf nur mit Einwilligung der jeweils betroffenen Patienten erfolgen. Für die Berechnung wahlärztlicher Leistungen finden die Vorschriften der Gebührenordnung für Ärzte oder der Gebührenordnung für Zahnärzte entsprechende Anwendung, soweit sich die Anwendung nicht bereits aus diesen Gebührenordnungen ergibt.

(4) Eine Vereinbarung über gesondert berechenbare Unterkunft darf nicht von einer Vereinbarung über sonstige Wahlleistungen abhängig gemacht werden. Die Erfüllung von Verträgen, die der Krankenhausträger vor dem 1. Juli 1972 abgeschlossen hat, bleibt unberührt.

§ 23 Belegärzte

(1) Belegärzte im Sinne dieser Verordnung sind nicht am Krankenhaus angestellte Vertragsärzte, die berechtigt sind, ihre Patienten (Belegpatienten) im Krankenhaus unter Inanspruchnahme der hierfür bereitgestellten Dienste, Einrichtungen und Mittel stationär oder teilstationär zu behandeln, ohne hierfür vom Krankenhaus eine Vergütung zu erhalten. Leistungen des Belegarztes sind

1. seine persönlichen Leistungen,

2. der ärztliche Bereitschaftsdienst für Belegpatienten,

3. die von ihm veranlaßten Leistungen nachgeordneter Ärzte des Krankenhauses, die bei der Behandlung seiner Belegpatienten in demselben Fachgebiet wie der Belegarzt tätig werden,

4. die von ihm veranlaßten Leistungen von Ärzten und ärztlich geleiteten Einrichtungen außerhalb des Krankenhauses.

(2) Die Vertragsparteien vereinbaren für die Behandlung von Belegpatienten tagesgleiche Pflegesätze nach § 13 Abs. 2 Satz 2 und Abs. 4, soweit die Leistungen nicht ausschließlich mit Fallpauschalen nach § 11 vergütet werden. Für Belegpatienten werden gesonderte Fallpauschalen und Sonderentgelte nach § 15 Abs. 1 Nr. 1 und § 16 Abs. 2 vereinbart.

§ 24 Kostenerstattung der Ärzte

(1) Soweit Belegärzte zur Erbringung ihrer Leistungen nach § 23 Ärzte des Krankenhauses in Anspruch nehmen, sind sie verpflichtet, dem Krankenhaus die im Pflegesatzzeitraum entstehenden, nach § 7 Abs. 2 Satz 2 Nr. 3 nicht pflegesatzfähigen Kosten zu erstatten. Die Kostenerstattung kann pauschaliert werden. Soweit vertragliche Regelungen der Vorschrift des Satzes 1 entgegenstehen, sind sie anzupassen.

(2) Soweit ein Arzt des Krankenhauses wahlärztliche Leistungen nach § 22 Abs. 3 gesondert berechnen kann, ist er, soweit in Absatz 3 nichts Abweichendes bestimmt ist, verpflichtet, dem Krankenhaus die auf diese Wahlleistungen im Pflegesatzzeitraum entfallenden, nach § 7 Abs. 2 Satz 2 Nr. 4 nicht pflegesatzfähigen Kosten zu erstatten.

(3) Beruht die Berechtigung des Arztes, wahlärztliche Leistungen nach § 22 Abs. 3 gesondert zu berechnen, auf einem mit dem Krankenhausträger vor dem 1. Januar 1993 geschlossenen Vertrag oder einer vor dem 1. Januar 1993 auf Grund beamtenrechtlicher Vorschriften genehmigten Nebentätigkeit, ist der Arzt abweichend von Absatz 2 verpflichtet, dem Krankenhaus die auf diese Wahlleistungen im Pflegesatzzeitraum entfallenden, nach § 7 Abs. 2 Satz 2 Nr. 5 nicht pflegesatzfähigen Kosten zu erstatten.

(4) Soweit Ärzte zur Erbringung sonstiger vollstationärer oder teilstationärer ärztlicher Leistungen, die sie selbst berechnen können, Personen, Einrichtungen oder Mittel des Krankenhauses in Anspruch nehmen, sind sie verpflichtet, dem Krankenhaus die im Pflegesatzzeitraum entstehenden, nach § 7 Abs. 2 Satz 2 Nr. 6 nicht pflegesatzfähigen Kosten zu erstatten. Absatz 1 Satz 2 und 3 gilt entsprechend.

(5) Soweit ein Krankenhaus weder nach dem Krankenhausfinanzierungsgesetz noch nach dem Hochschulbauförderungsgesetz gefördert wird, umfaßt die Kostenerstattung nach den Absätzen 1 bis 4 auch die auf diese Leistungen entfallenden, nach § 8 Abs. 4 nicht pflegesatzfähigen Investitionskosten.

(6) Beamtenrechtliche oder vertragliche Regelungen über die Entrichtung eines Entgelts bei der Inanspruchnahme von Einrichtungen, Personal und Material des Krankenhauses, soweit sie ein über die Kostenerstattung hinausgehendes Nutzungsentgelt festlegen, und sonstige Abgaben der Ärzte werden durch die Vorschriften der Absätze 1 bis 5 nicht berührt.

SECHSTER ABSCHNITT: Sonstige Vorschriften

§ 25 Landespflegesatzausschüsse

(1) Zur Beratung über Pflegesatzfragen wird auf Landesebene ein Pflegesatzausschuß gebildet. Der Ausschuß setzt sich neben dem Vertreter des Landes aus sechs Vertretern der Krankenhäuser, fünf Vertretern der Sozialleistungsträger und einem Vertreter der privaten Krankenversicherung zusammen. Die Vertreter der Krankenhäuser und der beteiligten Organisationen werden jeweils durch die Krankenhausgesellschaft, die Verbände oder Arbeitsgemeinschaften der Sozialleistungsträger und den Ausschuß des Verbandes der privaten Krankenversicherung im Lande benannt und von der zuständigen Landesbehörde bestellt. Diese beruft die Vertreter, falls die Berechtigten keine Vorschläge machen.

(2) Die zuständige Landesbehörde führt die Geschäfte des Ausschusses. Der Ausschuß gibt sich eine Geschäftsordnung.

(3) Die Landesregierungen werden ermächtigt, durch Rechtsverordnung zu bestimmen, daß

1. der Ausschuß sich aus sieben Vertretern der Krankenhäuser, sechs Vertretern der Sozialleistungsträger und einem Vertreter der privaten Krankenversicherung zusammensetzt,

2. neben oder an Stelle des Ausschusses auf Landesebene mehrere Ausschüsse für Pflegesatzfragen auf regionaler Ebene gebildet werden.

Die Landesregierungen können diese Ermächtigung durch Rechtsverordnung auf oberste Landesbehörden übertragen.

§ 26 Modellvorhaben

(1) Die Vertragsparteien können über die Entgeltkataloge nach § 15 Abs. 1 Nr. 1 und § 16 Abs. 2 hinaus zeitlich begrenzte Modellvorhaben zur Entwicklung und Erprobung neuer Fallpauschalen und pauschalierter Sonderentgelte vereinbaren. Sie können von § 10 Abs. 1 Nr. 2, den §§ 12 und 13 und den entsprechenden Bestimmungen der Leistungs- und Kalkulationsaufstellung abweichende Vereinbarungen treffen. Modellvorhaben mit einer Laufzeit von mehr als fünf Jahren bedürfen vor ihrem Beginn der Zustimmung der Vertragsparteien auf Landesebene. Satz 3 gilt entsprechend für Vorhaben, deren Laufzeit über einen Zeitraum von fünf Jahren hinaus verlängert werden soll; bei der Entscheidung über eine Zustimmung sind die Ergebnisse nach Satz 6 zu berücksichtigen. Für die Modellvorhaben ist eine wissenschaftliche Begleitung zu vereinbaren; deren Kosten sind pflegesatzfähig. Die Ergebnisse des Vorhabens und der Begleitung sowie eine Beurteilung durch die Vertragsparteien sind nach Abschluß des Vorhabens, spätestens jedoch nach vier Jahren, den Vertragsparteien auf Landesebene, dem Landespflegesatzausschuß und der für die Genehmigung zuständigen Landesbehörde mitzuteilen.

(2) Die Vertragsparteien können über die zeitlich begrenzten Modellvorhaben nach Absatz 1 hinaus nach Anhörung der Landeskrankenhausgesellschaft, der Landesverbände der Krankenkassen und des Landesausschusses des Verbandes der privaten Krankenversicherung von § 10 Abs. 1 Nr. 2, den §§ 12 und 13 und den entsprechenden Bestimmungen der Leistungs- und Kalkulationsaufstellung abweichende Verein-

barungen treffen, um neue Arten der Vergütung der allgemeinen Krankenhausleistungen zu entwickeln und zu erproben. Absatz 1 Satz 5 und 6 gilt entsprechend.

(3) Modellvorhaben nach den Absätzen 1 und 2 enden mit Ablauf des Kalenderjahres, soweit für das folgende Kalenderjahr Fallpauschalen und Sonderentgelte in den Entgeltkatalogen nach § 15 Abs. 1 Nr. 1 oder § 16 Abs. 2 bestimmt sind, die entsprechende Leistungsinhalte des Modellvorhabens berühren.

(4) Modellvorhaben nach § 21 in der bis zur erstmaligen Anwendung dieser Verordnung geltenden Fassung können bis zu einer Entscheidung über eine entsprechende Aufnahme der Entgelte in eine Vereinbarung nach § 16 Abs. 2 fortgeführt werden. Abweichend von Satz 1 ist eine Fortführung mindestens bis zu dem in der Vereinbarung über das Modellvorhaben bestimmten Zeitpunkt möglich, wenn die Vereinbarung vor dem 1. Januar 1994 geschlossen wurde. Die Sätze 1 und 2 gelten nicht, soweit für das folgende Kalenderjahr Fallpauschalen und Sonderentgelte in den Entgeltkatalogen nach § 15 Abs. 1 Nr. 1 oder § 16 Abs. 2 bestimmt sind, die entsprechende Leistungsinhalte des Modellvorhabens berühren. Eine Fallpauschale kann unter den in den Sätzen 1 und 2 genannten Voraussetzungen auch dann weiterhin berechnet werden, wenn ein entsprechendes Sonderentgelt in den Entgeltkatalogen nach § 15 Abs. 1 Nr. 1 oder § 16 Abs. 2 bestimmt wird.

(5) Die Vertragsparteien können mit Zustimmung der jeweils betroffenen Vertragsparteien nach § 15 Abs. 1 oder § 16 im Rahmen von Modellvorhaben von den Entgeltkatalogen abweichen mit dem Ziel, einzelne Entgelte aus den Katalogen weiterzuentwickeln.

§ 27 Zuständigkeit der Krankenkassen auf Landesebene

Die in dieser Verordnung den Landesverbänden der Krankenkassen zugewiesenen Aufgaben nehmen für die Ersatzkassen die nach § 212 Abs. 5 des Fünften Buches Sozialgesetzbuch gebildeten Verbände, für die knappschaftliche Krankenversicherung die Bundesknappschaft und für die Krankenversicherung der Landwirte die örtlich zuständigen landwirtschaftlichen Krankenkassen wahr.

§ 28 Übergangsvorschriften

(1) Soweit ein Anspruch nach § 28 Abs. 5, 6 und 10 der Bundespflegesatzverordnung in der am 31. Dezember 1997 geltenden Fassung noch nicht in Budgetvereinbarungen einbezogen worden ist, ist er in ein Budget für einen nachfolgenden Pflegesatzzeitraum einzurechnen. Der Ermittlung des Verrechnungsbetrags nach § 3 des Gesetzes zur Stabilisierung der Krankenhausausgaben 1996 vom 29. April 1996 (BGBl. I S. 654) ist im Beitrittsgebiet zusätzlich zu dem Erhöhungssatz von 1,106 vom Hundert für die tarifvertraglich vereinbarte Einmalzahlung die für das Beitrittsgebiet insgesamt geltende Angleichung der Höhe der Vergütung nach dem Bundes-Angestelltentarifvertrag an die im übrigen Bundesgebiet geltende Höhe zugrundezulegen, soweit diese in 1996 wirksam geworden ist.

(2) Für Krankenhäuser, die auf Grund des Absatzes 3 in der bis zum 31. Dezember 1997 geltenden Fassung für das Jahr 1997 über die Entgeltkataloge nach § 15 Abs. 1 und § 16 Abs. 2 und über die Modellvorhaben nach § 26 hinaus Fallpauschalen und Sonderentgelte vereinbart haben, können diese Entgelte auch für das Jahr 1998 vereinbart werden.

(3) Abweichend von § 6 Abs. 1 Satz 3 beträgt die Veränderungsrate für das Jahr 1997 für das Beitrittsgebiet 2,3 vom Hundert und für das übrige Bundesgebiet 1,3 vom Hundert. Abweichend von § 6 Abs. 3 sind für das Jahr 1997 für die Finanzierung der pauschalierten Instandhaltung 1,1 vom Hundert zusätzlich zu berücksichtigen. Bei der Vereinbarung des Budgets nach § 12 ist die pauschale Kürzung nach § 17a Abs. 3 Satz 1 zweiter Halbsatz des Krankenhausfinanzierungsgesetzes für die Jahre 1997 bis 1999 gleichbleibend in Höhe von 1 vom Hundert durchzuführen; dabei ist von dem Budgetbetrag auszugehen, der ohne die im Vorjahr abgezogene pauschale Kürzung in Höhe von 1 vom Hundert zu vereinbaren wäre.

(4) bis (6) gestrichen

(7) Den Bewertungsrelationen für Fallpauschalen und Sonderentgelte nach den Anlagen 1 und 2 liegt ein Punktwert von einer Deutschen Mark für das Jahr 1993 zugrunde. Die Vertragsparteien auf Landesebene haben bei der erstmaligen Vereinbarung nach § 16 Abs. 1 diesen Punktwert zu berücksichtigen und für den Pflegesatzzeitraum fortzuschreiben.

(8) bis (12) gestrichen

Der Bundesrat hat zugestimmt.

Inkrafttreten, Außerkrafttreten

[**Hinweis:** Das Inkrafttreten der Bundespflegesatzverordnung wird durch den nachfolgend abgedruckten Artikel 10 der Verordnung zur Neuordnung des Pflegesatzrechts vom 26. September 1994 (BGBl. I S. 2750, 2765) geregelt. Die Bundespflegesatzverordnung ist als Artikel 1 dieser Verordnung erlassen worden.]

ARTIKEL 10

(1) Artikel 1 § 16 tritt am Tage nach der Verkündung in Kraft.

(2) Artikel 1 § 3 Abs. 2 Satz 1 und § 5 sowie § 17 Abs. 4 Satz 1, soweit sie sich auf den Krankenhausvergleich beziehen, treten am 1. Januar 1998 in Kraft.

(3) Artikel 1 § 7 Abs. 1 Satz 2 Nr. 3, soweit er sich auf Wirtschaftlichkeitsprüfungen nach § 113 des Fünften Buches Sozialgesetzbuch bezieht, Absatz 2 Satz 2 Nr. 4, soweit er sich auf wahlärztliche Leistungen bezieht, die das Krankenhaus in Rechnung stellt, Absatz 2 Satz 2 Nr. 5, § 24 Abs. 3, Artikel 3 Nr. 2 sowie Artikel 6 und 7 treten am 1. Januar 1996 in Kraft.

(4) Im übrigen tritt diese Verordnung am 1. Januar 1995 in Kraft. Gleichzeitig tritt die Bundespflegesatzverordnung vom 21. August 1985 (BGBl. I S. 1666), zuletzt geändert durch Artikel 12 des Gesetzes vom 21. Dezember 1992 (BGBl. I S. 2266, 2311), außer Kraft.

Anlagen 1 bis 4 zur Bundespflegesatzverordnung

Anlage 1   **Fallpauschalen-Katalog**

(siehe Anhang 5)

Anlage 2   **Sonderentgelt-Katalog**

(siehe Anhang 5)

Anlage 3   **Leistungs- und Kalkulationsaufstellung**

Die amtlichen Formulare der LKA werden hier nicht nochmals abgedruckt. Sie liegen der **Beispielrechnung in Kapitel IV** zugrunde. Dort sind auch die Anhänge 1 bis 3 zur LKA (Katalog der bettenführenden Fachabteilungen, Fußnoten zur LKA und der gesonderte Ausweis für ausländische Patienten nach § 3 Abs. 4 BPflV) zu finden.

Anlage 4   **Ergänzende Kalkulationsaufstellung für nicht oder teilweise** geförderte Krankenhäuser – Teil „Z"

Die amtlichen Formulare des Teils „Z" werden hier nicht nochmals abgedruckt. Sie sind bei den Erläuterungen zu diesem Teil in Kapitel V.4 zu finden.

Verordnung über die Abgrenzung der im Pflegesatz nicht zu berücksichtigenden Investitionskosten von den pflegesatzfähigen Kosten der Krankenhäuser (Abgrenzungsverordnung – AbgrV)

Vom 12. Dezember 1985 (BGBl. I S. 2255), zuletzt geändert durch Artikel 3 der Fünften Verordnung zur Änderung der Bundespflegesatzverordnung vom 9. Dezember 1997 (BGBl. I S. 2874)

Auf Grund des § 16 Satz 1 des Krankenhausfinanzierungsgesetzes vom 29. Juni 1972 (BGBl. I S. 1009), der durch Artikel 1 Nr. 15 des Gesetzes vom 20. Dezember 1984 (BGBl. I S. 1716) neu gefaßt worden ist, verordnet die Bundesregierung mit Zustimmung des Bundesrates:

§ 1 Anwendungsbereich

(1) Die nähere Abgrenzung der nach § 17 Abs. 4 Nr. 1 des Krankenhausfinanzierungsgesetzes im Pflegesatz nicht zu berücksichtigenden Investitionskosten von den pflegesatzfähigen Kosten richtet sich nach dieser Verordnung.

(2) Die Verordnung gilt nicht für

1. die Krankenhäuser, auf die das Krankenhausfinanzierungsgesetz nach seinem § 3 Satz 1 Nr. 1 bis 4 keine Anwendung findet,

2. die Krankenhäuser, die nach § 5 Abs. 1 Nr. 2, 4 oder 7 des Krankenhausfinanzierungsgesetzes nicht gefördert werden, es sei denn, daß diese Krankenhäuser auf Grund Landesrecht nach § 5 Abs. 2 des Krankenhausfinanzierungsgesetzes gefördert werden.

§ 2 Begriffsbestimmungen

Im Sinne dieser Verordnung sind

1. Anlagegüter
   die Wirtschaftsgüter des zum Krankenhaus gehörenden Anlagevermögens,

2. Gebrauchsgüter
   die Anlagegüter mit einer durchschnittlichen Nutzungsdauer bis zu drei Jahren (Verzeichnis I der Anlage),

3. Verbrauchsgüter
   die Wirtschaftsgüter, die durch ihre bestimmungsgemäße Verwendung aufgezehrt oder unverwendbar werden oder die ausschließlich von einem Patienten genutzt werden und üblicherweise bei ihm verbleiben. Als Verbrauchsgüter gelten auch die wiederbeschafften, abnutzbaren beweglichen Anlagegüter, die einer selbständigen Nutzung fähig sind und deren Anschaffungs- oder Herstellungskosten für das einzelne Anlagegut ohne Umsatzsteuer 100 Deutsche Mark nicht übersteigen.

§ 3 Zuordnungsgrundsätze

(1) Pflegesatzfähig sind

1. die Kosten der Wiederbeschaffung

a) von beweglichen, selbständig nutzungsfähigen Gebrauchsgütern, deren Anschaffungs- oder Herstellungskosten für das einzelne Gebrauchsgut ohne Umsatzsteuer 800 Deutsche Mark nicht übersteigen, in voller Höhe in dem Pflegesatzzeitraum, in dem sie angeschafft oder hergestellt werden,

b) von sonstigen Gebrauchsgütern anteilig entsprechend ihrer Abschreibung,

2. sonstige Investitionskosten und ihnen gleichstehende Kosten nach Maßgabe der §§ 17 und 18b des Krankenhausfinanzierungsgesetzes und des § 8 der Bundespflegesatzverordnung,

3. die Kosten der Anschaffung oder Herstellung von Verbrauchsgütern,

4. die Kosten der Instandhaltung von Anlagegütern nach Maßgabe des § 4,

(2) Nicht pflegesatzfähig sind

1. die Kosten

a) der Errichtung und Erstausstattung von Krankenhäusern mit Ausnahme der Kosten nach Absatz 1 Nr. 3,

b) der Ergänzung von Anlagegütern, soweit diese über die übliche Anpassung der vorhandenen Anlagegüter an die medizinische und technische Entwicklung wesentlich hinausgeht,

2. die Kosten der Wiederbeschaffung von Anlagegütern mit einer durchschnittlichen Nutzungsdauer von mehr als drei Jahren (Verzeichnis II der Anlage) mit Ausnahme der Anlagegüter, die nicht nach § 2 Nr. 3 Satz 2 als Verbrauchsgüter gelten.

Absatz 1 Nr. 2 bleibt unberührt.

(3) Die durchschnittliche Nutzungsdauer eines Anlageguts ist auf der Grundlage der Nutzungsdauer bei einschichtigem Betrieb zu ermitteln.

(4) Einem Wirtschaftsgut sind die Lieferungen und Leistungen zuzurechnen, die üblicherweise notwendig sind, um das Wirtschaftsgut anzuschaffen oder herzustellen und in Benutzung zu nehmen.

§ 4 Instandhaltungskosten

(1) Instandhaltungskosten sind die Kosten der Erhaltung oder Wiederherstellung von Anlagegütern des Krankenhauses, wenn dadurch das Anlagegut in seiner Substanz nicht wesentlich vermehrt, in seinem Wesen nicht erheblich verändert, seine Nutzungsdauer nicht wesentlich verlängert oder über seinen bisherigen Zustand hinaus nicht deutlich verbessert wird.

(2) Zu den Kosten nach Absatz 1 gehören auch die Instandhaltungskosten für Anlagegüter, wenn

1. in baulichen Einheiten Gebäudeteile, betriebstechnische Anlagen und Einbauten oder

2. Außenanlagen

vollständig oder überwiegend ersetzt werden (Verzeichnis III der Anlage). Für die Beurteilung des überwiegenden Ersetzens sind Maßnahmen, die im Rahmen eines einheitlichen Vorhabens in einem Zeitraum bis zu drei Jahren durchgeführt werden, zusammenzurechnen. Die nach Satz 1 abgegrenzten Kosten werden nach § 7 Abs. 1 Satz 2 Nr. 4 zweiter Satzteil der Bundespflegesatzverordnung pauschal finanziert.

§ 5 Berlin-Klausel

(gegenstandslos)

§ 6 Inkrafttreten und Übergangsvorschrift

(1) Diese Verordnung tritt am 1. Januar 1986 in Kraft

(2) Für die Zuordnung der Wirtschaftsgüter zu den kurz-, mittel- und langfristigen Anlagegütern im Sinne der Regelungen des Krankenhausfinanzierungsgesetzes in seiner bis zum 31. Dezember 1984 geltenden Fassung verbleibt es in den einzelnen Bundesländern bis zum Inkrafttreten von Landesrecht nach § 6 Abs. 3, § 7 Abs. 2 und § 11 des Krankenhausfinanzierungsgesetzes bei den Regelungen der Abgrenzungsverordnung vom 5. Dezember 1977 (BGBl. I S. 2355) mit Ausnahme ihres § 3 Abs. 4 und 5.

(3) Für die Pflegesatzfähigkeit der Kosten von Wirtschaftsgütern, die vor dem 1. Januar 1986 angeschafft oder im Krankenhaus hergestellt worden sind, verbleibt es bei der für diese Wirtschaftsgüter vorgenommenen Abgrenzung und Zuordnung sowie angenommenen Nutzungsdauer.

Anlage

Verzeichnis I

Gebrauchsgüter im Sinne von § 2 Nr. 2 sind zum Beispiel

1. Dienst- und Schutzkleidung, Wäsche, Textilien,
2. Glas- und Porzellanartikel,
3. Geschirr,
4. sonstige Gebrauchsgüter des medizinischen Bedarfs wie

   Atembeutel,

   Heizdecken und -kissen

   Hörkissen und -muscheln,

   Magenpumpen

   Nadelhalter

   Narkosemasken

   Operationstisch-Auflagen, -Polster und -Decken

   Schienen

   Spezialkatheter und -kanülen

   Venendruckmesser

   Wassermatratzen,

5. sonstige Gebrauchsgüter des Wirtschafts- und Verwaltungsbedarfs wie

   Bild-, Ton- und Datenträger

   elektrische Küchenmesser, Dosenöffner und Quirle

   Warmhaltekannen.

Das gilt nicht, soweit diese Güter nach § 2 Nr. 3 Satz 2 als Verbrauchsgüter gelten.

Verzeichnis II

Anlagegüter im Sinne von § 3 Abs. 2 Satz 1 Nr. 2 sind zum Beispiel

1. Einrichtungs- und Ausstattungsgegenstände wie

   Fahrzeuge

   Geräte, Apparate, Maschinen

   Instrumente

AbgrV Anlage

Lampen

Mobiliar

Werkzeug,

2. sonstige Einrichtungs- und Ausstattungsgegenstände des medizinischen Bedarfs wie

Extensionsbügel

Gehgestelle

Lehrmodelle

Röntgenfilm-Kassetten,

3. sonstige Einrichtungs- und Ausstattungsgegenstände des Wirtschafts- und Verwaltungsbedarfs wie

Bildtafeln

Bücher

Datenverarbeitungsanlagen

Fernsehantennen

Fernsprechapparate

Kochtöpfe

Küchenbleche

Lautsprecher

Projektionswände.

Das gilt nicht, soweit diese Güter nach § 2 Nr. 3 Satz 2 als Verbrauchsgüter gelten.

Verzeichnis III

Im Sinne der Vorschrift des § 4 Nr. 2 über die Abgrenzung der Instandhaltungskosten sind

1. bauliche Einheiten zum Beispiel

Dach

Fassade

Geschoß

Treppenhaus,

2. Gebäudeteile zum Beispiel

Anstrich

Blitzschutzanlage

Beton- und Steinverkleidungen

Bodenbeläge

Einbaumöbel

Estrich

Fenster

Fliesen

Güter des Rohbaus wie Maurer- und Zimmerarbeiten

Rolläden

Tapeten

Türen,

3. betriebstechnische Anlagen und Einbauten zum Beispiel

Belüftungs-, Entlüftungs- und Klimaanlagen

Druckluft-, Vakuum- und Sauerstoffanlagen

Fernsprechvermittlungsstellen

Behälterförderanlagen

Gasversorgungsanlagen

Heizungsanlagen

Sanitäre Installation

Schwachstromanlagen

Starkstromanlagen

Warmwasserversorgungsanlagen,

4. Außenanlagen zum Beispiel

Einfriedungen

Grünanlagen

Straßen-, Wege- und Platzbefestigungen

Versorgungs- und Entsorgungsanlagen.

Verordnung über die Rechnungs- und Buchführungspflichten von Krankenhäusern (Krankenhaus-Buchführungsverordnung – KHBV)

in der Fassung der Neubekanntmachung vom 24. März 1987 (BGBl. I S. 1045), zuletzt geändert durch das Gesetz zur Einführung des Euro vom 9. Juni 1998 (BGBl. I S. 1242).

§ 1 Anwendungsbereich

(1) Die Rechnungs- und Buchführungspflichten von Krankenhäusern regeln sich nach den Vorschriften dieser Verordnung und deren Anlagen, unabhängig davon, ob das Krankenhaus Kaufmann im Sinne des Handelsgesetzbuchs ist, und unabhängig von der Rechtsform des Krankenhauses. Soweit die Absätze 3 und 4 nichts anderes bestimmen, bleiben die Rechnungs- und Buchführungspflichten nach dem Handels- und Steuerrecht sowie nach anderen Vorschriften unberührt.

(2) Diese Verordnung gilt nicht für

1. die Krankenhäuser, auf die das Krankenhausfinanzierungsgesetz nach seinem § 3 Satz 1 Nr. 1 bis 4 keine Anwendung findet,

2. die Krankenhäuser, die nach § 5 Abs. 1 Nr. 2, 4 oder 7 des Krankenhausfinanzierungsgesetzes nicht gefördert werden, es sei denn, daß diese Krankenhäuser auf Grund Landesrechts nach § 5 Abs. 2 des Krankenhausfinanzierungsgesetzes gefördert werden.

(3) Krankenhäuser, die Kapitalgesellschaften im Sinne des Zweiten Abschnitts des Dritten Buchs des Handelsgesetzbuchs sind, brauchen auch für Zwecke des Handelsrechts bei der Aufstellung, Feststellung und Offenlegung ihres Jahresabschlusses nach dem Handelsgesetzbuch die Gliederungsvorschriften der §§ 266, 268 Abs. 2 und § 275 des Handelsgesetzbuchs nicht anzuwenden. Sehen sie von der Anwendung ab, so haben sie bei der Aufstellung, Feststellung und Offenlegung die Bilanz nach Anlage 1, die Gewinn- und Verlustrechnung nach Anlage 2 und den Anlagennachweis nach Anlage 3 zu gliedern. Die im Anlagennachweis vorgeschriebenen Angaben sind auch für die Posten „Immaterielle Vermögensgegenstände" und jeweils für die Posten des Finanzanlagevermögens zu machen.

(4) Bei Inanspruchnahme des Wahlrechts nach Absatz 3 für Zwecke des Handelsrechts gelten die Erleichterungen für kleine und mittelgroße Kapitalgesellschaften nach § 266 Abs. 1 Satz 3 und § 276 des Handelsgesetzbuchs bei der Aufstellung und Feststellung nicht; bei der Offenlegung nach den §§ 325 bis 328 des Handelsgesetzbuchs dürfen § 266 Abs. 1 Satz 3 und § 276 des Handelsgesetzbuchs mit der Maßgabe angewendet werden, daß in der Bilanz nach Anlage 1 und im Anlagennachweis nach Anlage 3 nur die mit Buchstaben und römischen Zahlen bezeichneten Posten ausgewiesen werden müssen und daß in der Gewinn- und Verlustrechnung nach Anlage 2 die Posten 1 bis 8 und 10 zu dem Posten „Rohergebnis" zusammengefaßt werden dürfen.

§ 2 Geschäftsjahr

Das Geschäftsjahr ist das Kalenderjahr.

§ 3 Buchführung, Inventar

Das Krankenhaus führt seine Bücher nach den Regeln der kaufmännischen doppelten Buchführung; im übrigen gelten die §§ 238 und 239 des Handelsgesetzbuchs. Die Konten sind nach dem Kontenrahmen der Anlage 4 einzurichten, es sei denn, daß durch ein ordnungsmäßiges Überleitungsverfahren die Umschlüsselung auf den Kontenrahmen sichergestellt wird. Für das Inventar gelten die §§ 240 und 241 des Handelsgesetzbuchs.

§ 4 Jahresabschluß

(1) Der Jahresabschluß des Krankenhauses besteht aus der Bilanz, der Gewinn- und Verlustrechnung und dem Anhang einschließlich des Anlagennachweises. Die Bilanz ist nach der Anlage 1, die Gewinn- und Verlustrechnung nach der Anlage 2, der Anlagennachweis nach der Anlage 3 zu gliedern; im übrigen richten sich Inhalt und Umfang des Jahresabschlusses nach Absatz 3.

(2) Der Jahresabschluß soll innerhalb von vier Monaten nach Ablauf des Geschäftsjahres aufgestellt werden.

(3) Für die Aufstellung und den Inhalt des Jahresabschlusses gelten die §§ 242 bis 256 sowie § 264 Abs. 2, § 265 Abs. 2, 5 und 8, § 268 Abs. 1 und 3, § 270 Abs. 2, § 271, § 275 Abs. 4, § 277 Abs. 2, Abs. 3 Satz 1 und Abs. 4 Satz 1, § 279 und § 284 Abs. 2 Nr. 1 und 3 des Handelsgesetzbuchs sowie Artikel 24 Abs. 5 Satz 2 und Artikel 28, 42 bis 44 des Einführungsgesetzes zum Handelsgesetzbuche, soweit diese Verordnung nichts anderes bestimmt.

§ 5 Einzelvorschriften zum Jahresabschluß

(1) Vermögensgegenstände des Anlagevermögens, deren Nutzung zeitlich begrenzt ist, sind zu den Anschaffungs- oder Herstellungskosten, vermindert um Abschreibungen, anzusetzen. Kann ein Krankenhaus, das erstmals nach den Grundsätzen dieser Verordnung eine Bewertung des Anlagevermögens vornimmt, zum Stichtag der Eröffnungsbilanz die tatsächlichen Anschaffungs- oder Herstellungskosten nicht ohne vertretbaren Aufwand ermitteln, so sind den Preisverhältnissen des vermutlichen Anschaffungs- oder Herstellungszeitpunkts entsprechende Erfahrungswerte als Anschaffungs- oder Herstellungskosten anzusetzen. Vermögensgegenstände des Anlagevermögens, die am 1. Januar 1972 bis auf einen Erinnerungsposten abgeschrieben waren, können mit diesem Restbuchwert angesetzt werden.

(2) Nicht auf dem Krankenhausfinanzierungsgesetz beruhende Zuweisungen und Zuschüsse der öffentlichen Hand für Investitionen in aktivierte Vermögensgegenstände des Anlagevermögens sind in der Bilanz auf der Passivseite als ,,Sonderposten aus Zuweisungen und Zuschüssen der öffentlichen Hand", vermindert um den Betrag der bis zum jeweiligen Bilanzstichtag angefallenen Abschreibungen auf die mit diesen Mitteln finanzierten Vermögensgegenstände des Anlagevermögens, auszuweisen.

(3) Fördermittel nach dem Krankenhausfinanzierungsgesetz für Investitionen in aktivierte Vermögensgegenstände des Anlagevermögens sind in der Bilanz auf der Passivseite als ,,Sonderposten aus Fördermitteln nach KHG", vermindert um den Betrag

der bis zum jeweiligen Bilanzstichtag angefallenen Abschreibungen auf die mit diesen Mitteln finanzierten Vermögensgegenstände des Anlagevermögens, auszuweisen.

(4) Sind Fördermittel für Lasten aus Darlehen, die vor Aufnahme des Krankenhauses in den Krankenhausplan für förderungsfähige Investitionskosten des Krankenhauses aufgenommen worden sind, bewilligt worden, ist in Höhe des Teils der jährlichen Abschreibungen auf die mit diesen Mitteln finanzierten Vermögensgegenstände des Anlagevermögens, der nicht durch den Tilgungsanteil der Fördermittel gedeckt ist, in der Bilanz auf der Aktivseite ein ,,Ausgleichsposten aus Darlehensförderung zu bilden. Ist der Tilgungsanteil der Fördermittel aus der Darlehensförderung höher als die jährlichen Abschreibungen auf die mit diesen Mitteln finanzierten Vermögensgegenstände des Anlagevermögens, ist in der Bilanz in Höhe des überschießenden Betrages auf der Passivseite ein ,,Ausgleichsposten aus Darlehensförderung" zu bilden. Für die in § 2 Nr. 1a des Krankenhausfinanzierungsgesetzes genannten Ausbildungsstätten gelten Satz 1 und 2 entsprechend.

(5) In Höhe der Abschreibungen auf die aus Eigenmitteln des Krankenhausträgers vor Beginn der Förderung beschafften Vermögensgegenstände des Anlagevermögens, für die ein Ausgleich für die Abnutzung in der Zeit ab Beginn der Förderung verlangt werden kann, ist in der Bilanz auf der Aktivseite ein ,,Ausgleichsposten für Eigenmittelförderung" zu bilden.

(6) Unter dem Eigenkapital sind bei Krankenhäusern in einer anderen Rechtsform als der Kapitalgesellschaft oder ohne eigene Rechtspersönlichkeit als ,,festgesetztes Kapital" die Beträge auszuweisen, die vom Krankenhausträger auf Dauer zur Verfügung gestellt werden. Als ,,Kapitalrücklagen" sind sonstige Einlagen des Krankenhausträgers auszuweisen. Für Gewinnrücklagen gilt § 272 Abs. 3 des Handelsgesetzbuchs entsprechend.

§ 6 Aufbewahrung und Vorlegung von Unterlagen

Für die Aufbewahrung von Unterlagen, die Aufbewahrungsfristen und die Vorlegung von Unterlagen gelten die §§ 257 und 261 des Handelsgesetzbuchs.

§ 7

(weggefallen)

§ 8 Kosten- und Leistungsrechnung

Das Krankenhaus hat eine Kosten- und Leistungsrechnung zu führen, die eine betriebsinterne Steuerung sowie eine Beurteilung der Wirtschaftlichkeit und Leistungsfähigkeit erlaubt; sie muß die Ermittlung der pflegesatzfähigen Kosten sowie die Erstellung der Leistungs- und Kalkulationsaufstellung nach den Vorschriften der Bundespflegesatzverordnung ermöglichen. Dazu gehören folgende Mindestanforderungen:

1. Das Krankenhaus hat die auf Grund seiner Aufgaben und Struktur erforderlichen Kostenstellen zu bilden. Es sollen, sofern hierfür Kosten und Leistungen anfallen, mindestens die Kostenstellen gebildet werden, die sich aus dem Kostenstellenrahmen der Anlage 5 ergeben. Bei abweichender Gliederung dieser Kostenstellen soll

durch ein ordnungsgemäßes Überleitungsverfahren die Umschlüsselung auf den Kostenstellenrahmen sichergestellt werden.

2. Die Kosten sind aus der Buchführung nachprüfbar herzuleiten.

3. Die Kosten und Leistungen sind verursachungsgerecht nach Kostenstellen zu erfassen; sie sind darüber hinaus den anfordernden Kostenstellen zuzuordnen, soweit dies für die in Satz 1 genannten Zwecke erforderlich ist.

§ 9 Befreiungsvorschrift

Ein Krankenhaus mit bis zu 100 Betten oder mit nur einer bettenführenden Abteilung kann von den Pflichten nach § 8 befreit werden, soweit die mit diesen Pflichten verbundenen Kosten in keinem angemessenen Verhältnis zu dem erreichbaren Nutzen stehen und die in § 8 Satz 1 genannten Zwecke auf andere Weise erreicht werden können. Über die Befreiung entscheidet auf Antrag des Krankenhauses die zuständige Landesbehörde; dabei sind einvernehmliche Regelungen mit dem Landespflegesatzausschuß nach § 20 der Bundespflegesatzverordnung anzustreben.

§ 10 Ordnungswidrigkeiten

Ordnungswidrig im Sinne des § 334 Abs. 1 Nr. 6 des Handelsgesetzbuchs handelt, wer als Mitglied des vertretungsberechtigten Organs oder des Aufsichtsrats eines Krankenhauses, das Kapitalgesellschaft ist, bei der Aufstellung oder Feststellung eines Jahresabschlusses

1. entgegen § 1 Abs. 3 Satz 2

   a) die Bilanz nicht nach Anlage 1,

   b) die Gewinn- und Verlustrechnung nicht nach Anlage 2 oder

   c) den Anlagennachweis nicht nach Anlage 3

   gliedert oder

2. entgegen § 1 Abs. 3 Satz 3 die dort bezeichneten zusätzlichen Angaben im Anlagennachweis nicht, nicht in der vorgeschriebenen Form oder nicht mit dem vorgeschriebenen Inhalt macht.

§ 11 Übergangsvorschrift

(1) Krankenhäuser, die nicht Kapitalgesellschaften sind, können auf die Geschäftsjahre 1987 und 1988 an Stelle der vom 1. Januar 1987 an geltenden Vorschriften dieser Verordnung die bisherigen Vorschriften einschließlich der im bisherigen § 4 Abs. 3 bezeichneten Vorschriften des Aktiengesetzes in der bis zum 31. Dezember 1985 geltenden Fassung anwenden.

(2) § 8 und § 9 Satz 1 gelten für Krankenhäuser, die von den Vorschriften des § 8 Abs. 1 in der bis zum 31. Dezember 1985 geltenden Fassung befreit sind, erstmals für das am 1. Januar 1987 beginnende Geschäftsjahr.

(3) Sofern für ein Geschäftsjahr, das nach dem 31. Dezember 1998 und spätestens im Jahr 2001 endet, der Jahresabschluß und der Konzernabschluß nach Artikel 42 Abs. 1 Satz 2 des Einführungsgesetzes zum Handelsgesetzbuch in Deutscher Mark aufgestellt werden, sind auch die in den Formblättern gemäß Anlage 1 und 2 für die

Bilanz und die Gewinn- und Verlustrechnung sowie die im Anlagennachweis gemäß Anlage 3 vorgeschriebenen Angaben in Deutscher Mark und unter der Bezeichnung „DM" zu machen. Für ein Geschäftsjahr, das spätestens am 31. Dezember 1998 endet, ist diese Verordnung in der an diesem Tage geltenden Fassung anzuwenden.

§ 12 Berlin-Klausel

(gegenstandslos)

§ 13 (Inkrafttreten)

Gliederung der Bilanz[1])

Aktivseite

A. Ausstehende Einlagen auf das gezeichnete/festgesetzte Kapital (KGr. 00) . . . .
   davon eingefordert   ....

B. Anlagevermögen:

   I. Immaterielle Vermögensgegenstände und dafür geleistete Anzahlungen (KUGr. 090 u. 091) . .   ..

   II. Sachanlagen:

      1. Grundstücke und grundstücksgleiche Rechte mit Betriebsbauten einschließlich der Betriebsbauten auf fremden Grundstücken (KGr. 01; KUGr. 050, 053) . . . .

      2. Grundstücke und grundstücksgleiche Rechte mit Wohnbauten einschließlich der Wohnbauten auf fremden Grundstücken (KGr. 03, KUGR. 052; KUGR. 053, soweit nicht unter 1.)   ....

      3. Grundstücke und grundstücksgleiche Rechte ohne Bauten (KGr. 04) . . . .

      4. technische Anlagen (KGr. 06) . . . .

      5. Einrichtungen und Ausstattungen (KGr. 07)   ....

      6. geleistete Anzahlungen und Anlagen im Bau (KGr. 08) . . . .

   III. Finanzanlagen:

      1. Anteile an verbundenen Unternehmen (KUGr. 092)[2]) . . . .

      2. Ausleihungen an verbundene Unternehmen (KUGr. 093)[2]) . . . .

      3. Beteiligungen (KUGr. 094) . . . .

      4. Ausleihungen an Unternehmen, mit denen ein Beteiligungsverhältnis besteht (KUGr. 095)[2]) . . . .

      5. Wertpapiere des Anlagevermögens (KUGr. 096) . . . .

      6. sonstige Finanzanlagen (KUGR. 097), ...
   davon bei Gesellschaftern bzw. dem Krankenhausträger   ....

---

1) Die Klammerhinweise auf den Kontenrahmen entfallen in der Bilanz.
2) Ausweis dieser Posten nur bei Kapitalgesellschaften.

C. Umlaufvermögen:

I. Vorräte:

1. Roh-, Hilfs- und Betriebsstoffe
   (KUGr. 100—105) . . . .

2. unfertige Erzeugnisse, unfertige Leistungen
   (KUGr. 106) . . . .

3. fertige Erzeugnisse und Waren (KUGr. 107)   ....

4. geleistete Anzahlungen (KGr. 11) . . . .

II. Forderungen und sonstige Vermögensgegen-
    stände:

1. Forderungen aus Lieferungen und Leistun-
   gen (KGr. 12) . . . .
   davon mit einer Restlaufzeit von mehr als
   einem Jahr   ....

2. Forderungen an Gesellschafter bzw. den
   Krankenhausträger (KUGr. 160) . . . .
   davon mit einer Restlaufzeit von mehr als
   einem Jahr   ....

3. Forderungen nach dem Krankenhausfinan-
   zierungsrecht (KGr. 15), ...
   davon nach der BPflV
   (KUGr. 151), ...

   davon mit einer Restlaufzeit von mehr als
   einem Jahr   ....

4. Forderungen gegen verbundene Unterneh-
   men (KUGr. 161)[2], ...
   davon mit einer Restlaufzeit von mehr als
   einem Jahr   ....

5. Forderungen gegen Unternehmen, mit denen
   ein Beteiligungsverhältnis besteht (KUGr.
   162)[2], ...
   davon mit einer Restlaufzeit von mehr als
   einem Jahr   ....

6. sonstige Vermögensgegenstände
   (KUGr. 163), ...
   davon mit einer Restlaufzeit von mehr als
   einem Jahr   ....

III. Wertpapiere des Umlaufvermögens (KGr. 14),
     davon Anteile an verbundenen Unternehmen
     (KUGr. 140)[2])   ....

IV. Schecks, Kassenbestand, Bundesbank- und
    Postgiroguthaben, Guthaben bei Kreditinstituten
    (KGr. 13) . . . .

D. Ausgleichsposten nach dem KHG:

1. Ausgleichsposten aus Darlehensförderung
   (KUGr. 180) . . . .

KHBV Anlage 1

2. Ausgleichsposten für Eigenmittelförderung
(KUGr. 181) . . . .

E. Rechnungsabgrenzungsposten:

1. Disagio (KUGr. 170) . . . .

2. andere Abgrenzungsposten (KUGr. 171) . .   ..

F. Nicht durch Eigenkapital gedeckter Fehlbetrag . . .   .

....

Passivseite

A. Eigenkapital

1. Gezeichnetes/festgesetztes Kapital (KUGr. 200)   ....

2. Kapitalrücklagen (KUGr. 201) . . . .

3. Gewinnrücklagen (KUGr. 202) . . . .

4. Gewinnvortrag/Verlustvortrag (KUGr. 203) . . .   .

5. Jahresüberschuß/Jahresfehlbetrag (KUGr. 204)   ....

B. Sonderposten aus Zuwendungen zur Finanzierung des Sachanlagevermögens:

1. Sonderposten aus Fördermitteln nach dem KHG (KGr. 22) . . . .

2. Sonderposten aus Zuweisungen und Zuschüssen der öffentlichen Hand (KGr. 23) . . . .

3. Sonderposten aus Zuwendungen Dritter (KGr. 21) . . . .

C. Rückstellungen:

1. Rückstellungen für Pensionen und ähnliche Verpflichtungen (KGr. 27) . . . .

2. Steuerrückstellungen (KUGr. 280) . . . .

3. sonstige Rückstellungen (KUGr. 281) . . . .

D. Verbindlichkeiten:

1. Verbindlichkeiten gegenüber Kreditinstituten (KGr. 34), ...
davon gefördert nach dem KHG, ...
davon mit einer Restlaufzeit
bis zu einem Jahr   ....

2. erhaltene Anzahlungen (KGr. 36), ...
davon mit einer Restlaufzeit
bis zu einem Jahr   ....

3. Verbindlichkeiten aus Lieferungen und Leistungen (KGr. 32), ...
davon mit einer Restlaufzeit
bis zu einem Jahr   ....

4. Verbindlichkeiten aus der Annahme gezogener Wechsel und der Ausstellung eigener Wechsel (KGr. 33), ...
   davon mit einer Restlaufzeit
   bis zu einem Jahr . . . .

5. Verbindlichkeiten gegenüber Gesellschaftern bzw. dem Krankenhausträger (KUGr. 370), . .
   davon mit einer Restlaufzeit
   bis zu einem Jahr . . . .

6. Verbindlichkeiten nach dem Krankenhausfinan-zierungsrecht (KGr. 35), ...
   davon nach der BPflV
   (KUGr. 351), ...
   davon mit einer Restlaufzeit
   bis zu einem Jahr . . . .

7. Verbindlichkeiten aus sonstigen Zuwendungen zur Finanzierung des Anlagevermögens (KUGr. 371), ...
   davon mit einer Restlaufzeit
   bis zu einem Jahr . . . .

8. Verbindlichkeiten gegenüber verbundenen Unternehmen (KUGr. 372)[1]), ...
   davon mit einer Restlaufzeit
   bis zu einem Jahr . . . .

9. Verbindlichkeiten gegenüber Unternehmen, mit denen ein Beteiligungsverhältnis besteht (KUGr. 373)[1]) . . . .
   davon mit einer Restlaufzeit
   bis zu einem Jahr . . . .

10. sonstige Verbindlichkeiten (KUGr. 374), ...
    davon mit einer Restlaufzeit
    bis zu einem Jahr . . . .

E. Ausgleichsposten aus Darlehensförderung (KGr. 24) . . . .

F. Rechnungsabgrenzungsposten (KGr. 38) . . . . .

Haftungsverhältnisse: . . . .

---

1) Ausweis dieser Posten nur bei Kapitalgesellschaften.

Gliederung der Gewinn- und Verlustrechnung[1])

1. Erlöse aus Krankenhausleistungen (KGr. 40) . . .   .

2. Erlöse aus Wahlleistungen (KGr. 41) . . . .

3. Erlöse aus ambulanten Leistungen des Kranken-
   hauses (KGr. 42) . . . .

4. Nutzungsentgelte der Ärzte (KGr. 43) . . . .

5. Erhöhung oder Verminderung des Bestandes an
   fertigen und unfertigen Erzeugnissen/unfertigen
   Leistungen (KUGr. 550 u. 551) . . . .

6. andere aktivierte Eigenleistungen (KUGr. 552) . .   ..

7. Zuweisungen und Zuschüsse der öffentlichen
   Hand, soweit nicht unter Nr. 11 (KUGr. 472) . . .   .

8. sonstige betriebliche Erträge . . . .
   (KGr. 44, 45; KUGr. 473, 520; KGr. 54, 57, 58;
   KUGr. 591, 592),
   davon aus Ausgleichsbeträgen für
        frühere Geschäftsjahre
        (KGr. 58)   ....

9. Personalaufwand

   a) Löhne und Gehälter (KGr. 60, 64) . . . .

   b) soziale Abgaben und Aufwendungen für Alters-
      versorgung und für Unterstützung
      (KGr. 61–63), ...
      davon für Altersversorgung
           (KGr. 62)   ....

10. Materialaufwand

    a) Aufwendungen für Roh-, Hilfs- und Betriebs-
       stoffe . . . .
       (KUGr. 650; KGr. 66 ohne Kto. 6601, 6609,
       6616 und 6618; KGr. 67; KUGR. 680; KGr. 71)

    b) Aufwendungen für bezogene Leistungen . . .   .
       (KUGr. 651, Kto. 6601, 6609, 6616 und 6618;
       KuGr. 681)

Zwischenergebnis . . . .

11. Erträge aus Zuwendungen zur Finanzierung von
    Investitionen (KGr. 46; KUGR. 470, 471), ...
    davon Fördermittel nach dem KHG
         (KGr. 46)   ....

12. Erträge aus der Einstellung von Ausgleichsposten
    aus Darlehensförderung und für Eigenmittelförde-
    rung (KGr. 48) . . . .

13. Erträge aus der Auflösung von Sonderposten/Ver-
    bindlichkeiten nach dem KHG und auf Grund son-
    stiger Zuwendungen zur Finanzierung des Anlage-
    vermögens (KUGr. 490–491) . . . .

---

1) Die Klammerhinweise auf den Kontenrahmen entfallen in der Gewinn- und Verlustrechnung.

14. Erträge aus der Auflösung des Ausgleichspostens für Darlehensförderung (KUGr. 492) . . . .

15. Aufwendungen aus der Zuführung zu Sonderposten/Verbindlichkeiten nach dem KHG und auf Grund sonstiger Zuwendungen zur Finanzierung des Anlagevermögens (KUGr. 752, 754, 755) . .   ..

16. Aufwendungen aus der Zuführung zu Ausgleichsposten aus Darlehensförderung (KUGr. 753) . . .   .

17. Aufwendungen für die nach dem KHG geförderte Nutzung von Anlagegegenständen (KGr. 77) . . .   .

18. Aufwendungen für nach dem KHG geförderte, nicht aktivierungsfähige Maßnahmen (KUGr. 721) . . .   .

19. Aufwendungen aus der Auflösung der Ausgleichsposten aus Darlehensförderung und für Eigenmittelförderung (KUGr. 750, 751) . . . .

20. Abschreibungen

    a) auf immaterielle Vermögensgegenstände des Anlagevermögens und Sachanlagen sowie auf aktivierte Aufwendungen für die Ingangsetzung und Erweiterung des Geschäftsbetriebes (KUGr. 760, 761) . . . .

    b) auf Vermögensgegenstände des Umlaufvermögens, soweit diese die im Krankenhaus üblichen Abschreibungen überschreiten (KUGr. 765) . . . .

21. sonstige betriebliche Aufwendungen . . . .
    (KGr. 69, 70; KUGr. 720, 731, 732, 763, 764, 781, 782, 790, 791, 793, 794),
    davon aus Ausgleichsbeträgen für
        frühere Geschäftsjahre
        (KUGr. 790)   ....

Zwischenergebnis . . . .

22. Erträge aus Beteiligungen (KUGr. 500, 521), ...
    davon aus verbundenen Unternehmen
    (Kto. 5000)[1)]   ....

23. Erträge aus anderen Wertpapieren und aus Ausleihungen des Finanzanlagevermögens (KUGr. 501, 521), ...
    davon aus verbundenen Unternehmen
    (Kto. 5010, 5210)[1)]   ....

24. sonstige Zinsen und ähnliche Erträge (KGr. 51), ...
    davon aus verbundenen Unternehmen
    (KUGr. 510)[1)]   ....

25. Abschreibungen auf Finanzanlagen und auf Wertpapiere des Umlaufvermögens (KUGr. 762) . . .   .

---

1) Ausweis dieser Posten nur bei Kapitalgesellschaften.

KHBV Anlage 2

26. Zinsen und ähnliche Aufwendungen (KGr. 74), · ....
    davon für Betriebsmittelkredite
          (KUGr. 740), ...
    davon an verbundene Unternehmen
          (KUGr. 741)[1] ....

27. Ergebnis der gewöhnlichen Geschäftstätigkeit . . ..

28. außerordentliche Erträge (KUGr. 590) . . . .

29. außerordentliche Aufwendungen (KUGr. 792) . . ..

30. außerordentliches Ergebnis . . . .

31. Steuer (KUGr. 730) . . . .
    davon vom Einkommen
          und vom Ertrag ....

32. Jahresüberschuß/Jahresfehlbetrag . . . .

Anlagennachweis

Anlage 3 KHBV

Anlage 3

Bilanzposten: B.II. Sachanlagen	Entwicklung der Anschaffungswerte					Entwicklung der Abschreibungen						Restbuchwerte (Stand 31.12.)
	Anfangsstand	Zugang	Umbuchungen	Abgang	Endstand	Anfangsstand	Abschreibungen des Geschäftsjahres	Umbuchungen	Zuschreibungen des Geschäftsjahres	Entnahme für Abgänge	Endstand	
	Euro	Euro	Euro	Euro	Euro	Euro	Euro	Euro	Euro	Euro	Euro	Euro
1	2	3	4	5	6	7	8	9	10	11	12	13
1. Grundstücke und grundstücksgleiche Rechte mit Betriebsbauten einschließlich der Betriebsbauten auf fremden Grundstücken												
2. Grundstücke und grundstücksgleiche Rechte mit Wohnbauten einschließlich der Wohnbauten auf fremden Grundstücken												
3. Grundstücke und grundstücksgleiche Rechte ohne Bauten												
4. technische Anlagen												
5. Einrichtungen und Ausstattungen												
6. geleistete Anzahlungen und Anlagen im Bau												

Kontenrahmen für die Buchführung (Kontenklasse 0 – 8)

Kontenklasse 0: Ausstehende Einlagen und Anlagevermögen

00   **Ausstehende Einlagen auf das gezeichnete/festgesetzte Kapital**

01   **Grundstücke und grundstücksgleiche Rechte mit Betriebsbauten**

010	Bebaute Grundstücke
011	Betriebsbauten
012	Außenanlagen

02   **frei**

03   **Grundstücke und grundstücksgleiche Rechte mit Wohnbauten**

030	Bebaute Grundstücke
031	Wohnbauten
032	Außenanlagen

04   **Grundstücke und grundstücksgleiche Rechte ohne Bauten**

05   **Bauten auf fremden Grundstücken**

050	Betriebsbauten
051	frei
052	Wohnbauten
053	Außenanlagen

06   **Technische Anlagen**

060	in Betriebsbauten
061	frei
062	in Wohnbauten
063	in Außenanlagen

07   **Einrichtungen und Ausstattungen**

070	in Betriebsbauten
071	frei
072	in Wohnbauten
076	Gebrauchsgüter
0761	Wiederbeschaffte, geringwertige Gebrauchsgüter (mit Anschaffungs- oder Herstellungskosten ohne Umsatzsteuer von mehr als 100 bis 800 Deutsche Mark)
0762	Wiederbeschaffte Gebrauchsgüter mit Anschaffungs- oder Herstellungskosten ohne Umsatzsteuer von mehr als 800 Deutsche Mark
077	Festwerte in Betriebsbauten
078	frei
079	Festwerte in Wohnbauten

08   **Anlagen im Bau und Anzahlungen auf Anlagen**

080	Betriebsbauten
081	frei
082	Wohnbauten

09   Immaterielle Vermögensgegenstände, Beteiligungen und andere Finanzanlagen

090   Immaterielle Vermögensgegenstände
091   Geleistete Anzahlungen auf immaterielle Vermögensgegenstände
092   Anteile an verbundenen Unternehmen[1])
093   Ausleihungen an verbundene Unternehmen[1])
094   Beteiligungen
095   Ausleihungen an Unternehmen, mit denen ein Beteiligungsverhältnis besteht[1])
096   Wertpapiere des Anlagevermögens
097   Sonstige Finanzanlagen

Kontenklasse 1: Umlaufvermögen, Rechnungsabgrenzung

10   Vorräte

100   Vorräte an Lebensmitteln
101   Vorräte des medizinischen Bedarfs
102   Vorräte an Betriebsstoffen
103   Vorräte des Wirtschaftsbedarfs
104   Vorräte des Verwaltungsbedarfs
105   Sonstige Roh-, Hilfs- und Betriebsstoffe
106   Unfertige Erzeugnisse, unfertige Leistungen
107   Fertige Erzeugnisse, Waren

11   Geleistete Anzahlungen (soweit nicht in Kontengruppe 08 auszuweisen)

12   Forderungen aus Lieferungen und Leistungen

13   Schecks, Kassenbestand, Bundesbank- und Postgiroguthaben, Guthaben bei Kreditinstituten

14   Wertpapiere des Umlaufvermögens

140   Anteile an verbundenen Unternehmen[1])

15   Forderungen nach dem Krankenhausfinanzierungsrecht

150   Forderungen nach dem KHG 151
151   Forderungen nach der Bundespflegesatzverordnung

16   Sonstige Vermögensgegenstände

160   Forderungen an Gesellschafter bzw. den Krankenhausträger
161   Forderungen gegen verbundene Unternehmen[1])
162   Forderungen gegen Unternehmen, mit denen ein Beteiligungsverhältnis besteht[1])
163   Andere sonstige Vermögensgegenstände

17   Rechnungsabgrenzung

170   Disagio
171   Andere Abgrenzungsposten

18   Ausgleichsposten nach dem KHG

180   Ausgleichsposten aus Darlehensförderung
181   Ausgleichsposten für Eigenmittelförderung

19   frei

---

1) Nur für Kapitalgesellschaften

KHBV Anlage 4

Kontenklasse 2: Eigenkapital, Sonderposten, Rückstellungen

20	**Eigenkapital**
200	Gezeichnetes/festgesetztes Kapital
201	Kapitalrücklagen
202	Gewinnrücklagen
203	Gewinnvortrag/Verlustvortrag
204	Jahresüberschuß/Jahresfehlbetrag
21	**Sonderposten aus Zuwendungen Dritter**
22	**Sonderposten aus Fördermitteln nach dem KHG**
23	**Sonderposten aus Zuweisungen und Zuschüssen der öffentlichen Hand**
24	**Ausgleichsposten aus Darlehensförderung**
27	**Pensionsrückstellungen**
28	**Andere Rückstellungen**
280	Steuerrückstellungen
281	Sonstige Rückstellungen
29	**frei**

Kontenklasse 3: Verbindlichkeiten, Rechnungsabgrenzung

30	**frei für spätere Entwicklungen**
31	**frei für spätere Entwicklungen**
32	**Verbindlichkeiten aus Lieferungen und Leistungen**
33	**Verbindlichkeiten aus der Annahme gezogener Wechsel und der Ausstellung eigener Wechsel**
34	**Verbindlichkeiten gegenüber Kreditinstituten**
35	**Verbindlichkeiten nach dem Krankenhausfinanzierungsrecht**
350	Verbindlichkeiten nach dem KHG
351	Verbindlichkeiten nach der Bundespflegesatzverordnung
36	**Erhaltene Anzahlungen**
37	**Sonstige Verbindlichkeiten**
370	Verbindlichkeiten gegenüber Gesellschaftern bzw. dem Krankenhausträger
371	Verbindlichkeiten aus sonstigen Zuwendungen zur Finanzierung des Sachanlagevermögens
372	Verbindlichkeiten gegenüber verbundenen Unternehmen[1]
373	Verbindlichkeiten gegenüber Unternehmen, mit denen ein Beteiligungsverhältnis besteht[1]
374	Andere sonstige Verbindlichkeiten
38	**Rechnungsabgrenzung**
39	**frei**

---

1) Nur für Kapitalgesellschaften

Kontenklasse 4: Betriebliche Erträge

40   **Erlöse aus Krankenhausleistungen**

400	Erlöse aus tagesgleichen Pflegesätzen
4001	Erlöse aus Basispflegesatz, vollstationär
4002	Erlöse aus Basispflegesatz, teilstationär
4003	Erlöse aus Abteilungspflegesätzen, vollstationär
4004	Erlöse aus Abteilungspflegesätzen, teilstationär
4005	Erlöse aus Pflegesätzen für besondere Einrichtungen, vollstationär
4006	Erlöse aus Pflegesätzen für besondere Einrichtungen, teilstationär
401	Erlöse aus Fallpauschalen und Sonderentgelten
4010	Erlöse aus Fallpauschalen
4011	Erlöse aus Sonderentgelten
402	Erlöse aus vor- und nachstationärer Behandlung
4020	Erlöse aus vorstat. Behandlung nach § 115 a SGB V
4021	Erlöse aus nachstat. Behandlung nach § 115 a SGB V
403	Erlöse aus Ausbildungskostenumlage
404	Ausgleichsbeträge nach BPflV
405	Zuschlag nach § 18 b KHG

41   **Erlöse aus Wahlleistungen**

410	Erlöse aus wahlärztlichen Leistungen
411	Erlöse aus gesondert berechneter Unterkunft
413	Erlöse aus sonstigen nichtärztlichen Wahlleistungen

42   **Erlöse aus ambulanten Leistungen des Krankenhauses**

420	Erlöse aus Krankenhausambulanzen
421	Erlöse aus Chefarztambulanzen einschl. Sachkosten
422	Erlöse aus ambulanten Operationen nach § 115 b SGB V

43   **Nutzungsentgelte (Kostenerstattung und Vorteilsausgleich) und sonstige Abgaben der Ärzte**

430	Nutzungsentgelte für wahlärztliche Leistungen
431	Nutzungsentgelte für von Ärzten berechnete ambulante ärztliche Leistungen
433	Nutzungsentgelte der Belegärzte
434	Nutzungsentgelte für Gutachtertätigkeit u. a.
435	Nutzungsentgelte für die anteilige Abschreibung medizinisch-technischer Großgeräte

44   **Rückvergütungen, Vergütungen und Sachbezüge**

440	Erstattungen des Personals für freie Station
441	Erstattungen des Personals für Unterkunft
442	Erstattungen des Personals für Verpflegung
443	Erstattungen des Personals für sonstige Leistungen

45   **Erträge aus Hilfs- und Nebenbetrieben, Notarztdienst**

450	aus Hilfsbetrieben
451	aus Nebenbetrieben
452	aus der Bereitstellung von Krankenhausärzten für den Notarztdienst

46   **Erträge aus Fördermittel nach dem KHG**

460	Fördermittel, die zu passivieren sind
461	Sonstige Fördermittel

KHBV Anlage 4

---

1) Nur für Kapitalgesellschaften.

59   Übrige Erträge

590   Außerordentliche Erträge
591   Periodenfremde Erträge
592   Spenden und ähnliche Zuwendungen

Kontenklasse 6: Aufwendungen

60   Löhne und Gehälter

6000   Ärztlicher Dienst
6001   Pflegedienst
6002   Medizinisch-technischer Dienst
6003   Funktionsdienst
6004   Klinisches Hauspersonal
6005   Wirtschafts- und Versorgungsdienst
6006   Technischer Dienst
6007   Verwaltungsdienst
6008   Sonderdienste
6010   Personal der Ausbildungsstätten
6011   Sonstiges Personal
6012   Nicht zurechenbare Personalkosten

61   Gesetzliche Sozialabgaben (Aufteilung wie 6000 – 6012)

62   Aufwendungen für Altersvorsorgung (Aufteilung wie 6000 – 6012)

63   Aufwendungen für Beihilfen und Unterstützungen (Aufteilung wie 6000 – 6012)

64   Sonstige Personalaufwendungen (Aufteilung wie 6000 – 6012)

65   Lebensmittel und bezogene Leistungen

650   Lebensmittel
651   Bezogene Leistungen

66   Medizinischer Bedarf

6600   Arzneimittel (außer Implantate und Dialysebedarf)
6601   Kosten der Lieferapotheke
6602   Blut, Blutkonserven und Blutplasma
6603   Verbandmittel, Heil- und Hilfsmittel
6604   Ärztliches und pflegerisches Verbrauchsmaterial, Instrumente
6606   Narkose- und sonstiger OP-Bedarf
6607   Bedarf für Röntgen- und Nuklearmedizin
6608   Laborbedarf
6609   Untersuchungen in fremden Instituten
6610   Bedarf für EKG, EEG, Sonographie
6611   Bedarf der physikalischen Therapie
6612   Apothekenbedarf, Desinfektionsmaterial
6613   Implantate
6614   Transplantate
6615   Dialysebedarf
6616   Kosten für Krankentransporte (soweit nicht Durchlaufposten)
6617   Sonstiger medizinischer Bedarf
6618   Honorare für nicht im Krankenhaus angestellte Ärzte

67   Wasser, Energie, Brennstoffe

68   Wirtschaftsbedarf

KHBV Anlage 4

680   Materialaufwendungen
681   Bezogene Leistungen

69   **Verwaltungsbedarf**

Kontenklasse 7: Aufwendungen

70   **Aufwendungen für zentrale Dienstleistungen**

700   Zentraler Verwaltungsdienst
701   Zentraler Gemeinschaftsdienst

71   **Wiederbeschaffte Gebrauchsgüter (soweit Festwerte gebildet wurden)**

72   **Instandhaltung**

720   Pflegesatzfähige Instandhaltung
7200   Instandhaltung im Sinne des § 17 Abs. 4 b Satz 2 KHG, soweit nicht
          gefördert
7201   Instandhaltung Medizintechnik
7202   Instandhaltung Sonstiges
721   Nicht aktivierungsfähige, nach dem KHG geförderte Maßnahmen

73   **Steuern, Abgaben, Versicherungen**

730   Steuern
731   Sonstige Abgaben
732   Versicherungen

74   **Zinsen und ähnliche Aufwendungen**

740   Zinsen und ähnliche Aufwendungen für Betriebsmittelkredite
741   Zinsen und ähnliche Aufwendungen an verbundenen Unternehmen
742   Zinsen und ähnliche Aufwendungen für sonstiges Fremdkapital

75   **Auflösung von Ausgleichsposten und Zuführungen der Fördermittel
          nach dem KHG zu Sonderposten oder Verbindlichkeiten**

750   Auflösung des Ausgleichspostens aus Darlehensförderung
751   Auflösung des Ausgleichspostens für Eigenmittelförderung
752   Zuführungen der Fördermittel nach dem KHG zu Sonderposten oder Ver-
          bindlichkeiten
753   Zuführung zu Ausgleichsposten aus Darlehensförderung
754   Zuführung von Zuweisungen oder Zuschüssen der öffentlichen Hand zu
          Sonderposten oder Verbindlichkeiten (soweit nicht unter KUGr. 752)
755   Zuführung der Nutzungsentgelte aus anteiligen Abschreibungen medizi-
          nisch-technischer Großgeräte zu Verbindlichkeiten nach dem KHG

76   **Abschreibungen**

760   Abschreibungen auf immaterielle Vermögensgegenstände
761   Abschreibungen auf Sachanlagen
7610   Abschreibungen auf wiederbeschaffte Gebrauchsgüter
762   Abschreibungen auf Finanzanlagen und auf Wertpapiere des Umlauf-
          vermögens
763   Abschreibungen auf Forderungen
764   Abschreibungen auf sonstige Vermögensgegenstände
765   Abschreibungen auf Vermögensgegenstände des Umlaufvermögens, soweit
          diese die im Krankenhaus üblichen Abschreibungen überschreiten

77   **Aufwendungen für die Nutzung von Anlagegütern nach § 9 Abs. 2 Nr. 1 KHG**

78	Sonstige ordentliche Aufwendungen
781	Sachaufwand der Ausbildungsstätten
782	Sonstiges
7821	Aufwendungen aus Ausbildungsstätten-Umlage nach § 15 Abs. 3 BPflV

79	Übrige Aufwendungen
790	Aufwendungen aus Ausgleichsbeträgen für frühere Geschäftsjahre
791	Aufwendungen aus dem Abgang von Gegenständen des Anlagevermögens
792	Außerordentliche Aufwendungen
793	Periodenfremde Aufwendungen
794	Spenden und ähnliche Aufwendungen

Kontenklasse 8:

80	frei
81	frei
82	frei
83	frei
84	frei
85	Eröffnungs- und Abschlußkonten
86	Abgrenzung der Erträge, die nicht in die Kostenrechnung eingehen
87	Abgrenzung der Aufwendungen, die nicht in die Kostenrechnung eingehen
88	Kalkulatorische Kosten
89	frei

Zuordnungsvorschriften zum Kontenrahmen

Konten-
gruppe,
-untergruppe
bzw. Konto

03
und 052

Hier sind Wohnbauten zuzuordnen, die für den Krankenhausbetrieb nicht unerläßlich notwendig sind und deshalb nach dem KHG nicht gefördert werden. Sie müssen gegenüber Kontengruppe 01 und 050 ausreichend abgegrenzt werden.

150

Die Fördermittel sind mit Eingang des entsprechenden Bewilligungsbescheides als Forderung in Kontengruppe 15 mit Gegenbuchung im Ertrag, Kontengruppe 46, zu buchen. Zur Neutralisierung im Ergebnis des laufenden Geschäftsjahres werden

a) die für die Anschaffung von aktivierten Anlagegütern zweckentsprechend verwendeten Fördermittel bei Kontenuntergruppe 752 als Aufwendungen gebucht und mit der Gegenbuchung bei Kontengruppe 22 in die Sonderposten aus Fördermitteln, nach KHG eingestellt; soweit über die als Forderungen aktivierten Fördermittel durch Vorfinanzierung verfügt wurde, ist der entsprechende Betrag ebenfalls als Sonderposten einzustellen;

b) die noch nicht zweckentsprechend verwendeten Fördermittel bei Kontenuntergruppe 752 als Aufwendungen gebucht und mit der Gegenbuchung bei Kontengruppe 350 als Verbindlichkeiten behandelt.

KHBV Anlage 4

Konten-
gruppe,
-untergruppe
bzw. Konto

60   Vergütungen für Überstunden, Bereitschaftsdienst und Rufbereitschaft, Zuschläge, Zulagen, Sachbezüge für freie Station, Mutterhausabgaben und Gestellungsgelder sind der Kontengruppe 60 „Löhne und Gehälter" zuzuordnen.

Aufwendungen für fremdes Personal sind den Konten zuzuordnen, die in Anlage 2 in den Klammerhinweisen unter Nr. 10 Buchstabe b „Aufwendungen für bezogene Leistungen" oder unter Nr. 20 „sonstige betriebliche Aufwendungen" genannt sind.

Kosten für Fremdleistungen sind als Sachkosten bei der Kontengruppe 70 zu buchen.

6000   Vergütung an alle Ärzte. Vergütung an Ärzte im Praktikum, soweit diese auf die Besetzung im Ärztlichen Dienst angerechnet werden. An fremde Ärzte gezahlte Honorare sind dem Konto 6618 zuzuordnen.

6001   „Vergütung an die Pflegedienstleitung und an Pflege- und Pflegehilfspersonal im stationären Bereich (Dienst am Krankenbett)." Dazu gehören auch Pflegekräfte in Intensivpflege- und -behandlungseinheiten sowie Dialysestationen, ferner Vergütungen an Schüler und Stationssekretärinnen, soweit diese auf die Besetzung der Stationen mit Pflegepersonal angerechnet werden (siehe auch Konto 6011 „Sonstiges Personal").

Vergütungen für Pflegepersonal, das im medizinisch-technischen Dienst, Funktionsdienst, Wirtschafts- und Versorgungsdienst oder Verwaltungsdienst eingesetzt wird, sind auf die entsprechenden Konten (6002, 6003, 6005 und 6007) zu buchen.

6002   Vergütungen an

        Apothekenpersonal (Apotheker, pharmazeutisch-technische Assistentinnen, Apothekenhelferinnen, Laborantinnen, Dispensierschwestern)

        Arzthelfer

        Audiometristen

        Bio-Ingenieure

        Chemiker

        Chemotechniker

        Cytologieassistenten

        Diätassistenten

        EEG-Assistenten

        Gesundheitsingenieure

        Kardiotechniker

        Krankengymnastiker

        Krankengymnasten

        Krankenhausingenieure

        Laboranten

        Logopäden

        Masseure

        Masseure und medizinische Bademeister

        Medizinphysiker

        Medizinisch-technische Assistentin

        Medizinisch-technische Gehilfen

Konten-
gruppe,
-untergruppe
bzw. Konto

Medizinisch-technische Laboratoriumsassistenten

Medizinisch-technische Radiologieassistenten

Orthoptisten

Personal für die medizinische Dokumentation

Physiker

Physikalisch-technische Assistenten

Psychagogen

Psychologen

Nichtärztliche Psychotherapeuten

Schreibkräfte im ärztlichen und medizinisch-technischen Bereich

Sonstige Kräfte im medizinisch-technischen Bereich

Sozialarbeiter

Tierpfleger und Sektionsgehilfen

Zahnärztliche Helferinnen
sowie vergleichbares medizinisch-technisches Personal

Zum medizinisch-technischen Behandlungsbereich gehören:

Apotheken, Laboratorien einschließlich Stationslaboratorien, Röntgen-, EKG-, EEG-, EMG-, Grundumsatzabteilungen, Bäder- und Massageabteilungen, elektrophysikalische Abteilungen, Sehschulen, Sprachschulen, Körperprüfabteilungen usw.

6003   Vergütungen an

Krankenpflegepersonal für Operationsdienst

Krankenpflegepersonal für Anästhesie

Hebammen und Entbindungspfleger; an fremde Hebammen und Entbindungspfleger gezahlte Honorare sind dem Konto 6617 zuzuordnen

Krankenpflegepersonal in der Ambulanz

Krankenpflegepersonal in Polikliniken

Krankenpflegepersonal im Bluttransfusionsdienst

Krankenpflegepersonal in der Funktionsdiagnostik

Krankenpflegepersonal in der Endoskopie

Kindergärtnerinnen, soweit zur Betreuung kranker Kinder eingesetzt

Krankentransportdienst

Beschäftigungstherapeuten (einschließlich Arbeitstherapeuten)

Personal der Zentralsterilisation

6004   Vergütungen an

Haus- und Reinigungspersonal der Kliniken und Stationen

6005   Vergütung an Personal, das in folgenden Bereichen bzw. mit folgenden Funktionen eingesetzt wird:

Desinfektion

KHBV Anlage 4

Handwerker (soweit nicht in Konto 6006)

Hausmeister

Hof- und Gartenarbeiter

Hol- und Bringedienste

Küchen und Diätküchen (einschließlich Ernährungsberaterinnen)

Lager

Reinigungsdienst, ausgenommen klinisches Hauspersonal

Transportdienst (nicht Krankentransportdienst, siehe Konto 6003)

Wäscherei und Nähstube

Wirtschaftsbetriebe (z. B. Metzgereien, Schweinemästereien, Gärtnereien, Ökonomien)

Zentrale Bettenaufbereitung

Personal, das mit Verwaltungsarbeit beschäftigt ist, muß bei Konto 6007 ausgewiesen werden.

6006   Vergütungen an Personal, das in folgenden Bereichen bzw. mit folgenden Funktionen eingesetzt wird:

Betriebsingenieure

Einrichtungen zur Versorgung mit Heizwärme, Warm- und Kaltwasser, Frischluft, medizinischen Gasen, Strom

Technische Betriebsassistenten

Technische Servicezentren

Technische Zentralen

Instandhaltung, z. B. Maler, Tapezierer und sonstige Handwerker

6007   Vergütungen für das Personal der engeren und weiteren Verwaltung, der Registratur, ferner der technischen Verwaltung, soweit nicht bei Konto 6006 (z. B. Betriebsingenieur) erfaßt, z. B.

Aufnahme- und Pflegekostenabteilung

Bewachungspersonal

Botendienste (Postdienst)

Büchereien

Einkaufsabteilung

Inventar- und Lagerverwaltung

Kasse und Buchhaltung (einschließlich Nebenbuchhaltungen)

Personalverwaltung

Pförtner

Planungsabteilung

Registratur

Statistische Abteilung

Technische Verwaltung, soweit nicht bei Konto 6006 erfaßt

Konten-
gruppe,
-untergruppe
bzw. Konto

Telefonisten und Personal zur Bedienung zentraler Rufanlagen

Verwaltungsleitung

Verwaltungsschreibkräfte

Wirtschaftsabteilung

6008 Vergütungen an

Oberinnen

Hausschwestern

Heimschwestern

Schwestern in der Schwesternverwaltung

Seelsorger

Krankenhausfürsorger

Mitarbeiter, die zur Betreuung des Personals und der Personalkinder eingesetzt sind

6010 Vergütungen für Lehrkräfte, die für diese Tätigkeit einen Arbeits- oder Dienstvertrag haben (evtl. anteilig). Sonstige Entschädigungen, z. B. Honorare für nebenamtliche Lehrtätigkeit von Krankenhausmitarbeitern oder Honorare nicht fest eingestellter Lehrkräfte, sind dem Sachaufwand der Ausbildungsstätten (KUGr. 781) zuzuordnen.

6011 Vergütungen für

Famuli

Schülerinnen (Schüler), soweit diese auf die Besetzung der Stationen mit Pflegepersonal nicht angerechnet werden

Vorschülerinnen

Praktikantinnen und Praktikanten jeglicher Art, soweit nicht auf den Stellenplan einzelner Dienstarten angerechnet

Taschengelder und ähnliche Zuwendungen

61 (Aufteilung wie 6000 – 6012)

Hier sind die Arbeitgeberanteile zur Kranken-, Renten- und Arbeitslosenversicherung sowie die Beiträge zur gesetzlichen Unfallversicherung zu buchen. In ihrer Höhe gesetzlich festgelegte Arbeitnehmeranteile, die ganz oder teilweise vom Arbeitgeber übernommen werden, sind als Löhne und Gehälter zu behandeln.

62 (Aufteilung wie 6000 – 6012)

Hier sind nur die Aufwendungen für Altersversorgung, und zwar Beiträge zu Ruhegehalts- und Zusatzversicherungskassen sowie anderen Versorgungseinrichtungen, ferner Ruhegehälter für ehemalige Mitarbeiter des Krankenhauses zu buchen. Alle übrigen freiwilligen Sozialleistungen gehören – soweit es nicht Beihilfen und Unterstützungen sind – zu den sonstigen Personalaufwendungen.

63 (Aufteilung wie 6000 – 6012)

64 (Aufteilung wie 6000 – 6012)

Sonstige Personalaufwendungen, wie Erstattungen von Fahrtkosten zum Arbeitsplatz und freiwillige soziale Leistungen an die Mitarbeiter (freiwillige Weihnachtsgeschenke, Jubiläumsgeschenke und -zuwendungen, Zuschuß zum Mittagessen).

6618 Honorare für nicht am Krankenhaus angestellte Ärzte sind in der Gewinn- und Verlustrechnung der Nr. 10 Buchstabe b zuzuordnen. Im Kosten- und Leistungsnachweis werden diese Aufwendungen unter dem „sonstigen medizinischen Bedarf" ausgewiesen.

Kostenstellenrahmen für die Kosten- und Leistungsrechnung

90 Gemeinsame Kostenstellen

900	Gebäude einschließlich Grundstück und Außenanlagen
901	Leitung und Verwaltung des Krankenhauses
902	Werkstätten
903	Nebenbetriebe
904	Personaleinrichtungen (für den Betrieb des Krankenhauses unerläßlich)
905	Aus-, Fort- und Weiterbildung
906	Sozialdienst, Patientenbetreuung
907	frei
908	frei
909	frei

91 Versorgungseinrichtungen

910	Speisenversorgung
911	Wäscheversorgung
912	Zentraler Reinigungsdienst
913	Versorgung mit Energie, Wasser, Brennstoffen
914	Innerbetriebliche Transporte
915	frei
916	frei
917	Apotheke/Arzneimittelausgabestelle (ohne Herstellung)
918	Zentrale Sterilisation
919	frei

92 Medizinische Institutionen

920	Röntgendiagnostik und -therapie
921	Nukleardiagnostik und -therapie
922	Laboratorien
923	Funktionsdiagnostik
924	Sonstige diagnostische Einrichtungen
925	Anästhesie, OP-Einrichtungen und Kreißzimmer
926	Physikalische Therapie
927	Sonstige therapeutische Einrichtungen
928	Pathologie
929	Ambulanzen

93–95 Pflegefachbereiche – Normalpflege

930	Allgemeine Kostenstelle
931	Allgemeine innere Medizin
932	Geriatrie
933	Kardiologie
934	Allgemeine Nephrologie
935	Hämodialyse / künstliche Niere (alternativ 962)
936	Gastroenterologie
937	Pädiatrie
938	Kinderkardiologie
939	Infektion
940	Lungen- und Bronchialheilkunde
941	Allgemeine Chirurgie
942	Unfallchirurgie

943	Kinderchirurgie
944	Endoprothetik
945	Gefäßchirurgie
946	Handchirurgie
947	Plastische Chirurgie
948	Thoraxchirurgie
949	Herzchirurgie
950	Urologie
951	Orthopädie
952	Neurochirurgie
953	Gynäkologie
954	HNO und Augen
955	Neurologie
956	Psychiatrie
957	Radiologie
958	Dermatologie und Venerologie
959	Zahn- und Kieferheilkunde, Mund- und Kieferchirurgie

96 Pflegefachbereiche – abweichende Pflegeintensität

960	Allgemeine Kostenstelle
961	Intensivüberwachung
962	Intensivbehandlung
963	frei
964	Intensivmedizin
965	Minimalpflege
966	Nachsorge
967	Halbstationäre Leistungen – Tageskliniken
968	Halbstationäre Leistungen – Nachtkliniken
969	Chronisch- und Langzeitkranke

97 Sonstige Einrichtungen

970	Personaleinrichtungen (für den Betrieb des Krankenhauses nicht unerläßlich)
971	Ausbildung
972	Forschung und Lehre
973–979	frei

98 Ausgliederungen

980	Ambulanzen
981	Hilfs- und Nebenbetriebe
982–989	frei

99 frei

Bundesweit gültige Entgeltkataloge für Fallpauschalen und Sonderentgelte

Die Entgeltkataloge für Fallpauschalen und Sonderentgelte sind seit dem 1. Januar 1996 für alle Krankenhäuser, die dem Pflegesatzrecht unterliegen, verbindlich. Die Kataloge sollen schrittweise ausgebaut werden. Die Entgelte wurden unter Leitung des Bundesministeriums für Gesundheit mit Hilfe von Forschungsaufträgen entwickelt und von der Bundesregierung mit Zustimmung des Bundesrates in der Bundespflegesatzverordnung 1995 und den folgenden Änderungsverordnungen vorgegeben.

Mit dem 2. GKV-Neuordnungsgesetz vom 23. Juni 1997 hat der Gesetzgeber bestimmt, daß die Entgeltkataloge aus der Verordnung herausgenommen und in die Verantwortung **der Selbstverwaltung übertragen** werden. Die Vertragsparteien auf der Bundesebene sollen die Kataloge an medizinische Entwicklungen und Kostenentwicklungen anpassen und neue Entgelte vereinbaren (§ 15 Abs. 1 BPflV). Nach § 17 Abs. 2 a KHG gelten die bisher in der Verordnung bestimmten Fallpauschalen und Sonderentgelte **ab dem 1. Januar 1998** als vertraglich durch die Selbstverwaltung vereinbart. Ab diesem Zeitpunkt ist allein die Selbstverwaltung für die Entgeltkataloge zuständig.

Die derzeit vorgegebenen Entgelte wurden nach zwei unterschiedlichen Kriterien ausgewählt. Einerseits wurden besonders teuere Leistungen berücksichtigt, andererseits wurden häufig erbrachte Leistungen mit einem hohen Erlösvolumen ausgesucht. Insbesondere aufgrund des zweiten Auswahlkriteriums werden in erheblichem Umfang auch Krankenhäuser unterer Versorgungsstufen sowie bei allen Krankenhäusern hohe Umsatzanteile von den neuen Entgelten erfaßt. Leistungen, die nicht genau genug abgrenzbar waren, sowie Leistungen, bei denen unerwünschte Fehlsteuerung oder Mengenanreize zu erwarten waren, wurden grundsätzlich noch nicht in die Kataloge aufgenommen; Ausnahmen sind die Sonderentgelte der Gruppen 20 „Dilatation von Gefäßen" und 21 „Linksherzkatheteruntersuchungen".

Die Entgeltkataloge sind nach Organen gegliedert worden. Die Leistungen können von verschiedenen Fachgebieten erbracht und die Entgelte entsprechend abgerechnet werden.

Die Kataloge enthalten sog. **Bewertungsrelationen** (Punktzahlen), mit denen die Vergütungsrelationen der Leistungen untereinander festgelegt werden. Die Höhe der Entgelte ergibt sich aus der Multiplikation mit den auf der Landesebene zu vereinbarenden Punktwerten (§ 16 Abs. 1). Von den Vertragsparteien auf Landesebene wird über die Punktwerte die Höhe des Entgeltniveaus insgesamt festgelegt. Um eine sachgerechte Fortschreibung über mehrere Jahre zu ermöglichen, wird dabei je ein Punktwert für die Personalkosten und für die Sachkosten vereinbart. Entsprechend sind auch die Bewertungsrelationen in „Punkte Personal" und „Punkte Sachmittel" untergliedert. Die Punktwerte gelten einheitlich für alle Leistungen. Beispiele zur Ermittlung der Entgelthöhe enthalten die Erläuterungen zu den Abschnitten „V 2" und „V 3" der LKA in Kapitel V.1.2 und 1.3.

Der **Fallpauschalen-Katalog** wird bei den Entgelten für Hauptabteilungen nach der Spalte 8 und bei den Entgelten für Belegabteilungen nach der Spalte 11 durch einen dicken senkrechten Strich getrennt. Die linke Seite enthält die für die Entgelthöhe und die Abrechnung der Fallpauschalen relevanten Informationen. Auf der rechten Seite sind nachrichtlich der für die Erlösausgliederung benötigte Anteil des bundeseinheitlichen Basispflegesatzes sowie die bei der Kalkulation der Entgelte zugrunde gelegte, durchschnittliche Verweildauer angegeben.

Es werden gesonderte Bewertungsrelationen für hauptamtlich geführte Abteilungen und für **Belegärzte** vorgegeben. Die Entgelte für belegärztlich erbrachte Leistungen sind niedriger, weil die Belegärzte ihre Leistungen gesondert berechnen. Entsprechendes gilt für **Beleghebammen**.

Die Berechnung der **Fallpauschalen hat Vorrang** vor der Berechnung von Sonderentgelten in Verbindung mit Abteilungspflegesatz und Basispflegesatz. Vgl. die Erläuterungen zu § 14 Abs. 1 BPflV.

In den **Spalten 3 und 4** werden die für die Abrechnung maßgeblichen OPS-301-Ziffern und die ICD-Ziffern ausgewiesen. Grundsätzlich bedeutet die Trennung der Ziffern durch ein Komma, daß die nachfolgenden Schlüssel gleichrangig im Sinne von „oder" verwendet werden können. Ein Semikolon wurde gesetzt, um inhaltlich verschiedene Definitionen voneinander zu trennen, z. B. die Kombinationseingriffe. Die Rangfolge der Leistungsdefinitionen über die Schlüssel und die Textbeschreibung sind in den Abrechnungs-Bestimmungen vorgegeben (vgl. Nr. 2).

Da die Entgeltkataloge seit dem 1. Januar 1998 nicht mehr Bestandteil der Bundespflegesatzverordnung sind, werden nachfolgend nur die Abrechnungs-Bestimmungen sowie einige **Musterseiten** abgedruckt. Die „Abrechnungs-Bestimmungen", die Teil der Entgeltkataloge sind, wurden durch die Vertragsparteien der Selbstverwaltung (§ 15 Abs. 1 BPflV) erstmals zum 1. 1. 1999 geändert. Die Gliederung der Kataloge und die Anzahl der Fallpauschalen je Entgeltgruppe stellt Übersicht 1 dar.

1. Auszug aus dem Fallpauschalen-Katalog

Bundesweiter Fallpauschalen-Kalalog für Krankenhäuser

(nach § 15 Abs. 1 Nr. 1 in Verbindung mit § 14 Abs. 4 der Bundespflegesatzverordnung)

Abrechnungs-Bestimmungen

1. Fallpauschalen werden für die im Entgeltkatalog bestimmten Behandlungsfälle berechnet, wenn diese die Hauptleistung des Krankenhauses für den Patienten sind und der Patient am Tag der Aufnahme das 14. Lebensjahr vollendet hat. Eine Berechnung bei jüngeren Patienten ist nur in den in Spalte 2 bezeichneten Ausnahmen möglich.

2. Maßgeblich für die Zuordnung eines Patienten zu einer Fallpauschale und damit für deren Abrechenbarkeit ist die im Entgeltkatalog ausgewiesene Leistung in Verbindung mit der genannten Hauptdiagnose für den Krankenhausaufenthalt oder einer entsprechenden Diagnose. Dabei gilt folgende Rangfolge der Definitionen:

   a) der Operationenschlüssel nach dem OPS-301 (Spalte 4);

   b) der Diagnosenschlüssel nach der ICD (Spalte 3); dieser grenzt die Fallpauschalen ergänzend zu Spalte 4 näher ab; die Fallpauschale ist auch bei „ent-

Auszug Fallpauschalen-Katalog

sprechenden" Diagnosen abzurechnen, wenn die erbrachte Leistung nach Art und Aufwand der Leistung entspricht, die der Fallpauschalendefinition zugrunde liegt;

c) die Textdefinition (Spalte 2); sie ist maßgeblich, soweit eine nähere Definition der Fallpauschalen mit den Schlüsseln nach Spalte 4 und 3 nicht dargestellt werden kann und somit nur aus der Textfassung hervorgeht.

3. Bei den Fallpauschalen, für die in Spalte 9 eine zusätzliche Grenz-Verweildauer für die Intensivmedizin ausgewiesen ist, werden entsprechend der Basispflegesatz und der Abteilungspflegesatz für die Intensivmedizin berechnet, soweit auch die Grenz-Verweildauer der Fallpauschale überschritten wird. Soweit die Grenz-Verweildauer der Fallpauschale nicht überschritten wird, wird der Basispflegesatz nicht, der Abteilungspflegesatz für die Intensivmedizin in Höhe von 50 vom Hundert berechnet.

4. Arbeitet bei einer „Zusammenarbeit" nach § 14 Abs. 11 BPflV eine hauptamtlich geführte Abteilung eines Krankenhauses mit einer belegärztlich geführten Abteilung eines anderen Krankenhauses zusammen, ist die Fallpauschale für die Abteilung abzurechnen, die die Hauptleistung der Fallpauschale erbracht hat. Gleiches gilt, wenn eine hauptamtlich geführte Abteilung eines Krankenhauses mit einer belegärztlich geführten Abteilung des gleichen Krankenhauses zusammenarbeitet.

5. Die Regelungen des Pflegesatzrechts und dieser Abrechnungsbestimmungen sind verbindlich für die Vorauskalkulation und die Abrechnung von Fallpauschalen. Die Abrechnung der Fallpauschalen folgt der auf dieser Grundlage durchgeführten Kalkulation im Rahmen der Leistungs- und Kalkulationsaufstellung (LKA) und Vereinbarung der Pflegesätze.

6. Die Fallpauschalen für die Transplantation von Leber und Niere sind nur bis zum 31. Dezember 1999 abrechenbar.

7. Erbringt ein Krankenhaus die Leistung einer Fallpauschale zur Weiterbehandlung (B-Pauschale) in den Gruppen 9 und 17 zusätzlich zu der Operationsleistung (A-Pauschale), beginnt die B-Pauschale am Tag der Wundheilung. Die Grenz-Verweildauer der A-Pauschale (Spalte 8) wird in diesem Fall zur Grenz-Verweildauer der B-Pauschale hinzugerechnet. Als erster Belegungstag der Mindestverweildauer der B-Pauschale ist das Kalenderdatum der Wundheilung in der Rechnung anzugeben. Erfolgt die Weiterbehandlung (B-Pauschale) in einem anderen Krankenhaus, so ist der Aufnahmetag in diesem Krankenhaus der erste Belegungstag der Mindestverweildauer der B-Pauschale. Der Entlassungstag wird in bezug auf die Mindestbelegung der B-Pauschale nicht mitgezählt.

8. Die Fallpauschalen 17.013 und 17.023 gelten bis zur externen oder internen Verlegung in eine geriatrische Abteilung. Diese geriatrische Abteilung kann ab dem Verlegungstag tagesgleiche Pflegesätze berechnen. Bei einer „Wiederaufnahme" innerhalb der Grenzverweildauer in die Abteilung, in der die FP 17.013 oder 17.023 abgerechnet wurde, sind bei der Betrachtung der Grenzverweildauer die Tage, in denen tagesgleiche Pflegesätze der Akutgeriatrie abgerechnet wurden, nicht zu berücksichtigen.

Fallpauschalen bei Versorgung durch Hauptabteilungen

FP Nr.	Fallpauschalendefinition	ICD-9	OPS-301[3]	Bewertungsrelationen für Fallpauschalen			Grenz-verweildauer[2]	davon: Bewertungsrelationen für den Anteil Basisleistungen			Verweildauer[1]
				Punkte Personal	Punkte Sachmittel	Gesamtpunkte		Punkte Personal	Punkte Sachmittel	Gesamtpunkte	
1	2	3	4	5	6	7	8	9	10	11	12
Gruppe 1: Operationen am Nervensystem											
	(derzeit nicht besetzt)										
Gruppe 2: Operationen an den endokrinen Drüsen											
2.01	Struma Einseitige subtotale Schilddrüsenresektion	240, 241, 242.0 bis .3	5-062.2	2.830	1.360	4.190	16	460	460	920	7,52
2.02	Struma Beidseitige subtotale Schilddrüsenresektion	240, 241, 242.0 bis .3	5-062.3 bis .5	3.190	1.290	4.480	16	470	480	950	7,82
Gruppe 3: Operationen an den Augen											
3.01	Katarakt Extrakapsuläre Operation des Grauen Stars mit Linsenimplantation – mittels Linsenkernexpression, Aspiration und Spülung, ggf. einschl. Iridektomie	250.4, 359.2, 275.4, 252.1, 366	5-144.0, .1, 6. Stelle: .2 bis .4, .x	1.640	1.340	2.980	12	220	220	440	3,54
3.02	Katarakt Extrakapsuläre Operation des Grauen Stars mit Linsenimplantation – mittels Linsenkernverflüssigung (Phakoemulsifikation), ggf. einschl. Iridektomie	250.4, 366	5-144.2, 6. Stelle: .2 bis .4, .x	1.690	1.280	2.970	11	190	190	380	3,1
Gruppe 4: Operationen an den Ohren											
	(derzeit nicht besetzt)										

1) Verweildauer: Der Bewertungsrelation zugrunde gelegte Verweildauer
2) Grenzverweildauer: Erster zusätzlich abrechenbarer Tag
3) Operationenschlüssel nach § 301 SGB V, Version 1.1

409

Muster Fallpauschalen-Katalog

Fallpauschalen bei belegärztlicher Versorgung

FP Nr.	Fallpauschalendefinition	ICD-9	OPS-301[3]	Bewertungsrelationen bei Belegoperateur Fallpauschale			Bewertungsrelationen bei Belegoperateur und Beleganästhesist. Fallpauschale			Grenz-ver-weil-dauer[2]	davon: Bewertungsrelationen für den Anteil Basisleistungen			Ver-weil-dauer[1]
				Punkte Personal	Punkte Sachmittel	Gesamt-punkte	Punkte Personal	Punkte Sachmittel	Gesamt-punkte		Punkte Personal	Punkte Sachmittel	Gesamt-punkte	
1	2	3	4	5	6	7	8	9	10	11	12	13	14	15
Gruppe 1: Operationen am Nervensystem														
	(derzeit nicht besetzt)													
Gruppe 2: Operationen an den endokrinen Drüsen														
2.01	Struma Einseitige subtotale Schilddrüsenresektion	240; 241; 242.0 bis .3	5-062.2	2.030	1.260	3.290	1.750	1.260	3.010	14	390	400	790	6,47
2.02	Struma Beidseitige subtotale Schilddrüsenresektion	240; 241; 242.0 bis .3	5-062.3 bis .5	2.230	1.180	3.410	1.890	1.180	3.070	15	410	410	820	6,72
Gruppe 3: Operationen an den Augen														
3.01	Katarakt Extrakapsuläre Operation des Grauen Stars mit Linsenimplantation – mittels Linsenkernexpression, Aspiration und Spülung, ggf. einschl. Iridektomie	250.4, 359.2, 275.4, 252.1, 366	5-144.0, .1, 6. Stelle: .2 bis .4, .x	1.210	1.330	2.540	1.140	1.330	2.470	12	220	220	440	3,54
3.02	Katarakt Extrakapsuläre Operation des Grauen Stars mit Linsenimplantation – mittels Linsenkernverflüssigung (Phakoemulsifikation), ggf. einschl. Iridektomie	250.4, 366	5-144.2, 6. Stelle: .2 bis .4, .x	1.190	1.280	2.470	1.120	1.280	2.400	11	190	190	380	3,10
Gruppe 4: Operationen an den Ohren														
	(derzeit nicht besetzt)													

1) Verweildauer: Der Bewertungsrelation zugrunde gelegte Verweildauer
2) Grenzverweildauer: Erster zusätzlich abrechenbarer Tag
3) Operationenschlüssel nach § 301 SGB V, Version 1.1

2. Auszug aus dem Sonderentgelt-Katalog

Bundesweiter Sondergelt-Katalog
für Krankenhäuser

(nach § 15 Abs. 1 Nr. 1 in Verbindung mit § 14 Abs. 3
der Bundespflegesatzverordnung)

Abrechnungs-Bestimmungen

1. Sonderentgelte werden für die im Entgeltkatalog bestimmten Leistungskomplexe berechnet.

2. Maßgeblich für die Zuordnung eines Patienten zu einem Sonderentgelt und damit für die Abrechenbarkeit des Entgelts ist der im Entgeltkatalog ausgewiesene Leistungskomplex. Dabei gilt folgende Rangfolge der Definitionen:

   a) der Operationenschlüssel nach dem OPS-301 (Spalte 4);

   b) der Diagnosenschlüssel nach der ICD (Spalte 3), soweit ein solcher vorgegeben ist, um Sonderentgelte voneinander abzugrenzen, für die in Spalte 4 dieselbe operative Leistung ausgewiesen ist;

   c) die Textdefinition (Spalte 2); sie ist maßgeblich, soweit eine nähere Definition der Sonderentgelte mit den Schlüsseln nach Spalte 4 und 3 nicht dargestellt werden kann und somit nur aus der Textfassung hervorgeht.

3. Zusätzlich zu einer Fallpauschale oder zu einem Sonderentgelt für Operationen (Kapitel I) darf ein weiteres Sonderentgelt nur berechnet werden bei

   – einer Operation an einem anderen Operationstermin,

   – einer Operation an demselben Operationstermin, wenn der Eingriff an einem anderen Operationsgebiet über einen gesonderten Operationszugang vorgenommen wird,

   – einer Rezidiv-Operation (Wiederkehren der ursprünglichen Erkrankung; nicht bei Komplikationen) während desselben Krankenhausaufenthalts,

   – Leistungen, bei denen dies aus der Leistungsdefinition hervorgeht.

4. Ein Sonderentgelt für „Sonstige therapeutische Maßnahmen" (Kapitel II) oder für „Diagnostische Maßnahmen" (Kapitel III) darf zusätzlich zu einer Fallpauschale nur berechnet werden, wenn diese Leistung mit der Fallpauschale nicht vergütet wird.

5. Konsentierte Abrechnungskonstellationen bei Sonderentgelten der Kapitel II (Gruppe 20) und Kapitel III (Gruppe 21)

   – Das Sonderentgelt 20.01 kann mehrfach nur abgerechnet werden, wenn Dilatationen auf beiden Seiten erfolgen.

   – Das Sonderentgelt 20.02 kann nicht mehrfach abgerechnet werden.

   – Das Sonderentgelt 21.01 kann nicht mehrfach abgerechnet werden.

   – Das Sonderentgelt 21.02 kann nicht mehrfach abgerechnet werden.

Auszug Sonderentgelt-Katalog

- Das Sonderentgelt 20.01 kann mit dem Sonderentgelt 20.02 grundsätzlich parallel abgerechnet werden, wenn sowohl koronare als auch etremitätenversorgende Dilatationen und getrennte Zugänge oder getrennte Eingriffe erforderlich sind.

- Das Sonderentgelt 20.01 kann mit dem Sonderentgelt 21.01 grundsätzlich parallel abgerechnet werden, wenn mehrere getrennte Zugänge oder getrennte Eingriffe erforderlich sind.

- Das Sonderentgelt 20.01 kann mit dem Sonderentgelt 21.02 grundsätzlich parallel abgerechnet werden, wenn mehrere getrennte Zugänge oder getrennte Eingriffe erforderlich sind.

- Das Sonderentgelt 20.02 kann nicht mit dem Sonderentgelt 21.02 parallel abgerechnet werden.

- Das Sonderentgelt 21.01 kann nicht mit dem Sonderentgelt 21.02 parallel abgerechnet werden.

6. Die Regelungen des Pflegesatzrechts und dieser Abrechnungsbestimmungen sind verbindlich für die Vorauskalkulation und die Abrechnung von Sonderentgelten. Die Abrechnung der Sonderentgelte folgt der auf dieser Grundlage durchgeführten Kalkulation im Rahmen der Leistungs- und Kalkulationsaufstellung (LKA) und Vereinbarung der Pflegesätze.

7. Die Sonderentgelte für die Transplantation von Leber und Niere sind nur bis zum 31. Dezember 1999 abrechenbar.

Sonderentgelte bei Versorgung durch Hauptabteilungen

Sonder-entgelt Nummer	Sonderentgeltdefinition	ICD-9	OPS-301[1]	Bewertungsrelationen		
				Sonderentgelt		Gesamt-punkte
				Punkte Personal	Punkte Sachmittel	
1	2	3	4	5	6	7
Operationen						
Gruppe 1: Operationen am Nervensystem						
1.01	Dekompression peripherer Nerven bei Carpaltunnelsyndrom, Ulnarisrinnensyndrom, ggf. mit Vorverlagerung	354.0, .2	5.056.3, .4; 5.057.3, .4	970	280	1.250
Gruppe 2: Operationen an den endokrinen Drüsen						
2.01	Einseitige, subtotale Schilddrüsenresektion		5-062.2	1.280	500	1.780
2.02	Beidseitige, subtotale Schilddrüsenresektion		5-062.3 bis .5	1.560	410	1.970
2.03	Radikaloperation einer bösartigen Schilddrüsengeschwulst, einschl. Ausräumung der regionären Lymphstromgebiete und ggf. der Nachbarorgane oder Rezidiveingriff nach vorangegangener Struma-Operation		5-061.1, .2; 5-062.6; 5-063.1 bis .3; 5-064.3, .4, .6, .7	1.590	630	2.220
2.04	Operative Entfernung einer Nebenniere als Selbständige Leistung		5-071.3	1.600	740	2.340
Gruppe 3: Operationen an den Augen						
3.01	Extrakapsuläre Operation des Grauen Stars mit Linsenimplantation – mittels Linsenkernexpression, Aspiration und Spülung, ggf. einschl. Iridektomie		5-144.0 und .1, 6. Stelle: .2 bis .4, .x	460	920	1.380
3.02	Extrakapsuläre Operation des Grauen Stars mit Linsenimplantation – mittels Linsenkernverflüssigung (Phakoemulsifikation), ggf. einschl. Iridektomie		5-144.2, 6. Stelle: .2 bis .4, .x	620	910	1.530
Gruppe 4: Operationen an den Ohren						
4.01	Tympanoplastik mit Verschluß eines Trommelfelldefektes in mikrochirurgischer Technik, einschl. Transplantatentnahme		5-194	980	430	1.410
4.02	Steigbügeloperation		5-190; 5-191	890	440	1.330
Gruppe 5: Operationen an Nase und Nasennebenhöhle						
5.01	Submuköse Korrektur am knöchernen Septum, einschl. Korrektur am knorpeligen Septum, ggf. mit Operation an den Schwellkörpern		5-214, .1	790	370	1.160

1) Operationenschlüssel nach § 301 SGB V, Version 1.1

Muster Sonderentgelt-Katalog

Sonderentgelte bei belegärztlicher Versorgung

Sonderentgelt Nummer	Sonderentgeltdefinition	ICD-9	OPS-301[1]	Bewertungsrelationen bei Belegoperateur Sonderentgelt			Bewertungsrelationen bei Belegoperateur und Beleganästhesist Sonderentgelt		
				Punkte Personal	Punkte Sachmittel	Gesamtpunkte	Punkte Personal	Punkte Sachmittel	Gesamtpunkte
1	2	3	4	5	6	7	8	9	10
Operationen									
Gruppe 1: Operationen am Nervensystem									
1.01	Dekompression peripherer Nerven bei Carpaltunnelsyndrom, Ulnarisrinnensyndrom, ggf. mit Vorverlagerung	354.0, .2	5.056.3 .4; 5.057.3, .4;	730	280	1.010	440	280	720
Gruppe 2: Operationen an den endokrinen Drüsen									
2.01	Einseitige, subtotale Schilddrüsenresektion		5-062.2	890	500	1.390	610	500	1.110
2.02	Beidseitige, subtotale Schilddrüsenresektion		5-062.3 bis .5	1.010	410	1.420	670	410	1.080
2.03	Radikaloperation einer bösartigen Schilddrüsengeschwulst, einschl. Ausräumung der regionären Lymphstromgebiete und ggf. der Nachbarorgane oder Rezidiveingriff nach vorangegangener Struma-Operation		5-061.1, .2; 5-062.6; 5-063.1 bis .3; 5-064.3, .4, .6, .7	1.040	630	1.670	650	630	1.280
2.04	Operative Entfernung einer Nebenniere als selbständige Leistung		5-071.3	1.050	740	1.790	590	740	1.330
Gruppe 3: Operationen an den Augen									
3.01	Extrakapsuläre Operation des Grauen Stars mit Linsenimplantation – mittels Linsenkernexpression, Aspiration und Spülung, ggf. einschl. Iridektomie		5-144.0, .1, 6. Stelle: .2 bis .4, .x	220	920	1.140	150	920	1.070
3.02	Extrakapsuläre Operation des Grauen Stars mit Linsenimplantation – mittels Linsenkernverflüssigung (Phakoemulsifikation), ggf. einschl. Iridektomie		5-144.2, 6. Stelle: .2 bis .4, .x	290	910	1.200	210	910	1.120

1) Operationenschlüssel nach § 301 SGB V, Version 1.1